Les référentiels

ECNi

EDN

Néphrologie

9e édition

conforme à la réforme des ECNi/EDN

Collège Universitaire des Enseignants de Néphrologie

Ouvrage coordonné par
Bruno MOULIN et Philippe RIEU
Professeurs de Néphrologie

ellipses

ISBN 9782340-042865
©Ellipses Édition Marketing S.A., 2020
32, rue Bargue 75740 Paris cedex 15

DANGER
LE
PHOTOCOPILLAGE
TUE LE LIVRE

www.editions-ellipses.fr

Enseignants du collège universitaire de néphrologie

Amiens
- G. Choukroun

Angers
- J.F. Subra
- J.F. Augusto

Besançon
- D. Ducloux
- C. Courivaud

Bordeaux
- C. Combe
- P. Merville
- A. Kaminski
- C. Rigothier
- L. Couzi

Brest
- Y. Le Meur
- E. Cornec-Le Gall

Caen
- B. Hurault de Ligny
- T. Lobbedez
- N. Bouvier

Clermont-Ferrand
- AE. Heng

Dijon
- C. Mousson
- J.M. Rebibou

Grenoble
- L. Rostaing
- P. Zaoui

Lille
- C. Noël
- M. Hazzan
- F. Glowacki
- M. Frimat

Limoges
- F. Touré

Lyon
- D. Fouque
- M. Laville
- J.P. Fauvel
- P. Cochat
- E. Morelon
- C. Pouteil-Noble
- L. Juillard
- O. Thaunat
- F. Guebre-Egziabher
- L. Koppe

Marseille
- P. Brunet
- B. Dussol
- S. Burtey
- M. Tsimaratos
- V. Moal
- T. Robert
- N. Jourde-Chiche

Montpellier-Nimes
- G. Mourad
- M. Le Quintrec
- O. Moranne

Nancy
- L. Frimat
- D. Hestin

Nantes
- M. Hourmant
- G. Blancho
- J. Dantal
- F. Fakhouri
- M. Giral

Nice
- V. Esnault
- A. Sicard

Paris

Bichat
- E. Daugas
- F. Vrtovsnik
- M. Flamant

Créteil
- V. Audart
- A. Durrbach
- P. Grimbert
- P. Lang
- D. Sahali

Kremlin-Bicêtre
- M. Zaidan
- H.K. Lorenzo

La Pitié
- G. Deray
- C. Bagnis-Isnard
- A. Hertig
- P. Galichon
- J. Tourret

Necker
- D. Anglicheau
- B. Knebelmann
- D. Joly
- C. Legendre
- J. Zuber
- G. Canaud

Ambroise-Paré
- Z. Massy
- M. Essig

HEGP
- E. Thervet
- A. Karras
- P. Houillier
- S. Chauvet

Saint-Louis
- M.N. Peraldi
- D. Glotz
- C. Lefaucheur

Tenon
- P. Ronco
- J.J. Boffa
- E. Plaisier
- E. Rondeau
- L. Mesnard
- H. François

Poitiers
- F. Bridoux
- G. Touchard
- A. Thierry
- V. Javaugue

Reims
- P. Rieu
- V. Vuiblet

Rennes
- C. Vigneau

Rouen
- D. Guerrot

Saint-Etienne
- E. Alamartine
- C. Mariat

Strasbourg
- B. Moulin
- S. Caillard
- T. Hannedouche

Toulouse
- D. Chauveau
- N. Kamar
- S.Faguer
- J. Bellières

Tours
- J.M. Halimi
- M. Buchler
- P. Gatault

La Réunion
- H. Vacher-Coponat

Préface

Cette 9e édition du livre du CUEN marque un tournant par rapport aux précédents puisqu'elle prend en compte le nouveau programme de la « Réforme du Second Cycle » (R2C).

Les auteurs ont eu à cœur de s'adapter pleinement aux exigences de ce nouveau format et de suivre les rubriques déclinées dans chaque item du nouveau programme et qui font office de recommandations pour la rédaction des chapitres. Anticipant sur le projet de l'examen dématérialisé national contribuant au fameux « matching » tous les chapitres ont tenu compte des nouvelles rubriques et **de leur classement en rang A (non souligné) et rang B (souligné en pointillé)**.

La ligne directrice des éditions successives du manuel de néphrologie a été conservée mais des chapitres ont été largement simplifiés. Ainsi pour répondre à l'esprit de la R2C beaucoup de notions ont été soit supprimées soit basculées dans la partie « Pour en savoir plus » qui, par définition, ne relèvent pas du programme mais permettent d'assouvir la curiosité intellectuelle des étudiants.

La structure du livre reste la même avec en premier lieu les chapitres concernant les troubles hydro-électrolytiques et l'insuffisance rénale aiguë, thématiques fondamentales en néphrologie, les pathologies rénales, l'insuffisance rénale chronique, la polykystose rénale, les atteintes rénales de maladies systémiques (lupus, vascularites), certaines situations particulières (rein et grossesse, lithiases infections urinaires) et enfin la transplantation. Le chapitre sur l'hypertension a été revu en profondeur tenant compte des nouvelles recommandations HAS.

Si pour la promotion entrant en deuxième cycle en 2020 tout le programme sera concerné pour l'examen prévu en 6e année, pour les étudiants des années suivantes évalués en fin de 5e année, le classement en rang A/B sera donc essentiel et ce manuel devrait répondre parfaitement aux attentes des candidats.

Cet ouvrage reste le fruit d'un travail collectif construit au fil des éditions successives. Adopté par l'ensemble de la discipline, Il fait office de **document de référence national** pour l'élaboration des grilles de correction des examens facultaires mais aussi nationaux.

Le rein est la cible de beaucoup de maladies « systémiques » ou « métaboliques » ce qui fait de la Néphrologie une spécialité très transversale au carrefour de nombreuses disciplines.

Chers étudiants, n'ayez pas peur ! La Néphrologie est une discipline qui peut apparaître ardue car elle repose beaucoup sur des connaissances physiopathologiques. Plongez-vous à fond dans les subtilités des troubles hydro-électrolytiques et des pathologies rénales qui vous feront accéder à une forme de nirvana médical… !

Pr Bruno MOULIN (Strasbourg)*
Coordonnateur du référentiel

Pr Philippe RIEU (Reims)
Président du CUEN

Pr Dany ANGLICHEAU (Paris)
Vice-Président du CUEN

Pour le groupe d'Ottrott*

* Ottrott : petit village alsacien au pied du Mont Saint Odile où des enseignants du collège de néphrologie se retirent quelques jours chaque année pour écrire et mettre à jour le livre de référence du collège.

Ont participé (par ordre de ville de CHU) aux dernières réunions de travail du collège à Ottrott pour la rédaction et la mise à jour de ce livre (7e, 8e et 9e éditions) : G. Choukroun, C. Combe, P. Merville, B. Hurault de Ligny, B. Dussol, L. Frimat, V. Esnault, E. Daugas, F. Vrtovsnik, M. Flamant, H. François, D. Anglicheau, P. Houillier, M.N. Peraldi, J.J. Boffa, A. Hertig, L. Mesnard, J. Tourret, F. Bridoux, F. Touré, P. Rieu, D. Guerrot, D. Chauveau et B. Moulin

Sommaire

Chapitre 1

Éléments de physiologie rénale

Le néphron

Le **néphron** est l'unité fonctionnelle du rein ; chaque rein en contient environ **400 à 800 000**. Chaque néphron comprend un glomérule et un tubule qui le suit. Le tubule est composé de différents segments spécialisés, qui permettent la modification de composition de l'ultrafiltrat glomérulaire (par phénomène de sécrétion et de réabsorption entre le fluide tubulaire et les capillaires), aboutissant à l'urine définitive. Le contrôle de ces échanges est assuré par des hormones et des médiateurs, d'origine systémique ou locale. Par ses fonctions exocrines et endocrines, le rein joue un rôle essentiel dans l'homéostasie du milieu intérieur.

I. La filtration glomérulaire

A. Glomérule et filtration glomérulaire

- La première étape de l'élaboration de l'urine est la formation de l'ultrafiltrat glomérulaire (ou urine primitive) par le passage de l'eau et des constituants du plasma à travers la barrière de filtration glomérulaire, séparant le plasma dans le capillaire glomérulaire de la chambre urinaire, par phénomènes mixtes de convection et de diffusion. La barrière de filtration glomérulaire est constituée de 3 couches juxtaposées, qui sont, en allant de la lumière vasculaire à la chambre urinaire :
  - la **cellule endothéliale** qui a la particularité d'être fenêtrée ;
  - la **membrane basale** glomérulaire constituée de substances amorphes collagène de type 4, de protéoglycane, de laminine, de podocalixine, et de petites quantités de collagène de type 3 et de type 5, de fibronectine et d'entactine ;
  - des **prolongements cytoplasmiques** (pédicelles) des podocytes, cellules d'origine épithéliale qui reposent sur la membrane basale glomérulaire, l'espace formé entre les pédicelles définissant la fente de filtration.

Les glycoprotéines de la membrane basale chargées négativement confèrent une sélectivité de charge qui modifie la diffusion des substances chargées (permselectivité). Des glycoprotéines (néphrine, podocine) présentes dans les espaces de filtration déterminés par les pédicelles limitent le passage des plus grosses protéines.

B. Constitution de l'urine primitive

Le débit sanguin rénal représente **20 à 25 % du débit cardiaque** et est transmis en quasi-totalité aux glomérules. Ceci correspond à environ 1 L/min soit un débit plasmatique rénal (DPR, pour un hématocrite moyen de 40 %, d'environ 600 ml/min, réparti sur les deux reins. L'ultrafiltrat glomérulaire (urine primitive) est formé par phénomène mixte de convection du plasma (mécanisme majoritaire pour les électrolytes et substances dissoutes de faible poids moléculaire) et de diffusion (mécanisme minoritaire de façon globale mais qui est exclusif pour les molécules de taille intermédiaire telles les protéines de bas poids moléculaire). Le pourcentage du débit plasmatique rénal (DPR) qui est filtré (fraction de filtration = DFG/DPR) est de l'ordre de **20 %**. Le Débit de Filtration Glomérulaire est donc d'environ 20 % × 600 ml/min = 120 ml/min soit 180 L/j.

La filtration des substances dissoutes dépend, pour la diffusion, de leur taille et de leur charge (une molécule diffusant d'autant mieux qu'elle est chargée positivement et qu'elle est de petite taille), et pour la convection des gradients de pression en présence. Le passage des protéines dans l'urine est négligeable au-delà d'un poids de **68 000 Dalton** (= PM de l'**albumine**).

+ Les protéines filtrées sont pour l'essentiel réabsorbées en aval dans le tubule rénal ; leur concentration dans l'urine définitive est inférieure à 200 mg/L. La protéinurie physiologique apparaît constituée à parts égales de protéines d'origine plasmatique (fragments d'immunoglobulines et albumine) et de la protéine de Tamm-Horsfall, mucoprotéine produite par les cellules de l'anse de Henle.

C. La filtration glomérulaire (FG)

Les deux déterminants physiques de la filtration glomérulaire sont la perméabilité de la barrière glomérulaire et la force motrice de pression de part et d'autre de la barrière, suivant la relation (Loi de Starling)

DFG = Kf × Puf.

+ Kf, coefficient de filtration, produit du coefficient de perméabilité de la barrière de filtration et de la surface de filtration ;
+ Puf, pression d'ultrafiltration (Puf) : $P_{UF} = \Delta P - \Delta\pi = (P_{CG} - P_u) - (\pi_{CG} - \pi_u)$ [somme algébrique des gradients de pression hydrostatiques (P) et oncotiques (P) entre le capillaire glomérulaire (CG) et le compartiment tubulaire (U)].
+ La concentration de protéines dans la chambre urinaire est habituellement minime et la pression oncotique résultante virtuellement nulle ; la pression hydrostatique dans la chambre urinaire est sensiblement constante. En situation normale, la P_{UF} dépend essentiellement de la pression hydrostatique intraglomérulaire, réglée par le jeu des résistances artériolaires pré- et post-glomérulaires (figure 1).

L'autorégulation rénale maintient constants le débit sanguin rénal et la filtration glomérulaire lors de variations de la pression artérielle moyenne entre 70 et 140 mmHg. L'autorégulation répond à deux mécanismes, le tonus myogénique (phénomène physique de contraction artériolaire afférente en réponse à l'augmentation de pression) et le rétrocontrôle tubulo-glomérulaire (phénomène biologique conduisant à la contraction de l'artériole afférente lorsque le débit de Na dans le tubule distal augmente, ce qui intervient en cas d'augmentation de pression dans l'arbre vasculaire rénal).

- Au total, les **facteurs modulant la filtration glomérulaire** sont :
  - les **pressions hydrostatiques et oncotiques** dans le capillaire glomérulaire ;
  - la **pression hydrostatique dans la chambre urinaire** (augmentée en cas d'obstacle sur la voie excrétrice) ;
  - le **débit plasmatique** glomérulaire ;
  - la **perméabilité et la surface glomérulaires** (qui peuvent varier sous l'influence de l'angiotensine II, par exemple) ;
  - le **tonus des artérioles afférentes et efférentes**.
- Grâce aux mécanismes d'autorégulation, le débit sanguin rénal et la filtration glomérulaire demeurent pratiquement constants pour une gamme très étendue de pressions artérielles systoliques (de 80 à 200 mmHg).
- En revanche, lorsque la pression artérielle systolique est inférieure à 80 mmHg, une diminution du flux sanguin rénal et de la filtration glomérulaire survient.
- Chaque jour, les glomérules produisent environ **180 litres d'ultrafiltrat** (Débit de Filtration Glomérulaire), pour un débit urinaire d'environ 1 à 2 litres/j, la différence étant réabsorbée par le tubule au cours du transit de l'urine primitive depuis la chambre urinaire jusqu'au système excréteur.

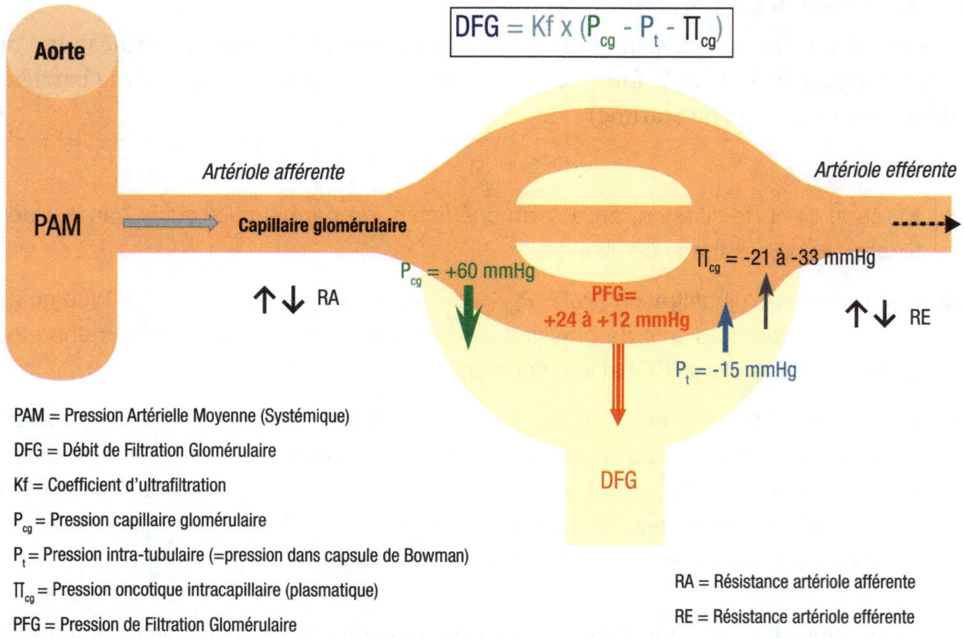

Figure 1. **Hémodynamique glomérulaire**

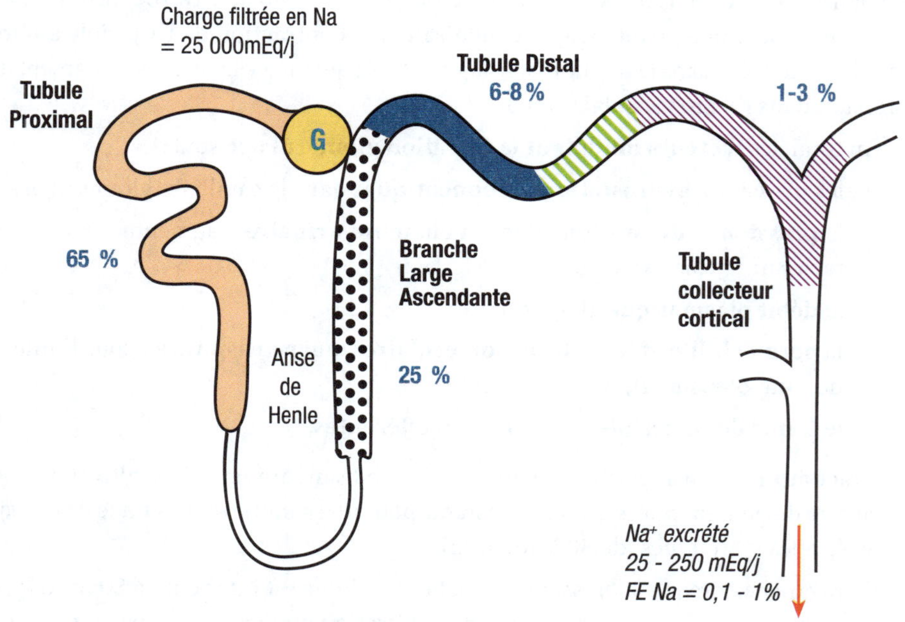

Figure 2. **Sites de la réabsorption du sodium**

II. La traversée tubulaire

A. Organisation du tubule rénal

La formation de l'urine résulte de la succession de phénomènes d'échanges de solvant ou de solutés entre le fluide tubulaire et le capillaire péritubulaire, à travers des épithéliums spécialisés. Les échanges se font diversement par les voies trans- et paracellulaires, et sont assurés par des systèmes de transport spécifiques, fonctionnant grâce aux gradients chimiques ou électriques générés par l'activité de la **NaK-ATPase**, ou directement par l'hydrolyse de l'ATP. Tout au long du néphron, la majeure partie de la consommation d'oxygène du rein est dédiée à la réabsorption du sodium qui sert de « force motrice » à la réabsorption ou à la sécrétion d'autres électrolytes ou substances (acides aminés, glucose...).

B. Les conditions de l'équilibre

La filtration glomérulaire de chaque soluté (débit de substance filtrée) n'est pas directement régulée, car elle est égale au produit de la concentration plasmatique de la substance par le DFG.

L'ajustement des sorties rénales aux entrées digestives de chaque soluté (condition de l'homéostasie) se fait finement grâce aux phénomènes tubulaires de sécrétion et de réabsorption, sous contrôle hormonal spécifique (aldostérone pour le Na, ADH pour l'eau par exemple…)

- Ajustement des entrées et sorties journalières:
  - Eau: 1,5 à 2 litres
  - Na: 100-200 mmol (6 à 12 g/j)
  - K: 70 mmol
  - Urée: 1 g prot/6 mmol d'urée
  - Acides: 1 mmol/kg
  - Osmoles: 600
  - Créatinine: 5-15 mmol (7-15 mg/kg/j)
  - pH_U: 5-7
- Quantités transportées: quelques exemples

	Plasma	Urine primitive		Urine définitive
	Concentration	Concentration	Débit journalier	Débit journalier
H_2O	—	—	180 L	1 à 2 L
GR	5 G/L	0	0	0
Albumine	40 g/L	0	0	0
Glucose	5 mM	5 mM	900 mmol	0
Créatinine	80 μM	80 μM	14 mmol	15 mmol
Na	140 mM	140 mM	2 500 mmol	10-200 mmol
K	4 mM	4 mM	720 mmol	10-200 mmol

C. Les étapes de la formation de l'urine

1. Le Tube Proximal (TCP) (figure 3)

- Environ **2/3 de l'eau filtrée** par le glomérule est réabsorbée pendant la traversée du tube proximal, soit près de 120 L/j. 2/3 du Na^+ filtré est également réabsorbé, ce qui définit le caractère iso-osmotique de la réabsorption hydrosodée dans le TCP. Par conséquent, le fluide tubulaire est iso-osmotique au plasma à l'arrivée dans l'anse de Henle.
- Le **glucose** est activement et entièrement réabsorbé à ce niveau, sous réserve que la glycémie ne dépasse pas 10 mmol par litre (au-delà, la charge filtrée dépasse la capacité de réabsorption du glucose par le TCP, le transport du glucose étant saturable).
- Les **bicarbonates** sont presque entièrement réabsorbés (90 %), de façon couplée au Na, tant que leur concentration plasmatique est inférieure à 27 mmol par litre (transport saturable). Cette étape conditionne l'équilibre du bilan des acides réalisé plus en aval, dans le tube distal.
- Il en est de même pour les **acides aminés** et d'autres acides organiques.
- La réabsorption du **phosphate** se fait dans le TCP couplée au Na, et sous le contrôle hormonal de l'**hormone parathyroïdienne (phosphaturiante).**

- La réabsorption du Ca^{++} à ce niveau est passive, elle suit celle du Na^+ et de l'eau et représente 65 % du calcium filtré. Il y a une forte corrélation entre l'état d'hydratation extracellulaire et la réabsorption de calcium à ce niveau, du fait des variations de transport du sodium.
- Dans cette partie du néphron, il existe une réabsorption importante d'acide urique, via des transporteurs spécifiques.

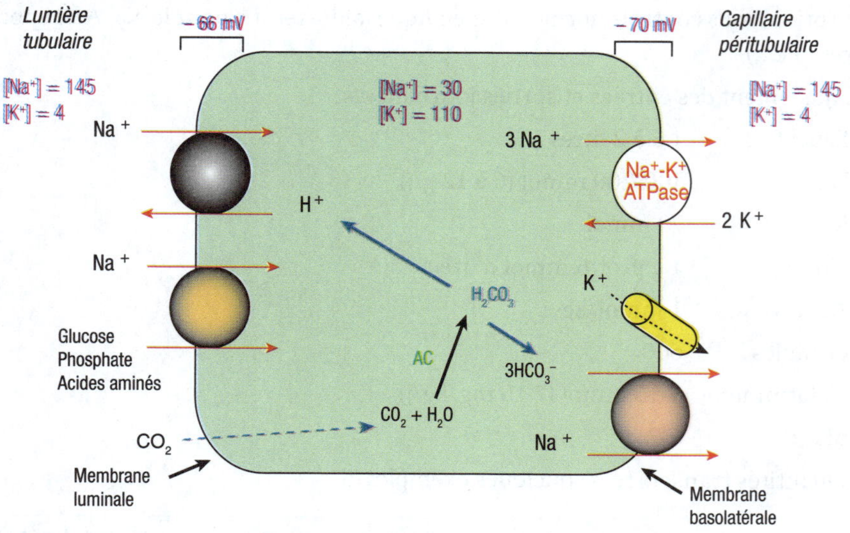

Figure 3. **Processus de réabsorption dans la cellule tubulaire proximale**

+ Le phénomène moteur de la réabsorption est le transport actif de sodium réalisé par la NaK-ATPase présente au pôle basolatéral des cellules ; le gradient de sodium créé entre le milieu urinaire apical et le milieu intracellulaire est très favorable à une entrée de sodium dans la cellule. Le transport des substances dissoutes est couplé à celui du sodium ; il est réalisé par des protéines de transport spécifiques, qui fonctionnent dans le sens d'une réabsorption (co-transport) ou d'une sécrétion (contre-transport). La réabsorption de ces substances dissoutes crée un gradient osmotique très faible entre les milieux intra- et extracellulaires ; cependant, la perméabilité de cette partie du tubule est très élevée (épithélium « lâche », forte expression des canaux à eau) et ce faible gradient osmotique suffit à générer une réabsorption d'eau très importante, quasi iso-osmotique. Les quantités transportées dépendent du nombre d'unités disponibles ; le transport est donc limité et saturable. L'augmentation de la quantité d'un substrat au-delà d'un seuil (Tm ou capacité maximale de transport, normalement de l'ordre de 10 mmol/L pour le glucose, 27 mmol/L pour les bicarbonates) ou l'altération de la fonction de ce segment vont entraîner l'apparition dans l'urine d'une quantité anormale de ce substrat : la glycosurie, la bicarbonaturie, l'amino-acidurie traduisent l'atteinte tubulaire proximale, qui peut toucher l'ensemble des systèmes de transport (syndrome de Fanconi, complet ou incomplet).

2. Anse de Henle (figure 4)

- Dans ce segment du néphron, il existe réabsorption découplée du Na et de l'eau (réabsorption d'H_20 sans Na^+ dans la branche descendante et réabsorption active de Na^+ sans H_20 dans la branche ascendante). Le transport de NaCl est assuré dans l'anse large ascendante par un **co-transport Na-K-2Cl** (= NKCC2) dont l'activité est couplée à celle d'autres canaux ioniques. L'activité de ce système génère un faible gradient électrique qui permet la réabsorption de calcium. Le co-transport Na-K-2Cl est inhibé par les diurétiques de l'anse, bumétanide ou furosémide ; *des mutations de ce système de réabsorption sont observées dans le **syndrome de Bartter**.*

- La réabsorption dissociée de Na et d'H_2O, associée à un phénomène de multiplication à contre-courant, possible grâce à la disposition en épingle à cheveux de l'anse de Henle et des vasa recta qui l'accompagne, induit un gradient de concentration cortico-papillaire (osmolarité interstitielle corticale à 290 mOsM jusqu'à une osmolarité interstitielle et tubulaire à 1 200 mOsM)
- Ainsi, à la fin de l'anse de Henle
  - 25 % supplémentaires de la charge filtrée en Na et en H_20 ont été réabsorbés
  - le fluide tubulaire a subi un phénomène de concentration-dilution conduisant à l'établissement d'un gradient de concentration cortico-papillaire interstitiel, nécessaire à la réabsorption d'H_20 ADH dépendante dans le canal collecteur.

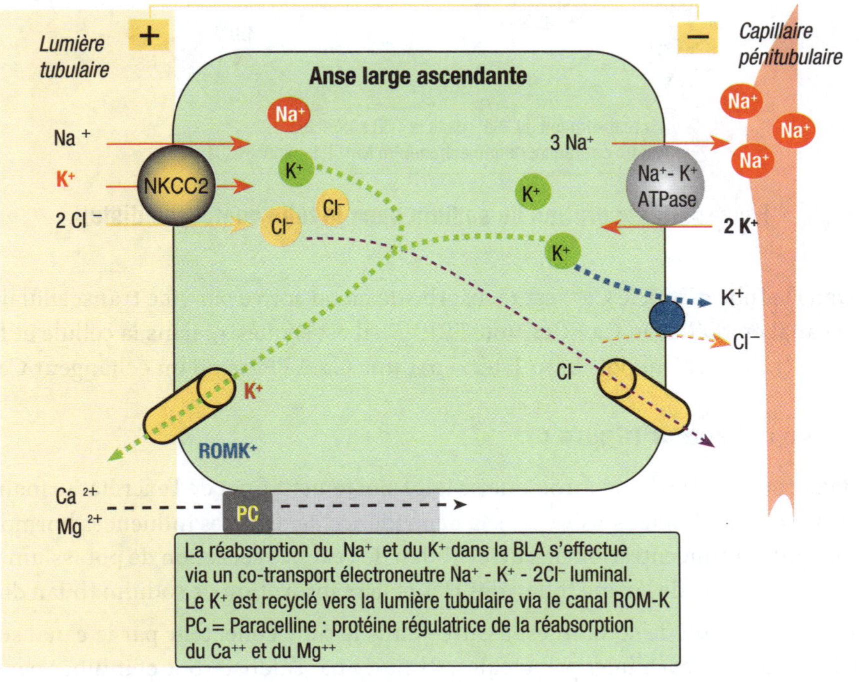

Figure 4. **Réabsorption du sodium dans l'anse large ascendante de Henle**

- Dans l'anse large ascendante de Henle les cations divalents (Ca^{++} et Mg^{++}) sont réabsorbés par voie para-cellulaire (20 % de la charge filtrée),

3. Tube contourné distal (TCD) (figure 5)

- **À l'entrée dans le TCD, le fluide tubulaire est isotonique au plasma.** La réabsorption de sodium y est assurée par un co-transport NaCl, inhibé par les diurétiques thiazidiques (figure 5). **Le tube distal étant imperméable à l'eau, l'osmolarité du fluide tubulaire diminue pour atteindre ici sa valeur minimale, soit 60 mOsmol/L (le TCD est le segment dit de dilution).**

*La mutation inactivatrice de ce transporteur est responsable du **syndrome de Gitelman**.*

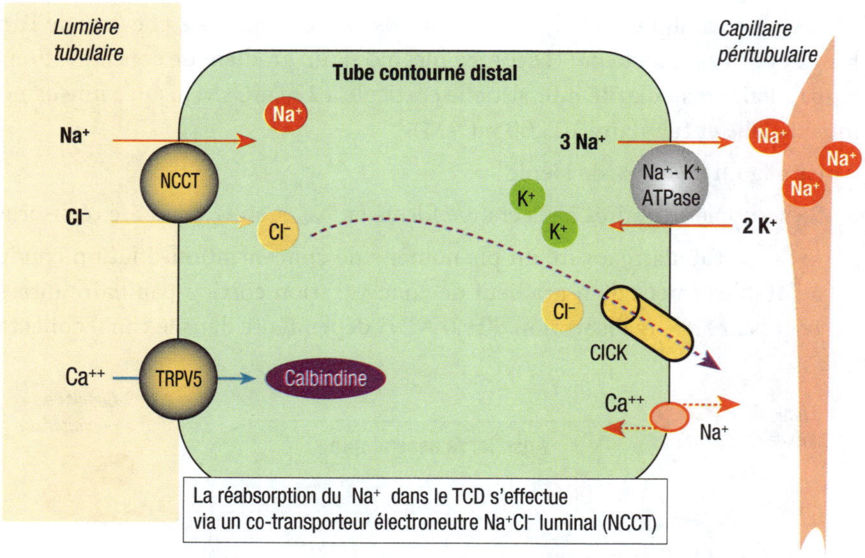

Figure 5. **Réabsorption du sodium dans le tube contourné distal**

- Dans le tube distal, le Ca^{++} est réabsorbé de façon active par voie transcellulaire par le canal épithélial au Ca ECaC (ou TRPV5), il est séquestré dans la cellule et finalement transporté au pôle baso-latéral par une Ca-ATPase ou un échangeur Ca-Na.

4. Canal collecteur (figure 6)

C'est dans cette partie du néphron que se fait l'ajustement final de l'excrétat urinaire aux entrées (fonction d'homéostasie), sous la dépendance de diverses influences hormonales. Ceci concerne la concentration de l'urine (bilan de l'eau), la sécrétion de potassium (bilan du K^+), l'acidification de l'urine (bilan des H^+), et la réabsorption de sodium (bilan du Na^+).

- La réabsorption de sodium est assurée dans le tube collecteur par le canal sodium (ENac) apical des cellules principales, stimulée par l'aldostérone et inhibée par l'amiloride (figure 6). Une sécrétion de potassium est couplée à la réabsorption de sodium par ENac. À la différence des diurétiques agissant plus en amont dans le tubule, les diurétiques inhibant ce canal n'augmentent pas la sécrétion de potassium et sont dits « épargneurs de potassium » (ils sont même à risque d'hyperkaliémie).

La mutation activatrice des sous-unités du canal sodique a été identifiée comme étant responsable du syndrome de Liddle qui réalise un tableau d'hyperaldostéronisme primaire avec hypertension artérielle, hypokaliémie et aldostéronémie basse, très sensible à l'amiloride mais résistant aux inhibiteurs compétitifs de l'aldostérone.

- La réabsorption de l'eau permettant l'ajustement de l'osmolalité finale de l'urine est sous la dépendance de l'hormone antidiurétique ADH (bilan de l'eau) :
  - en cas de déshydratation intracellulaire (situation de privation hydrique) :
    - l'hormone antidiurétique est sécrétée et entraîne une augmentation de la perméabilité à l'eau du tube collecteur
    - l'eau est alors réabsorbée de façon passive dans l'interstitium le long d'un gradient entre l'intérieur du tubule et l'interstitium environnant, lui-même favorisée par le gradient cortico-papillaire,
    - les urines définitives sont concentrées.
  - en cas d'hyperhydratation intracellulaire (situation d'excès d'eau) :
    - la sécrétion d'hormone antidiurétique est supprimée,
    - le tube collecteur reste imperméable à l'eau,
    - et les urines définitives sont donc diluées.

- Cet ajustement homéostatique final de l'excrétion du sodium d'une part et de l'eau d'autre part se fait de façon indépendante, permettant une régulation dissociée du VEC (dépendant du bilan du Na) et du VIC (dépendant du bilan de l'eau).

✚ La réabsorption de NaCl dans le TCD abaisse l'osmolalité urinaire jusqu'à un minimum de 60 à 100 mOsm/kg d'eau. En aval, en l'absence d'ADH, le canal collecteur est imperméable à l'eau ; l'urine éliminée a alors une osmolalité très basse. L'ADH provoque l'insertion d'aquaporines-2 dans les cellules de ce segment ; du fait du gradient osmotique entre l'intérieur du tubule et l'interstitium, il se crée alors un flux osmotique d'eau du tubule vers l'interstitium. Les diurétiques de l'anse, en inhibant la réabsorption de Na dans l'anse de Henle, limite l'établissement du gradient cortico-papillaire et donc la capacité du rein à concentrer les urines (altération du pouvoir de concentration). *A contrario*, les diurétiques thiazidiques, en inhibant la réabsorption de Na dans le TCD, limite la capacité du rein à diluer les urines (trouble des fonctions de dilution), exposant au risque d'hyponatrémie en cas d'apports hydriques élevés.

- Le canal collecteur assure également l'homéostasie des H^+ et donc la régulation de l'équilibre acido-basique, en assurant une sécrétion nette de protons H^+ dans le fluide tubulaire par les cellules intercalaires de type A (le TCP n'assurant que la réabsorption des bicarbonates filtrés par le glomérule, sans excrétion nette d'H^+).
- L'excrétion d'H^+ par le canal collecteur se fait
  - soit minoritairement sous forme d'H^+ libre (le pH urinaire normal est acide, entre 5 et 6, mais peut varier de 4,5 à 8)
  - soit pris en charge par des accepteurs de protons acides tels le phosphate (acidité titrable) et **surtout sous forme d'ion ammonium**

✚ Le NH_3 produit par les cellules du tube proximal diffuse facilement dans les différents compartiments capillaires et tubulaires ; après fixation d'un H^+, le NH_4^+ formé reste « trappé » dans la lumière du tube distal, et contribue à l'élimination de la charge acide.

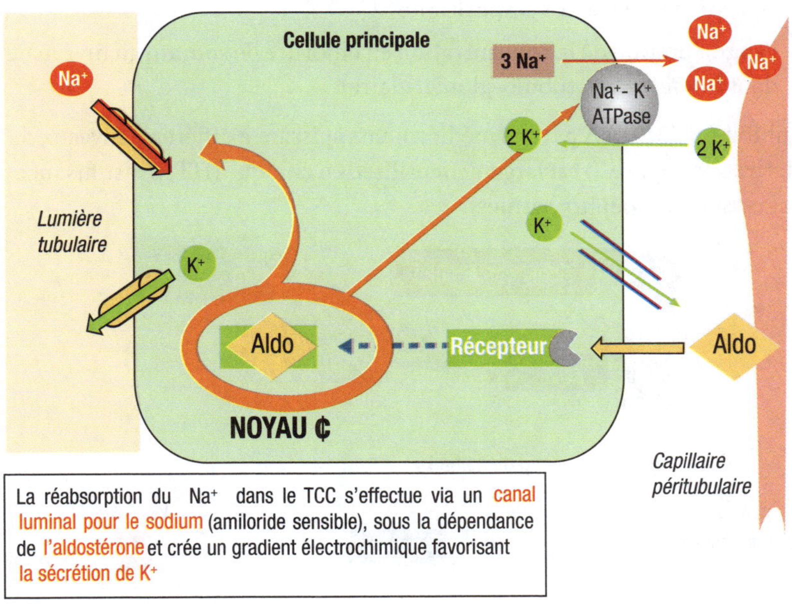

Figure 6. **Réabsorption du sodium dans le tube collecteur cortical**

III. Fonctions endocrines du rein

De nombreuses substances à activité biologique sont synthétisées dans le rein et exercent un effet soit paracrine (fonctions de transport, d'activités métaboliques, ou de la croissance des cellules rénales) soit systémique (endocrine).

A. Vitamine D

La forme active de la vitamine D **[1,25 $(OH)_2$ – vitamine D_3 ou calcitriol]** est produite dans les cellules tubulaires proximales, à partir de son précurseur hépatique, la 25 (OH) vitamine D_3, sous l'effet de la un alpha-**hydroxylase**. L'activité de cette enzyme est augmentée par la **PTH**. La forme active de la vitamine D augmente l'absorption digestive et rénale de calcium, et l'absorption intestinale de phosphate.

B. Érythropoïétine (EPO)

C'est une glycoprotéine produite par des cellules interstitielles péritubulaires fibroblastiques en réponse aux variations de la pression partielle tissulaire en O_2. L'EPO produite **en réponse à l'hypoxie cellulaire**, physiologique (altitude) ou pathologie (pathologies respiratoires par exemple), et stimule la production des globules rouges par la moelle osseuse.

C. Système rénine-angiotensine-aldostérone (SRAA)

- La **rénine**, sécrétée au niveau de l'appareil juxta-glomérulaire en réponse aux variations de la volémie, active par protéolyse l'angiotensinogène circulant d'origine hépatique; l'enzyme de conversion transforme l'angiotensine I libérée en angiotensine II (figure 6).
- L'**angiotensine II** exerce des effets vasoconstricteurs puissants (via son récepteur AT_1) et stimule la sécrétion cortico-surrénalienne d'aldostérone, favorisant la rétention de Na et la sécrétion de K^+ et de H^+.
- Les stimuli de la sécrétion de rénine sont:
  - l'**hypovolémie** ou la baisse de la pression artérielle;
  - le **système nerveux sympathique**;
  - l'augmentation de la concentration en chlorure de sodium au niveau de la macula densa (= *feedback* tubulo-glomérulaire).
- L'inhibition du SRAA par des médicaments agissant à différents niveaux de la cascade d'activation (figure 7) est largement utilisée en clinique (HTA, insuffisance cardiaque, progression des néphropathies).

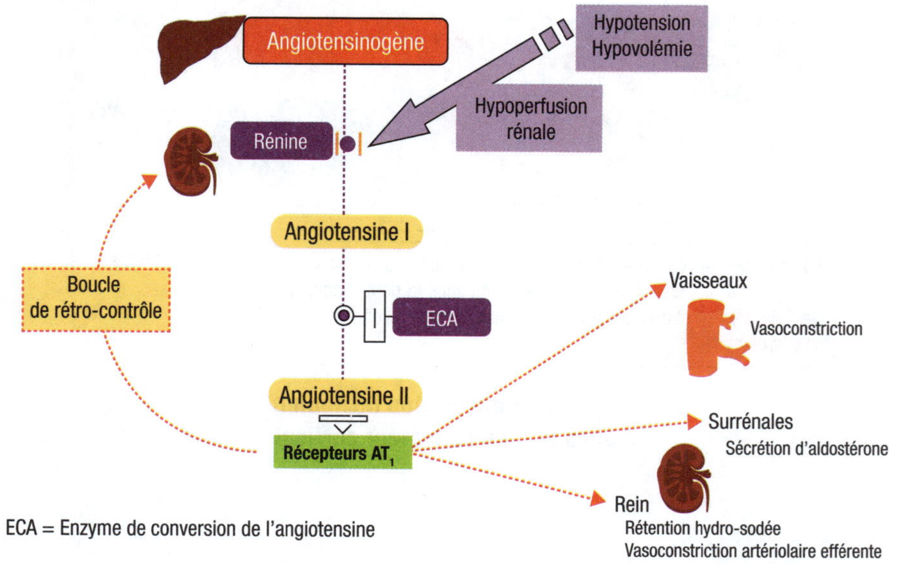

Figure 7. **Physiologie du Système Rénine Angiotensine Aldostérone (SRAA)**

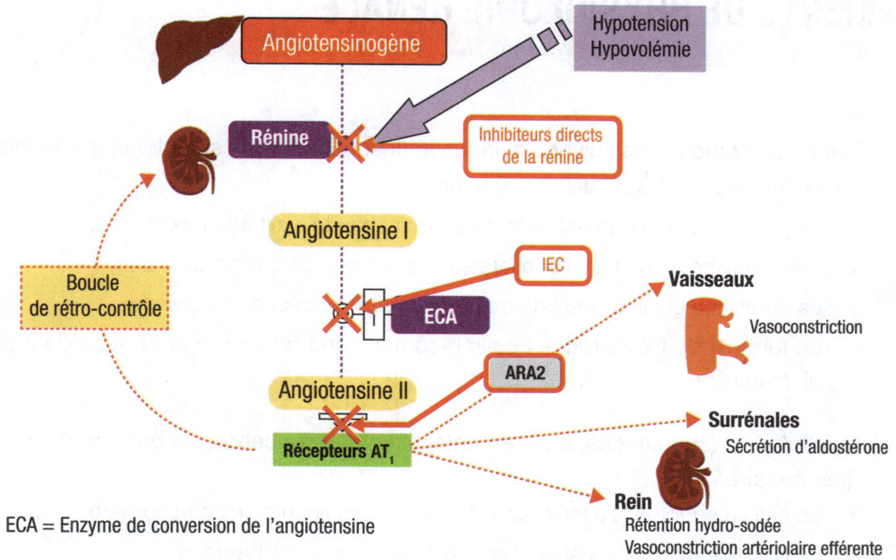

Figure 8. **Médicaments inhibant le SRAA**

IV. Divers

- **L'endothéline** est un peptide produit dans le rein par les cellules endothéliales, les cellules mésangiales et tubulaires; c'est le plus puissant peptide vasoconstricteur connu.
- **Prostaglandines PG**: le principal effet des PG est de moduler l'action de certaines hormones sur l'hémodynamique rénale ou les transports tubulaires. Les PG sont surtout produites par les cellules du canal collecteur médullaire et les cellules interstitielles, et à un moindre degré dans le cortex par les cellules mésangiales et artériolaires glomérulaires.

  Certaines sont:
  - vasodilatatrices et hypotensives (prostacycline);
  - d'autres ont un effet vasoconstricteur (thromboxane).
- **Des facteurs de croissance** (*Epidermal growth factor*, HGF, IGF-1) sont produits dans le rein; ils interviennent dans la croissance des cellules tubulaires.
- **Système kinine-kallicréine rénal**: les kinines sont vasodilatatrices et augmentent le débit sanguin rénal mais diminuent les résistances rénales et ne modifient pas la filtration glomérulaire. Les effets des kinines sont potentialisés par les inhibiteurs de l'enzyme de conversion qui empêchent leur dégradation.
- **Catabolisme rénal des hormones peptidiques:**
  - les peptides et petites protéines filtrées sont dégradés par les cellules tubulaires. Ce catabolisme tubulaire participe à la régulation de l'activité hormonale; il permet aussi d'éviter la perte nette d'acides aminés qui résulterait de leur fuite urinaire;
  - la concentration plasmatique de certaines hormones polypeptidiques (insuline) peut ainsi s'élever au cours d'une insuffisance rénale, par suite d'une augmentation de leur durée de vie.

ÉLÉMENTS DE PHYSIOLOGIE RÉNALE

Q1. Parmi les propositions suivantes, laquelle (lesquelles) vous semble(nt) correcte(s) ?

A. Le rein reçoit 20 % du débit cardiaque
B. La pression oncotique est un des déterminants de la filtration glomérulaire
C. L'endothéline a un effet vasodilatateur sur les artérioles rénales
D. La créatinine est le produit du métabolisme de la créatine musculaire
E. La formule de Cockcroft est celle recommandée pour estimer le débit de filtration glomérulaire

Q2. Quelle(s) est (sont) la (les) proposition(s) exacte(s) concernant la barrière de filtration glomérulaire ?

A. La cellule endothéliale fenêtrée est un des constituants de cette barrière
B. La cellule mésangiale est un des constituants de cette barrière
C. Le podocyte, via ses prolongements cytoplasmiques, est un des constituants de cette barrière
D. Le principal collagène de la membrane basale glomérulaire est le collagène de type 1
E. Le passage des protéines dans l'urine est très faible au-delà de 68 kDa

Q3. Quelle(s) est (sont) la (les) proposition(s) exacte(s) concernant le tube contourné proximal ?

A. La réabsorption de l'eau dans ce segment est sous la dépendance de l'ADH
B. Les 2/3 du sodium filtré sont réabsorbés à ce niveau
C. Le glucose est entièrement réabsorbé à ce niveau tant que la glycémie reste inférieure à 10 mmol/L
D. Les bicarbonates sont entièrement réabsorbés à ce niveau tant que leur concentration plasmatique reste inférieure à 27 mmol/L
E. La réabsorption du phosphate a lieu dans ce segment et est régulée par la PTH

Q4. Concernant les fonctions endocrines du rein :

A. L'angiotensine II est sécrétée au niveau de l'appareil juxta-glomérulaire
B. L'hypovolémie stimule la sécrétion de rénine
C. L'érythropoïétine est produite par les cellules interstitielles rénales
D. La forme active de la vitamine D est produite sous l'effet de la 1-α hydroxylase des cellules tubulaires proximales
E. L'ADH est sécrétée par les cellules du canal collecteur

Q5. Parmi les situations suivantes, quelle(s) est (sont) celle(s) où l'on observe une augmentation du débit de filtration glomérulaire ?

A. Le diabète à sa phase initiale
B. Le vieillissement rénal
C. L'insuffisance surrénale aiguë
D. La grossesse
E. Le diabète insipide néphrogénique

CHAPITRE 2

Item 267

Hyponatrémie - hypernatrémie

N° 267. Troubles de l'équilibre acido-basique et désordres hydroélectriques

OBJECTIFS

- Prescrire et interpréter un **ionogramme sanguin** en fonction d'une situation clinique donnée
- Savoir diagnostiquer et traiter : une **hyponatrémie**, une **hypernatrémie**

Rang	Rubrique	Intitulé	Descriptif
A	Définition	Connaître les indications de prescription et les seuils de définitions de la sévérité d'une hyponatrémie	
B	Éléments physiopathologiques	Comprendre les mécanismes de l'hyponatrémie	Notion d'hypoosmolalité et d'hyperhydratation cellulaire
A	Identifier une urgence	Connaître les symptômes de gravité de l'hyponatrémie	Connaître les signes dits modérèment sévères et sévères
A	Étiologies	Connaître les principales étiologies des hyponatrémies	Savoir raisonner en s'appuyant sur l'osmolalité urinaire et l'évaluation du volume extra-cellulaire ; Savoir identifier les hyponatrémies liées à des apports hypotoniques, savoir les principaux critères diagnostiques du SIADH et en connaître les principales causes, les hyponatrémies associées à un stimulus hypovolémique de l'ADH induites par les diurétiques, associées à l'insuffisance cardiaque et à la cirrhose (arbre diagnostic)
A	Prise en charge	Connaître les principes du traitement des hyponatrémies en fonction de la sévérité des symptômes	Évaluer le degré d'urgence en fonction des symptômes cliniques, connaître les principes de la restriction hydrique et des règles de correction (rythme et stratégie d'apports éventuels en osmoles)
A	Prise en charge	Connaître le principal risque de la correction rapide des hyponatrémies	Connaître le risque de Myélinolyse centro-pontine (MCP)
A	Définition	Savoir diagnostiquer une hypernatrémie	Notion d'hyperosmolalité et de déshydratation cellulaire
B	Éléments physiopathologiques	Comprendre les mécanismes de l'hypernatrémie	
A	Identifier une urgence	Connaître les symptômes de gravité de l'hypernatrémie	
A	Étiologies	Connaître les principales étiologies des hypernatrémies	Connaître les principales causes de déshydratation intracellulaire (et de diabète insipide) notamment chez le sujet âgé (arbre diagnostic d'une hypernatrémie)
A	Prise en charge	Connaître les principes du traitement des hypernatrémies	Connaître les stratégies de réhydratation en fonction de l'état du volume extra-cellulaire

Préambule

Pour comprendre les objectifs de ce chapitre il nous a paru essentiel de faire quelques rappels sur les troubles de l'hydratation extra cellulaire et la physiopathologie normalement abordée en 2e année, acquisitions indispensables pour comprendre les dysnatrémies qui font l'objet de cet item très vaste sur les troubles hydro-électrolytiques et acido-basiques. Vous trouverez donc en fin de chapitre ces rappels sur les troubles de l'hydratation extra-cellulaire

RAPPELS PHYSIOPATHOLOGIQUES

Schématiquement, **l'eau représente 60 % du poids du corps :** 40 % dans le secteur intracellulaire et 20 % dans le secteur extracellulaire, qui comprend lui-même le secteur interstitiel (15 %) et le secteur vasculaire (eau plasmatique 5 %). La teneur en eau est plus faible chez la femme et elle diminue avec l'âge.

L'osmolarité est exprimée en mOsm/L de plasma, alors que l'osmolalité, qui est le vrai reflet de la force osmotique des liquides extracellulaires, est exprimée en mOsm/kg d'eau. En pratique ces deux paramètres peuvent être utilisés indifféremment.

L'osmolalité de ces compartiments est équivalente (environ 285 mOsm/kg d'eau) (figure 1).

Il est facile d'avoir une estimation de l'osmolalité plasmatique par la formule suivante :

Posm = [Na^+× 2] + Glycémie (mmol/L) = 285 mOsm/kg d'eau

(Dans cette formule qui évalue l'osmolalité efficace (= tonicité), l'urée n'est pas prise en compte. Du fait de son libre passage à travers les membranes cellulaires, elle augmente l'osmolalité sans entraîner de mouvements d'eau).

La quantité d'eau dans un secteur est étroitement liée à la **concentration des solutés le composant** et ne diffusant pas librement dans le secteur adjacent. Ces substances sont appelées **osmoles**, et leur concentration est appelée **osmolarité** (lorsque rapportée au litre de plasma) ou **osmolalité** (lorsque rapportée au kg d'eau).

À l'état d'équilibre, **l'osmolalité est identique entre le compartiment extracellulaire et le compartiment intracellulaire et égale à environ 285 mOsm/Kg H_2O** (figure 1).

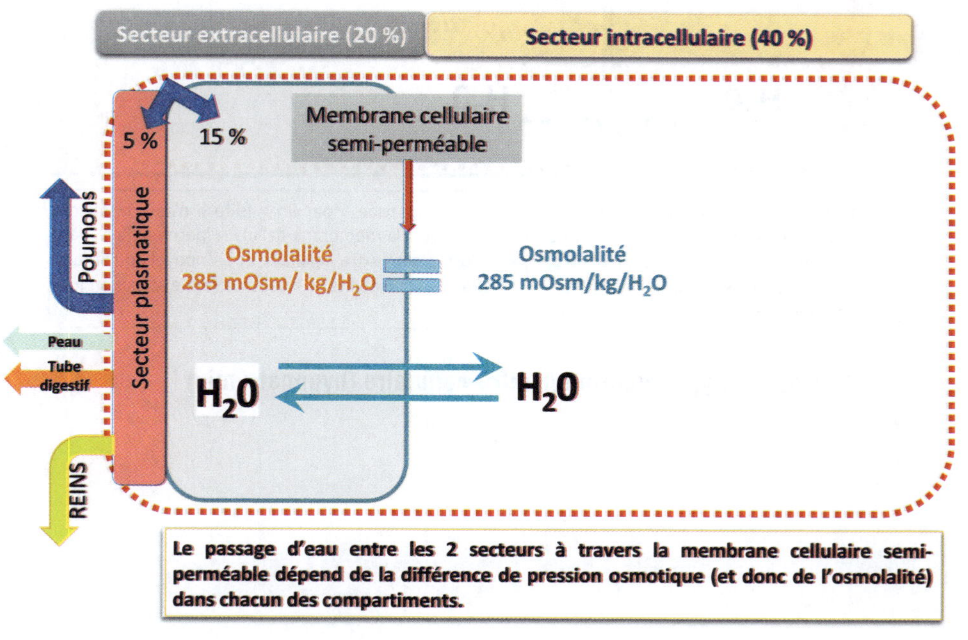

Figure 1. **Les compartiments hydriques de l'organisme**

Un trouble de **l'hydratation intracellulaire** est la **conséquence d'un bilan hydrique non nul** (positif dans l'hyperhydratation intracellulaire [HIC] et négatif dans la déshydratation intracellulaire [DIC]), et s'accompagne obligatoirement d'une modification de l'osmolalité (hypoosmolalité dans l'HIC et hyperosmolalité dans la DIC). Il peut être isolé ou s'accompagner d'un trouble de l'hydratation extracellulaire.

Un trouble de l'hydratation extracellulaire est la conséquence d'un bilan sodé non nul (positif dans l'hyperhydratation extracellulaire et négatif dans la déshydratation extracellulaire). Au sein du secteur extracellulaire, les mouvements d'eau sont régis par les différences de pression hydrostatique et oncotique (correspondant au pouvoir osmotique des protéines, qui ne passent pas librement la paroi vasculaire).

I. Hyponatrémie (Hyperhydratation Intracellulaire)

A. Définition

- L'hyponatrémie associée à une hypo-osmolalité plasmatique s'explique par un contenu en eau relatif supérieur au stock en sodium, qui peut être normal, augmenté (HIC + HEC = hyperhydratation globale) ou diminué (HIC + DEC). L'hyponatrémie est donc la conséquence d'un excès d'eau et non, primitivement, d'un manque de Na. **Une HIC correspond toujours à un excès d'eau.** L'augmentation du volume intracellulaire est due à **un transfert d'eau du secteur extracellulaire vers le secteur intracellulaire du fait d'une hypo-osmolalité plasmatique. La traduction biologique en est toujours l'hyponatrémie ([Na$^+$] < 135 mmol/L)** (Figure 2).

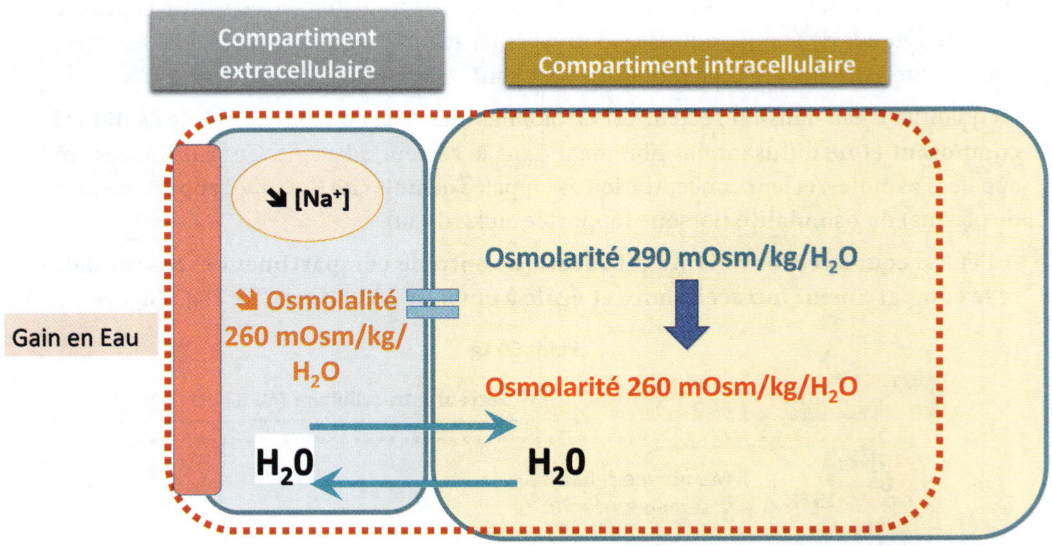

La baisse de l'osmolalité extra-cellulaire est « compensée » par un « fuite » d'eau du milieu extra-cellulaire vers le milieu intra-cellulaire à travers la membrane cellulaire perméable à l'eau permettant une atténuation de la baisse de l'osmolalité extra-cellulaire et un nouvel équilibre à un niveau d'osmolalité plus bas. Un dosage bas de l'osmolalité (ou de la natrémie) plasmatique traduit donc un gain d'eau intra-cellulaire.

Figure 2. **Hyperhydratation intra-cellulaire (hyponatrémie)**

- Les indications de prescription d'une natrémie à la recherche d'une hyponatrémie sont nombreuses et s'envisagent en fonction du contexte clinique. Il peut s'agir :
  - de symptômes neurologiques ou digestifs (cf. signes cliniques),
  - de la surveillance d'un traitement diurétique,
  - de pathologies pulmonaires, cérébrales ou endocriniennes susceptibles d'être associées à une hyponatrémie,
  - ou de pathologies souvent responsables d'hyponatrémie comme l'insuffisance cardiaque ou la cirrhose hépatique décompensée.

B. Causes des hyponatrémies

- Elles sont conditionnées par le bilan hydrique.
- Un bilan d'eau positif peut être dû à :
  - Une ingestion d'eau supérieure aux capacités d'excrétion physiologiques : c'est le cas de la potomanie ou lorsque les apports osmotiques (notamment azotés via les apports en protéines animales et sodés) sont faibles relativement aux apports hydriques (syndrome « *Tea and toast* »).
  - Un seuil de déclenchement de la sécrétion d'hormone antidiurétique (ADH) anormalement bas : c'est la situation dite de « reset osmostat », qui peut notamment se voir au cours de la grossesse.
  - Une excrétion d'eau diminuée par altération du pouvoir maximal de dilution des urines. On distingue schématiquement 2 grandes situations :
    - **ADH basse** associée à un défaut rénal primaire d'excrétion d'eau comme dans l'insuffisance rénale chronique avancée (DFG ≤ 20 mL/min),
    - **ADH élevée** :
      - Par **la sécrétion appropriée d'ADH en situation d'hypovolémie :**
        - hypovolémie vraie (toutes les causes de déshydratation extracellulaire),
        - hypovolémie « efficace » (associée à une hyperhydratation extracellulaire) :
          - insuffisance cardiaque congestive,
          - cirrhose,
          - syndrome néphrotique,
      - Par **sécrétion inappropriée d'ADH (SIADH)** (tableau 1) : inappropriée car la volémie est normale.

C. Physiopathologie

- La capacité d'excrétion d'eau libre par le rein est importante. Elle dépend d'une part de la capacité de supprimer la sécrétion hypothalamo-hypophysaire d'ADH et d'autre part des capacités maximales de dilution du rein. En situation normale, le rein est capable d'abaisser l'osmolalité urinaire jusqu'à un **minimum de 60 mOsm/Kg d'$H_2$0. L'eau pure ne peut être éliminée seule, un apport d'osmoles minimal dans les urines est nécessaire (en pratique 60 mOsm/Kg).** On peut ainsi observer un bilan d'eau positif et une hypo-osmolalité :
  - quand la capacité maximale physiologique d'excrétion de l'eau est dépassée, par exemple dans le cas d'une potomanie.
    - Pour un apport osmolaire standard de 600 mOsm/jour, un bilan d'eau positif (hyponatrémie de dilution par incapacité à éliminer toute l'eau bue) apparaît pour un apport hydrique supérieur à 10 litres (potomanie). En effet, pour éliminer 1 litre d'eau avec une osmolarité urinaire de 60 mOsm/kg, 60 mOsm sont nécessaires. Pour éliminer 10 litres, 600 mOsm sont nécessaires.
    - Pour un apport osmolaire de 120 mOsm/jour (apport faible, situation observée en cas d'alimentation pauvre en protéines animales et en sel, anorexie mentale), un bilan d'eau positif apparaît pour un apport hydrique supérieur à 2 litres (syndrome *tea and toast*).

- quand le pouvoir de dilution du rein est altéré (osmolalité urinaire minimum élevée) soit par une insuffisance rénale, soit par la prescription de diurétiques interférant avec les mécanismes de dilution des urines (thiazidiques), soit par hypersécrétion d'ADH. Celle-ci peut être secondaire à une hypovolémie vraie ou « efficace », ou inappropriée (elle ne dépend alors ni d'un stimulus osmotique, ni d'un stimulus volémique).

Tableau 1 : **Étiologies des sécrétions inappropriées d'ADH**

Sécrétion hypothalamique inappropriée d'ADH
• Affections du système nerveux central : – Infectieuses : méningite, méningo-encéphalite, abcès – Accidents vasculaires cérébraux ischémiques ou hémorragiques – Sclérose en plaques, polyradiculonévrites, porphyrie aiguë – Traumatisme crânien
• **Affections pulmonaires** : – Pneumopathies bactériennes et virales – Insuffisance respiratoire aiguë – Tuberculose, cancers, asthme… – Ventilation assistée avec PEEP
• Période post-opératoire.
• Syndromes nauséeux importants
• **Médicaments** (fréquence ++) : – Carbamazépine – Psychotropes : halopéridol, phénothiazines, antidépresseurs type IRS (fluoxétine ++) antidépresseurs tricycliques, IMAO, drogues (amphétamines ou ectasy) – Médicaments émétisants : cyclophosphamide, vincristine, vinblastine…
Sécrétion tumorale ectopique d'ADH (ou substance ADH-like)
– **Carcinomes bronchiques** – Cancers prostatiques, digestifs, lymphomes…
Endocrinopathies
– Hypothyroïdie, insuffisance cortico-surrénalienne – Adénome à prolactine
Potentialisation de l'effet de l'ADH par certains médicaments
– Sulfamides hypoglycémiants (chlorpropamide) – Théophylline – Clofibrate
Apport exogène d'ADH ou d'analogues de l'ADH (DDAVP, ocytocine)

D. Diagnostic (identification de l'urgence)

1. Diagnostic positif

Signes biologiques

- Le diagnostic d'un trouble de l'hydratation intracellulaire est biologique
- Osmolalité plasmatique diminuée : Posm < 280 mOsm/kg.
- Hyponatrémie : $[Na^+]$ < 135 mmol/L ; Hyponatrémie sévère (définition biologique) = < 120 mmol/L.

- **Signes cliniques (ERBP 2014) Tableau 2**
  - non spécifiques et donc peu évocateurs,
  - corrélés à la sévérité de l'hyponatrémie et à sa rapidité d'installation

Tableau 2 : **Symptômes d'hyponatrémie (classification ERBP 2014)**

Hyponatrémie avec symptômes modérément sévères	Hyponatrémie avec symptômes sévères
• Nausées (sans vomissements) • Confusion • Céphalées	• Vomissements • Détresse cardio-respiratoire • Somnolence (anormale et profonde) • Comitialité • Troubles de conscience • Coma (Glasgow ≤ 8)

2. Diagnostic étiologique

- La figure 3 décrit la démarche diagnostique générale.
- **C'est celui d'une hyponatrémie hypotonique**
- La **première étape** consiste à éliminer les fausses hyponatrémies, où l'hyponatrémie est associée à une **osmolalité plasmatique normale ou élevée** (intérêt de la mesure directe de l'osmolalité plasmatique par un osmomètre) :
  - les « **hyponatrémies factices** » en cas d'hyperprotidémie et hyperlipidémie sont **rarement** observées actuellement avec les nouvelles techniques de mesure (potentiométrie). Dans ces situations, **l'hydratation du secteur intracellulaire est normale** (osmolalité normale) et la natrémie mesurée est basse car le compartiment « *eau plasmatique* » est diminué (normalement l'eau plasmatique représente environ 93 % du volume plasmatique, la portion restante étant représentée par les lipides et les protides) ;
  - les pseudo-hyponatrémies (ou hyponatrémies hypertoniques) : au cours des **hyperglycémies majeures ou de l'intoxication par le méthanol ou l'éthanol,** il **existe une déshydratation du secteur intracellulaire et une hyperosmolalité plasmatique.** La natrémie mesurée est basse car la substance provoque un transfert d'eau du secteur intra vers le secteur extracellulaire, mais la mesure directe de l'osmolalité permet d'établir que l'hyponatrémie n'est pas hypoosmolaire.
- La **deuxième étape** consiste à évaluer, à l'aide de l'osmolalité urinaire, si les reins diluent les urines de manière adaptée au contexte d'hyponatrémie (Uosm < 100 mOsm/kg d'H_2O, traduisant alors un déséquilibre majeur isolé des apports en eau et en osmoles) ou non (Uosm > 100 mOsm/kg d'H_2O) observé en cas de potomanie, chez les buveurs de bière, ou dans le syndrome « tea and toast »).
- La **troisième étape** nécessite l'évaluation clinique du compartiment extracellulaire et de la volémie efficace qui renseigne sur le bilan de sodium (négatif en cas de déshydratation extracellulaire, normal en cas d'euvolémie extracellulaire, positif en cas d'hyperhydratation extracellulaire).
  - en cas de **déshydratation extracellulaire et d'hypovolémie associée à l'hyperhydratation intracellulaire** il existe un déficit en sodium et en eau, mais une stimulation volo-dépendante de l'ADH créant une réabsorption et un excès relatif en eau. L'appréciation clinique du volume extracellulaire (pression artérielle basse ou hypotension orthostatique) est complétée par la mesure de la natriurèse. Une natriurèse < 30 mmol/L plaide en faveur d'une hypovolémie. Dans certains cas cette démarche est prise en défaut si le patient est deshydraté, hypovolémique avec natriurèse conservée du fait d'un traitement diurétique ou d'une alcalose (hyponatrémie de « déplétion »).

- en cas **d'hyperhydratation intracellulaire isolée** (excès d'eau pur), le secteur extracellulaire est normal, la natriurèse est > 30 mmol/L. En pratique il est fréquent d'estimer de manière erronée qu'un patient est euvolémique, l'estimation initiale doit donc pouvoir être remise en cause si besoin selon l'évolution.
- En cas de **SIADH**, situation la plus fréquente, l'osmolalité urinaire est inappropriée (> 100 mOsm/kg d'H_2O) (voir critères diagnostiques dans tableau 3).
- en cas d'**hyperhydratation globale** (excès d'eau et de sodium avec excès d'eau supérieur à l'excès de sodium), il s'agit habituellement d'une insuffisance cardiaque, d'une cirrhose, d'un syndrome néphrotique, responsables d'une stimulation volodépendante de l'ADH par l'hypovolémie efficace. Il peut aussi s'agir d'une d'insuffisance rénale avancée. Ces situations étaient autrefois appelées hyponatrémies de « dilution ».
- En pratique, il est possible que plusieurs causes associées contribuent à l'hyponatrémie. C'est principalement le cas chez les patients âgés et/ou présentant de lourdes comorbidités (ex : insuffisance cardiaque + insuffisance rénale + diurétiques + apports protéiques insuffisants). Il est donc utile, au-delà de l'application de l'arbre décisionnel qui identifie généralement la cause principale, de rechercher des facteurs associés pouvant contribuer au tableau et pouvant potentiellement bénéficier d'ajustements thérapeutiques.

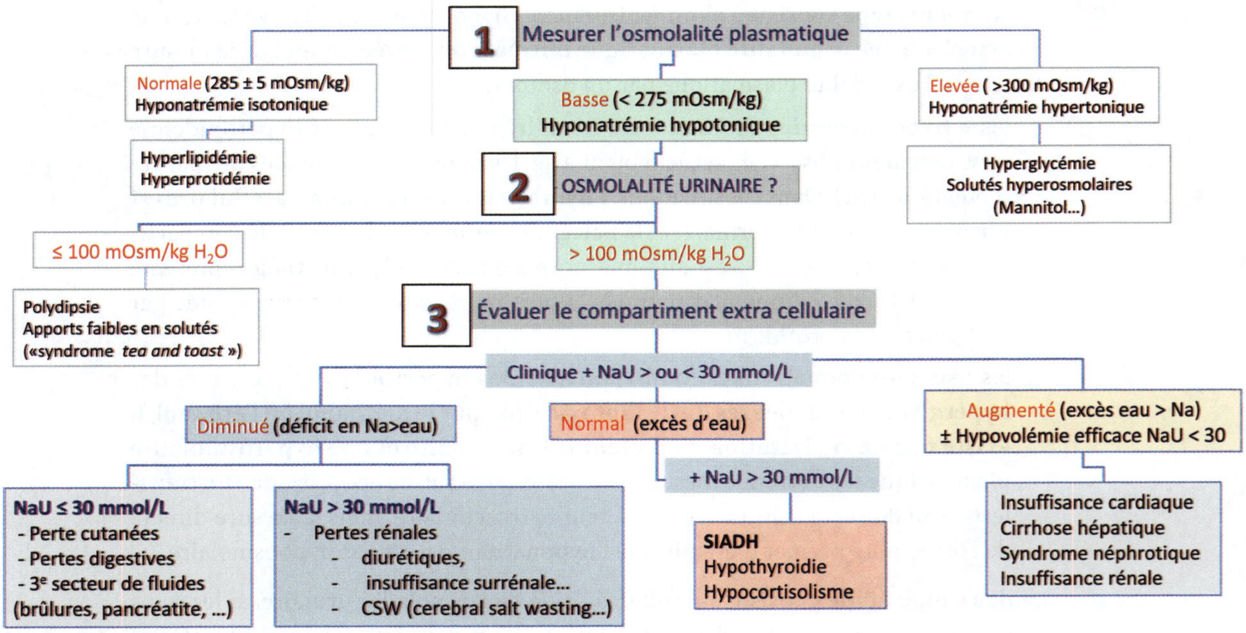

D'après **CUEN 2020** et Spasovski G, *et al.* **Clinical practice guideline on diagnosis and treatment of hyponatraemia.** *Nephrol Dial Transplant* 2014;29 (S. 2):i1–39

Figure 3. **Arbre diagnostic d'une hyponatrémie**

Tableau 3 : **Critères diagnostiques du SIADH**

- Posm < 275 mOsm/kg
- Uosm > 100 mOsm/kg (en condition d'hyponatrémie)
- Euvolémie clinique
- UNa > 30 mmol/L (en condition d'apports sodés et hydriques normaux)
- Absence d'hypothyroïdie
- Absence d'insuffisance surrénale
- Fonction rénale normale et absence de traitement diurétique récent
- Uricémie < 240 µmol/L

E. Traitement

Le traitement de l'hyponatrémie comprend le traitement étiologique et le traitement symptomatique qui consiste à réduire l'excès d'eau. La quantité d'eau en excès est estimée grâce à la formule suivante :

Excès en Eau = 60 % × poids × ([Natrémie/140] – 1)

- **Si l'hyponatrémie est chronique et asymptomatique,** la correction du désordre doit être très prudente, car le risque de voir survenir une **myélinolyse centro-pontine ou démyélinisation osmotique** (complication rare mais redoutable) **est élevé. Ce risque est accru lorsqu'une hyponatrémie chronique a été corrigée trop rapidement (> 10 mmol/L/24 h) et que cette hyponatrémie évoluait dans un contexte d'hypoxie, de malnutrition et d'éthylisme.**

  Dans les hyponatrémies chroniques, il faut privilégier :
  - Le traitement étiologique (arrêt d'un médicament, traitement d'une cause de SIADH…).
  - La **restriction hydrique (500 mL/j)** est toujours recommandée et permet de corriger progressivement sur plusieurs jours l'hyponatrémie.
  - **Le traitement symptomatique** associé, qui dépend de l'état du secteur extracellulaire.
    - En cas de **déshydratation extracellulaire** associée un apport supplémentaire en NaCl (par voie orale ou par soluté salé isotonique à 9 g/L, 0,5 à 1L/h) est souvent suffisant *(la normalisation du secteur extracellulaire freine la stimulation volémique de l'ADH permettant au rein d'éliminer à nouveau l'eau libre en excès).*
    - En cas **d'euvolémie extracellulaire par SIADH,** la restriction hydrique seule peut permettre la correction de l'hyponatrémie. Si le trouble de dilution est très marqué (OsmU très élevée), la seule restriction hydrique peut être insuffisante. On peut alors envisager :
      - apport d'osmoles par administration d'urée *per os* (0,25 à 0,50 g/kg dilué dans du jus d'orange)
      - association diurétique de l'anse (**furosémide** 20 à 60 mg/j) et de sel *per os*, pour positiver la clairance de l'eau libre (et ramener l'osmolalité U à 300 mOsm/L par abolition du gradient cortico-papillaire).
      - En cas d'échec de ces approches, le recours à un antagoniste spécifique des récepteurs V2 de l'ADH (tolvaptan 15 à 60 mg/j *per os*) peut être discuté si l'hyponatrémie est chronique et après avis spécialisé.
    - En cas d'euvolémie extracellulaire avec déséquilibre des apports en eau vs. osmoles (syndrome « tea and toast) », la restriction hydrique et/ou l'augmentation des apports en osmoles (protéines animales, NaCl) sont généralement suffisants.
    - En cas **d'hyperhydratation extracellulaire** associée : restriction sodée et diurétiques de l'anse.
  - **Rythme de correction :** dans ces cas la vitesse de correction de l'hyponatrémie ne doit pas dépasser 10 mmol/L/j les 24 premières heures et 8 mmol/L les 24 h suivantes (18 mmol/L au total en 48 h).

- En urgence, en cas **d'hyponatrémie** sévère (Na < 120 mOsm/kg H_2O) qu'elle soit aiguë ou chronique et responsable **de symptômes modérés à sévères** (troubles de conscience, comitialité, vomissements), on peut proposer le **schéma suivant :**

- Perfusion rapide de NaCl hypertonique (NaCl 3 % 150 mL IV en 20 min, renouvelable 2 fois selon la natrémie de contrôle), avec un objectif initial d'augmenter la natrémie de 5 mmol/L.
- Un relais peut alors être pris par du NaCl 9 ‰, avec l'objectif de ne pas dépasser **+10 mmol/L de natrémie dans les 24 premières heures et 8 mmol/L durant les 24 h suivantes (soit ≤ 18 mmol/L sur 48 h)** jusqu'à atteindre 130 mmol/L.
- Une surveillance en unité de soins intensifs s'impose de même que la correction de toute hypoxie.
- Dans un second temps, le traitement redevient celui d'une hyponatrémie asymptomatique.
- La correction d'une hypokaliémie associée doit être réalisée (apports de KCl). Elle augmente le risque de correction rapide de la natrémie notamment chez les patients avec déplétion volémique initiale (traitement par thiazidiques).
- Si l'hyponatrémie est corrigée trop rapidement, il est possible d'administrer du soluté glucosé 5 % voire même de la desmopressine (AVP) pour faire machine arrière. = Rang C

II. Hypernatrémie - Déshydratation Intracellulaire (DIC)

A. Définition

La **diminution du volume intracellulaire** est due à un mouvement d'eau des cellules vers le secteur extracellulaire secondaire à une **hyperosmolalité plasmatique** efficace (> 300 mOsm/Kg H_2O) (figure 4). Elle est due à une perte nette d'eau libre (= **bilan hydrique négatif**) et se traduit habituellement par une **hypernatrémie**.

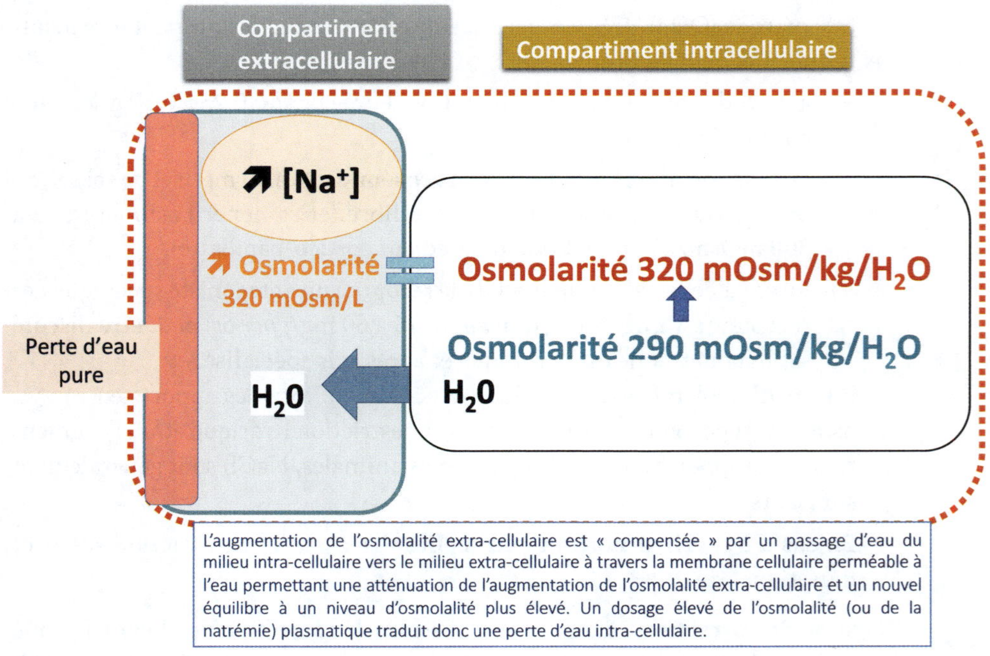

Figure 4. **Déshydratation intra-cellulaire (hypernatrémie)**

En cas de bilan hydrique négatif, la soif induite permet de compenser la perte d'eau. Un trouble de concentration des urines se traduit donc beaucoup plus souvent par un syndrome polyuro-polydipsique que par une DIC. L'hyperosmolalité et l'hypernatrémie sont par conséquent des troubles métaboliques relativement rares, car n'apparaissant qu'en cas de trouble d'accès à l'eau (nourrisson, grabataire, situation de réanimation, contexte psychiatrique ou neurologique), ou lorsqu'il existe un trouble de la soif associé.

B. Causes de déshydratation intracellulaire

1. Déshydratation intracellulaire avec hypernatrémie

- Elles sont liées à :
  - **Une perte d'eau non compensée d'origine :**
    - **extrarénale** « insensible » (la réponse rénale est ici normale, les urines sont concentrées (U/P osm > 1) et il n'y a pas de polyurie) :
      - cutanée : coup de chaleur, brûlure ;
      - respiratoire : polypnée, hyperventilation prolongée, hyperthermie ;
      - digestive : diarrhée osmotique.
    - **rénale :**
      - **polyuries osmotiques : diabète sucré, perfusion de mannitol etc.,**
      - **polyurie hypotonique (U/P osm ≤ 1)** avec hyperosmolalité plasmatique, caractérisant le **diabète insipide (tableau 4).** La polyurie induite est en général compensée par une polydipsie, l'hypernatrémie ne se déclenche que lorsque le patient n'a plus un libre accès à l'eau :
        - **diabète insipide d'origine centrale** liée à l'absence complète ou partielle de sécrétion d'ADH
        - **diabète insipide néphrogénique** caractérisé par une réponse rénale à l'ADH diminuée ou abolie. L'osmolalité urinaire est basse, et non modifiée par l'administration d'ADH

Tableau 4 : **Causes des diabètes insipides**

Diabète insipide central	Diabète insipide néphrogénique
1. Traumatique hypophysaire	1. Acquis
2. Post-chirurgical – chirurgie des adénomes hypophysaires	• Médicamenteux – lithium, amphotéricine B, tolvaptan
3. Ischémique	• Insuffisance rénale
4. Néoplasique – pinéalome – métastases – craniopharyngiome	• Néphropathie interstitielle – amylose – syndrome de Gougerot- Sjögren – néphrocalcinose
5. Granulome hypophysaire – sarcoïdose – histiocytose	• Altération du gradient cortico-papillaire – syndrome de levée d'obstacle – traitements diurétiques
6. Infectieuses – encéphalite – méningite	• Métabolique – hypercalcémie – hypokaliémie
7. Idiopathique	2. Héréditaire (mutation du récepteur rénal de la vasopressine (ADH)) – lié à l'X dans 90 % des cas – autosomique récessif dans 10 % des cas

- **Déficit d'apport d'eau :**
  - anomalies hypothalamiques : hypodipsie primitive
  - par absence d'accès libre à l'eau : nourrissons, vieillards, patients dans le coma (accident vasculaire cérébral)
  - par absence d'eau (zones désertiques)

- **Apport massif de sodium :**
  - en particulier chez l'enfant, en cas d'utilisation de soluté bicarbonaté hypertonique après réanimation d'un arrêt cardio-circulatoire ou en cas d'utilisation d'un bain de dialyse trop riche en sodium

2. Déshydratation intracellulaire sans hypernatrémie

L'hyperosmolalité plasmatique est secondaire à la présence anormale d'un soluté autre que le sodium, de bas poids moléculaire et osmotiquement actif. Ce soluté est responsable **d'un trou osmotique** que l'on définit par la différence entre l'osmolalité mesurée et calculée. Ce soluté peut être le mannitol, l'éthylène glycol, etc.

Lorsque le soluté diffuse librement dans les cellules (urée, éthanol), il est dit osmotiquement inactif et il n'entraînera aucun trouble de l'hydratation intracellulaire.

C. Physiopathologie

- Physiologiquement, le bilan d'eau est équilibré, c'est-à-dire que les entrées (eau de boisson et des aliments, production d'eau par oxydation intracellulaire) sont équivalentes aux sorties (rénales précisément régulées, cutanées, respiratoires et digestives). **C'est la soif qui régule les entrées et le rein qui assure l'équilibre en régulant les sorties pour maintenir constante l'osmolalité aussi bien intra qu'extracellulaire.**
- **L'hormone antidiurétique (ADH)** est une hormone polypeptidique sécrétée par les noyaux paraventriculaires et supraoptiques de l'hypothalamus. Elle est transportée jusqu'à la partie postérieure de l'hypophyse pour y être sécrétée. **La sécrétion d'ADH est régulée par les variations de l'osmolalité plasmatique** (de l'ordre de 1 %) et **du volume plasmatique** (entre 10 à 15 %).
- L'ADH agit sur les cellules principales du canal collecteur par fixation à ses récepteurs spécifiques V2 à leur pôle basal. Cette fixation entraîne l'expression à la membrane apicale de canaux à eau, les aquaporines de type 2. L'ADH permet ainsi de faire varier finement la perméabilité du canal collecteur à l'eau, et donc l'osmolarité urinaire finale. La deuxième condition nécessaire à la réabsorption d'eau est l'existence d'un gradient de concentration osmolaire entre le fluide tubulaire et l'interstitium, condition physiologiquement obtenue grâce à la création d'un gradient corticopapillaire.
- Lorsque l'ADH n'est pas sécrétée ou lorsqu'elle est inefficace, la sensation de soif évite la survenue d'un bilan d'eau négatif. Ceci est très important en clinique, car les situations de déshydratation intracellulaire ne surviennent que lorsque la soif est inopérante (coma, désordres psychiatriques, sédation en réanimation, patients âgés ou trop jeunes).
- On peut donc observer **un bilan d'eau négatif et une hyperosmolalité** :
  - en cas de perte d'eau extrarénale cutanée ou respiratoire ;
  - en cas de perte d'eau rénale par absence de sécrétion d'ADH ou absence de sensibilité rénale à l'ADH ;
  - en cas d'anomalie des centres de la soif ou des osmorécepteurs hypothalamiques.

D. Diagnostic

1. Diagnostic positif

- **Signes biologiques :**
  - Le diagnostic d'un trouble de l'hydratation intracellulaire est biologique
  - Osmolalité plasmatique élevée : Posm > 300 mOsm/kg d'eau.
  - Hypernatrémie : $[Na^+] > 145$ mmol/L.

- **Signes cliniques associés :**
  - **Soif** parfois intense.
  - Troubles neurologiques (= signes de gravité) :
    - non spécifiques et peu évocateurs ;
    - corrélés avec le degré de l'hypernatrémie et sa rapidité d'installation :
      - somnolence,
      - asthénie,
      - troubles du comportement à type d'irritabilité,
      - fièvre d'origine centrale,
      - crise convulsive,
      - coma,
      - hémorragies cérébro-méningées hématomes sous-duraux (nourrissons, vieillards), thromboses veineuses cérébrales.
  - Sécheresse des muqueuses, en particulier à la face interne des joues.
  - Syndrome polyuro-polydipsique en cas de cause rénale.
  - Perte de poids.

2. Diagnostic étiologique

C'est celui d'une hypernatrémie ou d'un syndrome polyuro-polydipsique.

- Pour l'hypernatrémie qui traduit un déficit en eau, la démarche à suivre consiste à évaluer, par l'examen clinique, l'état du compartiment extracellulaire pour connaître du sodium (négatif en cas de déshydratation extracellulaire, normal en cas d'euvolémie, positif en cas d'hyperhydratation extracellulaire) :
  - en cas de **déshydratation globale** (déficit en sodium et en eau mais avec un déficit en eau plus important que le déficit en sodium), la mesure de la natriurèse permet de préciser l'origine rénale ou extrarénale de la perte en Na ;
  - en cas de **déshydratation intracellulaire isolée**, il convient de définir si les pertes d'eau sont d'origine rénale ou extrarénale. La simple mesure de la diurèse est dans ce cas très utile ;
  - en cas **d'hyperhydratation extracellulaire associée à une déshydratation intracellulaire** (excès de sodium et d'eau avec excès de sodium supérieur à celui d'eau), il faut rechercher une cause iatrogène (solutés salés hypertoniques).

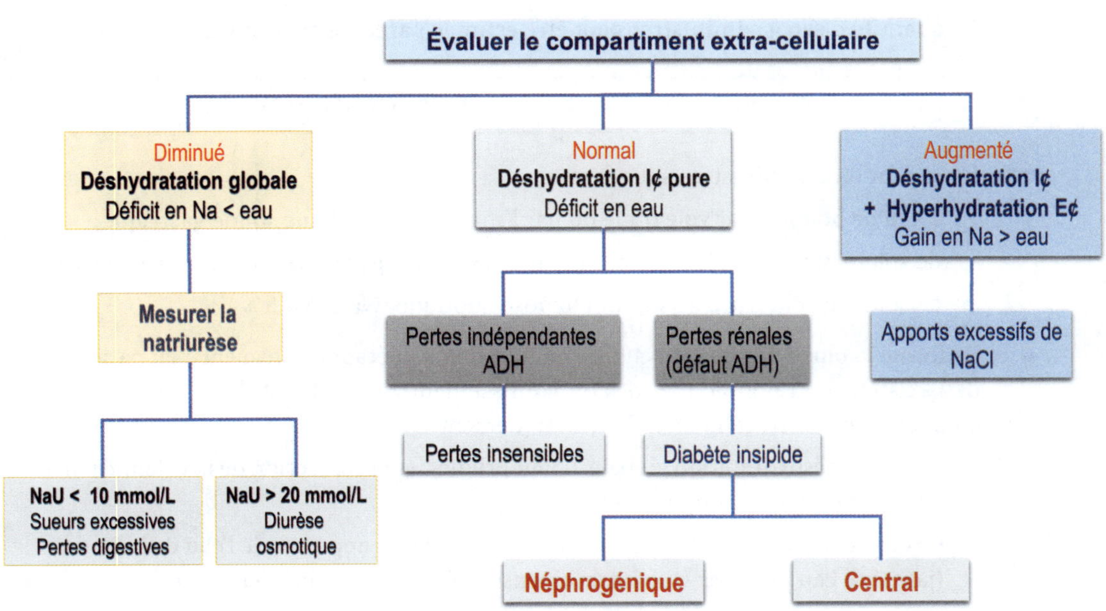

Figure 5. **Diagnostic d'une hypernatrémie**

- Devant un syndrome polyuro-polydipsique, le diagnostic de diabète insipide et son origine centrale ou néphrogénique peuvent être déterminés par la réalisation d'une épreuve de restriction hydrique complétée par l'administration de ddAVP (Minirin® = ADH exogène) (effectuée en milieu spécialisé et sous stricte surveillance médicale) :

> **+** Il faut avoir écarté au préalable le diagnostic de polyurie osmotique (par présence d'une osmole en excès dans l'urine), évoqué devant :
> – le contexte (diabète sucré, traitement par mannitol)
> – une osmolalité urinaire > 300 mOsm/L
> – l'existence d'un trou osmolaire dans l'urine, défini par une différence importante entre l'osmolarité urinaire calculée [OsmU = (Na+ K) × 2 + Urée] et mesurée.

  - test de restriction hydrique pendant 12 à 18 heures. L'hyperosmolarité qu'induit la restriction hydrique doit stimuler la sécrétion d'ADH. Les paramètres de surveillance sont : le poids, la diurèse, la natrémie, l'osmolalité plasmatique et urinaire (la concentration urinaire maximale atteinte chez l'homme est de 1 200 mOsm/L). L'épreuve est interrompue lorsque l'osmolalité urinaire atteint un plateau ou lorsque l'osmolalité plasmatique atteint 320 mOsmol/kg, ce qui correspond à la stimulation maximale de l'ADH endogène ;
  - l'injection de ddAVP (Minirin® = ADH exogène) fait suite au premier test si celui-ci oriente vers le diagnostic de diabète insipide.

    Schématiquement, en cas de **diabète insipide néphrogénique** complet, l'osmolalité urinaire ne se modifie pas pendant toute la durée de l'épreuve (elle reste < 700 mOsm/L, le plus souvent de l'ordre de 100 à 200 mOsm/kg H_2O) et n'est pas modifiée par l'injection d'ADH exogène.

    En cas de **diabète insipide central** complet, l'osmolalité urinaire ne s'élève qu'après l'injection d'ADH exogène.

E. Traitement

- Il est à la fois **étiologique** (arrêt d'un médicament, traitement d'un diabète sucré), **préventif**, surtout chez les patients qui n'ont pas un libre accès à l'eau, et enfin **symptomatique**.
- En cas d'hypernatrémie aiguë symptomatique chez l'adulte, la natrémie peut être abaissée de 2 mmol/L et par heure jusqu'à 145 mmol/L.
- Lorsque l'hypernatrémie est ancienne, la vitesse de correction ne doit pas dépasser 10 mmol/L/j pour ne pas induire d'œdème cérébral et des convulsions.
- La quantité d'eau à administrer peut être estimée par la formule suivante :

Déficit en eau = 60 % × poids × ([Natrémie/140] – 1)

- L'eau peut être administrée sous forme :
  - d'eau de boisson par voie orale ou par l'intermédiaire d'une sonde gastrique ;
  - de soluté glucosé à 5 % (50 g par L) ou à 2,5 % (25 g par L) par voie intraveineuse ;
  - de soluté de chlorure de sodium hypo-osmotique (NaCl à 4,5 ‰).
- La forme la plus adaptée sera choisie en fonction de l'état de conscience du patient, de l'existence ou non de nausées ou vomissements, et de l'état d'hydratation du compartiment extracellulaire. Schématiquement :
  - en cas de déshydratation globale, il faut privilégier la correction de la volémie par apport de soluté salé hypotonique à 4,5 g/L ;
  - en cas de déshydratation intracellulaire pure, il faut apporter de l'eau de boisson (jamais d'eau pure par voie intraveineuse, cela induirait une hémolyse) ;
  - en cas d'hyperhydratation extracellulaire associée, il convient de prescrire un diurétique avec de l'eau pure (PO) ou un soluté hypotonique (IV).

RAPPELS INDISPENSABLES

III. Déshydratation extracellulaire (DEC)

A. Définition

- **Diminution du volume du compartiment extracellulaire aux dépens des 2 secteurs vasculaire et interstitiel. Elle est due à une perte nette de sodium** (bilan sodé négatif) et donc d'eau. En effet, pour maintenir la natrémie constante, toute perte de 140 mmol de Na s'accompagne d'une perte d'un litre d'eau plasmatique.
- Si la DEC est pure (perte sodée iso-osmotique), l'osmolalité extracellulaire reste normale (285 mOsmol/kg) et le volume du secteur intracellulaire est inchangé (la natrémie est normale).

B. Causes de déshydratation extracellulaire

Liées à 3 mécanismes principaux :

- **Les pertes extrarénales** (natriurèse adaptée < 20 mmol/litre d'urine sur un échantillon) :
  - origine digestive :
    - diarrhées profuses,
    - fistules digestives,
    - abus de laxatifs.
  - origine cutanée :
    - sudation importante (canicule, fièvre prolongée, exercice physique intense),
    - exsudation cutanée (brûlure étendue, dermatose bulleuse diffuse),
    - anomalie qualitative de la sueur (mucoviscidose).
- **Les pertes rénales** (natriurèse inadaptée à une déshydratation > 20 mmol/L) dues à :
  - anomalie fonctionnelle (défaut de réabsorption tubulaire du sodium) :
    - polyurie osmotique :
      - diabète sucré décompensé
      - perfusion de mannitol
    - hypercalcémie,
    - utilisation de diurétiques,
    - insuffisance surrénale aiguë,
    - alcalose métabolique après vomissements prolongés ou aspiration digesive : le liquide gastrique ne contient que très peu de sodium mais est riche en protons : l'alcalose métabolique qui s'ensuite est compensée par le rein en diminuant la réabsorption urinaire de bicarbonate de sodium.
  - maladie rénale intrinsèque :
    - néphropathie interstitielle chronique ou tubulopathie avec défaut de réabsorption tubulaire du sodium,
    - syndrome de levée d'obstacle.
- **Un « troisième secteur »** correspond à un compartiment liquidien constitué rapidement aux dépens du secteur extracellulaire et qui n'est pas en équilibre avec ce dernier. Ce phénomène est observé lors des péritonites, des pancréatites aiguës, des occlusions intestinales, des rhabdomyolyses traumatiques, ou encore après hyperstimulation ovarienne.

C. Physiopathologie

La perte de sodium et d'eau en quantité iso-osmotique entraîne une diminution du volume du compartiment extracellulaire sans modification de l'osmolalité et donc sans modification du volume du compartiment intracellulaire (figure 1). **L'osmolalité plasmatique et la natrémie sont normales.**

D. Diagnostic

1. Le diagnostic positif repose sur l'examen clinique

- **Signes cliniques**
  - Perte de poids parallèle au degré de déshydratation.
  - Pli cutané. Ce signe est difficilement interprétable par défaut, chez les enfants et les patients obèses et par excès, chez les patients âgés et dénutris dont l'élasticité cutanée est diminuée.
  - Hypotension artérielle orthostatique sympathico-tonique, puis de décubitus.
  - Tachycardie compensatrice réflexe.
  - Choc hypovolémique lorsque les pertes liquidiennes sont supérieures à 30 %.
  - Aplatissement des veines superficielles.
  - Oligurie avec concentration des urines en cas de réponse rénale adaptée à l'hypovolémie (ne s'observe que lorsque la perte sodée est d'origine extrarénale).
  - Sécheresse de la peau dans les aisselles.
  - Soif, fréquente mais moins marquée qu'au cours des déshydratations intracellulaires.
- **Signes biologiques**

  Aucun marqueur biologique ne permet d'apprécier directement une diminution du volume extracellulaire. Les signes biologiques sont indirects et traduisent :
  - **Le syndrome d'hémoconcentration :**
    - Élévation de la protidémie (> 75 g/L).
    - Élévation de l'hématocrite (> 50 %) (hors hémorragie).
  - **La réponse rénale de conservation du Na** (si perte extrarénale de Na) :
    - Natriurèse effondrée (UNa < 20 mmol/L)
  - **Les conséquences de l'hypovolémie :**
    - Insuffisance rénale fonctionnelle : élévation de la créatinine, et élévation proportionnellement plus importante de l'urée (rapport Urée plasmatique/Créatininémie > 100 en µmol/L).
    - Hyperuricémie.
    - Alcalose métabolique de « contraction ».

2. Le diagnostic étiologique

Il est en général simple. Il repose sur l'analyse du contexte, l'examen clinique et la mesure de la natriurèse qui permet de préciser l'origine rénale ou extrarénale des pertes sodées.

- **Pertes sodées extrarénales**
  - Oligurie (diurèse < 400 ml/24 h).
  - Natriurèse effondrée : UNa < 20 mmol/L, rapport Na/K urinaire < 1.
  - Urines concentrées :
    - U/P urée > 10.
    - U/P créatinine > 30.
    - Osmolalité urinaire > 500 mOsm/Kg H_2O.

- **Pertes sodées rénales**
  - Diurèse « maintenue » (diurèse > 1 000 ml/24 h).
  - Natriurèse non effondrée (UNa > 20 mmol/L), rapport Na/K urinaire > 1.
  - Urines non concentrées :
    - U/P urée < 10
    - U/P créatinine < 30

E. Traitement

Il est triple, symptomatique, étiologique et préventif.

1. Symptomatique

- Dans les situations d'hypovolémie sévère avec collapsus hémodynamique, le recours aux transfusions (en cas d'hémorragie) et/ou aux solutés de remplissage de type colloïdes, notamment d'albumine, permet l'augmentation rapide du volume du secteur plasmatique. L'utilisation de ces solutés de remplissage ne corrige généralement pas le déficit sodé. Elle ne dispense donc pas d'un apport de NaCl.
- La correction symptomatique de la déshydratation extracellulaire repose sur l'apport de NaCl :
  - par voie orale : augmentation de la ration de sel de table sous forme d'aliments ou de bouillons salés complétée par l'apport de gélules de NaCl ;
  - par voie parentérale intraveineuse : les apports sodés doivent être isotoniques au plasma sous forme de soluté salé à 9 g/L de NaCl. Le bicarbonate de sodium isotonique (HCO_3Na à 14 ‰) est réservé aux situations d'acidose associée. En cas d'acidose métabolique, les solutés balancés (Ringer lactate, Plasmalyte®, Isofundine®) peuvent également être utilisés.

La quantité de NaCl à administrer peut être estimée approximativement par la perte de poids (1 kg de poids corporel égale environ 1 litre de soluté salé à 9 g/L). La vitesse d'administration est variable, généralement de 1 à 2 litres dans les 6 premières heures (ou 50 % du déficit), mais doit être adaptée à la fonction myocardique et surveillée sur les paramètres cliniques (pression artérielle, pouls, diurèse, auscultation pulmonaire).

> **+** Le déficit extracellulaire peut être estimé par la formule suivante (non valable chez les patients anémiques) :
>
> **Déficit extracellulaire (en litre) = 20 % × poids actuel × ([Ht actuel/0,45] – 1)**

2. Étiologique

Il suit directement la mise en route du traitement symptomatique et est adapté à la situation pathologique : arrêt d'un traitement diurétique, instauration d'un traitement minéralocorticoïde, insulinothérapie, traitement ralentisseur du transit, correction d'une hypercalcémie…

3. Préventif

- On peut rappeler les règles suivantes :
  - utilisation prudente des diurétiques chez les patients âgés ;
  - maintien d'un régime normosodé en cas de néphropathie interstitielle chronique et au cours de l'insuffisance surrénale chronique substituée, en l'absence d'insuffisance cardiaque.

IV. Hyperhydratation extracellulaire (HEC)

A. Définition

Augmentation du volume du compartiment extracellulaire, en particulier du secteur interstitiel, qui se traduit par des **œdèmes généralisés.** L'HEC pure est due à une rétention iso-osmotique de sodium et d'eau, et traduit **un bilan sodé positif.**

B. Causes d'hyperhydratation extracellulaire

- **Les trois causes les plus fréquentes** d'HEC sont liées aux conséquences rénales:
  - **de l'insuffisance cardiaque;**
  - **de la cirrhose ascitique;**
  - **du syndrome néphrotique.**
- Parmi les autres causes on retiendra certaines maladies primitives rénales:
- glomérulonéphrites aiguës;
- insuffisances rénales aiguë et chronique lorsque les apports en sel dépassent les capacités d'excrétion;
- Causes diverses:
  - hypoprotidémies secondaires à la dénutrition ou aux entéropathies exsudatives;
  - vasodilatation périphérique excessive:
    - fistule artérioveineuse,
    - maladie de Paget,
    - grossesse,
    - traitements vasodilatateurs.

C. Physiopathologie

- Les mouvements d'eau et de sodium de part et d'autre de la paroi capillaire sont régis par la loi de Starling (résultante de la pression hydrostatique favorisant le passage d'eau du plasma vers l'interstitium et de la pression oncotique liée aux protéines favorisant le maintien de l'eau dans le capillaire). Les œdèmes généralisés traduisent l'expansion du volume interstitiel. Ils apparaissent pour une augmentation du volume interstitiel > 10 % soit 1 à 2 kg pour un adulte de 70 kg. Schématiquement, ils peuvent être dus à:
  - une diminution de la pression oncotique intracapillaire: dans ce cas, le volume du secteur plasmatique est plutôt diminué. C'est le cas des hypoprotidémies sévères secondaires à une insuffisance de synthèse (insuffisance hépatocellulaire), d'apport (cachexie) ou à une fuite digestive (entéropathie) ou rénale (syndrome néphrotique). Le passage d'eau et de sodium vers le secteur interstitiel entraîne une hypovolémie efficace responsable d'un hyperaldostéronisme secondaire et d'une réabsorption accrue de sodium par le rein aggravant les œdèmes;
  - une augmentation de la pression hydrostatique intracapillaire: dans ce cas, l'ensemble du secteur extracellulaire est augmenté (plasmatique et interstitiel). Cette augmentation peut être expliquée par une insuffisance cardiaque ou une rétention de sodium primitivement rénale;
  - une combinaison de ces différents mécanismes: en cas d'insuffisance cardiaque congestive, l'hypovolémie efficace induite par la diminution du volume d'éjection systolique entraîne une rétention rénale de sodium. En cas de cirrhose, les œdèmes sont la conséquence d'un obstacle veineux post-sinusoïdal d'une part, et d'une vasodilatation splanchnique responsable d'hypovolémie efficace et de l'hypoalbuminémie.

D. Diagnostic

- **Le diagnostic positif est essentiellement clinique.**
- L'augmentation rapide du volume du secteur vasculaire peut avoir des conséquences cliniques potentiellement graves (œdème aigu pulmonaire). L'augmentation du volume du secteur interstitiel se traduit par la formation progressive d'œdèmes.
- Les signes d'hyperhydratation extracellulaire comportent en fonction du siège de l'expansion hydrique :
  - secteur interstitiel :
    - des **œdèmes périphériques généralisés**, déclives, blancs, mous, indolores et donnant le signe du godet
  - épanchement des séreuses : épanchement péricardique, pleural, péritonéal (ascite), on parle alors d'anasarque
  - secteur plasmatique (signes de **surcharge du secteur vasculaire**)
    - élévation de la pression artérielle
    - œdème aigu du poumon
  - quel que soit le siège : une prise de poids.
- Les signes biologiques sont pauvres : les signes d'hémodilution (anémie, hypoprotidémie) sont inconstants, dépendants des valeurs de base du patient, et aucun signe biologique ne reflète le volume du secteur interstitiel.
- Le diagnostic étiologique est en général simple. Il repose sur l'analyse du contexte et les données de l'examen clinique (cf. causes des HEC).

E. Traitement

- Il est à la fois étiologique et symptomatique :
  - Le traitement symptomatique repose sur **l'induction d'un bilan sodé négatif :**
    - Un **régime alimentaire désodé** (< 2 g/24 h), d'efficacité lente.
    - Des **diurétiques** d'action rapide, généralement nécessaires.
  - **On distingue** (voir chapitre 4) **:**
    - **les diurétiques de l'anse** (furosémide [Lasilix®], bumétanide [Burinex®]) qui inhibent le transport du Na dans la branche large ascendante de l'anse de Henle (co-transport apical $Na^+ – K^+ – 2Cl^-$). Leur action est rapide (1 à 4 minutes par voie IV, environ 30 minutes *per os*), dure 4 à 6 heures, plus prolongée en cas d'insuffisance rénale et est proportionnelle à la dose utilisée ;
    - **les diurétiques thiazidiques** (hydrochlorothiazide [Esidrex®]) qui inhibent le transport du Na dans le tube contourné distal (co-transport $Na^+ – Cl^-$). Ils sont moins puissants que les diurétiques de l'anse mais ont une durée d'action plus longue ;
    - **les diurétiques dits « épargneurs de potassium »** : l'amiloride [Modamide®], un inhibiteur du canal sodium apical de la cellule principale, et les antialdostérones type spironolactone [Aldactone®] peuvent être utilisés en association aux diurétiques précédents en cas d'œdèmes résistants aux diurétiques de l'anse à fortes doses.

Fiche de synthèse

Troubles de l'hydratation

- Les compartiments liquidiens de l'organisme suivent la règle des 20/40/60 :
  - compartiment extracellulaire = 20 %
  - compartiment intracellulaire = 40 %
  - eau totale = 60 %
- **L'osmolalité plasmatique normale est de 285 mOsm/kg d'eau. Elle s'évalue par la formule : Osmolalité = Natrémie × 2 + glycémie (mmol/L)**
- L'évaluation du compartiment extracellulaire se fonde sur l'examen clinique
- L'évaluation du compartiment intracellulaire se fonde sur l'osmolalité et donc le plus souvent sur la natrémie

Calcul du déficit ou du gain hydrique au cours des troubles de l'hydratation

- Déshydratation extracellulaire :
  - Déficit extracellulaire = 20 % × Poids × [(Ht observé/0,45) – 1]
- Déshydratation intracellulaire :
  - Déficit total en eau = 60 % × Poids × [(Na observé/140) – 1]
- Hyperhydratation intracellulaire :
  - Excès d'eau = 60 % × Poids × [(Na observé/140) – 1]

Synthèse des troubles de l'hydratation

	Mécanismes	Conséquences	Signes cliniques	Traitement (++ traiter étiologie)
Déshydratation extracellulaire	• Diminution du pool sodé	• Contraction du VEC • Osmolalité normale si DEC pure	• Hypotension (orthostatique ++), pli cutané, perte de poids	• Apports hydrosodés PO ou par voie veineuse (soluté salé isotonique ± remplissage vasculaire) • Vitesse de correction habituelle : 50 % du déficit en 6 heures
Hyperhydratation extracellulaire	• Rétention de NaCl et d'eau	• Expansion du VEC	• Œdèmes, prise de poids (± HTA)	• Régime restreint en NaCl (< 2 g/j) • Contrôle des apports hydriques • Diurétiques de l'anse (+ thiazidiques si efficacité insuffisante)
Déshydratation intracellulaire	• Déficit hydrique	• Hyperosmolalité • Hypernatrémie • Contraction du secteur intracellulaire	• Soif, perte de poids, troubles neurologiques	• Apports hydriques (PO ou perfusion solutés hypotoniques) • Compensation du déficit hydrique • Vitesse de correction : – d'autant plus lente que la DIC est chronique – DIC chronique : diminuer la natrémie de 0,5 mmol/L/h sans dépasser 10 mmol/L/j – DIC aiguë : diminuer la natrémie de 1 à 2 mmol/L/h jusqu'à 145 mmol/L – risque : œdème cérébral
Déshydratation globale	• Perte d'eau et NaCl • Pertes d'eau > pertes de NaCl		• Signes de DEC + DIC	• Apports hydro-sodés (Eau > NaCl = soluté salé hypotonique à 4,5 g‰)
Hyperhydratation intracellulaire	• Capacités rénales d'élimination de l'eau altérées ou dépassées • Anomalies rénales de la dilution des urines • Augmentation de la sécrétion d'ADH	• Hypo-osmolalité • Hyponatrémie	• Signes neurologiques (confusion, coma), prise de poids	• NaCl hypertonique (30‰) si signes neurologiques de gravité • HIC pure : – restriction hydrique – urée – furosémide + NaCl – tolvaptan après avis spécialisé • HIC + HEC : – restriction hydrique – restriction sodée – diurétiques • HIC + DEC : – NaCl isotonique (9‰) • vitesse de correction d'une hyponatrémie : – d'autant plus lente que l'hyponatrémie est chronique – asymptomatique : augmentation natrémie de 0,5 mmol/L/h sans dépasser 10 mmol/L/j • signes de gravité : + 5 mmol/L dans les 3 premières heures et ≤ 10 mmol/L/24 h et ≤ 18 mmol/L /48 h. • risque de la correction rapide : myélinolyse centropontine

HYPONATRÉMIE - HYPERNATRÉMIE – ITEM 267

Q1. Quelle(s) est (sont) la (les) proposition(s) exacte(s) concernant la déshydratation extracellulaire pure ?

A. La natrémie est normale
B. Le capital sodé est diminué
C. L'osmolarité plasmatique est diminuée
D. La déshydratation extracellulaire pure induit un hyperaldostéronisme secondaire
E. La natriurèse est typiquement > 100 mmol/L

Q2. Un homme de 45 ans sans antécédents est hospitalisé pour syndrome néphrotique. La prise de poids est de 7 kg et il existe de volumineux œdèmes des membres inférieurs. La natrémie est à 126 mmol/L, la créatininémie à 85 µmol/L, la natriurèse à 10 mmol/L et la kaliurèse à 35 mmol/L. Parmi les prescriptions suivantes, laquelle (lesquelles) vous semblent justifiées ?

A. Restriction sodée
B. Restriction hydrique
C. Diurétiques de l'anse
D. Perfusion de soluté salé isotonique (NaCl 9 g/L)
E. Association de soluté salé isotonique (NaCl 9 g/L) et de diurétiques de l'anse

Q3. Une hypernatrémie peut être provoquée par :

A. Un régime riche en sodium
B. Des apports d'eau insuffisants
C. Des apports d'eau supérieurs à 3 litres par jour
D. Un défaut de concentration des urines
E. Une lésion hypophysaire

Q4. Vous suspectez chez un patient le diagnostic de diabète insipide et prescrivez une épreuve au dDAVP (injection sous-cutanée d'un analogue de l'ADH). Quelle(s) est (sont) la (les) conclusion(s) que vous pourriez tirer des résultats de ce test ?

A. Ce test est inutile car la simple mesure de l'osmolarité urinaire permet de distinguer un diabète insipide central d'un diabète insipide néphrogénique
B. Ce test a pour objectif la mise en évidence d'une polyurie osmotique (présence d'une osmole en excès dans l'urine)
C. Ce test, réalisé après un test de restriction hydrique, permet de distinguer l'origine centrale ou néphrogénique du diabète insipide
D. En cas de diabète insipide central, l'osmolarité urinaire augmente après injection de dDAVP
E. En cas de diabète insipide néphrogénique, l'osmolarité urinaire augmente après injection de dDAVP

Q5. Devant une natrémie à 126 mmol/L chez un patient de 70 ans, quel(s) est (sont) le (les) argument(s) compatible(s) avec un diagnostic de SIADH ?

A. Présence d'une hypotension orthostatique
B. Œdèmes des membres inférieurs
C. Uricémie = 180 µmol/L
D. Natriurèse = 120 mmol par 24 h
E. Osmolarité urinaire = 500 mOsmol/L

Chapitre 3

Item 267

Anomalies du bilan du potassium

N° 267. Troubles de l'équilibre acido-basique et désordres hydroélectriques

OBJECTIFS

- Prescrire et interpréter un **ionogramme sanguin** en fonction d'une situation clinique donnée
- Savoir diagnostiquer et traiter : une **hypokaliémie**, une **hyperkaliémie**

Rang	Rubrique	Intitulé	Descriptif
B	Éléments physiopathologiques	Connaître les principes de la régulation de la kaliémie	
A	Définition	Connaître les indications de prescription d'une kaliémie et définition de l'hyperkaliémie	
B	Diagnostic positif	Symptomatologie clinique de l'hyperkaliémie	
A	Examens complémentaires	Connaître les anomalies ECG associées à l'hyperkaliémie	
A	Étiologies	Connaître les principales étiologies des hyperkaliémies	Insuffisance rénale, acidose métabolique, médicaments (apports en sel de K, BSRA, Epargneurs de K, Trimethoprime, AINS, héparine…)
A	Prise en charge	Connaître le principe du traitement d'urgence de l'hyperkaliémie sévère	Devant une hyperkaliémie présentant des signes de gravité (modifications ECG/niveau d'hyperkaliémie) savoir administrer des Sels de Ca et un schéma Insuline-Glucose, savoir prendre un avis spécialisé pour l'indication d'une EER
B	Prise en charge	Connaître les autres possibilités de traitement d'urgence de l'hyperkaliémie sévère	Savoir utiliser les B mimétiques et les principes de l'utilisation du bicarbonate de Na
A	Prise en charge	Connaître le traitement de l'hyperkaliémie chronique modérée	Diététique, résines échangeuses, éviction des médicaments à risques
A	Définition	Connaître les indications de prescription d'une kaliémie et définition de l'hypokaliémie	
A	Diagnostic positif	Connaître les symptômes cliniques de l'hypokaliémie	Reconnaître les signes musculaires de l'hypokaliémie
A	Examens complémentaires	Connaître les anomalies ECG associées à l'hypokaliémie	
A	Étiologies	Connaître les principales étiologies des hypokaliémies	Connaître les principales causes d'hypokaliémie avec pertes extra-rénales (diarrhées) et rénales selon la présence ou non d'une HTA (arbre diagnostique)
A	Prise en charge	Connaître le principe du traitement d'urgence de l'hypokaliémie sévère	Savoir supplémenter un patient hypokaliémique

Éléments physiopathologiques : principes de la régulation de la kaliémie

- Le potassium est le principal cation des liquides intracellulaires où sa concentration varie de 100 à 150 mEq/L. Le potassium représente chez un homme de 70 kg un stock d'environ 3 750 mmol, dont 98 % sont situés dans le compartiment intracellulaire. La cellule musculaire squelettique constitue la plus grande réserve potassique. Ainsi, pour un homme de 70 kg, 28 kg de cellules musculaires correspondent à 2 600 mmol de potassium.
- Le potassium est peu abondant dans le compartiment extracellulaire (moins de 2 % du potassium total) mais sa concentration plasmatique est très finement régulée. Les valeurs normales plasmatiques se situent entre 3,5 et 5,0 mmol/L. La régulation fine de la kaliémie passe par des systèmes régulateurs internes, liés à l'activité de la NaK-ATPase (voir section « pour en savoir plus ») et externes (rein, surrénales, foie et tube digestif principalement) :
  - Les systèmes internes régulant le transfert intracellulaire du potassium via l'activité de la NaK-ATPase sont :
    - Les catécholamines stimulent l'entrée cellulaire du K^+ (effet β-adrénergique) ;
    - L'insuline stimule l'entrée cellulaire du K^+;
    - L'état acido-basique : l'acidose métabolique bloque l'entrée cellulaire du K^+ (inhibition de la NaK-ATPase). Elle augmente aussi la fuite passive de potassium vers le secteur extracellulaire.

+ Attention :

– Les acidoses respiratoires n'induisent qu'une augmentation modérée de la kaliémie car l'hypercapnie stimule aussi le système sympathique provoquant la libération de catécholamine hyperactivant la NaK-ATPase et limitant le transfert de potassium vers l'extracellulaire (effet principalement β-adrénergique).

– Les acidoses métaboliques dites « organiques » (acido-cétose, acidose lactique, intoxication à l'éthylène glycol par exemple) n'induisent pas ou peu d'élévation de la kaliémie en raison de la libre diffusion des anions (lactate, acéto-acétate…) vers l'espace intracellulaire limitant la nécessité d'échanger un ion K^+ intracellulaire contre un ion H^+ extracellulaire.

- Systèmes régulateurs de l'homéostasie externe du potassium :
  Principalement l'**aldostérone** (voir section « pour en savoir plus »).

I. Hyperkaliémie

A. Définition

- L'hyperkaliémie est définie par une concentration plasmatique du potassium **supérieure à 5,0 mmol/L**. Une hyperkaliémie de constitution brutale peut mettre rapidement en jeu le **pronostic vital** et nécessite une conduite diagnostique et thérapeutique rigoureuse et urgente.
- Des fausses hyperkaliémies sont dues à la libération de potassium du compartiment intracellulaire vers le compartiment extracellulaire :
  - Hémolyse lors d'un prélèvement laborieux avec un garrot serré ;
  - Centrifugation tardive du tube (prélèvement au domicile du patient) ;
  - Hyperleucocytose majeure (> 100 000/mm³) ou thrombocytémie (> 1 000 000/mm³).

- Les indications de dosage de la kaliémie en vue de détecter une hyperkaliémie sont nombreuses et découlent du contexte pathologique décrit ci-dessous dans le paragraphe « étiologies ». Deux situations sont particulièrement fréquentes :
- La surveillance d'un patient présentant une insuffisance rénale aiguë ou chronique
- et la prise de médicaments altérant le métabolisme du potassium (Bloqueurs du système rénine-angiotenisine (IEC-ARA2...), diurétiques épargneurs de potassium, AINS...

B. Symptomatologie

Les manifestations cliniques de l'hyperkaliémie résultent des modifications du gradient potassique entre les compartiments intra et extracellulaires responsables d'altérations des potentiels de membrane. L'effet cardiaque est lié à une **hypoexcitabilité myocardique**.

1. Signes cardiaques (Figure 1)

- Les symptômes cardiaques se manifestent par des **modifications électro-cardiographiques** d'apparition progressive que sont successivement et par ordre de gravité :
  - Repolarisation accélérée avec une augmentation **de l'amplitude des ondes T, pointues et symétriques** pouvant dépasser le sommet de l'onde R, bien vues dans les dérivations antérieures (V2 à V4) et postérieures (DII et DIII).
  - Des anomalies de la **conduction auriculaire** (diminution puis disparition de l'onde P), **auriculo-ventriculaire** (blocs sino-auriculaires et auriculo-ventriculaires).
  - Puis des anomalies de la **conduction intraventriculaire** avec élargissement des complexes QRS.
  - Puis **d'une bradycardie à QRS large** (dites « sine wave pattern ») précédant l'**asystolie**.
- **Des arythmies ventriculaires** (rythme ventriculaire idiopathique, tachycardie ventriculaire, fibrillation ventriculaire) peuvent survenir si l'hyperkaliémie est associée à une ischémie myocardique, une hypocalcémie sévère, une hypothermie, une acidose sévère, une intoxication aux digitaliques ou une stimulation vagale importante.

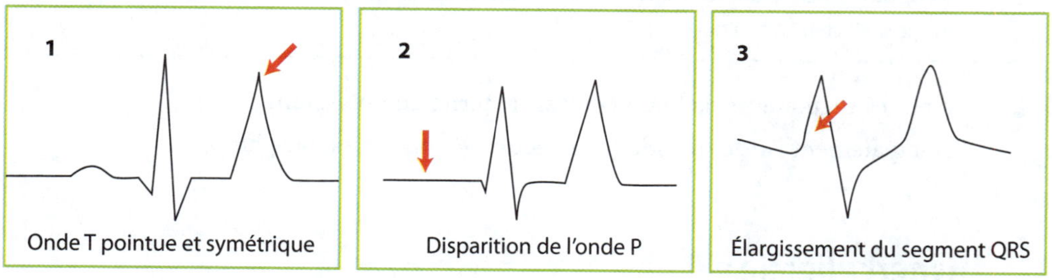

Figure 1.

2. Signes neuro-musculaires

Ils sont non spécifiques : anomalies de la sensibilité superficielle (pallesthésique et/ou thermoalgique) à type de brûlures ou de paresthésies des extrémités. Plus tardivement peuvent apparaître une faiblesse musculaire voire une **paralysie flasque** débutant aux membres inférieurs d'évolution ascendante pouvant s'étendre jusqu'aux muscles cervicaux avec l'impossibilité de maintenir la tête droite. Cette paralysie peut atteindre les muscles respiratoires dans les formes sévères, menant alors à une défaillance respiratoire. En pratique, l'apparition d'une paralysie flasque hyperkaliémique s'accompagne toujours d'anomalies ECG et annonce un arrêt cardiaque imminent.

3. Signes hémodynamiques

- Dans les formes sévères : l'hyperkaliémie a des effets sur la contractilité cardiaque donnant lieu à une hypotension artérielle. La chute de pression artérielle dans l'hyperkaliémie est un signe de gravité.
  - Ces anomalies cliniques justifient la **pratique immédiate d'un électrocardiogramme devant toute suspicion d'hyperkaliémie** avant même de confirmer le diagnostic par la mesure de la kaliémie. Il n'existe pas de parallélisme strict entre le niveau d'hyperkaliémie et la sévérité des manifestations électrocardiographiques ; l'absence de toute anomalie électrique pour une kaliémie supérieure à 6 mmol/L doit cependant faire rechercher une fausse hyperkaliémie.

C. Principales étiologies des hyperkaliémies

- Une hyperkaliémie peut être liée :
  - à un **excès d'apport** ;
  - à un **transfert exagéré** du compartiment intracellulaire vers le compartiment extracellulaire ;
  - à une **diminution de la capacité d'excrétion rénale**.

1. Excès d'apport

- L'hyperkaliémie par excès d'apport est rare en dehors du contexte d'insuffisance rénale.
- Une hyperkaliémie peut survenir après administration de doses massives de potassium par voie orale ou intraveineuse, d'autant plus que le rythme d'infusion est rapide et que l'excrétion du potassium est limitée (traitement par un diurétique épargneur potassique, insuffisance rénale).

2. Transfert

- **Acidose métabolique à trou anionique plasmatique normal** :
  - Ce type d'acidose aiguë est responsable d'une hyperkaliémie par transfert : les ions hydrogènes pénètrent dans les cellules, dans le même temps le potassium intracellulaire ressort vers le compartiment extracellulaire ;
  - L'augmentation de la kaliémie d'environ 0,5 mmol/L pour chaque baisse de 0,1 du pH.
- **Catabolisme cellulaire accru** :
  - Une destruction tissulaire aiguë et massive conduit à la libération de potassium intracellulaire. Toutes les causes de lyse cellulaire peuvent être responsables d'une hyperkaliémie :
    - Rhabdomyolyse et écrasement musculaire
    - Brûlures étendues
    - Hémolyse intravasculaire massive
    - Lyse tumorale spontanée ou au cours d'une chimiothérapie
    - Syndrome de revascularisation post-opératoire
    - Hémorragie digestive sévère
    - Hyperthermie
- **Hyperosmolarité**, augmentation de la kaliémie 0,3 et 0,6 mEq/L pour chaque augmentation de 10 mOsm/kg (perfusion de mannitol, hyperglycémie).

- **Exercice physique intense**

  L'exercice musculaire intense et prolongé est responsable d'une libération de potassium par les cellules musculaires, favorisée par la sécrétion de glucagon et l'inhibition de la sécrétion d'insuline induites par l'exercice.

- **Causes médicamenteuses et toxiques**

  De nombreuses substances peuvent être responsables d'une hyperkaliémie par le biais d'un transfert extracellulaire de potassium :

  - **Les β-bloquants non sélectifs** constituent une cause d'hyperkaliémie, par le blocage du transfert intracellulaire mais aussi par l'induction d'un état d'hyporéninisme-hypoaldostéronisme ;
  - **L'intoxication digitalique** au cours de laquelle l'inhibition de la pompe Na-K-ATPase conduit à une augmentation du potassium extracellulaire et à un effondrement du potassium intracellulaire ;
  - **Les agonistes α-adrénergiques** limitent le passage intra-cellulaire de potassium.
  - **La succinylcholine** est un curare dépolarisant utilisé en anesthésie qui inhibe la repolarisation membranaire des cellules musculaires. Elle peut augmenter de façon brutale la perméabilité membranaire au potassium et être responsable d'hyperkaliémies sévères dans différentes situations cliniques : brûlures, traumatismes musculaires, alitements prolongés et neuromyopathie de réanimation…

3. Réduction de l'excrétion rénale

- **Insuffisance rénale :**
  - **Aiguë** : elle peut être responsable d'une hyperkaliémie sévère mettant rapidement en jeu le pronostic vital, particulièrement en cas d'anurie ou si l'insuffisance rénale aiguë est due à une cause génératrice d'hyperkaliémie *per se* telle qu'une rhabdomyolyse ou une hémolyse ;
  - **Chronique** : l'homéostasie du potassium est maintenue jusqu'à un degré avancé d'insuffisance rénale en raison d'une adaptation des excrétions rénales et digestives du potassium. En pratique clinique, la survenue d'une hyperkaliémie avant le stade d'insuffisance rénale préterminale doit faire rechercher un facteur favorisant associé.

- **Déficits en minéralocorticoïdes :**
  - **Insuffisance surrénalienne** au cours de la **maladie d'Addison** ou de rares déficits enzymatiques (21-hydroxylase, 3β-hydroxy-deshydrogénase) ;
  - **Syndrome d'hyporéninisme-hypoaldostéronisme** se traduisant par une hyperkaliémie associée à une acidose métabolique hyperchlorémique. Ce syndrome est rencontré au cours de la néphropathie diabétique, de l'infection par le VIH… ;
  - Syndrome mimant un déficit congénital en aldostérone (exceptionnel) : pseudohypo-aldostéronisme de type I ou II [syndrome de Gordon]).
  - **Les causes iatrogènes** sont de loin les plus fréquentes (++) :
    - AINS (y compris inhibiteurs de COX 2) par inhibition de synthèse des prostaglandines avec hyporéninisme,
    - ciclosporine, tacrolimus,
    - Héparine, héparine de bas poids moléculaire, (baisse de la synthèse d'aldostérone),
    - **Inhibiteurs de l'enzyme de conversion (IEC) et antagonistes des récepteurs de l'angiotensine II (ARA2), inhibiteur direct de la rénine,**
    - **Antagonistes compétitifs de l'aldostérone (Aldostérone, éplérénone) (Résistance à l'action de l'aldostérone),**
    - Blocage du canal sodium épithélial : diurétique épargneur de potassium (amiloride), triméthoprime, pentamidine.

Au total, les causes les plus fréquentes d'hyperkaliémie restent iatrogènes et sont liées à la prise **d'IEC ou d'ARA2**, le plus souvent chez un patient ayant **une hypovolémie efficace** (déshydratation extracellulaire, insuffisance cardiaque) ou une insuffisance rénale chronique sous-jacente. Il faut aussi rechercher des apports excessifs de potassium (sels de régime ou de supplémentation).

D. Diagnostic

- Toute suspicion d'hyperkaliémie impose la réalisation immédiate d'un **ECG**. L'évaluation du degré de gravité est indispensable pour décider du traitement symptomatique. L'existence de troubles de la conduction ou de signes neuromusculaires imposent un traitement en extrême urgence.
- Le diagnostic étiologique passe par :
  - La recherche d'une fausse hyperkaliémie ;
  - L'évaluation des apports potassiques ;
  - La recherche de cause évidente de transfert du secteur intracellulaire vers l'extracellulaire ;
  - La recherche d'une lyse cellulaire ;
  - La mesure de la kaliurèse ;
  - La recherche de facteurs favorisant l'hyperkaliémie.

E. Traitement

- La vitesse et les modalités du traitement dépendent :
  - De la vitesse d'installation et du niveau de l'hyperkaliémie ;
  - Du retentissement électrocardiographique ;
  - Et de l'état clinique du patient (signes neuro-musculaires) ;
  - Si l'hyperkaliémie dépasse 7 mmol/L, ou surtout si elle est responsable d'une disparition de l'onde P et/ou de troubles de conduction intra-ventriculaire, un traitement doit être entrepris en extrême urgence.
- L'arrêt des médicaments hyperkaliémiants est indispensable.

1. Correction des troubles de conductions myocardiques

- **Injection** intraveineuse en 2 à 3 minutes de **sels de calcium** : une ampoule de 10 ml de **gluconate de calcium** à 10 % (moins veinotoxique que le chlorure de calcium) permet une amélioration des anomalies de conduction cardiaque en 1 à 3 minutes (durée d'action maximale de 30 à 60 minutes).
- Nouvelle injection en cas d'inefficacité après 5 minutes (surveillance ECG).
- L'utilisation des sels de calcium est **contre-indiquée** en cas de traitement par **digitaliques** (Le chlorure de magnésium peut être alors utilisé) et ne doit pas être mélangé ou soluté bicarbonate de sodium.

NB : Les sels de calcium ne font pas baisser la kaliémie

2. Transfert du potassium vers le compartiment intracellulaire

- L'**insuline** augmente la captation cellulaire du potassium (activation de la NaK-ATPase). Une perfusion de soluté glucosé est systématiquement associée pour éviter toute hypoglycémie. Le schéma proposé comporte l'administration de soluté glucosé à 10 % (500 mL) associé à 10 à 15 UI d'insuline ordinaire en IV (en 15-30 min). L'efficacité de l'insuline est assez constante et diminue la kaliémie de 0,5 à 1,2 mmol/L en 1 à 2 heures.

- **Les agents β-adrénergiques,** en particulier le **salbutamol** (activation de la NaK-ATPase). Son effet s'additionne avec celui de l'insuline. La dose recommandée est en théorie 4 fois celle de l'asthme (= 20 mg dans 4 ml de soluté salé isotonique 9 ‰ en nébulisation sur 10 minutes.
- **L'alcalinisation plasmatique** est préconisée uniquement en cas d'acidose métabolique aiguë à trou anionique normal. Dans cette situation, l'alcalinisation favorise le transfert du potassium vers le compartiment intracellulaire. L'effet est négligeable chez les sujets en insuffisance rénale chronique avancée. Le bicarbonate de Na est administré par voie IV sous forme de soluté isotonique (14 g ‰) voire hypertonique (semi-molaire à 42 ‰ ou molaire à 84 ‰). La dose à injecter est d'environ 50 mmol de HCO_3^- soit environ 300 mL de bicarbonate de Na isotonique. Le délai d'action se situe entre 4 à 6 heures. La perfusion ne doit pas être administrée concomitamment à l'injection de calcium (risque de précipitation de bicarbonate de calcium). **L'alcalinisation expose à un risque de surcharge hydrosodée (à éviter chez les patients en OAP)** ou de **veinotoxicité** (bicarbonate de Na semi-molaire ou molaire).

3. Élimination de la surcharge potassique

- **Diurétiques de l'anse** (furosémide, bumétanide) : ils augmentent l'excrétion rénale de potassium. Leur délai d'action est de 1 à 4 heures avec une efficacité inconstante. Ils sont **contre-indiqués en cas de déshydratation extracellulaire**.
- **Épuration extrarénale par hémodialyse** : moyen le plus rapide et le plus efficace pour traiter une hyperkaliémie sévère et symptomatique. Pendant la première heure d'hémodialyse et avec un bain pauvre en potassium, **30 à 40 mmol** de potassium peuvent être soustraites permettant de baisser la kaliémie de plus de 1,5 mmol/L. L'indication de dialyse est impérative en cas d'insuffisance rénale anurique avec une hyperkaliémie menaçante sur l'ECG.
- **Résines échangeuses d'ions** (échange, au niveau de la muqueuse digestive colique, de potassium contre un autre ion). Le sulfonate de polystyrène sodique (KAYEXALATE®) échange un ion potassium contre un ion sodium. Il est administré soit *per os* (15 à 30 g) toutes les 4 à 6 heures mais n'agit qu'en quelques heures (traitement des hyperkaliémies chroniques. *L'administration en lavement est possible (50-100 g) mais n'est pas plus efficace et expose à un risque de complications digestives : nécrose et perforation. Les facteurs de risques de perforations digestives (après lavement ou traitement* per os*) sont : le contexte post-opératoire, l'hypotension artérielle et l'hypovolémie modifiant l'hémodynamique digestive et enfin la transplantation rénale.*

4. Principes de traitement

- **L'hyperkaliémie sévère** (kaliémie > 7 mmol/L) ou **menaçante** au plan électrocardiographique est une **urgence absolue** :
  - **en l'absence d'intoxication digitalique, un sel de calcium** doit être administré par voie intraveineuse ;
  - puis **soluté glucosé (10 %)** avec de l'**insuline** IV (10-15 UI) associés à du salbutamol en nébulisation ;
  - soluté bicarbonaté si acidose hyperchlorémique associée (et en absence d'OAP) ;
  - **en cas d'œdème aigu du poumon** associé : **furosémide** à fortes doses. En cas de non réponse au diurétique (insuffisance rénale organique associée), l'**épuration extrarénale** par hémodialyse doit être rapidement débutée. Les solutés contenant du sodium (bicarbonate de sodium) sont ici contre-indiqués.
- Le traitement d'une **hyperkaliémie aiguë modérée**, sans retentissement sur la conduction cardiaque, repose sur :
  - L'apport de soluté glucosé (10 %) avec de l'insuline IV (10-15 UI) et/ou associés à du salbutamol en nébulisation (Si Kaliémie entre 6 et 7 mmol/L) ;
  - la **diminution des apports potassiques** alimentaires et intraveineux ;

- l'éviction des médicaments hyperkaliémiants;
- la correction d'une acidose métabolique modérée (bicarbonate de sodium *per os* 2 à 4 g/j);
- L'administration des résines échangeuses d'ions peut compléter le traitement.

- La prévention ou le traitement des **hyperkaliémies modérées et chroniques** notamment au cours de l'insuffisance rénale chronique relèvent de l'utilisation des résines échangeuses d'ions et/ou de l'administration de diurétiques hypokaliémiants (diurétiques de l'anse ou thiazidiques).
- Le cas particulier de l'intoxication par digitalique nécessite un traitement rapide par anticorps spécifiques (DIGIDOT®).
- Les cas d'hyperkaliémie avec hypoaldostéronisme (insuffisance surrénalienne) sont efficacement traités par le 9α-fluorohydrocortisone.

II. Hypokaliémies

A. Définition

- L'hypokaliémie est définie par une concentration plasmatique de potassium **inférieure à 3,5 mmol/L.** Elle peut mettre en jeu le pronostic vital en raison de son retentissement cardiaque.
- Des fausses hypokaliémies dues au passage de potassium du compartiment extracellulaire vers le compartiment intracellulaire sont décrites chez des malades leucémiques très hyperleucocytaires, si le prélèvement sanguin reste de façon prolongée à température ambiante.

+ Les indications de dosage de la kaliémie en vue de détecter une hypokaliémie sont nombreuses et découlent du contexte pathologique décrit ci-dessous dans le paragraphe « étiologies ». Deux situations sont particulièrement fréquentes :
  - La surveillance d'un patient traité par des diurétiques hypokaliémiants (Diurétiques de l'anse, thiazidiques…)
  - Certains contextes pathologiques fréquents : bilan d'hypertension artérielle, diarrhées aiguës ou chroniques…

B. Symptomatologie

Les signes cliniques sont essentiellement neuromusculaires et liés à l'hyperpolarisation membranaire.

1. Signes cardiaques (Figure 2)

- L'atteinte myocardique est liée à une augmentation de l'automaticité cardiaque et à un retard de repolarisation ventriculaire conduisant à une prolongation de la période réfractaire. Globalement s'installe un état d'hyperexcitabilité cardiaque.
- Les signes électrocardiographiques présents comportent successivement selon le degré de l'hypokaliémie:
  - **Dépression du segment ST (de V1 à V3 et en DII)** ;
  - Affaissement voire **inversion de l'onde T**;
  - Augmentation de l'onde U physiologique (V1 et V2) et apparition d'une **onde U « pathologique »** en V3 et DII **(ralentissement de la repolarisation)**;
  - Allongement de l'espace QT ;
  - **Troubles du rythme supraventriculaires (fibrillation auriculaire, tachycardie sinusales)**;
  - **Troubles du rythme ventriculaires** (extrasystoles ventriculaire, tachycardie ventriculaire, **torsade de pointe**, fibrillation ventriculaire).

NB : Dans le contexte d'hypokaliémie chronique comme l'anorexie mentale, le rapport de potassium entre le secteur intracellulaire et extracellulaire est relativement conservé et explique l'absence de signes ECG même devant des kaliémies inférieures à 3 mmol/L.

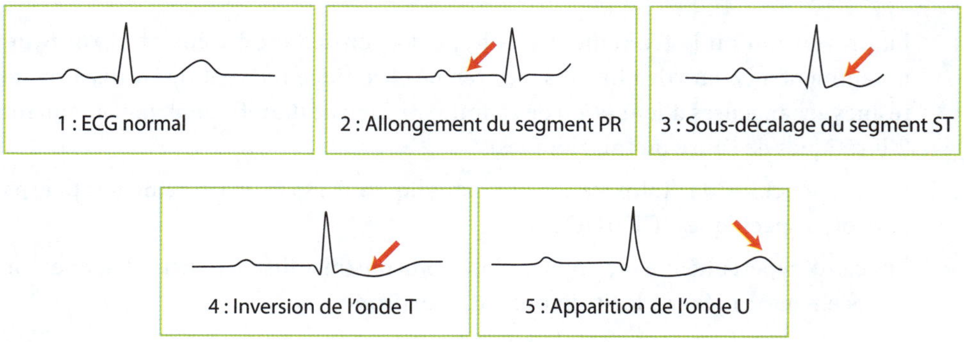

Figure 2.

- La survenue d'arythmie est favorisée par :
  - une cardiopathie ischémique sous-jacente ;
  - une hypertrophie ventriculaire gauche ;
  - une hypercalcémie ;
  - les traitements par digitalique ou anti-arythmiques ;
  - la survenue d'une torsade de pointe est favorisée par une hypomagnésémie.

2. Signes musculaires

- L'atteinte comporte :
  - des crampes ;
  - des myalgies ;
  - une faiblesse musculaire voire une paralysie survenant typiquement par accès, débutant aux membres inférieurs puis à progression ascendante, atteignant progressivement le tronc et le diaphragme.
- Une rhabdomyolyse peut survenir en cas de déplétion potassique sévère.

3. Signes digestifs

Il s'agit essentiellement d'une constipation, d'un iléus paralytique, (Syndrome d'Ogilvie), voire d'un retard à la reprise du transit post-opératoire.

4. Signes rénaux

- Une déplétion chronique sévère en potassium peut être responsable d'une néphropathie hypokaliémique se traduisant par :
  - un syndrome polyuropolydipsique (lié à une résistance tubulaire à l'ADH et à une réduction du gradient corticopapillaire) ;
  - une alcalose métabolique (liée à une augmentation de la réabsorption des bicarbonates par le tube contourné proximal, à la sécrétion de protons et à la production d'ammonium) ;
  - et à long terme, une néphropathie interstitielle chronique (souvent associée à des kystes dans la médullaire rénale).

C. Étiologies et démarche diagnostique

▶ version complète dans le « pour en savoir plus »

Une hypokaliémie peut être liée à une **carence d'apport** en potassium, un **transfert exagéré** du compartiment extracellulaire vers le compartiment intracellulaire ou un **excès de pertes**.

1. Carence d'apport

- Exceptionnellement responsable à elle seule d'une hypokaliémie, elle en facilite la survenue en cas de perte potassique supplémentaire. Elle peut survenir au cours de:
  - l'anorexie mentale où l'hypokaliémie doit alors faire rechercher également des vomissements, la prise de laxatifs ou de diurétiques;
  - de la nutrition artificielle exclusive si un apport de 3 g par jour de potassium n'est pas maintenu.

2. Transfert excessif du compartiment extracellulaire vers le compartiment intracellulaire

- **Alcalose métabolique ou respiratoire** (responsable de l'entrée du potassium extracellulaire dans la cellule en échange de protons relargués par les tampons intracellulaires). La kaliémie baisse d'environ 0,5 mmol/L par élévation de 0,1 unité du pH extracellulaire.
- **Administration d'insuline** au cours de l'acidocétose diabétique ou après perfusion de grandes quantités de solutés glucosés (hyperinsulinisime réactionnel).
- **Agents β-adrénergiques**:
  - endogènes (phéochromocytome, ou situations pathologiques associées à un stress et une hypercatécholergie: cardiopathies ischémiques, traumatismes crâniens, delirium tremens);
  - ou exogènes (salbutamol au cours du traitement de l'asthme ou des menaces de fausse couche, dobutamine, intoxication à la théophylline).
- **Forte stimulation de l'hématopoïèse:**
  - après administration d'acide folique ou de vitamine B_{12};
  - en cas d'anémie mégaloblastique;
  - au cours de leucémies d'évolution rapide;
  - ou au cours du traitement par G-CSF en cas de neutropénie.

3. Augmentation des pertes de potassium

- Pertes d'origine digestive
  - **les pertes extrarénales de potassium sont caractérisées par une réponse rénale appropriée: diminution compensatrice de la kaliurèse < 20 mmol/L**;
  - la concentration de potassium dans les liquides digestifs d'origine basse (diarrhées, fistule, drainage) est élevée, 40 à 80 mmol/L (alors qu'elle est basse dans le liquide gastrique: 10 mmol/L);
  - les principales causes sont:
    - **diarrhées aiguës**: associées à une acidose métabolique par perte digestive de bicarbonates,
    - **diarrhées chroniques**: maladie des laxatifs (plus souvent associée à une alcalose métabolique de contraction).

- Pertes d'origine rénale : kaliurèse > 20 mmol/L :
  - hypokaliémie avec fuite urinaire de potassium et **hypertension artérielle** évoquant une sécrétion excessive de stéroïdes surrénaliens :
    - avec rénine plasmatique élevée :
      - **hyperaldostéronismes secondaires** à l'activation du système rénine-angiotensine : sténose unilatérale de l'artère rénale, HTA maligne,
    - avec rénine plasmatique basse :
      - **hyperaldostéronisme primitif** lié à l'excès de production d'un minéralo-corticoïde qui est l'aldostérone dans 90 % des cas. Il s'agit d'un adénome de la surrénale dans 2/3 des cas ou d'une hyperplasie bilatérale. L'HTA est dite volo-dépendante et la rénine est basse,
      - **hyperminéralocorticismes** sans hyperaldostéronisme : syndromes de Cushing (notamment paranéoplasiques) et déficit en 11β-hydroxy-déshydrogénase de type 2 (= syndrome d'excès apparent de minéralocorticoïdes) **acquis** lié à un inhibiteur de l'enzyme 11β HSD2 comme l'acide glycyrrhizique contenu dans la réglisse (zan, antésite...).
  - Hypokaliémie avec fuite urinaire de potassium et **pression artérielle normale ou basse** :
    - s'il existe une acidose métabolique :
      - acidocétose diabétique,
      - acidose tubulaire rénale.
    - s'il existe une alcalose métabolique associée :
      - **la chlorurie est basse** (< 10 mmol/L) (voir « pour en savoir plus ») :
        - en cas de vomissements abondants ou prolongés ou d'aspiration gastrique, l'hypokaliémie est davantage liée à la perte urinaire de potassium (natriurèse et kaliurèse associées à la bicarbonaturie) et au transfert intracellulaire secondaire à l'alcalose métabolique qu'à une perte directe de potassium car le liquide gastrique est pauvre en potassium,
        - diarrhées chroniques à chlore : mucoviscidose.
      - **la chlorurie est élevée** (> 20 mmol/L) :
        - **diurétiques thiazidiques et de l'anse**, responsables d'un effet kaliurétique
        - néphropathies avec perte de sel (néphropathies interstitielles chroniques, syndrome de Bartter, de Gitelman),

4. Démarche diagnostique (++)

- Elle est indiquée dans l'arbre décisionnel (figure 3).
- Schématiquement, après avoir écarté une hypokaliémie liée à une redistribution du potassium entre les compartiments extra et intracellulaires, on s'interroge sur le comportement rénal du potassium.
- Face à une kaliurèse basse, la réponse rénale est considérée adaptée et le diagnostic s'oriente vers des pertes extrarénales notamment digestives.
- Au contraire si la kaliurèse est maintenue, la réponse rénale est inadaptée. On distingue alors 2 situations :
  - la présence d'une hypertension artérielle orientant vers des causes endocriniennes ou vasculo-rénales de l'hypokaliémie. Le dosage de la rénine (ou de l'activité rénine plasmatique) et un écho-doppler rénal permettent alors de distinguer un certain nombre d'étiologies ;
  - l'absence d'hypertension artérielle indique une fuite rénale de potassium liée à une néphropathie, à la prise de diurétiques voire à une anomalie génétique mimant la prise chronique de diurétiques thiazidiques (= syndrome de Gitelman) ou de l'anse (= syndrome de Bartter). Si la chlorurie est basse, une perte extrarénale

de chlore est alors associée et la perte rénale de potassium est liée à l'alcalose métabolique secondaire à la perte de Cl^-.

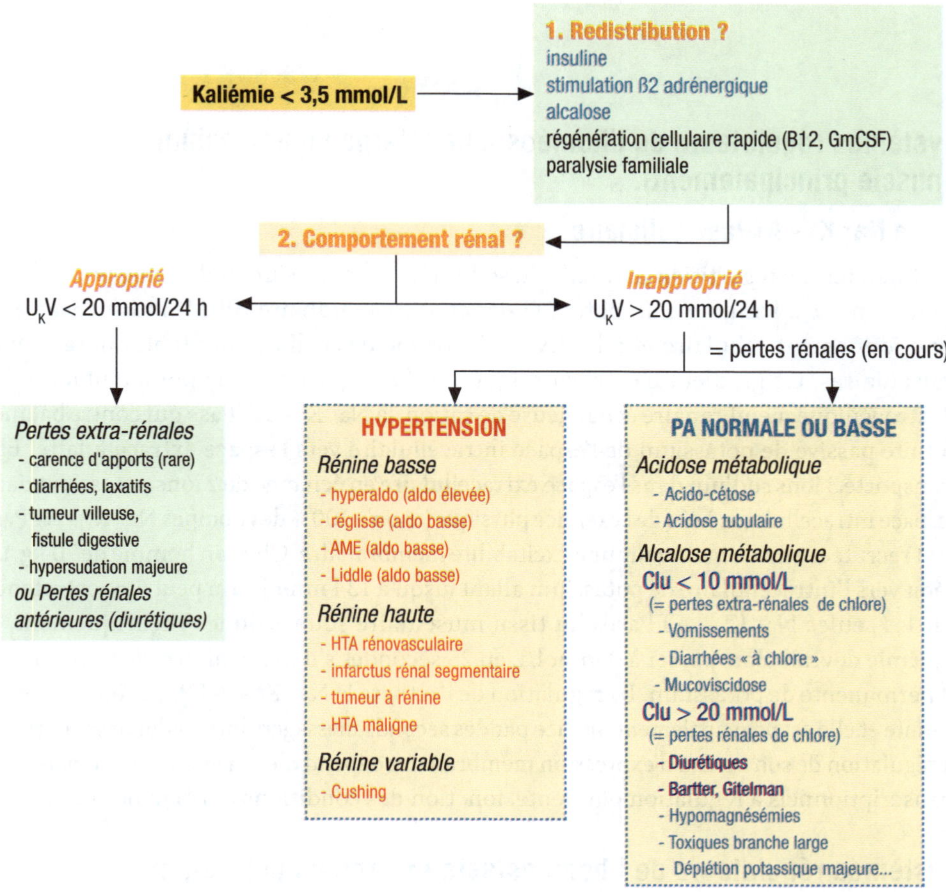

Figure 3. **Arbre diagnostique des hypokaliémies**

E. Traitement

- Le traitement de l'hypokaliémie est avant tout étiologique. La prise en charge symptomatique impose d'apprécier en premier lieu le retentissement de l'hypokaliémie en particulier sur le myocarde (ECG).
- Pour corriger une hypokaliémie modérée sans signe ECG, une **supplémentation potassique** orale est en règle générale suffisante :
  - aliments riches en potassium (fruits frais et secs, légumes, viandes, chocolat) ;
  - prise de divers sels de potassium, le plus utilisé étant le chlorure de potassium sous forme de sirop ou de microcapsules à libération prolongée (KALEORID®, DIFFU-K®).
- En cas d'hypokaliémie sévère ou compliquée de troubles cardiaques, l'objectif est de rétablir rapidement une kaliémie supérieure à 3 mmol/L et la voie intraveineuse est alors recommandée. Le chlorure de potassium peut être administré par voie veineuse dilué dans du soluté salé. **Le débit de perfusion ne doit pas dépasser 1,5 g par heure** sous surveillance répétée de la kaliémie, du rythme cardiaque et de la veine perfusée en raison de la veinotoxicité du KCl. Il faut éviter la perfusion de solutés glucosés surtout à la phase initiale du traitement en raison du risque de majoration de l'hypokaliémie (via la sécrétion d'insuline).

POUR EN SAVOIR PLUS

Systèmes régulateurs de l'homéostasie interne du potassium (muscle principalement).

La Na^+ K^+ – ATPase cellulaire

La différence de répartition naturelle du sodium et du potassium induit une polarisation membranaire à l'origine d'un potentiel de repos membranaire (PRM) indispensable au fonctionnement cellulaire et à l'activité électrique des cellules excitables notamment musculaires. Ce gradient électrochimique est dû en partie à une pompe ubiquitaire électrogénique membranaire échangeuse de cation, la Na^+ K^+ – ATPase qui contre balance la fuite passive de potassium de l'espace intracellulaire vers l'espace extracellulaire. Elle transporte 3 ions sodium dans l'espace extracellulaire en échange de 2 ions potassium dans l'espace intracellulaire. Lors de l'exercice physique jusqu'à 100 % des pompes Na^+ K^+ – ATPase sont recrutées afin de maintenir une excitabilité membranaire. Chez un homme de 70 kg, un débit vers l'intracellulaire de potassium allant jusqu'à 134 mmol/min peut être entretenue par les seules Na^+ K^+ – ATPases du tissu musculaire squelettique. Théoriquement, la kaliémie devrait alors passer à 0 mmol/L en 25 secondes s'il n'existait pas de fuite passive et permanente de potassium. La régulation de l'activité la Na^+ K^+ – ATPase s'opère dans la minute et elle est principalement médiée par des seconds messagers intracellulaires, alors que la régulation de son niveau d'expression membranaire dépend d'évènements principalement transcriptionnels à régulation plus lente, fonction des conditions hormonales intégrées.

Systèmes régulateurs de l'homéostasie externe du potassium :

Principalement l'aldostérone

Système rénal/Surrénales : « Feedback » négatif : (figure 4)

Le rein filtre entre 600 et 850 mmol par jour de potassium, 95 % est réabsorbé par le tube proximal et l'anse de Henle. La régulation de l'excrétion urinaire du potassium est donc uniquement dépendante du ratio absorption/sécrétion des 5 % arrivant au niveau du tube distal et du tube collecteur via des canaux ROMK (renal outer medullary potassium channel). L'augmentation de la kaliémie active la production d'aldostérone par la zone glomérulée du cortex surrénalien permettant d'augmenter la kaliurèse indirectement via ROMK.

Dans le néphron distal, l'augmentation du flux urinaire, l'augmentation de la quantité de sodium voire l'utilisation d'agoniste des minéralocorticoïdes entrainent aussi une augmentation de la sécrétion urinaire de potassium.

Système de « feed forward » positif ou réflexe kaliurétique

Ce système est indépendant de l'aldostérone. Il est régulé par des « capteurs » situés dans l'intestin, le tronc porte et le foie détectent l'apport de potassium lors du repas. Ce système anticipe une élévation de la kaliémie et induit un effet kaliurétique. C'est le réflexe kaliurétique. Le nerf vague transmettrait l'information à la glande pituitaire qui libèrerait alors un facteur kaliurétique encore inconnu. Le système insuline glucose peut aussi être considéré comme un système de « feed forward » régulant le potassium en retour par l'action indirecte de l'insuline stimulée par l'apport de glucose au cours des repas.

Système circadien additionnel

Une horloge centrale située dans les noyaux supra-optiques régule de nombreux processus cellulaires périphériques circadiens. La sécrétion du potassium est aussi circadienne, avec un pic maximum à midi et une vallée basse à minuit. Les gènes de certains transporteurs et canaux potassiques semblent avoir une expression rythmée par cette horloge centrale modifiant de facto l'effet des corticostéroïdes et des minéralocorticoïdes en fonction du jour ou de la nuit.

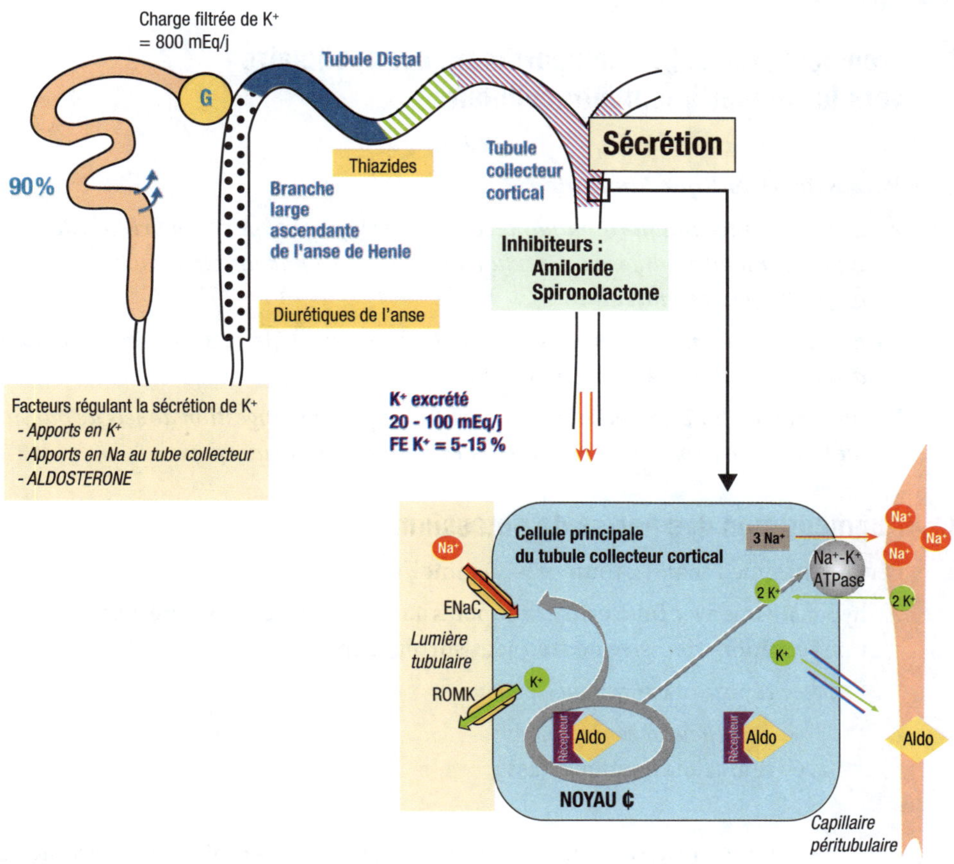

Figure 4.

Connaître et comprendre les étiologies des hyperkaliémies (compléments en italique)

1. Réduction de l'excrétion rénale

- **Insuffisance rénale** :...
- **Déficits en minéralocorticoïdes** :
  - **Insuffisance surrénalienne** au cours de la **maladie d'Addison** ou *de rares déficits enzymatiques (21-hydroxylase, 3β-hydroxy-deshydrogénase)* ;
  - **Syndrome d'hyporéninisme-hypoaldostéronisme** se traduisant par une hyperkaliémie associée à une acidose métabolique hyperchlorémique. Ce syndrome est rencontré au cours de la néphropathie diabétique, *de l'infection par le VIH...* ;
  - *Syndrome mimant un déficit congénital en aldostérone (exceptionnel) : pseudohypoaldostéronisme de type I ou II [syndrome de Gordon]).*
  - **Les causes iatrogènes** sont de loin les plus fréquentes (++): ...

Connaître et comprendre les étiologies des hypokaliémies (compléments en italique)

2. Transfert excessif du compartiment extracellulaire vers le compartiment intracellulaire

- …
- ***Paralysie périodique familiale*** :
  - *affection autosomique dominante, caractérisée par l'apparition brutale de paralysie des membres inférieurs et du tronc, favorisée par un repas riche en glucose ou par l'exercice musculaire ;*
  - *due à une anomalie de la sous-unité a-1 des canaux calciques sensibles à la dihydropyridine dans la cellule musculaire ;*
  - *un tableau clinique similaire peut être provoqué par l'ingestion de sels de baryum ou la thyrotoxicose, en particulier chez des patients asiatiques.*

3. Augmentation des pertes de potassium

- Pertes d'origine rénale : kaliurèse > 20 mmol/L :
  - hypokaliémie avec fuite urinaire de potassium et **hypertension artérielle** évoquant une sécrétion excessive de stéroïdes surrénaliens :
    - avec rénine plasmatique élevée :
      - *… tumeur à rénine (rare) ;*
    - avec rénine plasmatique basse :
      - …
      - **hyperminéralocorticismes** sans hyperaldostéronisme : syndromes de Cushing (notamment paranéoplasiques) et déficit en 11β-hydroxy-déshydrogénase de type 2 (= syndrome d'excès apparent de minéralocorticoïdes) *soit* ***génétique*** *(syndrome d'Ulick, autosomique récessif) soit* ***acquis*** *[inhibiteur de l'enzyme 11β HSD2 comme l'acide glycyrrhizique contenu dans la réglisse (zan, antésite…)], syndromes adréno-génitaux (hypersécrétion de désoxycorticostérone)*
      - ***syndrome de Liddle*** *ou pseudo-hyperaldostéronisme (mutation activatrice du canal épithélial sodique de la cellule du tubule collecteur, mimant une hyperactivité de l'aldostérone).*
  - Hypokaliémie avec fuite urinaire de potassium et **pression artérielle normale ou basse** :
    - **la chlorurie est basse** (< 10 mmol/L)…
    - **la chlorurie est élevée** (> 20 mmol/L) :
      - **diurétiques thiazidiques et de l'anse**, *responsables d'un effet kaliurétique par :*
        - *l'inhibition directe de la réabsorption du potassium (diurétiques de l'anse),*
        - *l'augmentation du débit tubulaire distal de sodium,*
        - *l'hypomagnésémie associée,*
        - *l'induction d'un hyperaldostéronisme secondaire à la déplétion volémique,*
        - *l'alcalose métabolique de contraction,*
      - Néphropathies avec perte de sel (néphropathies interstitielles chroniques, syndrome de Bartter, de Gitelman),
      - *Hypomagnésémies associées à des tubulopathies toxiques : amphotéricine B, aminosides, cisplatine.*

Fiche flash

Hyperkaliémie

A. Définition

- Kaliémie plasmatique > à 5,0 mmol/L.

B. Symptômes

- Signes électrocardiographiques :
  - trouble de la repolarisation (ondes T amples et pointues)
  - troubles de la conduction auriculaire et ventriculaire (disparition de l'onde P, élargissement du QRS)
  - onde sinusoïdale et asystolie (formes sévères)
- Signes neuromusculaires :
  - paresthésies, faiblesse musculaire, paralysie membres inférieurs
- Signes hémodynamiques dans les formes sévères :
  - hypotension artérielle liée à l'hypoexcitabilité et l'hypo-contractilité cardiaque

C. Étiologies

Excès d'apport (++ si insuffisance rénale)	**Apport en chlorure de potassium PO (++)**
Hyperkaliémie de transfert	• Acidose métabolique (++) • Catabolisme cellulaire (lyse cellulaire) : – rhabdomyolyse et écrasement musculaire – brûlures étendues, hémolyse massive – lyse tumorale spontanée ou au cours d'une chimiothérapie – syndrome de revascularisation post-opératoire – hémorragie digestive sévère – hypothermie • Exercice physique intense • Causes médicamenteuses (++) : β-bloquants, intoxication digitalique
Réduction de l'excrétion rénale (± résistance à l'action de l'aldostérone)	• Insuffisance rénale aiguë et chronique (++) • Déficit en minéralocorticoïdes : – insuffisance surrénalienne – hyporéninisme-hypoaldostéronisme (diabète) • Causes iatrogènes (les plus fréquentes) ++ : – antialdostérone (spironolactone) ou amiloride – Bloqueurs du SRA : IEC – ARA2 – Inhibiteur direct de la rénine – anti-inflammatoires non stéroïdiens – ciclosporine, tacrolimus – héparine, héparine de bas poids moléculaire

D. Traitement

1. Moyens

- Arrêt des médicaments hyperkaliémiants
- Antagoniste membranaire limitant l'hypoexcitabilité induite par l'hyperkaliémie :
  - sels de Calcium IV (10 à 30 ml), sauf si digitaliques (dans ce cas utiliser un sel de magnésium)
- Transfert du K vers le compartiment intracellulaire :
  - insuline-glucose (ex 500 ml de G10 % + 10–15 U d'insuline rapide sur 30 minutes)
  - agents β-adrénergiques (salbutamol)/: 20/mg en nébulisation
  - alcalinisation discutée en cas d'acidose métabolique à TA normal (Bicarbonate de Na, 14 g ‰, 42 g ‰ ou 84 g ‰). L'OAP est une contre-indication à ce traitement
- Élimination de la surcharge potassique :
  - épuration extrarénale par hémodialyse est le traitement de choix en cas d'anurie
  - diurétiques de l'anse (furosémide, bumétanide) : si œdème pulmonaire
  - résines échangeuses d'ions (KAYEXALATE®) – PO si hyperkaliémie chronique asymptomatique

2. Indications

- Dépend de la sévérité de l'hyperkaliémie (ECG ++)
- Si kaliémie > 7 mmol/L et/ou signes ECG = urgence absolue

Hypokaliémie

A. Définition

- Kaliémie < à 3,5 mmol/L

B. Symptômes

- Signes électrocardiographiques :
  - aplatissement de l'onde T
  - apparition d'une onde U pathologique et allongement du QT
  - trouble du rythme auriculaire et ventriculaire
- Signes neuromusculaires :
  - crampes, myalgies
  - faiblesse musculaire voire paralysie (membres inférieurs puis progression ascendante)
  - rhabdomyolyse (déplétion potassique sévère)
- Signes digestifs (Constipation, iléus paralytique)
- Signes rénaux (hypokaliémie chronique)
  - syndrome polyuro-polydipsique (résistance tubulaire à l'ADH)
  - alcalose métabolique
  - néphropathie interstitielle chronique (long terme)

C. Étiologies

1. Carence d'apport	• Anorexie mentale, vomissements, nutrition artificielle exclusive
2. Transfert excessif du compartiment extracellulaire vers le compartiment intracellulaire	• Alcalose métabolique ou respiratoire • Insuline (traitement acidocétose diabétique) • Agents β-adrénergiques : – endogènes (stress, phéochromocytome, infarctus du myocarde) – exogènes (salbutamol, dobutamine) • Forte stimulation de l'hématopoïèse : – traitement par acide folique ou vit B_{12} ; anémie mégaloblastique – leucémies aiguës ; traitement par G-CSF • Paralysie périodique familiale, thyrotoxicose
3. Augmentation des pertes de potassium	• Pertes d'origine digestive : kaliurèse < 20 mmol/L – diarrhées aiguës ou chroniques (++) – fistules digestives • Pertes d'origine rénale : kaliurèse > 20 mmol/L – Avec HTA : ‣ Hyperaldostéronismes II : Sténose artère rénale, HTA maligne ‣ Hyperaldostéronismes I : hyperminéralocorticismes sans hyperaldostéronisme : syndromes adrénogénitaux, Cushing, déficits 11β-hydroxylase (= syndrome EAM) génétiques ou acquis (réglisse, zan) ‣ Syndrome de Liddle – Sans HTA ‣ Diurétiques thiazidiques et de l'anse (++) ‣ N avec perte de sel (NIC, syndrome de Bartter, de Gitelman, hypercalcémie) ‣ Hypomagnésémies des tubulopathies toxiques (amphotéricine B, aminosides, cisplatine) ‣ Vomissements abondants (alcalose métabolique associée)

EAM = excès apparent de minéralocorticoïdes,

NIC = néphropathie interstitielle chronique

D. Traitement

- Supplémentation potassique orale en règle suffisante (aliments, KCl *po*).
- Si hypokaliémie sévère (troubles cardiaques, QT augmenté ou signes neuromusculaires), rétablir la kaliémie > 3 mmol/L (voie intraveineuse).
- Éviter les apports en glucose à la phase initiale de correction des hypokaliémies sévères (risque d'aggravation initiale par une sécrétion d'insuline induite par l'apport de glucosé).
- Administration de 0,5 à 1,5 g par heure : surveillance répétée kaliémie, rythme cardiaque et veine perfusée (veinotoxicité). Le malade doit être scopé.
- Correction systématique d'une hypomagnésémie associée.

ANOMALIES DU BILAN DU POTASSIUM – ITEM 267

Q1. Parmi les items suivants, lequel (lesquels) est (sont) vrai(s) ?

A. Le potassium est le principal ion extracellulaire

B. L'homéostasie interne du potassium est principalement régulée par le rein

C. 95 % du potassium filtré par le rein est réabsorbé au niveau du tube collecteur

D. Les troubles de conduction au cours d'une hyperkaliémie sévère sont liés à une diminution de la vitesse de dépolarisation

E. L'hypokaliémie aboutie à un état d'hyperexcitabilité cardiaque

Q2. Parmi les suivantes, quelle(s) est (sont) la (les) cause(s) possible(s) d'hyperkaliémie ?

A. Insuffisance surrénale aiguë

B. Hyperaldostéronisme primaire

C. Insuffisance rénale aiguë

D. Vomissements

E. Acidose métabolique aiguë

Q3. Un patient a une kaliémie à 3 mmol/L et une kaliurèse à 12 mmol/L. Quelle(s) est (sont) la (les) cause(s) possible(s) ?

A. Un hyperaldostéronisme primaire

B. Une diarrhée aiguë

C. La consommation excessive d'acide glycyrrhizique (réglisse)

D. La prise occulte de diurétiques de l'anse

E. Un syndrome de Gitelman

Q4. Quels traitements sont en mesure d'aggraver une hypokaliémie sévère ?

A. La perfusion de KCl dans du soluté salé isotonique

B. La perfusion de G10 %

C. La perfusion de soluté de bicarbonate molaire

D. L'association insuline-glucose

E. Le lactate de sodium molaire

Q5. Quel(s) traitement(s) prescrivez-vous en urgence chez un patient présentant une hyperkaliémie sévère (K^+ = 7,2 mmol/L, HCO_3^- = 19 mmol/L) et un œdème pulmonaire aigu ?

A. Administration de sels de calcium IV

B. Administration d'insuline associée à du glucose à 10 %

C. Furosémide

D. Salbutamol en nébulisateur

E. Alcalinisation par bicarbonate de sodium isotonique (1 litre à 14 g ‰)

Chapitre 4

Item 330

Les diurétiques

N° 330 Prescription et surveillance des classes de médicaments les plus courantes chez l'adulte et chez l'enfant, hors anti-infectieux. Connaître les grands principes thérapeutiques

OBJECTIFS

- Prescription et surveillance des classes de médicaments les plus courantes chez l'adulte et chez l'enfant, hors anti-infectieux. Connaître le bon usage des principales classes thérapeutiques

Rang	Rubrique	Intitulé	Descriptif
A	Prise en charge	Diurétiques/ connaitre les mécanismes d'action, indications, effets secondaires interactions médicamenteuses, modalités de surveillance et principales causes d'échec	Connaître les mécanismes d'action

I. Introduction

- Les diurétiques ont en commun la propriété **d'augmenter l'élimination du sodium et de l'eau** par le rein. Ils exercent cet effet par une inhibition de la réabsorption rénale du sodium.
- Cette capacité des diurétiques à négativer la balance hydrosodée explique qu'ils soient utilisés dans le traitement des **états œdémateux** et de l'hypertension artérielle.

II. Classification des diurétiques

Il existe quatre classes de diurétiques, qui se distinguent par leur site d'action.

- **Les diurétiques proximaux:** ce sont les inhibiteurs de l'anhydrase carbonique (acétazolamide) et les substances osmotiques (Mannitol). Ils ne sont pas utilisés dans le traitement des syndromes œdémateux d'origine rénale, ni dans le traitement de l'HTA.
- **Les diurétiques de l'anse:** furosémide, bumétanide, pirétanide; ils inhibent la réabsorption de sodium dans la branche ascendante de l'anse de Henle.
- **Les diurétiques thiazidiques:** ce sont des dérivés du benzothiazide, et sont donc des sulfamidés: hydrochlorothiazide, chlortalidone, indapamide. Ils inhibent la réabsorption de sodium sur la partie proximale du tube distal, au niveau du segment de dilution.
- **Les diurétiques du tube collecteur cortical:** ils regroupent l'amiloride et les antialdostérones, spironolactone, éplérènone; ils ont en commun la capacité de s'opposer à l'échange Na/K.

III. Mécanismes d'action des diurétiques

A. Mécanismes de transport du Na

- Toutes les cellules qui transportent le sodium possèdent des **pompes Na-K-ATPase** dépendantes sur leur membrane baso-latérale. Ces pompes sont indispensables au transport du sodium. Leurs fonctions sont résumées dans la figure 1.

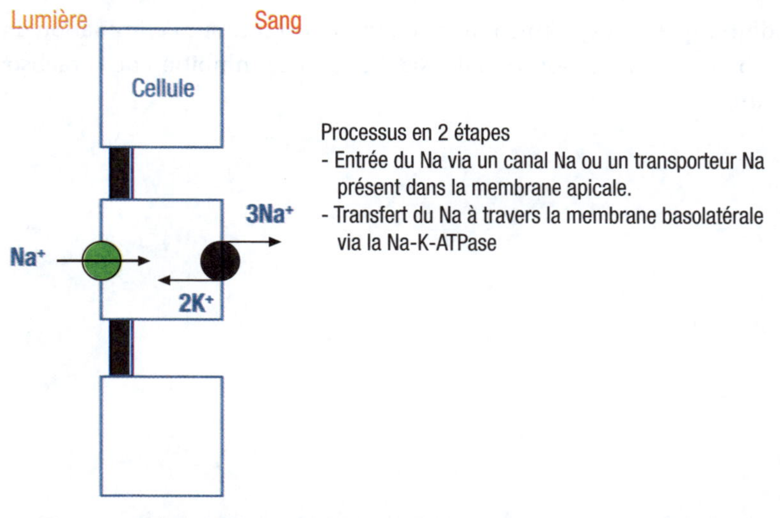

Figure 1. **Mécanismes de réabsorption du Na dans le tubule rénal**

- Chaque segment du néphron a un **mécanisme d'entrée du sodium unique** et la possibilité d'inhiber spécifiquement cette étape différencie les différentes classes de diurétiques (figure 2).

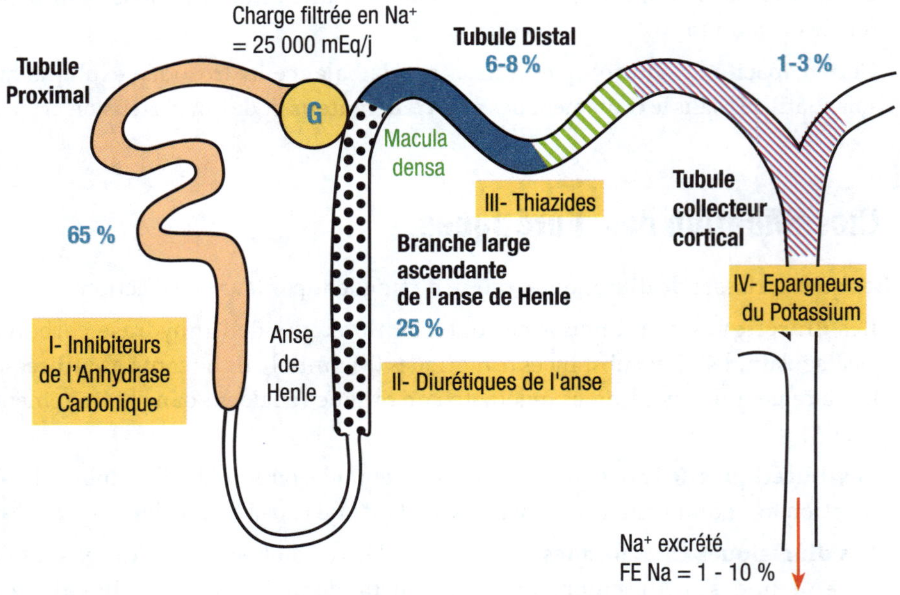

Figure 2. **Site d'action des diurétiques**

- La plus grande partie du Na filtré est réabsorbée au niveau du tube contourné proximal (TCP) (60-65 %) et de l'anse de Henle (20 %).

B. Mode d'action des diurétiques de l'anse (figure 3)

- L'entrée du NaCl filtré dans les cellules du segment ascendant de l'anse de Henle est médiée par un **co-transporteur Na-K-2Cl** situé sur la membrane apicale de la cellule. L'énergie pour ce transfert est fournie par le gradient électrochimique favorable de sodium (faible concentration intracellulaire, électronégativité de la cellule).
- **Les diurétiques de l'anse inhibent directement la réabsorption de Na, K, Cl par compétition avec le site Cl du co-transporteur.** Ils permettent d'inhiber partiellement un site où **20 à 25 %** de la quantité de Na filtré est réabsorbée (= fraction d'excrétion du Na).
- Ces diurétiques ont également une action importante sur l'élimination du **calcium** (l'inhibition de la réabsorption de NaCl entraîne l'inhibition de la réabsorption du calcium).

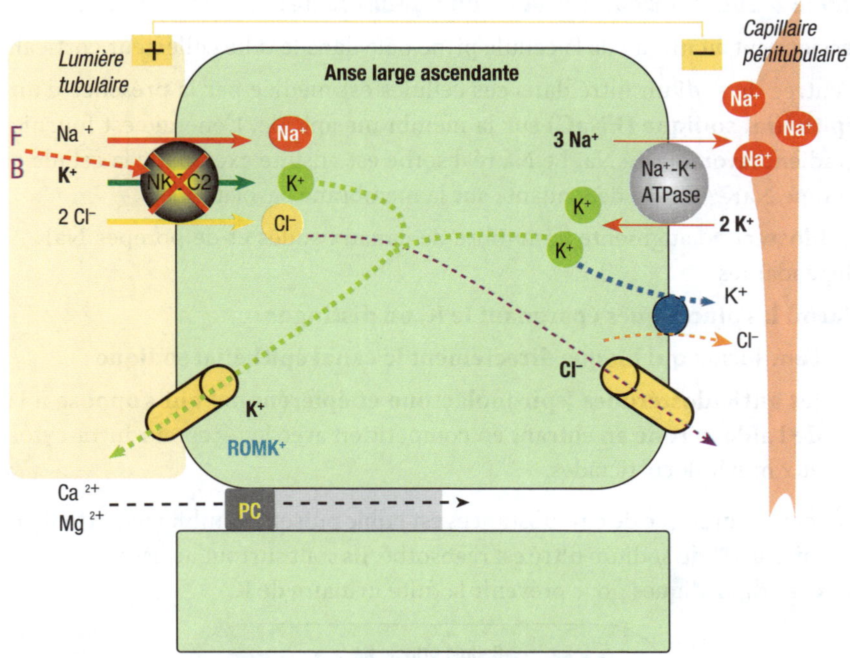

Figure 3. **Mode d'action des diurétiques de l'anse**

C. Mode d'action des diurétiques thiazidiques (figure 4)

- Au niveau du tube distal l'entrée dans la cellule du sodium filtré est médiée par un **co-transporteur NaCl** situé sur la membrane apicale.
- **Les diurétiques thiazidiques inhibent directement la réabsorption de NaCl par compétition avec le site Cl du co-transporteur**. Ils stimulent indirectement la **réabsorption de calcium (augmentation de la réabsorption tubulaire proximale parallèle à celle du Na)**.
- Leur effet est faible ; ils permettent Ils permettent d'inhiber partiellement un site où **5 à 10 %** de la quantité de Na filtré est réabsorbée.

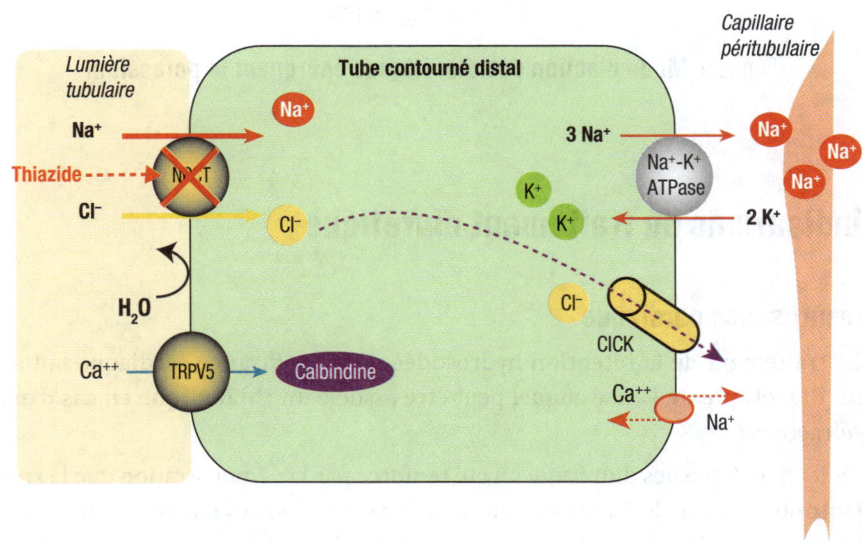

Figure 4. **Mode d'action des thiazides**

D. Mode d'action des diurétiques épargnant le potassium (figure 5)

Ils interviennent au niveau de la cellule principale dans le tube collecteur cortical.

- L'entrée du sodium filtré dans ces cellules est médiée par la présence d'un **canal épithélial sodique (ENaC)** sur la membrane apicale. L'énergie est fournie par le gradient favorable de Na. Le Na réabsorbé est ensuite excrété de la cellule par une pompe NaK-ATPase dépendante sur la membrane basolatérale.
- L'**aldostérone** augmente le nombre de canaux sodés et de pompes NaK-ATPase dépendantes.
- **Parmi les diurétiques épargnant le K, on distingue :**
  - **l'amiloride qui bloque directement le canal épithélial sodique ;**
  - **les antialdostérones (spironolactone et éplérénone) qui s'oppose à l'action de l'aldostérone** en entrant en compétition avec le récepteur intra-cytosolique aux minéralocorticoïdes.
- L'effet natriurétique de ces substances est faible puisqu 'ils inhibent partiellement un site où **1 à 3 %** du sodium filtré est réabsorbé. Ils sont surtout utilisés en combinaison avec les thiazidiques pour prévenir la fuite urinaire de K.

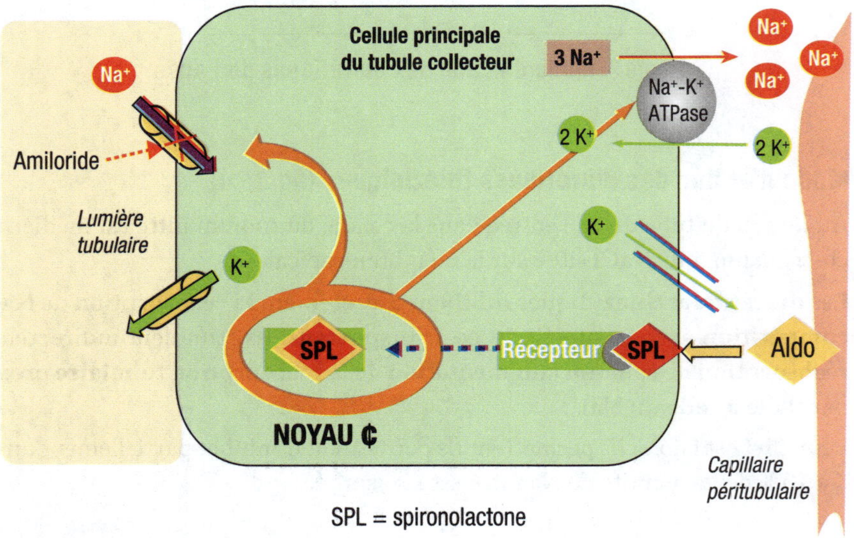

Figure 5. **Mode d'action des diurétiques épargnant le potassium**

IV. Indications du traitement diurétique

A. Insuffisance cardiaque

- Le traitement de la rétention hydrosodée de l'insuffisance cardiaque fait appel à un **diurétique de l'anse** auquel peut être associé un **thiazidique** en cas d'œdèmes réfractaires.
- L'effet bénéfique des diurétiques a été renforcé par la démonstration que la **spironolactone** à la dose de 25-50 mg/jour améliore la survie des patients ayant une insuffisance cardiaque évoluée. Cet effet est probablement lié aux propriétés d'épargne potassique et anti-fibrosante de la spironolactone. **L'éplérénone**, plus récemment introduite, permettrait des bénéfices analogues avec des effets secondaires (gynécomastie, impuissance…) moindres.

B. Hypertension artérielle

- L'efficacité des diurétiques pour prévenir les complications cardiaques et vasculaires de l'HTA a été parfaitement démontrée par de multiples essais de prévention. Les **thiazidiques** figurent au rang des quatre classes médicamenteuses recommandées (ANAES, grade A) pour une utilisation en première intention dans l'HTA commune.
- Les diurétiques sont particulièrement efficaces chez les **sujets noirs** et chez les **personnes âgées.**
- Pour traiter l'HTA, la posologie d'hydrochlorothiazide préconisée est de 12,5 à 25 mg/jour. Il est nécessaire de surveiller la **kaliémie**.
- Les associations préférentielles des diurétiques thiazidiques sont soit les diurétiques épargneurs de potassium soit les bloqueurs du système rénine-angiotensine-aldostérone (IEC ou ARA2).
- Cas particuliers :
  - en cas d'**hyperaldostéronisme primaire** non chirurgical, la spironolactone est le traitement logique de l'hypertension ;
  - en cas d'**insuffisance rénale chronique avec un DFG < 30 mL/min/1,73 m²**, les thiazidiques sont peu efficaces, et les épargneurs de potassium sont dangereux (hyperkaliémie). Les diurétiques de l'anse sont les seuls utilisés, à doses adaptées selon le degré d'insuffisance rénale (furosémide : 40 à 500 mg/jour).

C. Autres indications

1. États de rétention sodée

- Décompensation œdémato-ascitique du cirrhotique.
- Syndrome néphrotique.
- Sont utilisés préférentiellement les **diurétiques de l'anse** auquel peut être associée la **spironolactone**.

2. Hypercalcémie majeure

- Indication actuellement **rare** du furosémide.
- Nécessité d'une réhydratation parfaite et d'une surveillance clinique et biologique très attentive (la diurèse induite doit être très abondante pour que le traitement soit efficace).

3. Lithiase urinaire récidivante avec hypercalciurie idiopathique

- Les **diurétiques thiazidiques** augmentent la réabsorption rénale de calcium et sont donc hypocalciuriants.

4. Glaucome

- L'acétazolamide (inhibiteur de l'anhydrase carbonique, « diurétique » proximal) est largement utilisé dans le traitement du glaucome chronique.

V. Effets secondaires du traitement diurétique et précautions d'emploi

Les effets secondaires sont liés à leur mode d'action et sont résumés dans le tableau 1.

Tableau 1 : **Complications des diurétiques**

• Déplétion volémique (tous)
• Hypokaliémie (ACTZ, DA, TZD)
• Hyperkaliémie (DEK +)
• Alcalose métabolique (TZD et DA)
• Acidose métabolique (ACTZ et DEK +)
• Hyponatrémie (TZD)
• Hyperuricémie (DA, TZD)

ACTZ : acétazolamide ; DA : diurétiques de l'anse ; TZD : thiazides ; DEK + : diurétiques épargneurs de potassium

La tolérance générale des diurétiques est en règle excellente. Cependant ont été décrits :

A. Accidents hydroélectrolytiques

1. Hypokaliémie

- L'effet hypokaliémiant est surtout observé avec les diurétiques proximaux, les **diurétiques de l'anse** et à un moindre degré les **thiazidiques**. Sous traitement par les thiazidiques la kaliémie ne s'abaisse que discrètement.
- Les sujets exposés au risque d'hypokaliémie sont ceux **dont les apports sodés sont élevés** (échanges Na-K dans le tube collecteur) et présentant un hyperaldostéronisme (primaire ou secondaire).
- La **mesure de la kaliémie est indispensable** avant tout traitement puis régulièrement au cours du suivi. Une kaliémie égale ou inférieure à 3,6 mEq/L impose une compensation (aliments riches en K) ou surtout l'adjonction d'un diurétique épargnant le potassium.

2. Déshydratation et hyponatrémie

- L'**hyponatrémie :** liée à l'utilisation de **tout natriurétique mais** le plus souvent de **diurétiques thiazidiques** chez le sujet âgé, ayant :
  - une prise de boissons trop abondante, en régime désodé ;
  - et/ou une autre cause d'hyponatrémie associée (insuffisance cardiaque, cirrhose, hypothyroïdie) ;
  - elle peut être favorisée par la diarrhée, un syndrome infectieux et les fortes chaleurs.
- Une **insuffisance rénale fonctionnelle** secondaire à la déshydratation extracellulaire éventuellement aggravée par la coprescription d'un bloqueur du système rénine-angiotensine (IEC, ARA2).

3. Hyperkaliémie

- Plusieurs facteurs augmentent le risque d'hyperkaliémie lors de la prise de diurétiques épargneurs de potassium :
  - l'**insuffisance rénale** ;
  - la **néphropathie diabétique** ;
  - l'administration simultanée d'un bloqueur du système rénine-angiotensine (IEC, ARA2) ;
  - la prise d'**AINS** ;
  - une **supplémentation potassique**.

4. Hypomagnésémie

Elle s'observe essentiellement sous diurétiques de l'anse, et à un moindre degré après prise de thiazidiques.

B. Effets métaboliques

- Augmentation du taux des triglycérides et du cholestérol, modérée et transitoire.
- **Hyperuricémie** : toute thérapeutique diurétique (en dehors de la spironolactone) s'accompagne d'une élévation de l'uricémie. L'hyperuricémie au long cours s'accompagne rarement de crises de goutte ; elle n'est pas un facteur de risque vasculaire.

C. Autres effets secondaires

- accidents allergiques sous thiazidiques ;
- gynécomastie chez l'homme et troubles menstruels chez la femme sous spironolactone.
- Interaction : les diurétiques diminuent la clairance du lithium ce qui nécessite un contrôle de son taux plasmatique.

D. Diurétiques et insuffisance rénale

- En cas de DFG < 30 ml/mn/ 1,73 m^2.
- Les diurétiques thiazidiques perdent leur efficacité en cas d'insuffisance rénale.
- Les diurétiques distaux exposent au risque d'hyperkaliémie grave et sont contre-indiqués.
- **Seuls les diurétiques de l'anse conservent leur efficacité** et sont licites. Il peut être nécessaire d'utiliser une forte posologie de furosémide pour obtenir un accroissement de la natriurèse.

POUR EN SAVOIR PLUS

Conséquences de l'administration des diurétiques

- La prise de **furosémide** s'accompagne d'une **importante natriurèse** au cours des **6 heures** qui suivent son administration ; au cours des 18 heures suivantes la natriurèse est très faible à cause de l'hypovolémie et de la stimulation des mécanismes de rétention sodée qui y sont associés.
- L'**effet immédiat** des diurétiques est une réduction du volume plasmatique ; cette réduction entraîne une baisse du débit cardiaque qui n'est qu'incomplètement compensée par une élévation de la résistance périphérique totale. De ce fait l'administration aiguë de diurétiques a un **effet anti-hypertenseur**.
- Les **mécanismes compensateurs** anti-natriurétiques après déplétion sodée sont l'activation du système rénine-angiotensine-aldostérone et l'activation du système sympathique. L'angiotensine 2, l'aldostérone et la noradrénaline stimulent la réabsorption tubulaire du sodium.
- L'effet de l'**administration chronique** de diurétiques est plus discuté. La volémie reste abaissée, moins cependant que lors de l'administration aiguë ; l'arrêt du traitement s'accompagne d'une remontée de la volémie.
- La prise de diurétiques permet l'instauration d'un nouvel équilibre de la balance sodée. Après les premières prises de diurétiques, la natriurèse augmente, la balance sodée se négative, une hypovolémie s'installe ; secondairement un nouvel équilibre apparaît, la natriurèse est égale aux apports, la poursuite du diurétique permet de maintenir l'hypovolémie. Le maintien de ce nouvel équilibre impose que la posologie de diurétiques et que les apports sodés soient constants.
- Pour induire une **balance sodée négative** il est donc nécessaire que :
  - les apports sodés sont faibles ce qui minimise la rétention sodée une fois l'activité du diurétique terminée ;
  - le diurétique a une longue durée d'action ;
  - la dose de diurétique soit suffisante pour induire une diurèse initiale responsable d'une hypovolémie.
- Il existe des **mécanismes de « résistance »**, notamment après prise chronique de diurétiques de l'anse (la grande quantité de sodium délivrée en aval de l'anse induit une hypertrophie des cellules tubulaires distales et une augmentation de leur activité NaK-ATPase).

Fiche flash

Points forts à retenir de la question « Diurétiques »

Diurétiques	Site d'action	Mode d'action	FE Na partiellement inhibée	Effets secondaires	Indications
Acétazolamide	Tubule Proximal	Inhibiteur de l'anhydrase carbonique	Faible	Hypokaliémie, acidose métabolique	Glaucome Alcalose métabolique de reventilation
Diurétiques de l'anse (furosémide, bumétanide)	Anse large ascendante	Inhibe le co-transport Na-K-2Cl	20-25 %	Hypokaliémie Hyperuricémie hypomagnésémie	Syndromes œdémateux HTA (si IR)
Thiazidiques (hydro-chlorothiazide, indapamide)	Tube distal	Inhibe le co-transport Na-Cl	5-10 %	Hypokaliémie Hyponatrémie hyperuricémie	HTA (sans IR) Sd œdémateux : potentialise effets des diurétiques de l'anse
Épargneurs de potassium	Tube collecteur cortical	Effet antialdostérone Blocage du canal épithélial sodique	1-3 %	Hyperkaliémie Acidose métabolique Gynécomastie (spironolactone)	Sd œdémateux (avec hyper-aldostéronisme secondaire)

FE Na : fraction excrétée de sodium ; IR : insuffisance rénale

LES DIURÉTIQUES – ITEM 330

Q1. Quel est (sont) le (les) indications des diurétiques de l'anse ?

A. Insuffisance cardiaque globale
B. HTA essentielle en première intention
C. Syndrome néphrotique
D. Hyperaldostéronisme primaire
E. Syndrome œdémateux chez un insuffisant rénal chronique

Q2. Quelle(s) est (sont) la (les) proposition(s) exacte(s) concernant les modes d'action des diurétiques ?

A. Les diurétiques de l'anse agissent en inhibant le co-transporteur Na-K-2Cl situé sur la membrane apicale des cellules du tube contourné proximal
B. Les diurétiques de l'anse permettent d'inhiber partiellement un site de réabsorption de 20-25 % du sodium filtré
C. Les diurétiques thiazidiques inhibent le co-transporteur NaCl situé sur la membrane apicale des cellules du tube contourné distal
D. La spironolactone et l'éplérénone s'opposent à l'action de l'aldostérone
E. En cas de prescription de traitement diurétique, il est inutile de diminuer les apports sodés

Q3. Quel est (sont) le (les) effet(s) secondaire(s) des diurétiques de l'anse ?

A. Hypokaliémie
B. Acidose métabolique
C. Hyperuricémie
D. Hypophosphatémie
E. Hypercalciurie

Q4. Quel est (sont) le (les) effet(s) secondaire(s) des diurétiques thiazidiques ?

A. Hyponatrémie
B. Alcalose métabolique
C. Hyperuricémie
D. Insuffisance rénale fonctionnelle
E. Hypercalciurie

Q5. Quel est (sont) le (les) effet(s) secondaire(s) possible(s) des diurétiques anti-aldostérones ?

A. Hyperkaliémie
B. Alcalose métabolique
C. Hyperuricémie
D. Hypercalcémie
E. Galactorrhée

CHAPITRE 5

Item 267

Désordres de l'équilibre acide-base

N° 267. Troubles de l'équilibre acido-basique et désordres hydroélectriques

OBJECTIFS

- Prescrire et interpréter un examen des gaz du sang. Savoir diagnostiquer et connaitre les principes du traitement : une acidose métabolique, une acidose ventilatoire

Rang	Rubrique	Intitulé	Descriptif
A	Diagnostic positif	Connaître les indications de la gazométrie	Connaître les situations où il est nécessaire de réaliser des GDS artériels (choc, insuffisance respiratoire aiguë), et veineux (suspicion d'acido-cétose)
B	Éléments physiopathologiques	Connaître les mécanismes de régulation de l'équilibre acide-base	
A	Définition	Savoir définir un trouble acido-basique, son caractère métabolique ou ventilatoire,	Connaître les situations nécessitant une gazométrie artérielle (choc, souffrance tissulaire, insuffisance respiratoire aiguë et chronique, diabète décompensé, intoxications responsables d'acidose métaboliques)
A	Identifier une urgence	Connaître les anomalies cliniques graves à rechercher	
A	Démarche diagnostique	Savoir faire le diagnostic d'une acidose métabolique liée à une insuffisance rénale, diarrhée, acidose lactique, acidocétose	Savoir prendre en compte le contexte clinique et connaître la valeur d'orientation diagnostique du trou anionique plasmatique
B	Démarche diagnostique	Savoir rechercher les causes toxiques et les acidoses tubulaires rénales	Savoir identifier le caractère non adapté de la réponse rénale (notion de trou anionique urinaire)
A	Étiologies	Connaître les principales causes d'acidose respiratoire	
B	Prise en charge	Savoir corriger une acidose métabolique chronique	Savoir prescrire une alcalinisation dans le contexte d'une maladie rénale chronique
B	Prise en charge	Connaître la prise en charge des troubles acido-basiques aigus sévères	Connaître les principaux traitements symptomatiques et savoir orienter le patient dans le service adapté

I. Mécanismes de régulation de l'équilibre acide-base

A. Le pH et le système tampon acido-basique

- Le potentiel hydrogène (pH) est une façon d'exprimer la concentration des ions H^+ dans une solution. La concentration d'H^+ est exprimée sous sa forme logarithmique inverse (pH = Log $1/[H^+]$). La concentration d'ions H^+ est très faible dans le plasma, et finement régulée.
- La quantité d'H^+ entrant dans l'organisme lors de l'alimentation est massive en regard de sa concentration plasmatique. Pour éviter un effondrement du pH post prandial, incompatible avec la vie cellulaire, la charge acide est immédiatement tamponnée. Le principal système tampon acido-basique chez l'homme est le couple acide carbonique/bicarbonate indiqué ci-dessous :

  $H^+ + HCO_3^- \Leftrightarrow H_2CO_3 \Leftrightarrow CO_2 + H_2O$

- Ce système de tampon est dit « ouvert » car l'acide généré est éliminé par la respiration, et le bicarbonate est régénéré par le rein.
- L'équation de Henderson-Hasselbalch permet de calculer le pH sanguin à partir des concentrations en ion bicarbonate et en acide carbonique :

  $pH_{sang} = 6{,}1 + \log_{10}([HCO_3^-]/[H_2CO_3]) = 6{,}1 + \log_{10}([HCO_3^-]/0{,}03\ PCO_2)$

- L'équation de Henderson-Hasselbalch montre que le pH varie quand le rapport entre PCO_2 et HCO_3^- est modifié, c'est-à-dire :
  - quand il y a une modification primitive de la concentration des ions HCO_3^-. Il y a alors alcalose ou acidose métabolique,
  - ou quand il y a une modification primitive de la PCO_2. Il y a alors alcalose ou acidose respiratoire.

B. Les principales sources d'acide

- Il existe deux sources principales d'acide :
  - Les acides volatils, issus du métabolisme cellulaire des glucides et des lipides, générant, en présence d'O_2 de l'eau et du CO_2 (métabolisme oxydatif). Le CO_2 généré est éliminé directement par la respiration, sans modifier l'équilibre acide base en situation physiologique. Le défaut d'élimination du CO_2 par la ventilation conduit à une acidose respiratoire.
  - Les acides fixes, issus du métabolisme des protéines (H_2SO_4 pour les acides aminés soufrés, HCl pour la lysine, H_2P0_4 pour les nucléoprotéines). Cette charge acide est d'environ 1 mmol/kg/j et est tamponnée (Cf. *supra*) avant d'être éliminée par le rein. Le défaut d'élimination de cette charge acide par le rein (insuffisance rénale ou acidose tubulaire rénale) conduit à une acidose métabolique.

C. Rôle du poumon dans l'équilibre acide-base

- Le poumon, en excrétant par les voies respiratoires le gaz carbonique, modifie la pCO_2 du sang artériel. Un défaut d'élimination du CO_2 par hypoventilation alvéolaire entraine une acidose respiratoire. Au contraire, une augmentation de l'élimination du CO_2 par hyperventilation alvéolaire entraine une **alcalose respiratoire**.
- La régulation de la ventilation pulmonaire dépend de la PaO_2 et de la pCO_2 mais aussi du pH du sang artériel. Par mécanisme réflexe, grâce à l'intermédiaire des dispositifs sensibles (chémorécepteurs aortiques et carotidiens et chémorécepteurs centraux), la baisse du pH sanguin entraîne de façon instantanée une augmentation de la ventilation, et vice-versa.

D. Rôle du rein dans l'équilibre acide-base

- Le rein a pour rôle :
  - de réabsorber les bicarbonates filtrés par le rein. Cette fonction n'intervient pas physiologiquement dans l'équilibre acide-base, car n'entraîne pas d'excrétion nette d'H^+. Elle est malgré tout indispensable, car si cette fonction est altérée (pathologie), elle peut conduire à une **acidose métabolique**. C'est une fonction des parties **proximales** du tubule rénal.
  - d'excréter la charge acide fixe (environ 60 mEq/j), ce qui est équivalent à régénérer les bicarbonates consommés. C'est une fonction des parties **distales** du néphron (canal collecteur). Le défaut de cette fonction du rein entraine une **acidose métabolique**. En cas d'acidose respiratoire chronique, la compensation rénale induit une augmentation de la génération de bicarbonate et donc du taux de bicarbonate.

II. Indications de la gazométrie

- Dyspnée ;
- Suspicion de pathologie pulmonaire hypoxémiante ;
- Suspicion clinique de déséquilibre acido-basique (métabolique ou respiratoire) ;
- Insuffisance rénale aigue sévère ;
- État de choc.

III. Savoir définir un trouble acido-basique, son caractère métabolique ou ventilatoire

A. Mesure du pH et de la gazométrie circulante sanguine (Tableau 1)

- Sang prélevé sans air dans une seringue héparinée (seringue à gaz du sang).
- Dans une artère plutôt qu'une veine pour mesurer le pH extracellulaire (le plus commun étant l'artère radiale au poignet).
- Mesure de la pression partielle en O_2 et en CO_2 total, à partir duquel est calculée la bicarbonatémie (HCO_3^-).

Tableau 1 : **Valeurs normales des variables de l'équilibre acido-basique**

	pH	H^+ (nmol/L)	PCO_2 (mmHg)	HCO_3^- (mmol/L)
Artériel	7,38 - 7,42	37 - 43	36 - 44	22 - 26
Veineux	7,32 - 7,38	42 - 48	42 - 50	23 - 27

B. Interprétation de la gazométrie (Tableau 2)

1. Acidose ou alcalose ?

- Acidémie (ou acidose décompensée) : pH artériel < 7,38 ou pH veineux < 7,32.
- Alcalémie (ou alcalose décompensée) : pH artériel > 7,42 ou pH veineux > 7,38.

+ Attention, une anomalie du pH n'est pas nécessaire pour diagnostiquer un trouble acido-basique. Par exemple, une bicarbonatémie basse avec un pH normal peut correspondre à une acidose métabolique associée à une alcalose respiratoire.

2. Métabolique ou respiratoire ?

- Anomalies primitives de la PCO_2 : acidose (PCO_2 élevée) ou alcalose (PCO_2 basse) dites « respiratoires ».
- Anomalies primitives de HCO_3^- : acidose ($[HCO_3^-]$ basse) ou alcalose ($[HCO_3^-]$ élevée) dites « métaboliques ».

3. Réponses compensatrices rénales ou respiratoires

- Le pH dépend du rapport HCO_3^-/PCO_2 :
  - baisse de HCO_3^- si acidose métabolique → hyperventilation compensatrice avec diminution parallèle de la PCO_2 ;

    La réponse compensatrice peut être prédite :
    - En cas d'acidose métabolique simple, la baisse de la $[HCO_3^-]$ entraîne une baisse prévisible de $PaCO_2$ estimée par la formule de Winter.

$$PaCO_2 \text{ (mmHg) attendue} = 1,5 \times [HCO_3^-] + 8 \pm 2$$

    - Si la $PaCO_2$ est plus élevée que la valeur calculée, il faut suspecter un désordre acido-basique mixte associant une acidose respiratoire à l'acidose métabolique. Au contraire, si la $PaCO_2$ est plus basse que la $PaCO_2$ attendue, il faut suspecter un désordre acido-basique complexe associant une alcalose respiratoire à l'acidose métabolique.
  - augmentation de PCO_2 si acidose respiratoire chronique (> 24-48 h) → génération compensatrice de HCO_3^- par le rein ;
  - augmentation de HCO_3^- si alcalose métabolique → hypoventilation compensatrice avec augmentation de la PCO_2 ;
  - diminution de la PCO_2 si alcalose respiratoire → diminution compensatrice parallèle de HCO_3^-.

Tableau 2 : **Désordres acido-basique simples (anomalies primitives en grisé)**

	pH	HCO_3^-	PCO_2
Acidose métabolique	↓	↓	↓
Alcalose métabolique	↑	↑	↑
Acidose respiratoire	↓	↑	↑
Alcalose respiratoire	↑	↓	↓

IV. Démarche diagnostique devant une acidose métabolique

1. Première étape : affirmer l'acidose métabolique

Acidose = pH sanguin artériel < 7,38 (ou veineux < 7,32)

Métabolique = HCO_3^- < 22 mmol/L (baisse secondaire de PCO_2 par compensation ventilatoire)

2. Deuxième étape : caractériser si l'acidose métabolique est simple, mixte ou complexe

- Simple : $PaCO_2$ = $PaCO_2$ attendue
- Mixte : $PaCO_2$ > $PaCO_2$ attendue
- Complexe : $PaCO_2$ < $PaCO_2$ attendue

3. Troisième étape : déterminer le trou anionique plasmatique (Figure 1)

- Selon le principe de l'électroneutralité dans le plasma, la somme des concentrations des anions est égale à la somme des concentrations des cations.
- Si on considère spécifiquement les concentrations des cations Na^+ et K^+ et des anions HCO_3^- et Cl^-, il existe une différence appelée trou anionique (TA).

$$TA = [Na^+] + [K^+] - [Cl^- + HCO_3^-] = 16 \pm 4 \text{ mmol/L}$$

- Ainsi il existe physiologiquement plus d'anions indosés que de cations indosés. Les variations de TA vont permettre d'évaluer si l'anion accompagnant l'H^+ en excès (donc la perte de HCO_3^-) est le Chlore (anion dosé) ou des anions indosés.
  - Acidose avec **trou anionique normal** (gain d'HCl) : perte rénale ou digestive de HCO_3^- → baisse du HCO_3^- compensée par une augmentation proportionnelle du Cl^- (gain d'HCl) → **acidose métabolique hyperchlorémique**.
  - Acidose avec **trou anionique élevé (TA > 20 mmol/L)** : addition d'H^+ associé à un anion indosé (gain d'AH)
    → baisse de $[HCO_3^-]$ remplacée par un anion non mesuré (par exemple le lactate).

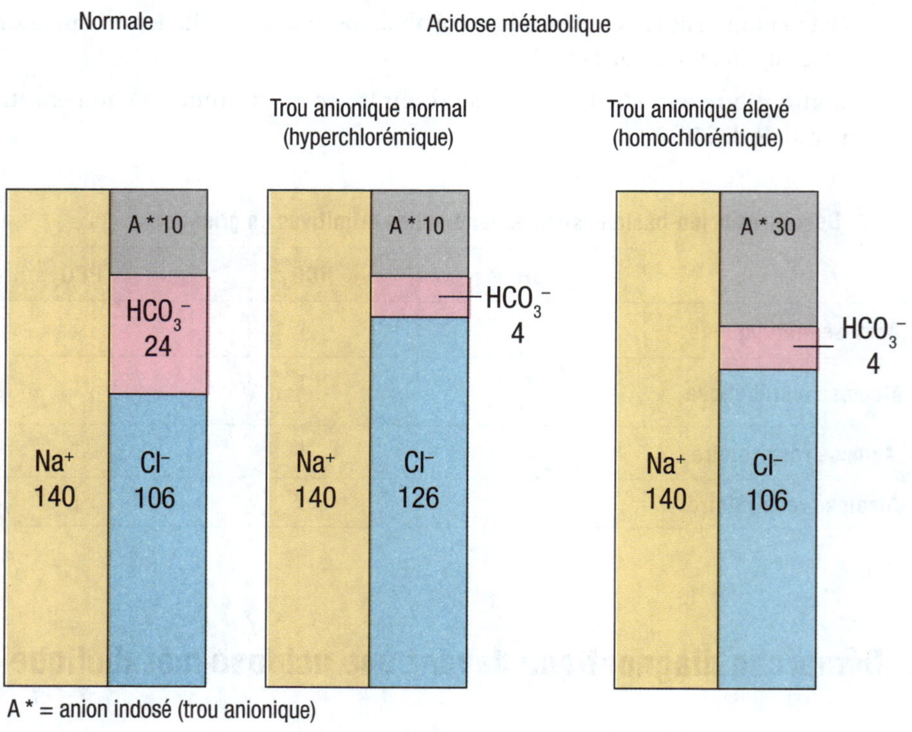

Figure 1. **Le trou anionique plasmatique**

4. Faire le diagnostic d'une acidose métabolique avec trou anionique plasmatique augmenté

- Acidose lactique (dosage des lactates) : acidose et TA secondaire à l'accumulation de l'acide lactique :
  - Choc avec hypoxie tissulaire,
  - Intoxication au biguanide (en cas de surdosage par IRA ou erreur de prescription en cas d'IRC, rarement par intoxication volontaire).
- Acidocétose (dosage de la cétonémie ; cétonurie à la bandelette urinaire) : acidose et TA secondaire à l'accumulation des acides cétoniques :
  - Acidocétose diabétique,
  - Plus rare : Acidocétose alcoolique, acidocétose de jeûne.
- Insuffisance rénale sévère (aigue ou chronique) : acidose secondaire au défaut d'élimination des ions H^+ par le rein et TA secondaire à l'accumulation des anions non éliminés par le rein (acide organiques, phosphate, sulfate...). Le TA est peu élevé (< 26 mmol/L).
- Intoxication avec un acide exogène : acidose et TA secondaire à l'accumulation de l'acide exogène :
  - salicylate, éthylène glycol, méthanol.

5. Faire le diagnostic d'une acidose métabolique hyperchlorémique (trou anionique plasmatique normal)

- Perte digestive de bicarbonate : diarrhée, iléostomie...
- Acidose tubulaire rénale.

6. Faire le diagnostic d'une acidose tubulaire rénale (tableau 3)

- La principale forme d'élimination rénale des protons (H^+) en excès est l'ion ammonium (NH_4^+). C'est en outre la forme adaptable d'élimination d'acide (autrement dit, en cas de charge acide, la réponse rénale attendue est l'augmentation de l'excrétion de NH_4^+). En cas d'acidose à TA plasmatique normal, la réponse rénale peut être évaluée par le calcul du trou anionique urinaire qui est le reflet (inverse) de l'ammoniurie.
- $TAu = U_{Na} + U_K - U_{Cl}$ (**figure 2**).
- Physiologiquement le TAu est discrètement positif.
- En situation d'acidose métabolique à TA plasmatique normal.

  Si le TAu est < 0 (= concentration de NH_4^+ urinaire élevée = réponse rénale adaptée) → origine extrarénale de lacidose (perte digestive de bicarbonate).

  Si le TAu est > 0 (= concentration de NH_4^+ urinaire basse = réponse rénale inadaptée) → origine tubulaire rénale.

Tableau 3 : **Mécanismes et causes des acidoses métaboliques à trou anionique normal**

	Diarrhée	Acidose tubulaire rénale		
		Proximale (type 2)	**Distale (type 1)**	**Distale hyperkaliémique (type 4)**
Mécanisme et défaut	Perte digestive de HCO_3^-	Perte de HCO_3^- par défaut de réabsorption tubulaire proximale	Défaut d'acidification distale lié à une anomalie de la sécrétion d'H^+ par la pompe à protons (défaut de sécrétion) ou par rétrodiffusion des H^+ (défaut de gradient)	Défaut de production de NH_4^+ par hypoaldostéronisme le plus souvent
NH_4 + urinaire	↑↑↑	↓	↓↓↓	↓↓↓
TA urinaire	<< 0	peu modifié ou discrètement > 0	> 0	>> 0
Signes associés		• Syndrome de Fanconi (diabète phospho-gluco-aminé) • Ostéomalacie	• Néphrocalcinose • Ostéomalacie lithiase, certaines formes génétiques (surdité)	Signes d'insuffisance minérolocorticoïde
Causes		• Myélome • Cystinose • Acétazolamide • Ifosfamide • Ténofovir	• Défaut de sécrétion : – Sjögren, Lupus – Certaines hypercalciuries – Drépanocytose – Formes héréditaires • Déficit de gradient : – Amphotéricine B	• Uropathie obstructive • Hyporéninisme et hypoaldostéronisme (diabète) • IEC/ARA2, AINS • Spironolactone, Amiloride • Insuffisance surrénale • Héparines • Anticalcineurines • Triméthoprime • Pentamidine
Fréquence chez l'adulte	Fréquent	Rare	Rare	Fréquent
Kaliémie	Basse	Basse, aggravée par l'apport d'alcalins	Basse, corrigée par l'apport d'alcalins	Élevée
pH urinaire	< 5,5	Variable, < 5,5 à l'état stable	> 5,5	< 5,5 (particulièrement bas)

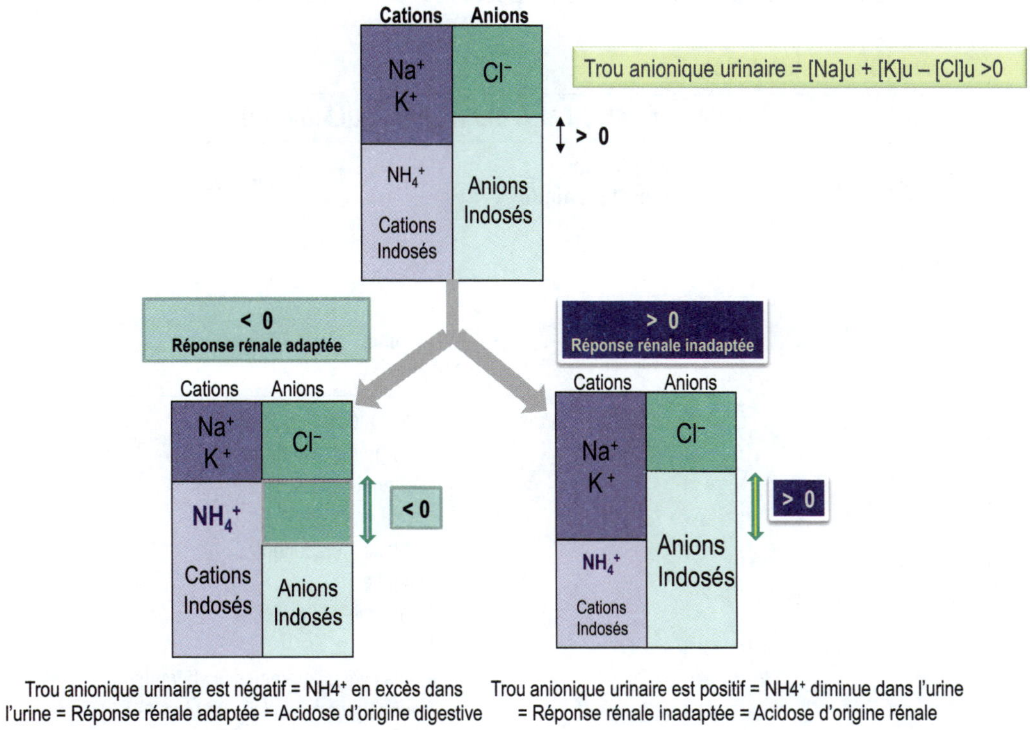

Figure 2. **Trou anionique urinaire**

La démarche diagnostique globale devant une acidose est illustrée dans la figure 3.

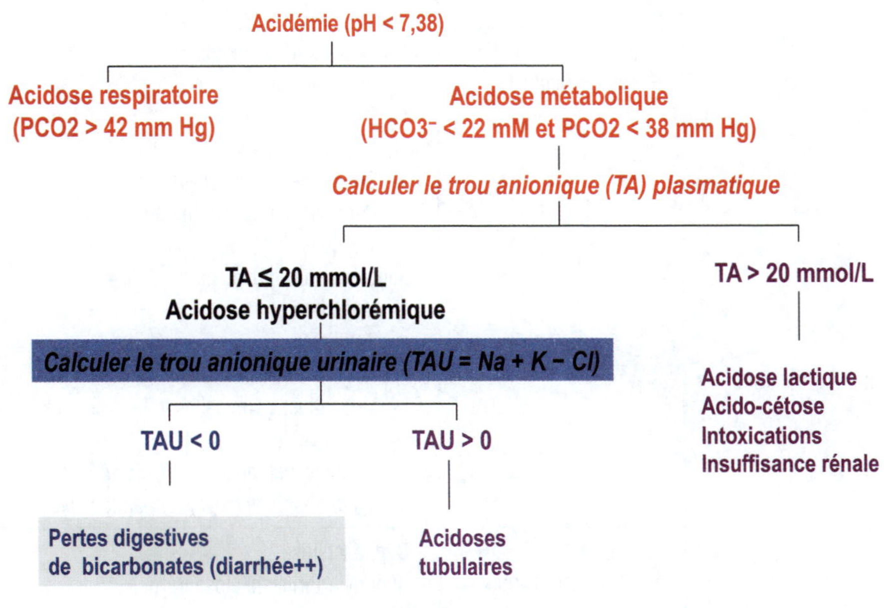

Figure 3. **Diagnostic d'une acidose, arbre décisionnel**

V. Étiologie des acidoses respiratoires (tableau 4)

Tableau 4 : **Diagnostic étiologique**

HYPOVENTILATION ALVÉOLAIRE NON PULMONAIRE		
Type de défaillance	**Mécanisme physiopathologique**	**Étiologies**
Contrôle ventilatoire	Dysfonction cérébrale	• Infections (encéphalite) • Traumatismes • Tumeurs • AVC (Tronc) • Sédatifs
	Dysfonction des centres respiratoires	• Perte de contrôle – Syndrome d'Ondine – SAS type central – Hypothyroïdie – Alcalose métabolique – Sédatifs – Syndrome de Parkinson – Tétanos • Lésion des voies afférentes et efférentes – Traumatisme médullaire cervical (> C5) – Myélite transverse – Sclérose en plaques – Parkinson
	Dysfonction des récepteurs périphériques	• Endartérectomie carotidienne bilatérale • Syringomyélie • Dysautonomie familiale Neuropathie diabétique • Tétanos
Pompe ventilatoire	Altération fonction neuromusculaire	• Corne antérieure médullaire – Poliomyélite – SLA • Nerfs périphériques – Syndrome de Guillain-Barré – Porphyrie aiguë intermittente – Toxiques • Jonction neuromusculaire – Myasthénie – Botulisme • Muscles respiratoires (diaphragme) – Myopathies et myosites inflammatoires – Poliomyélite – Troubles métaboliques (*hypokaliémie, hypophosphatémie, hypermagnésémie*)
	Pathologie de la cage thoracique	• Cyphoscoliose, • Spondylarthrite ankylosante • Thoracoplastie • Fibrose ou calcification pleurale, • Epanchement pleural liquidien ou gazeux • Obésité
HYPOVENTILATION ALVÉOLAIRE D'ORIGINE PULMONAIRE		
• BPCO sévère • Emphysème pulmonaire sévère • Réduction parenchymateuse (résection chirurgicale, lésions cicatricielles étendues) • Pneumopathies inflammatoires avec myosite diaphragmatique (lupus, polymyosite)		

VI. Connaître la prise en charge des troubles acido-basiques aigus sévères

- **Reconnaître l'urgence** : Urgence vitale si pH < 7,10 ou bicarbonatémie < 8 mmol/L : diminution des débits cardiaques et tissulaires, résistance aux catécholamines, arythmies ventriculaires, inhibition du métabolisme cellulaire, et coma.
- Moyens thérapeutiques disponibles :
  - traitement de la cause +++ ;
  - élimination du CO_2 : correction d'un bas débit, ventilation artificielle ;
  - **alcalinisation** :
    - discutée dans les acidoses lactiques,
    - pas conseillée dans les acidocétoses : insuline et réhydratation souvent suffisantes,
    - indispensable dans les acidoses hyperchlorémiques ou associées à certaines intoxications : bicarbonate de sodium IV pour remonter rapidement le pH > 7,20 et la bicarbonatémie > 10 mmol/L :
      - quantité HCO_3^- (mmol) = Δ [HCO_3^-] × 0,5 × poids (en kg) ;
      - l'alcalinisation doit être évitée en cas de surcharge hydro-sodée et/ou d'hypokaliémie.
  - épuration extrarénale si insuffisance rénale organique associée (pour éviter une surcharge hydrosodée liée à la perfusion de bicarbonate de sodium) ;
  - L'administration de bicarbonate de sodium doit être prudente car elle peut être associée à un risque d'hypokaliémie, d'hypernatrémie, d'hypocalcémie, d'alcalémie de rebond et de surcharge hydrosodée.

VII. Savoir corriger une acidose métabolique chronique

Traitement nécessaire pour prévenir la fonte musculaire, la déminéralisation osseuse et chez l'enfant le retard de croissance.

- Insuffisance rénale chronique : maintenir le taux de bicarbonates plasmatiques > 22 mmol/L par des apports de bicarbonate de sodium (1 à 6 g par jour en gélules).

DÉSORDRES DE L'ÉQUILIBRE ACIDE-BASE – ITEM 267

Q1. Parmi les items suivants, lequel (lesquels) est (sont) exact(s) ?

A. Un pH sanguin normal exclut un trouble acido-basique
B. Un pH sanguin abaissé traduit nécessairement une acidose
C. En cas d'acidose métabolique pure, une pCO_2 basse est attendue
D. Une bicarbonatémie basse est pathognomonique de l'acidose métabolique
E. En cas d'acidose métabolique, le pH urinaire est le meilleur moyen de définir si la réponse rénale est adaptée ou non

Q2. Vous analysez la gazométrie artérielle suivante, effectuée en air ambiant pour polypnée : pH 7,3 – HCO_3^- 12 mmol/L – pCO_2 28 mmHg – pO_2 90 mmHg. Parmi les propositions suivantes, laquelle (lesquelles) est (sont) exacte(s) ?

A. La polypnée explique l'ensemble des troubles gazométriques
B. On peut retenir le diagnostic d'acidose métabolique
C. La valeur de pCO_2 traduit la réponse respiratoire au trouble métabolique
D. La valeur de bicarbonatémie traduit la réponse métabolique au trouble respiratoire
E. Le trouble acido-basique est mixte

Q3. Devant une acidose métabolique d'origine rénale, quel(s) est (sont) le (les) argument(s) pour une acidose tubulaire proximale ?

A. Taux maximal de réabsorption du bicarbonate abaissé
B. Glycosurie
C. Hypochlorémie
D. Hypophosphatémie
E. Cétonurie

Q4. Parmi les situations suivantes laquelle (lesquelles) est (sont) responsable(s) d'une acidose métabolique à trou anionique plasmatique augmenté ?

A. Insuffisance rénale chronique
B. Acidose lactique
C. Diarrhée
D. Syndrome de Fanconi
E. Obstacle urinaire incomplet avec hyporéninisme-hypoaldostéronisme

Q5. Parmi les intoxications suivantes, laquelle (lesquelles) peut (peuvent) s'accompagner d'une acidose métabolique à trou anionique plasmatique augmenté ?

A. Héroïne
B. Lithium
C. Éthylène glycol
D. Biguanides
E. Monoxyde de carbone

Chapitre 6

Items 268 et 267

Hypercalcémie - hypocalcémie

OBJECTIFS

N° 268. Hypercalcémie : Argumenter les principales hypothèses diagnostiques et justifier les examens complémentaires pertinents. Identifier les situations d'urgence et planifier leur prise en charge

N° 267. Hypocalcémie : Savoir diagnostiquer et traiter une hypocalcémie

Rang	Rubrique	Intitulé	Descriptif
A	Définitions	Connaître les normes de calcémie totale et de la calcémie ionisée	Connaître les seuils de calcémie et savoir qu'une hypoalbuminémie impacte le dosage de la calcémie totale
A	Diagnostic positif	Savoir identifier une hypercalcémie	Connaître les principaux symptômes associés à une hypercalcémie : déshydratation, altération de l'état général, troubles digestifs, syndrome confusionnel, fractures pathologiques
B	Éléments physiopathologiques	Connaître les principaux mécanismes des hypercalcémies	Connaître le rôle de la parathormone et de la vitamine D, connaître les mécanismes de régulation de la calcémie aux niveaux osseux, digestif et rénal
A	Diagnostic positif	Connaître les principaux signes cliniques associés à l'hypercalcémie	Connaître les principaux signes cliniques associés à une hypercalcémie : troubles digestifs et neurologiques, déshydratation, altération de l'état général
B	Examens complémentaires	Connaître les principales anomalies ECG associées à l'hypercalcémie	Savoir identifier un raccourcissement du QTc
A	Examens complémentaires	Connaître les examens complémentaires de première intention à réaliser en fonction du contexte devant une hypercalcémie	Savoir demander une calcémie ionisée, créatininémie, ionogramme sanguin, phosphatémie, Electrophorèse de protides, Parathormone, ECG
B	Examens complémentaires	Connaître les principaux examens complémentaires utiles au diagnostic étiologique des hypercalcémies en fonction du bilan initial	Savoir quand et comment rechercher une hyperparathyroïdie primaire (PTH, échographie cervicale, scintigraphie au MIBI), un myélome (EPS/Immunofixation, myélogramme, imagerie osseuse), une néoplasies associée à des métastases osseuses (scintigraphie osseuse), une intoxication à la Vitamine D (25-OH vit D, une endocrinopathie : TSH, cortisol), une sarcoïdose (1-25OH vitD,)...
A	Étiologies	Connaître les principales étiologies des hypercalcémies (arbre diagnostique)	Connaître les principales causes d'hypercalcémie en fonction du résultat de la PTH : hyperparathyroïdie primaire, myélome, métastases osseuses, intoxication vitamine D
A	Prise en charge	Connaître les principes du traitement des hypercalcémies sévères	Savoir évaluer le degré d'urgence et mettre en place les premières mesures en fonction de l'étiologie (hydratation, biphosphonates, corticoïdes, épuration extra-rénale) et orienter vers un service spécialisé en fonction de la cause

Introduction

- Le calcium est majoritairement contenu dans le compartiment osseux (tableau 1). Les modifications aiguës ou chroniques de sa (faible) concentration sérique ont cependant des conséquences parfois graves.

Tableau 1 : **Distribution du calcium dans l'organisme**

	Contenu en calcium*		
Situation	**Concentration**	**mol**	**mg**
Os	99 %	≅ $31{,}4 \times 10^3$	≅ 1255×10^3
Fluide extracellulaire	2,4 mmol/L	35	≅ 1400
Fluide intracellulaire	0,1 µmol/L	< 1	< 40
Total		≅ $31{,}5 \times 10^3$	≅ 1260×10^3

* Pour un sujet de 70 kg

La calcémie normale est comprise entre : 2,20 et 2,60 mmol/L

HYPERCALCÉMIE (ITEM N° 268)

I. Définition

L'hypercalcémie est un problème clinique fréquent. Elle est évoquée quand la calcémie est supérieure à 2,60 mmol/L.

- Il faut distinguer l'hypercalcémie vraie, avec élévation du calcium ionisé (la seule variable régulée), des fausses hypercalcémies par augmentation de la fraction liée aux protéines : en effet, plus de 40 % du calcium sérique est lié aux protéines, principalement à l'albumine. Une hyperalbuminémie, par déshydratation par exemple, conduit ainsi à une augmentation du calcium total, alors que le calcium ionisé reste normal (pseudohypercalcémie, que l'on peut deviner par le calcul de la calcémie « corrigée » = (40-albuminémie) × 0,025 + Ca total mesuré.
- Le bilan d'une hypercalcémie doit donc toujours comporter un dosage du calcium ionisé et un dosage d'albuminémie.

II. Signes cliniques

- L'expression clinique des hypercalcémies est très variable (10 % sont asymptomatiques). Elle dépend de la sévérité de l'hypercalcémie et de sa vitesse d'installation. L'hypercalcémie sévère ou d'installation rapide s'accompagne de signes généraux (fatigue, anorexie), de troubles digestifs (douleurs abdominales, constipation) et de manifestations neuropsychiques (troubles de la mémoire, dépression ou anxiété).

A. Hypercalcémie aiguë

1. Troubles digestifs

- Anorexie, nausées et vomissements sont fréquents lorsque la calcémie est > 3 mmol/L.
- Rares poussées de pancréatite aiguë, de mécanisme incertain.

2. Troubles neuropsychiques

- Asthénie, déficits cognitifs et troubles de l'humeur.
- Confusion, épisodes hallucinatoires ou psychotiques et coma si hypercalcémie sévère.

3. Troubles cardio-vasculaires aigus

- Hypertension artérielle.
- Diminution de l'espace QT. Tachycardie sinusale, troubles du rythme ventriculaire (figure 1).

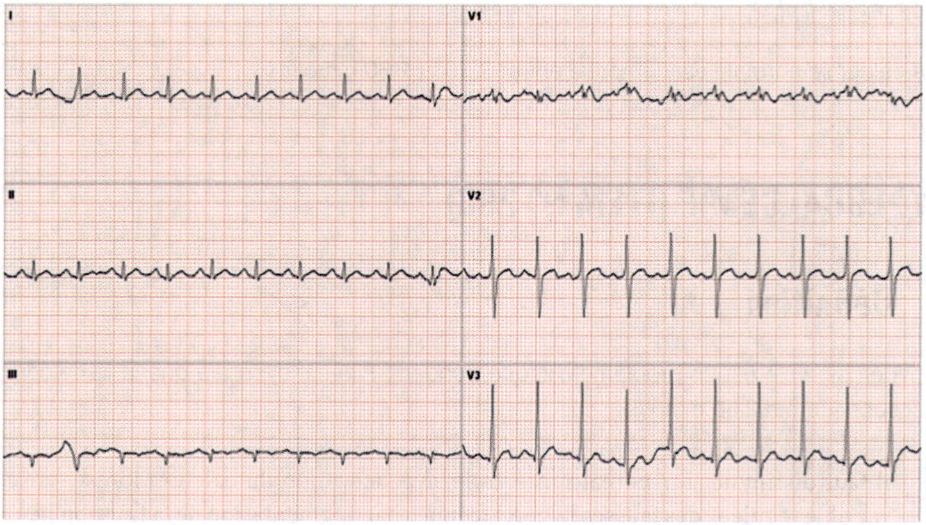

Figure 1. **ECG d'une patiente avec hypercalcémie à 4,6 mmol/L (métastases osseuses cancer du sein). Tachycardie sinusale.**

Noter l'espace QT raccourci à 259 ms et un QTc également court à 339 ms.

4. Déshydratation d'origine rénale

- Polyuro-polydipsie par diabète insipide néphrogénique (perte de l'expression des aquaporines 2).
- Diminution de la réabsorption tubulaire de sodium dans l'anse de Henlé (inhibition du co-transporteur Na/K/2Cl). La déshydratation extracellulaire entretient l'hypercalcémie en augmentant la réabsorption tubulaire de calcium.
- Insuffisance rénale aiguë fonctionnelle parfois aggravée par la diminution des apports secondaires aux troubles de la conscience.

B. Hypercalcémie chronique

- **Lithiases rénales** : surtout en contexte d'hyperparathyroïdie primaire ou d'hypercalcémie prolongée.
- **Insuffisance rénale chronique** : hypercalciurie prolongée avec dépôts tubulo-interstitiels de calcium (néphrocalcinose).
- **Troubles cardio-vasculaires** : dépôts calciques dans les artères coronaires, les valves et les fibres myocardiques.

III. Causes des hypercalcemies

- La calcémie est régulée par deux hormones : **l'hormone parathyroïdienne** (PTH) et **la vitamine D**, qui contrôlent l'absorption digestive du calcium, la formation osseuse et l'excrétion rénale. Des récepteurs sensibles au calcium sont présents sur les cellules parathyroïdiennes et sur les cellules rénales.
- L'hypercalcémie survient lorsque l'entrée de calcium dans la circulation dépasse les sorties urinaires et les entrées osseuses. Les deux sources principales du calcium sanguin sont **le tube digestif** et **l'os** ; certaines causes impliquent l'association de ces deux mécanismes (hypervitaminose D, hyperparathyroïdie par exemple).

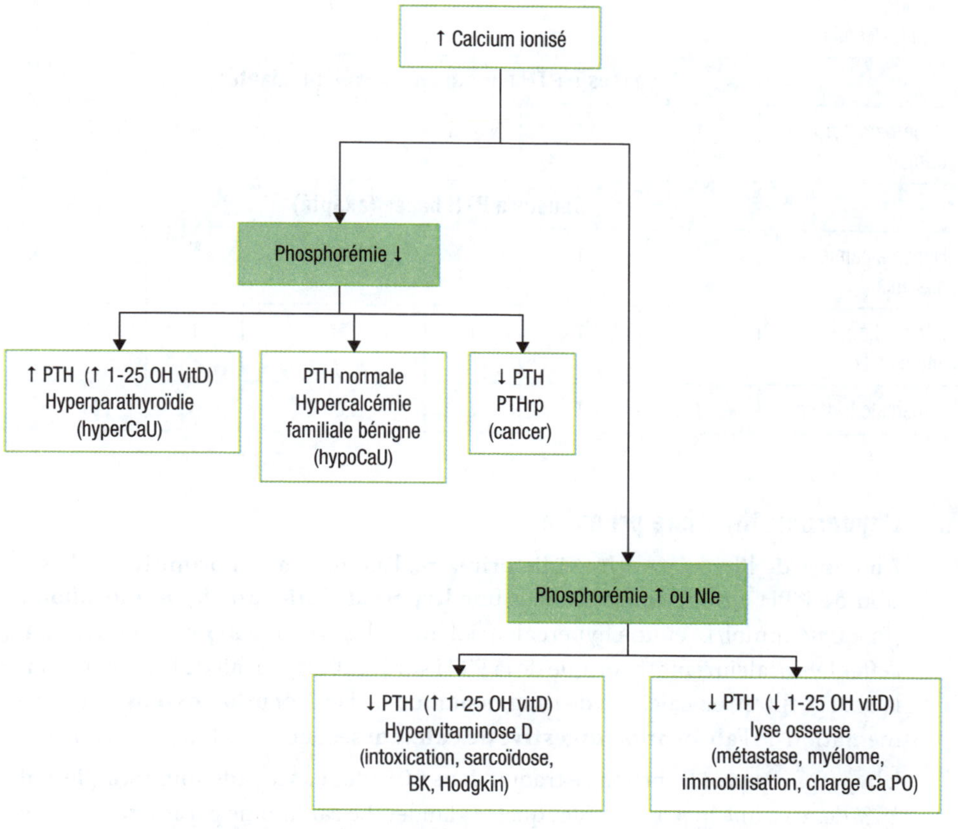

Figure 2. **Schéma décisionnel devant une hypercalcémie**

- Devant une hypercalcémie vraie, deux diagnostics principaux sont à évoquer d'emblée (figure 2 et tableau 2) :
  - **L'hyperparathyroïdie primaire.**
  - **Les maladies cancéreuses** : tumeurs solides ou hémopathies malignes. 10 à 20 % des patients cancéreux auront au cours de l'évolution de leur maladie au moins un épisode d'hypercalcémie.
  - **Le diagnostic de l'hypercalcémie** s'appuie sur quelques examens biologiques simples :
    - calcium total et albuminémie ;
    - calcium ionisé ;
    - phosphate sérique ;
    - parathormone (PTH) plasmatique ;
    - vitamine D (25 OH vitamine D) et calcitriolémie (1,25 OH vitamine D) ;
    - Electrophorèse des protides ;
    - calciurie à jeun et des 24 h.

✚ ++ Un ECG sera toujours réalisé devant une hypercalcémie sévère (> 3 mmol/L) pour évaluer le retentissement cardiaque.

- Déterminer le mécanisme repose d'abord sur **le dosage de la PTH**. L'hypercalcémie d'origine parathyroïdienne s'accompagne d'une concentration élevée ou « anormalement normale » de PTH, alors que les hypercalcémies indépendantes de la PTH s'accompagnent d'une PTH basse (la réponse physiologique à une hypercalcémie est la freination de la sécrétion de PTH).

Tableau 2 : **Principales causes d'hypercalcémie et présentation biologique**

Causes	Calcémie totale	Calcémie ionisée	PTH	Phosphatémie	25 OH Vit D	1-25 OH Vit D	Calciurie
Pseudo hypercalcémie	↑	N	N	N	N	N	N
Causes à PTH normale ou élevée (inadapté)							
Hyperparathyroïdie primaire	↑	↑	N ou ↑	↓	N	↑	↑
Causes à PTH basse (adapté)							
Hypercalcémie osseuse	↑	↑	↓	N ou ↑	N	N	↑↑
Intoxication vitamine D	↑	↑	↓	↑	↑	↑	↑
Hypercalcitriolémie	↑	↑	↓	N ou ↑	N	↑↑	↑

A. L'hyperparathyroïdie primaire

- Au cours de l'hyperparathyroïdie primaire, l'augmentation primitive de la sécrétion de PTH a pour conséquences une **hypercalcémie**, une **hypophosphatémie** (Pi < 0,84 mmol/L) et une hypercalcitriolémie. Il existe une **hypercalciurie**, malgré l'effet hypocalciuriant théorique de la PTH sur le tubule, du fait de l'augmentation de la charge filtrée en calcium, de l'augmentation de la **résorption osseuse**, et de l'augmentation de l'**absorption digestive de calcium** secondaire à l'hypercalcitriolémie.
- L'hyperparathyroïdie primaire traduit dans **80 % des cas un adénome simple** et dans 15 % des cas, une hyperplasie des quatre glandes. Le carcinome parathyroïdien (forme maligne d'hyperparathyroïdie primaire) est exceptionnel (< 1 %) et s'accompagne d'une hypercalcémie sévère (> 3,5 mmol/L) mal tolérée.
- **Le diagnostic positif est biologique : hypercalcémie et PTH élevée ou normale**. L'échographie parathyroïdienne et la scintigraphie parathyroïdienne au sesta-MIBI n'ont pas d'intérêt diagnostique mais permettent de localiser l'adénome parmi les 4 glandes, et peut avoir un **intérêt pré-opératoire**, notamment en cas de chirurgie mini-invasive.
- L'**adénome parathyroïdien** touche essentiellement **la femme après 40 ans**, et peut se révéler diversement par une **lithiase urinaire** (dans 20 % des cas), des signes osseux (perte minérale osseuse, ostéite fibrokystique), une **chondrocalcinose**, des **douleurs osseuses**, ou rester asymptomatique (80 % des cas). L'hyperparathyroïdie primaire peut être la conséquence d'une prise chronique de **lithium** (adénome ou hyperplasie). En général, l'hypercalcémie est modérée et il n'y a pas de lithiase.
- **En cas d'hyperplasie**, il faut rechercher une **atteinte endocrinienne multiple** (Néoplasie endocrinienne multiple ou NEM) :
- L'**hyperparathyroidie secondaire** ne s'accompagne pas d'hypercalcémie, mais dans le contexte d'insuffisance rénale chronique elle peut être très prolongée et s'autonomiser par hyperplasie et microadénomes on parle à ce stade d'**hyperparathyroidie tertiaire**.

B. Les hypercalcémies d'origine osseuse

Ce sont les hypercalcémies dont le mécanisme principal est une augmentation de la résorption osseuse. La calciurie est élevée et la PTH basse.

1. Hypercalcémie des affections malignes (cancers et hémopathies)

- Avec l'hyperparathyroïdie primaire, il s'agit d'une cause fréquente d'hypercalcémie, liée à une augmentation de la résorption osseuse, souvent moins bien tolérée car d'installation plus rapide.
- **De nombreuses tumeurs solides** sont causales, en premier lieu les tumeurs métastasées du **sein, du poumon, du rein, de la thyroïde et des testicules**. Parmi les hémopathies, le **myélome** multiple occupe la première place devant les leucémies et les lymphomes.
- La résorption osseuse relève d'un mécanisme local (relargage au sein des métastases osseuses de cytokines) ou **systémique** : sécrétion d'Osteoclast Activating Factor (myélome), ou de PTHrp (syndrome paranéoplasique du carcinome pulmonaire à petites cellules, du lymphome non hodgkinien, du myélome, entre autres).
  - *La PTHrp est une substance PTH-like se liant au récepteur de la PTH avec un effet agoniste : résorption osseuse et augmentation de la phosphaturie. Ce syndrome se différencie de l'hyperparathyroïdie primaire par la valeur effondrée de PTH native, et une calcitriolémie basse (du fait de l'absence d'activation par la PTHrp de la un-alpha hydroxylase tubulaire rénale).*

2. Autres causes d'hypercalcémie d'origine osseuse

- **Hypervitaminose A :** à des doses supérieures à 50 000 UI par jour, l'acide rétinoïque augmente la résorption osseuse ;
- **Hyperthyroïdie :** elle s'accompagne d'hypercalcémie modérée dans 15 à 20 % des cas par augmentation de la résorption osseuse ;
- **Immobilisation prolongée complète :** L'hypercalcémie est secondaire au découplage entre la résorption osseuse élevée et la formation osseuse effondrée, liée à l'absence de contrainte mécanique.

C. Hypervitaminose D

- L'hypercalcémie est avant tout liée à une augmentation de l'absorption digestive de calcium par augmentation du calcitriol. La PTH est basse et la calciurie élevée.
- **L'hypervitaminose D exogène** : l'administration de calcitriol (ROCALTROL®, UN-ALFA®) ou de vitamine D2 ou D3 naturelle (STEROGYL®, UVEDOSE®, ZYMAD®) ou de vitamine D3 25-hydroxylé (DEDROGYL®), provoque une hypercalcémie par augmentation de l'absorption intestinale. L'arrêt du calcitriol guérit l'hypercalcémie en deux jours, au besoin en y associant une hydratation large. Avec les vitamines D naturelles, la régression de l'hypercalcémie peut prendre plusieurs jours et nécessiter un traitement temporaire par glucocorticoïdes et hydratation ;
- augmentation de la **production endogène extra-rénale de calcitriol** au cours des maladies granulomateuses (les macrophages des granulomes ont une activité 1-hydroxylase) : **sarcoïdose, tuberculose**, coccidioïdomycose, histoplasmose, lymphomes de Hodgkin ou non hodgkiniens).

D. Autres causes

- Les **diurétiques thiazidiques** : ils diminuent la calciurie en favorisant la réabsorption du calcium par le tube contourné proximal, en réponse à l'hypovolémie. Cette propriété est utilisée chez les patients hypercalciuriques et lithiasiques. L'hypercalcémie sous thiazidiques démasque forcément une pathologie sous-jacente (hyperparathyroïdie primaire frustre, intoxication à la vitamine D, sarcoïdose...).

- **prise excessive de calcium *per os* (syndrome des buveurs de lait)** : uniquement en cas d'insuffisance rénale limitant l'élimination du calcium en excès par le rein.
- l'**acromégalie** : l'hormone de croissance induit une augmentation de la synthèse du calcitriol.

IV. Traitement des hypercalcémies

- **Principe** : abaisser la calcémie et début du traitement étiologique si possible (parathyroïdectomie, chimiothérapie, corticothérapie...).
- Dans tous les cas, les traitements inducteurs ou à risque doivent être arrêtés : calcium et vitamine D, diurétiques (thiazidiques), lithium, digitaliques.
- L'hypercalcémie sévère symptomatique est une urgence thérapeutique. Son traitement commence toujours par une réhydratation.

A. Traitement de l'hypercalcémie aiguë sévère symptomatique (> 3 mmol/L)

- Perfusion de **soluté salé isotonique** pour corriger la déshydratation extra-cellulaire et diminuer la calcémie (effet pro-calciuriant) en bloquant le mécanisme d'entretien de l'hypercalcémie.

  [Si la réexpansion du volume extra-cellulaire par le soluté salé isotonique reste la première approche incontournable du traitement de l'hypercalcémie sévère, la diurèse forcée au furosémide n'est plus recommandée voire déconseillée dans certaines situations (myélome)].

- Inhibition de la résorption osseuse : la plupart des hypercalcémies aiguës sévères ont une participation osseuse (hypercalcémie d'origine maligne, hyperparathyroïdie primaire en particulier) et sont donc sensibles à un traitement anti-ostéoclastique par biphosphonates. La durée d'action varie de quelques jours à quelques semaines.
  - Exemple :
    - pamidronate 30 mg si calcémie inférieure à 3 mmol/L ;
    - pamidronate 60 mg si calcémie comprise entre 3 et 3,5 mmol/L ;
    - pamidronate 90 mg si calcémie supérieure à 3,5 mmol/L.
- L'**administration de calcitonine** n'est pratiquement plus utilisée pour traiter les hypercalcémies car l'effet est très transitoire.
- **Diminution de l'absorption digestive de calcium par glucocorticoïdes** (prednisone 10 à 20 mg par jour). Ce traitement est préférentiellement adapté aux hypercalcémies des myélomes et des hémopathies, et des hypercalcémies granulomateuses (sarcoïdose en particulier).
- **Dialyse dans les formes graves**, surtout en cas d'insuffisance rénale, avec bain de dialyse pauvre en calcium. Le principal intérêt est un effet rapide.
- L'hypercalcémie subaiguë sévère associée au **carcinome parathyroïdien** relève d'un traitement spécifique par **calcimimétique** (Cinacalcet).

B. Traitement étiologique

- Le traitement de la cause doit être privilégie (arrêt d'une intoxication vitaminique, traitement d'un cancer, d'une affection endocrinienne, exérèse d'un adénome parathyroïdien, remobilisation...) cf. « pour en savoir plus ».

HYPOCALCÉMIE (ITEM 267)

Rang	Rubrique	Intitulé	Descriptif
A	Définition	Savoir dans quelles circonstances doit être prescrite une calcémie et définir l'hypocalcémie	Seuil, interprétation en fonction de l'albuminémie, calcémie ionisée
B	Éléments physiopathologiques	Comprendre les mécanismes de l'hypocalcémie	
A	Diagnostic positif	Connaître les principaux signes cliniques associés à l'hypocalcémie	
B	Examens complémentaires	Connaître les principales anomalies ECG associées à l'hypocalcémie	Espace QT et risque de troubles du rythme
A	Examens complémentaires	Connaître les principaux examens complémentaires utiles au diagnostic étiologique de l'hypocalcémie	
A	Étiologies	Connaître les principales étiologies des hypocalcémies (arbre diagnostique)	Insuffisance rénale chronique, hypoparathyroïdie post chirurgie, post radiothérapie
A	Prise en charge	Connaître les principes du traitement des hypocalcémies	Connaître les principes de l'administration d'une supplémentation en calcium et en vitamine D

I. Introduction - définition

- L'hypocalcémie est une anomalie métabolique peu fréquente.
- Il faut distinguer l'hypocalcémie vraie, avec diminution du calcium ionisé (fraction régulée), des fausses hypocalcémies par diminution de la fraction liée aux protéines. En effet, plus de 40 % du calcium sérique est lié aux protéines, principalement à l'albumine. Une hypoalbuminémie (par exemple au cours du syndrome néphrotique, de la dénutrition ou de l'insuffisance hépatocellulaire) conduit à une diminution du calcium total, mais sans diminution du calcium ionisé. Le bilan d'une hypocalcémie doit donc toujours comporter un dosage du calcium ionisé et un dosage d'albuminémie.
- L'hypocalcémie totale est définie par une concentration plasmatique inférieure à 2,20 mmol/L, une hypocalcémie ionisée par une concentration inférieure à 1,15 mmol/L. En cas d'hypoalbuminémie, la calcémie corrigée est donnée par la formule suivante : Ca corrigée = (40 – albumine) × 0,025 + Ca total.
- L'expression clinique des hypocalcémies est très variable selon sa profondeur et sa vitesse d'installation.
- La concentration de calcium ionisé est régulée par deux facteurs circulants : l'hormone parathyroïdienne (PTH) et la vitamine D active (calcitriol). La sécrétion de PTH par les glandes parathyroïdes dépend de la stimulation ou non du récepteur sensible au calcium exprimé à la membrane de leurs cellules : la stimulation du récepteur freine la sécrétion de PTH. La PTH agit en mobilisant le calcium de la phase minérale osseuse, et en augmentant la réabsorption tubulaire de calcium (anse de Henle et tube contourné distal). La PTH inhibe la réabsorption du phosphate, et stimule la synthèse de calcitriol dans le tube proximal. Lequel calcitriol (métabolite actif de la vitamine D) augmente l'absorption digestive de calcium et de phosphore.

II. Symptomes

- Ils sont corrélés avec la profondeur de l'hypocalcémie et sa rapidité d'installation :
  - Les **manifestations neuromusculaires** spontanées sont au premier plan :
    - paresthésies distales
    - crampes musculaires
    - spasmes laryngés
    - tétanie voire convulsions.
  - Les troubles des fonctions supérieures.
  - Les **manifestations cardiaques : élargissement de l'intervalle QT** (figure 1) pouvant se compliquer d'un bloc auriculo-ventriculaire voire d'une fibrillation ventriculaire ;

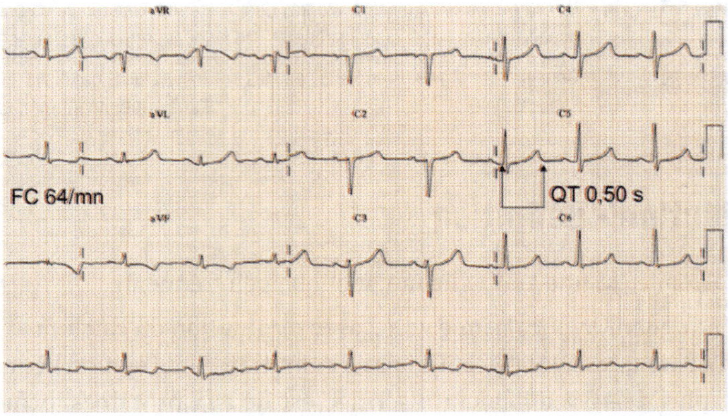

Figure 1. **Élargissement de l'espace QT (500 mS/fréquence cardiaque à 64/min)**

- Deux signes provoqués assez spécifiques de l'hypocalcémie peuvent être recherchés :
  - le signe de Chvostek est une contraction faciale déclenchée par la percussion du nerf facial en-dessous de l'os zygomatique ;
  - le signe de Trousseau est le déclenchement d'une flexion du poignet et des articulations métacarpo-phalangiennes, les doigts en hyper-extension et flexion du pouce (main d'accoucheur ; figure 2) par l'occlusion de l'artère brachiale (à l'aide d'un brassard maintenu au-dessus de la pression systolique pendant 3 minutes).

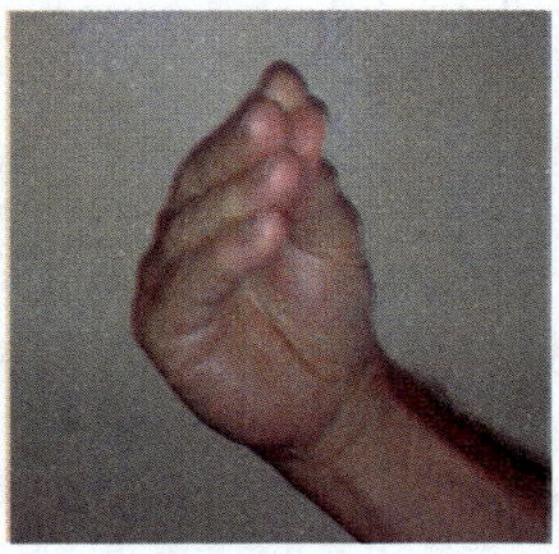

Figure 2. **Signe de Trousseau**

III. Causes d'hypocalcémie chronique

- L'hypocalcémie survient lorsque la perte nette de calcium depuis le compartiment extracellulaire excède l'apport de calcium en provenance de l'intestin ou de l'os.
- L'hypocalcémie résulte donc :
  - **soit d'une augmentation des pertes de calcium** (dépôts dans les tissus, transfert osseux, pertes urinaires, chélation intra vasculaire),
  - **soit d'une diminution des entrées de calcium** dans la circulation (malabsorption intestinale, diminution de la résorption osseuse).
- En raison de la très grande quantité de calcium stockée dans l'os, qui peut être mobilisée pour maintenir la calcémie normale (au prix d'une perte minérale osseuse), une hypocalcémie chronique ne peut survenir que s'il existe une anomalie de la production ou de l'action cellulaire soit de PTH, ou encore en cas de carence profonde en vitamine D.
- **Le raisonnement devant une hypocalcémie** s'appuie sur quelques examens biologiques simples (voir tableau) :
  - **calcium total** ;
  - **calcium ionisé et/ou albuminémie** ;
  - **phosphate sérique** ;
  - **parathormone (PTH) plasmatique** ;
  - **vitamine D (25 OH vitamine D) et calcitriolémie (1,25 OH vitamine D)** ;
  - **calciurie des 24 h.**
- Le premier élément de la démarche diagnostique consiste à distinguer l'hypocalcémie liée à la PTH (hypocalcémie parathyroïdienne) de celle indépendante de la PTH (extra parathyroïdienne). L'hypocalcémie d'origine parathyroïdienne s'accompagne d'une concentration basse ou « anormalement normale » de PTH, alors que les hypocalcémies indépendantes de la PTH s'accompagnent d'une stimulation de la sécrétion parathyroïdienne (réponse adaptée à l'hypocalcémie).

Tableau 1 : **Principales causes d'hypocalcémie chronique et présentation biologique**

Causes	Calcémie totale	Calcémie ionisée	PTH	Phosphatémie	25 OH Vit D	1-25 OH Vit D	Calciurie
Pseudo-hypocalcémie	↓	N	N	N	N	N	N
Causes à PTH normale ou basse (inadapté)							
Hypoparathyroïdie	↓	↓	N ou ↓	↑↑	N	N ou ↓	↓
Causes à PTH élevée (adapté)							
Carence en vitamine D	↓	↓	↑	↓	↓	↓	↓
IR Chronique avancée	↓	↓	↑	N ou ↑	N	↓	↓

A. Hypoparathyroïdie

- La diminution primitive de la PTH a pour conséquences une hypocalcémie et une hyperphosphatémie (Pi > 1,4 mmol). La calciurie dépend de la charge filtrée de calcium (qui baisse avec la calcémie) et de la réabsorption tubulaire de calcium (qui est stimulée par la PTH et inhibée via le récepteur du calcium tubulaire). Au cours de l'hypoparathyroïdie, l'effet net est une calciurie basse, mais qui augmente de façon très importante dès lors que le patient reçoit un traitement vitamino-calcique.

Causes d'hypoparathyroïdie

- **Acquise :**
  - post-chirurgicale (la plus fréquente) : suites d'une chirurgie parathyroïdienne, thyroïdienne ou cervicale radicale pour des cancers ORL ;
  - hypomagnésémie profonde (< 0,5 mmol/L) qui freine la synthèse de PTH et surtout rend ses organes cibles résistants à son action ;
  - infiltration du tissu parathyroïdien (rare) : amylose, granulome, cancer métastatique.
- **Génétique** (rare : variation génétique sur le gène codant pour la PTH ou des facteurs de transcription le régulant) ;
- Le diagnostic différentiel est l'**hypocalcémie hypercalciurique familiale**, secondaire à une mutation activatrice du récepteur sensible au calcium. La calciurie élevée permet de la distinguer des autres formes d'hypocalcémie à PTH basse (tableau 1).

B. Carence en vitamine D

- La vitamine D est une vitamine **liposoluble** dérivée du cholestérol, provenant soit de l'alimentation, soit de la peau après exposition aux UV. La vitamine D native est inactive. Elle doit subir une **double hydroxylation**, tout d'abord hépatique (25 OH vitamine D ou calcidiol), puis rénale (1,25 OH vitamine D ou calcitriol). La forme active de vitamine D est le calcitriol. Le calcidiol et le calcitriol peuvent être inactivés par hydroxylation en position 24 dans les cellules cibles.
- En cas de déficit en vitamine D native ou active, la calcémie est maintenue normale grâce à une stimulation de la synthèse de PTH (hyperparathyroïdie secondaire). Si les apports calciques sont insuffisants, l'hypocalcémie peut toutefois apparaître.

1. Les principales causes de déficit en vitamine D native sont :

- un apport alimentaire insuffisant (enfant) ;
- une exposition insuffisante aux UV ;
- une malabsorption des graisses (au cours de l'insuffisance pancréatique exocrine en particulier).

2. Certains médicaments peuvent interagir avec le métabolisme de la vitamine D :

- une diminution de la 25-hydroxylation hépatique de la vitamine D (par certaines anti-protéases par exemple) ;
- une augmentation de l'inactivation par 24-hydroxylation hépatique (certains anticonvulsivants, corticoïdes).

Les hypocalcémies liées à une hypovitaminose D sont classiquement associées à une hypophosphatémie, à l'exception de l'insuffisance rénale chronique avancée. La carence chronique en vitamine D se complique d'ostéomalacie.

C. Insuffisance rénale chronique

- Au cours de la maladie rénale chronique, la **1α-hydroxylation** du calcidiol en calcitriol (qui a normalement lieu dans le tube proximal) diminue. Mais il existe d'autres sites hydroxylation. Dans les faits, la calcémie reste le plus souvent normale jusqu'à un stade préterminal en raison de l'hyperparathyroïdie secondaire.

IV. Causes d'hypocalcémie aiguë

L'hypocalcémie aiguë est le plus souvent la conséquence d'une mobilisation du calcium circulant, soit par précipitation, soit par transfert.

- Précipitation du calcium
  - **Intra-vasculaire** :
    - chélation par du phosphate intracellulaire libéré au cours lors de la **rhabdomyolyse** ou d'une **lyse tumorale** ;
    - chélation d'origine **iatrogène** (citrate au cours de transfusion massive de sang ou de plasma citraté, surtout en cas d'insuffisance hépatique par diminution du catabolisme du citrate), foscarnet, phosphate... ;
  - **Tissulaire** dans les tissus nécrosés (pancréatite aiguë, rhabdomyolyse).
- Transfert du calcium
  - **Syndrome dit de « l'os affamé »** (*hungry-bone disease*) qui survient après parathyroïdectomie pour hyperparathyroïdie primitive ou tertiaire et beaucoup plus rarement après thyroïdectomie chez des patients hyperthyroïdiens, ou lors de la reprise d'une activité physique après une immobilisation prolongée ;
  - **Alcalose respiratoire aiguë** qui augmente la liaison du calcium à l'albumine, et réduit donc la concentration de calcium ionisé, sans modifier la calcémie totale.

  Ceci explique les troubles neuromusculaires apparaissant au cours de la « spasmophilie », l'hyperventilation entrainant une alcalose ventilatoire à l'origine d'une hypocalcémie ionisée aiguë.

Toutes ces causes d'hypocalcémie aiguë s'accompagnent d'une **PTH élevée**, adaptée à l'hypocalcémie (hyperparathyroïdie secondaire) **à l'exception de l'hypocalcémie post-parathyroïdectomie**, où l'hypocalcémie transitoire est souvent de mécanisme mixte, par transfert intra osseux de calcium (syndrome de l'os affamé) mais également par sidération des parathyroïdes restantes (hypoparathyroïdie transitoire).

V. Traitement

Lorsque la cause est accessible à un traitement, la prise en charge est d'abord étiologique. Le traitement symptomatique comporte :

- **Apport de calcium *per os*** (carbonate de calcium) : 500 mg à 1,5 g/jour en dehors des repas (administré au cours d'un repas, il se lierait aux phosphates alimentaires et à l'oxalate pour former des sels insolubles et inabsorbables dans l'intestin). La dose est limitée à 500 mg par jour en cas d'insuffisance rénale chronique.
- **Apport de calcium parentéral** (gluconate de calcium ou chlorure de calcium) : en cas d'hypocalcémie symptomatique.
- **Correction d'une hypomagnésémie** le cas échéant.
- **Correction d'une carence en vitamine D** : apports en vitamine D, sous forme de vitamine D_2 (ergocalciférolStérogyl®) ou de vitamine D_3 (cholécalciférol, Uvedose®).
- **Apport de vitamine D hydroxylé en position 1** en cas d'insuffisance rénale chronique : 1-α OH-vitamine D (Un-Alfa®) ou 1,25- $(OH)_2$- vitamine D (Rocaltrol®). Ce traitement n'est pas approprié en cas d'hyperphosphatémie.
- **Considérations thérapeutiques particulières.**
- **Au cours de l'hypoparathyroïdie**, le traitement repose sur l'administration combinée de calcium et de vitamine D active (Un Alfa® ou Rocaltrol®). L'objectif de ce traitement est d'atteindre la valeur de calcémie minimale pour laquelle le patient est asymptomatique, mais non d'obtenir une normocalcémie, qui ne pourrait se faire qu'au prix d'une hypercalciurie massive exposant au risque de lithiase urinaire et de néphrocalcinose.
- **Au cours de la rhabdomyolyse**, la correction de l'hypocalcémie doit être prudente, car il existe au cours de la récupération des lésions tissulaires un risque d'effet rebond rebond (hypercalcémie par mobilisation des dépôts calciques musculaires).

POUR EN SAVOIR PLUS :

I. Hypercalcémie

A. Étiologies

- **En cas d'hyperplasie parathyroidienne**, il faut rechercher une **atteinte endocrinienne multiple** (Néoplasie endocrinienne multiple ou NEM) :
  - **NEM de type 1** (Syndrome de Werner, autosomique dominant), par mutation du gène *MEN1* (codant pour la ménine) associant hyperparathyroïdie primaire (toujours présente), tumeurs endocriniennes pancréatiques tels l'insulinome ou le gastrinome (Zollinger Ellison) et tumeurs hypophysaires (adénome à prolactine...).
  - **NEM de type 2a** (Syndrome de Sipple, autosomique dominant), par mutation du gène *RET*, associe hyperparathyroïdie primaire (inconstante), cancer médullaire de la thyroïde et phéochromocytome.
- L'**hypercalcémie familiale bénigne** (ou hypercalcémie hypocalciurique familiale) est très rare. Elle constitue le principal diagnostic différentiel de l'hyperparathyroïdie primaire, car elle associe une hypercalcémie modérée à une PTH normale ou discrètement élevée, inadaptée à la valeur de calcémie. Elle est en rapport avec une mutation inhibitrice du récepteur sensible au calcium au niveau parathyroïdien et rénal. Le principal élément discriminant est la calciurie basse (EF < 1 %). Elle ne nécessite aucune prise en charge thérapeutique.

B. Traitement étiologique des hypercalcémies :

- Le traitement de la cause doit être privilégie (arrêt d'une intoxication vitaminique, traitement d'un cancer, d'une affection endocrinienne, exérèse d'un adénome parathyroïdien, remobilisation...)

1. Hyperparathyroïdie primaire

- Le **traitement chirurgical** (adénomectomie parathyroïdienne) est recommandé dans les situations suivantes :
  - Âge < ECG 0 ans
  - Hypercalcémie > 2,75 mmol/L
  - Calciurie > 10 mmol/24 h
  - Insuffisance rénale (DFG < 60 ml/min/1,73 m^2) attribuable à l'hyperparathyroïdie primaire
  - Atteinte osseuse (perte minérale osseuse ou ostéite fibrokystique)
- Pour les **patients inopérables**, un traitement médical par biphosphonates et/ou cinacalcet (agoniste du récepteur sensible au calcium ou calcimimétique) peuvent être proposés. Le cinacalcet est efficace sur la calcémie, les biphosphonates sur l'atteinte osseuse.
- **Pour les patients asymptomatiques**, une simple surveillance peut être proposée.
- Dans les **formes hyperplasiques** (sporadique, hyperparathyroïdies tertiaires, NEM...), une parathyroïdectomie subtotale (7/8e) est nécessaire.

2. Sarcoïdose

- Lorsque l'hypercalcémie est le seul symptôme de la maladie, une corticothérapie est proposée suivant le schéma suivant :
  - 0,3 à 0,5 mg/Kg/j pendant 1 mois, puis diminution de 5 mg/j chaque semaine jusqu'à 5 mg/j, maintenu en plateau pendant 12 mois. L'hypercalcémie disparaît en 3 à 5 jours, l'hypercalciurie en 7 à 10 jours.
  - En cas de récidive à l'arrêt (30 % des cas), le traitement est repris suivant un schéma identique.

3. Hyperparathyroïdie tertiaire (contexte d'insuffisance rénale chronique)

- Parathyroïdectomie subtotale, calcimimétique.

II. Hypocalcémie

A. Étiologies des hypocalcémies

B. Pseudo-hypoparathyroïdie

- C'est une cause génétique **très rare d'hypocalcémie**, révélée dans l'enfance et caractérisée par une résistance périphérique à l'action de la PTH. Le tableau biologique est celui de l'hypoparathyroïdie (hypocalcémie, hyperphosphatémie, hypocalcitriolémie) mais avec une PTH très élevée (tableau 1).

Fiche flash

Hypercalcémie

I. Diagnostic positif (calcémie normale = 2,20 à 2,6 mmol/L)

- Hypercalcémie = Calcémie totale > 2,6 mmol/L (à corriger si hypo ou hyper-protidémie)
- Calcul de la calcémie totale corrigée (Ca cor) = Ca obs + (40-albuminémie) × 0,025
- Demander dosage de calcémie ionisée (Ca^{++}): Nle = 1,15-1,35 mmol/L, > 1,35 mmol/L
- Ca^{++} varie avec le pH : augmentée par l'acidose, diminuée par alcalose

II. Signes cliniques de l'hypercalcémie

A. Hypercalcémie aiguë

1. Troubles digestifs : anorexie, nausées, vomissements (calcémie > 3 mmol/L).
2. Troubles neuropsychiques : asthénie, troubles de l'humeur, confusion, hallucinations, coma (hypercalcémie sévère).
3. Troubles cardio-vasculaires aigus : HTA, diminution du QT, troubles du rythme.
4. Dysfonctions tubulaires rénales : polyuro-polydipsie, déshydratation extracellulaire, IRA fonctionnelle.

B. Hypercalcémie chronique

1. Lithiases rénales (hyperparathyroïdie primaire).
2. En cas d'hypercalciurie prolongée risque de néphrocalcinose, ou de complications cardio-vasculaires (dépôts calciques sur les artères coronaires, les valves).

III. Causes des hypercalcémies

A. Hyperparathyroïdie primaire (PTH normale ou haute, hypophosphorémie)

B. Les hypercalcémies d'origine osseuse

1. Hypercalcémie des affections malignes, cancers et hémopathie
   - Les **hypercalcémies humorales** par sécrétion de PTHrP
   - **Métastases osseuses** (lytiques ou mixtes) cancers du sein, rein, poumon, thyroïde, testicule
   - **Myélome,** lymphomes non Hodgkinien
2. Autres causes d'hypercalcémie d'origine osseuse
   - **Hypervitaminose A**
   - **Hyperthyroïdie**
   - **Immobilisation prolongée complète**

C. Hypervitaminose D

- exogène : administration de calcitriol ou de vitamines D2 ou D3, et autres granulomatoses
- endogène (granulomatose) : sarcoïdose, **tuberculose**
- Autres causes
  - Prise excessive de calcium *per os* (risque ++ si insuffisance rénale)
  - Diurétiques thiazidiques (diminution de la calciurie).
  - Acromégalie

IV. Traitement des hypercalcémies

A. Principes du traitement symptomatique : abaisser la calcémie et traitement étiologique si possible (parathyroïdectomie, chimiothérapie, corticothérapie…)

Hypercalcémie sévère = Urgence thérapeutique.

- Augmentation de l'élimination urinaire du calcium
  - **Expansion du volume extracellulaire par du soluté salé isotonique à 9 g/L.**
- Diminution de l'absorption intestinale du calcium
  - Glucocorticoïdes (10 à 20 mg de prednisone par jour)
  - Phosphore *Per Os*
- Inhibition de la résorption osseuse
  - Bisphosphonates (pamidronate, Arédia®) 30 à 90 mg en 4 heures dans 500 ml de soluté salé à 9 g/L, action différée de 48 heures et prolongée
  - Calcitonine : 4 unités/kg/12 heures par voie S/C
- Hémodialyse en urgence (notamment si anurie et /ou hypercalcémie sévère)

B. Stratégies thérapeutiques en fonction de l'étiologie

- Hyperparathyroïdie primaire : parathyroïdectomie
- Sarcoïdose : glucocorticoïdes
- Myélome, hémopathies, traitement spécifique (après réhydratation et biphosphonates)

Hypocalcémie

I. Diagnostic positif

- **Hypocalcémie = Calcémie totale < 2,2 mmol/L** (à corriger si hypo ou hyper-protidémie)
- Calcul de la calcémie totale corrigée = Ca obs + (40-albuminémie) × 0,025
- Demander dosage de calcémie ionisée (Ca^{++}) : Nle = 1,15-1,35 mmol/L
- Ca^{++} varie avec le pH : augmentée par l'acidose, diminuée par alcalose

II. Manifestations de l'hypocalcémie

A. Spécificités cliniques de l'hypocalcémie aiguë

- Troubles neuro-musculaires : paresthésies, crampes, spasmes laryngés, tétanie, convulsions, nausées, vomissements (calcémie > 3 mmol/L), signes de Chvostek et de Trousseau
- Troubles cardiaques : élargissement espace QT, BAV, fibrillation ventriculaire
- Orientation diagnostique devant une hypocalcémie : repose sur les dosages de PTH – phosphatémie – calciurie

B. Causes d'hypocalcémie chronique

- Hypoparathyroïdie post chirurgicale (PTH basse et hyperphosphatémie, contexte : thyroïdectomie)
- Carence en vitamine D - malabsorption digestive (PTH élevée et hypophosphatémie)
- Insuffisance rénale chronique (PTH élevée et hyperphosphatémie)
- Autres causes (rares) :
  - Pseudohypoparathyroïdie (PTH élevée, hyperphosphatémie)
  - Hypoparathyroïdie primitive (génétique)
  - Hypocalcémie hypercalciurique familiale (mutation activatrice du récepteur du calcium : PTH normale basse et hypercalciurie)

C. Causes d'hypocalcémie aiguë

- Précipitation intra-vasculaire (iatrogène tel citrate, syndrome de lyse)
- Précipitation intra tissulaire (pancréatite aiguë, rhabdomyolyse)
- Transfert (alcalose aiguë, syndrome de l'os affamé)

III. Traitement des hypocalcémies

- Traitement de la cause si possible tel l'arrêt d'un traitement, la correction d'une carence en vitamine D ou d'une hypomagnésémie

A. Traitement symptomatique

- Calcium *per os* (carbonate de calcium) : 500 mg à 1,5 g /jour en dehors des repas (500 mg/j seulement si insuffisance rénale chronique)
- Calcium parentéral (gluconate de calcium ou chlorure de calcium) en cas d'hypocalcémie sévère symptomatique (Attention à éviter l'extravasation)

B. Cas particuliers

- Insuffisance rénale chronique
  - Apport de vitamine D hydroxylé en position 1 (Un-Alfa®) ou 1,25 (Rocaltrol®)
  - Apport de calcium
  - Sous réserve d'absence d'hyperphosphatémie importante
- Hypoparathyroïdie
  - Apport de vitamine D hydroxylé en position 1 (Un-Alfa®) ou 1,25 (Rocaltrol®)
  - Apport de calcium
  - En surveillant la calciurie (risque hypercalciurie important)
- Rhabdomyolyse
  - Apport de calcium uniquement si symptomatique (risque d'hypercalcémie rebond)

HYPERCALCÉMIE - HYPOCALCÉMIE – ITEMS 268 ET 267

Q1. Parmi le (les) signe(s) suivant(s), lequel(s) évoque (nt) une hypercalcémie ?

A. Nausées, vomissements
B. Confusion
C. Augmentation de l'espace QT
D. Polyuro-polidipsie
E. Signe de Chvostek

Q2. Quelles situations peuvent s'accompagner d'une hypocalcémie aiguë ?

A. Rhabdomyolyse
B. Transfusion sanguine
C. Coma myxoedémateux
D. Pancréatite aiguë
E. Acidose aiguë

Q3. On vous appelle pour analyser le bilan phosphocalcique d'une femme de 55 ans :

- Calcémie = 2,72 mmol/L
- Albuminémie = 40 g/L
- Phosphatémie = 0,68 mmol/L
- PTH = 65 ng/L (Nle = 15-65)
- 25 (OH) vitamine D = 32 ng/mL (Nle : 30-100)
- DFG estimé = 90 mL/min/1,73 m^2

Quel(s) diagnostic(s) évoquez-vous ?

A. Sarcoïdose
B. Hyperparathyroïdie primaire
C. Hyperparathyroïdie secondaire
D. Tumeur sécrétant la PTH-RP
E. Immobilisation prolongée

Q4. Parmi les situations suivantes, quelle(s) est (sont) celle(s) où la calcémie et la phosphatémie varient en sens inverse ?

A. Hypervitaminose D
B. Carence en vitamine D
C. Hyperparathyroïdie primaire
D. Hyperparathyroïdie secondaire
E. Immobilisation prolongée

Q5. Dans quelles situations une hypercalcémie s'accompagne d'une élévation du calcitriol ?

A. Hypercalcémie du myélome
B. Hyperparathyroïdie primaire
C. Hypercalcémie humorale maligne
D. Hyperthyroïdie
E. Hypercalcémie au cours d'une granulomatose

Chapitre 7

Item 260

Hématurie

N° 260 Hématurie

OBJECTIFS

- Argumenter les principales hypothèses diagnostiques et justifier les examens complémentaires pertinents

Rang	Rubrique	Intitulé	Descriptif
A	Définition	Connaître la définition d'une hématurie	
B	Éléments physiopathologiques	Connaître les principaux mécanismes des hématuries	
A	Diagnostic positif	Diagnostiquer une hématurie microscopique et une hématurie macroscopique	
B	Diagnostic positif	Connaître la valeur localisatrice d'une hématurie macroscopique	
B	Examens complémentaires	Connaître les principaux examens complémentaires à prescrire devant une hématurie	
B	Contenu multimédia	Exemples typiques de causes fréquentes d'hématurie en imagerie	
A	Contenu multimédia	Photographies d'un exemple typique d'hématurie macroscopique	
A	Contenu multimédia	Photographies d'une bandelette urinaire	
A	Étiologies	Principales étiologies des hématuries néphrologiques chez l'adulte et l'enfant	
A	Étiologies	Principales étiologies des hématuries urologiques chez l'adulte et l'enfant	
A	Diagnostic positif	Arbre diagnostique des hématuries	
A	Identifier une urgence	Savoir identifier une hématurie macroscopique caillotante et ses signes de gravité	
B	Prise en charge	Connaître les éléments de prise en charge d'une hématurie caillotante	

I. Définition

- L'hématurie est définie par la présence anormale de sang dans les urines visible ou non à l'œil nu.
- Non visible, elle doit être recherchée sur les urines du matin, fraichement émises après toilette génitale.
- Visible, elle est à distinguer de la méno-métrorragie et de l'urétrorragie.
- En raison de la fréquence des faux positifs, l'hématurie doit être confirmée par un examen cytologique quantitatif des urines.

II. Éléments physiopathologiques

- Les hématuries urologiques correspondent à une lésion anatomique mettant en communication des vaisseaux sanguins et la lumière de la voie excrétrice urinaire (du fond d'un calice jusqu'à l'urètre).
- Les hématuries néphrologiques sont dues à un passage d'hématies à travers la membrane basale glomérulaire altérée par des lésions d'origine congénitale ou acquise.

III. Diagnostic d'une hématurie

- **L'hématurie macroscopique** est définie par une coloration des urines rosée, rouge ou brunâtre visible à l'œil nu. (Figure 1).
- L'examen cytologique quantitatif des urines permet d'éliminer les **fausses hématuries macroscopiques (absence de globules rouges)**. Une coloration rouge des urines peut être la conséquence d'une hémoglobinurie (hémolyse), d'une myoglobinurie (rhabdomyolyse), d'une porphyrie, d'une prise médicamenteuse (métronidazole, rifampicine), ou d'une consommation de betteraves.
- **L'hématurie microscopique** n'est pas visible à l'œil nu. Elle est dépistée par la bandelette urinaire (Figure 2). Elle est définie à l'examen cytologique des urines par la présence de plus de 10 hématies/mm^3 (ou de plus de 10 000 hématies/ml). Cet examen permet aussi de mettre en évidence la présence de cylindres hématiques ou d'hématies déformées, qui oriente alors vers une hématurie d'origine glomérulaire.
- Le dépistage d'une hématurie microscopique par une bandelette urinaire est effectué :
  - de façon systématique (médecine du travail, médecine préventive) ;
  - au cours de l'enquête étiologique d'une hypertension artérielle, d'une protéinurie, d'œdèmes des membres inférieurs, d'une insuffisance rénale ;
  - chez un patient ayant des antécédents de néphropathie familiale, une maladie systémique, un tabagisme actif ou ancien…

Qu'elle soit macroscopique ou microscopique, son origine est soit urologique, soit néphrologique (parenchymateuse). Il s'agit d'une distinction un peu arbitraire faisant référence au circuit de prise en charge d'un patient hématurique en fonction de son mode de présentation, des signes associés et des facteurs de risque de certaines pathologies notamment néoplasiques ou glomérulaires.

IV. Valeur localisatrice d'une hématurie macroscopique

- Une hématurie macroscopique d'origine **néphrologique** est totale, sans douleur, sans caillots, sans brûlures mictionnelles. à distance de l'épisode macroscopique, l'origine néphrologique (souvent glomérulaire) est confirmée par la présence d'une hématurie microscopique à la bandelette urinaire souvent associée à une protéinurie.
- Une hématurie macroscopique d'origine **urologique** peut être isolée ou accompagnée de douleurs, de caillots, de brûlures mictionnelles. Elle est soit initiale (uréthro-cervico-prostatique), soit terminale (vésicale, prostatique), soit totale (totalité de l'arbre urinaire).

V. Examens complémentaires devant une hématurie

- En cas d'orientation vers une origine néphrologique (parenchymateuse) :
  - cytologie quantitative des urines ; recherche de cylindres hématiques ou d'hématies déformées, témoin de l'origine glomérulaire de l'hématurie ;
  - protéinurie ;
  - créatininémie et DFG estimé ;
  - échographie rénale en vue d'une biopsie rénale.
- En cas d'orientation vers une origine urologique : rechercher en premier lieu une tumeur de l'épithélium urinaire :
  - examen cytobactériologique des urines (ECBU) : cytologie et recherche d'infection ;
  - cytologie des urines : hématies, leucocytes, cellules épithéliales, cristaux, cylindres, cellules néoplasiques ;
  - échographie des voies urinaires (reins, vessie, prostate) ;
  - uroscanner ou uroIRM ;
  - urétrocystoscopie vésicale avec biopsies ;
  - urétéroscopie.

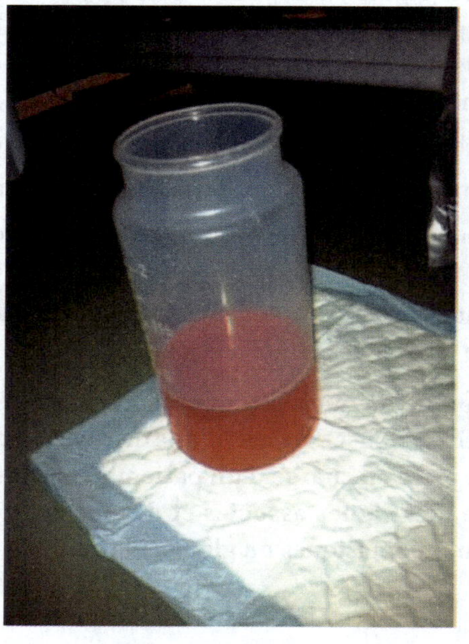

Figure 1. **Hématurie macroscopique**

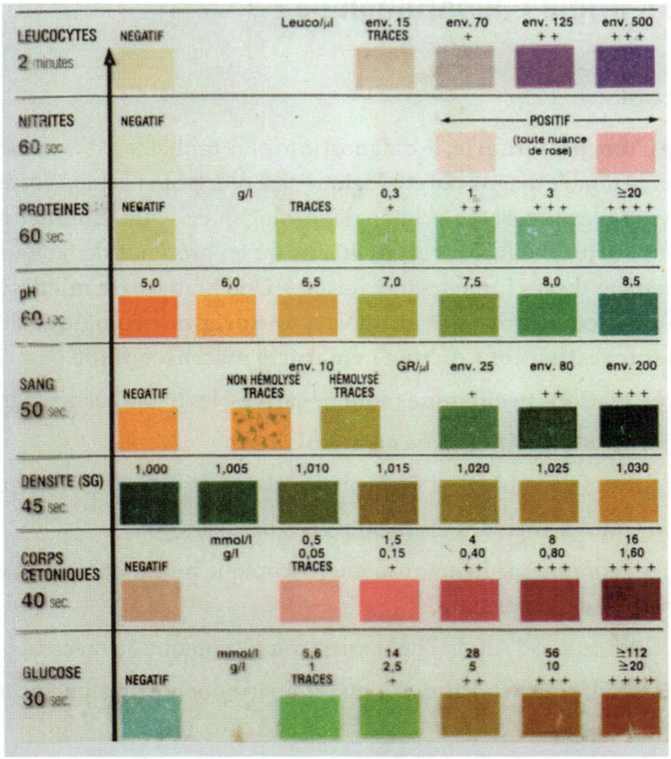

Figure 2. **Bandelette urinaire**

VI. Étiologie des hématuries chez l'adulte et chez l'enfant

Qu'elle soit microscopique ou macroscopique, une hématurie peut être de cause bénigne ou maligne.

Le raisonnement diagnostique et étiologique d'une hématurie nécessite un interrogatoire et un examen clinique approfondis et des examens complémentaires adaptés selon le contexte clinique.

L'arbre diagnostique est indiqué dans la Figure 3.

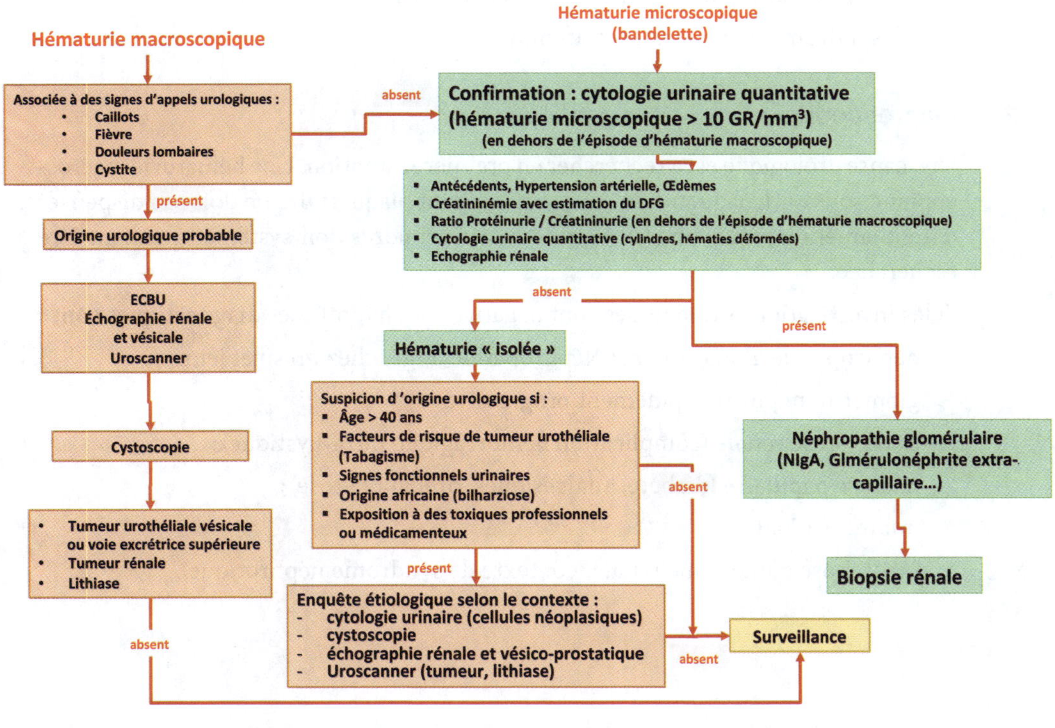

Figure 3. **Arbre décisionnel. Conduite à tenir devant une hématurie**

Hématurie d'origine néphrologique

1. Microscopique

- **Associée à une protéinurie,** le diagnostic le plus probable est celui de néphropathie glomérulaire dont le diagnostic étiologique sera précisé par la biopsie rénale (tableau 1) **isolée**, avant d'évoquer une origine néphrologique, il faut éliminer une tumeur de l'épithélium urinaire, surtout après 40 ans ou en présence de facteurs de risque de développement de ces tumeurs (tabagisme). **Une hématurie microscopique isolée associée à des conditions orientant vers une origine urologique doit déclencher les mêmes investigations qu'une hématurie macroscopique.**
- **Si les investigations urologiques sont négatives,** les hypothèses diagnostiques sont :
  - en priorité une néphropathie glomérulaire :
    - acquise : forme bénigne de néphropathie à dépôts d'IgA chez un sujet jeune ;
    - congénitale affectant les membranes basales ;
    - chez l'enfant, une hématurie microscopique persistante doit faire rechercher une cause glomérulaire :
      - syndrome d'Alport : hématurie microscopique ou macroscopique, surdité ;
      - syndrome néphritique aigu : glomérulonéphrite aigue post-infectieuse.

Tableau 1 : **Principales étiologies glomérulaires**

• Glomérulonéphrite à dépôts d'IgA primitive (maladie de Berger)
• Glomérulonéphrite à dépôts d'IgA secondaire : purpura rhumatoïde, cirrhose,
• Glomérulonéphrite rapidement progressive (prolifération extra-capillaire)
• Glomérulonéphrite aiguë post-infectieuse (prolifération endocapillaire)
• Glomérulonéphrite membrano-proliférative
• Syndrome d'Alport

  - Autres causes :
    - néphropathie interstitielle aiguë médicamenteuse ;
    - syndrome hémolytique et urémique.

2. Macroscopique

- Une cause urologique est à rechercher en première intention. Une hématurie macroscopique sous anticoagulant ou sous antiagrégant plaquettaire ne doit pas dispenser d'un bilan étiologique, une tumeur des voies urinaires doit systématiquement être recherchée.
- Si les investigations urologiques sont négatives, les hypothèses diagnostiques sont :
  - néphropathie glomérulaire : Néphropathie à IgA chez un sujet jeune ;
  - glomérulonéphrite rapidement progressive ;
  - polykystose rénale (complication hémorragique intra-kystique) ;
  - nécrose papillaire (diabète, analgésiques, drépanocytose) ;
  - infarctus rénal ;
  - thrombose d'une veine rénale (contexte de syndrome néphrotique).

Hématurie d'origine urologique

- L'origine urologique d'une hématurie peut se manifester par une hématurie microscopique ou macroscopique (tableau 2).

Tableau 2 : **Étiologie des hématuries urologiques**

CAUSES FRÉQUENTES	CAUSES RARES
• Infections urinaires (cystite hématurique) • **Carcinome urothélial** : vessie, voie excrétrice supérieure • **Cancer du rein** • Lithiase urinaire • Cancer ou adénome prostatique • Prostatite aiguë	• Tumeurs bénignes du rein (angiomyolipome) • Tumeurs de la voie excrétrice supérieure • Tuberculose • Bilharziose • Malformation vasculaire
CONTEXTE PARTICULIER	**DIAGNOSTIC D'ELIMINATION**
Traumatisme du rein ou des voies urinaires	• Exercice physique très important

- Chez l'enfant :
  - Cystites bactériennes (cf. item infection urinaire de l'enfant) **item 161,**
  - Lithiase,
  - Traumatisme rénal ou des voies urinaires,
  - Tumeurs rénales et des voies urinaires.

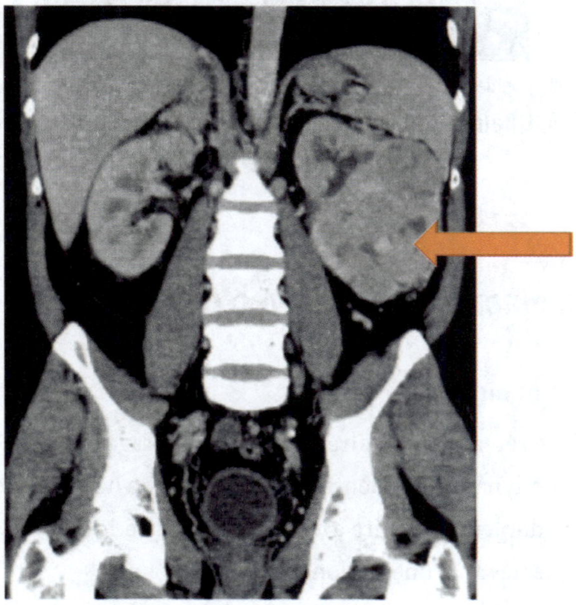

Figure 4a. Scanner : tumeur du pôle inférieur du rein gauche

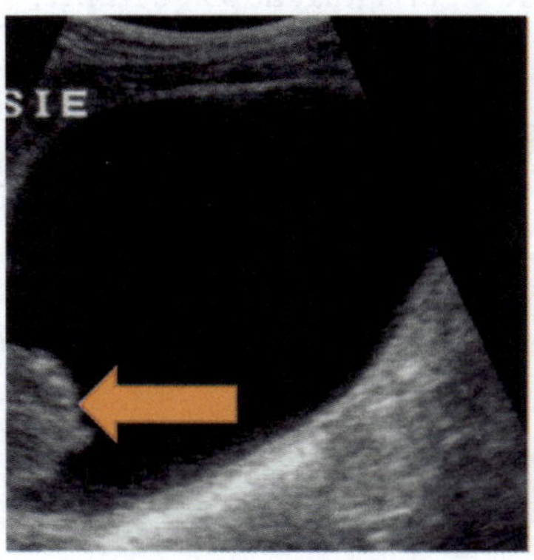

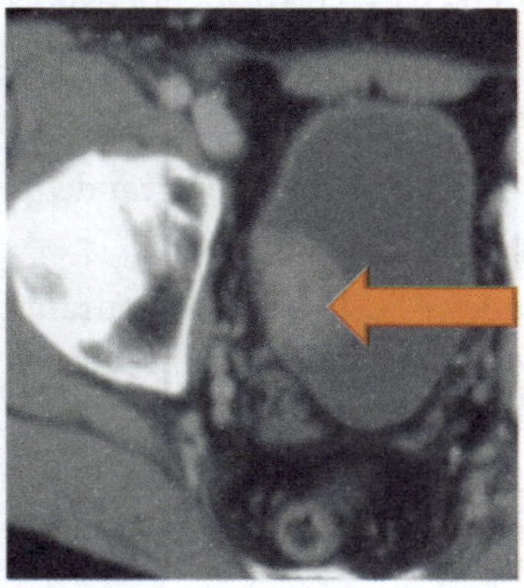

Figure 4b. Échographie et scanner d'une tumeur urothéliale de vessie

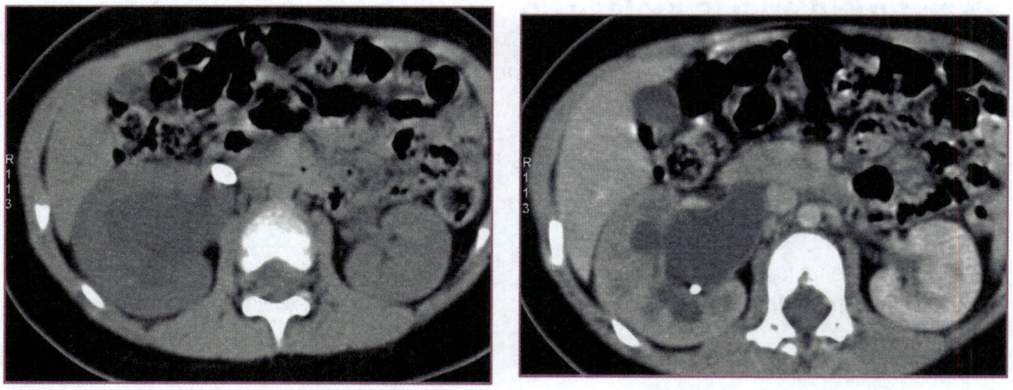

Figure 4c. Scanner d'une lithiase de la jonction pyélo-urétéral du rein droit avec urétérohydronéphrose (cliché à gauche) et retard de sécrétion du rein droit par rapport au rein gauche (cliché à droite)

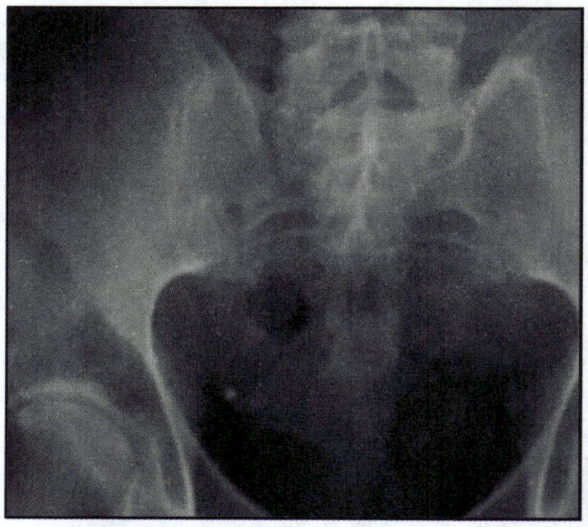

Figure 4d. Radiographie d'une lithiase de la jonction urétéro-vésicale droite

Figure 4. **Quelques exemples d'imagerie de causes fréquentes d'hématurie « urologique »**

VII. Hématurie macroscopique avec caillots

1. Identification et signes de gravité

- Recherche d'une rétention urinaire aiguë sur caillotage.
- Évaluation hémodynamique, identification d'un choc hémorragique.
- Présence d'une douleur lombaire avec colique néphrétique.
- Recherche d'une fièvre, d'une pyélonéphrite.
- Histoire de la maladie et antécédents uro-néphrologiques.
- Recherche d'une prise d'anticoagulant ou d'antiagrégant plaquettaire.

2. Prise en charge

- Si émission de caillots en grande quantité ou rétention urinaire : hospitalisation et avis spécialisé demandé :
  - sonde vésicale à double courant pour irrigation vésicale avec mise en place d'un lavage continu au sérum physiologique, avec surveillance des volumes d'entrées et sorties ;
  - parfois nécessité d'un décaillotage endoscopique au bloc opératoire.
- Hydratation.
- Surveillance : volume de la diurèse, coloration des urines.

HÉMATURIE – ITEM 260

- **Q1. Devant une hématurie, quel(s) élément(s) oriente (nt) vers une origine urologique?**
  - A. La présence de caillots dans les urines
  - B. La présence de cylindres hématiques (cytologie des urines)
  - C. Une douleur lombaire
  - D. La présence d'hématies déformées (cytologie des urines)
  - E. Une insuffisance rénale

- **Q2. Parmi les propositions suivantes, une hématurie macroscopique peut être secondaire à:**
  - A. Une tuberculose urinaire
  - B. Une néphropathie à dépôts mésangiaux d'IgA
  - C. Une glomérulonéphrite extra-capillaire secondaire à une vascularite à ANCA
  - D. Un cancer de prostate
  - E. Une cystite

- **Q3. Parmi les propositions suivantes, une coloration rouge des urines peut être constaté au cours:**
  - A. D'une myoglobinurie
  - B. D'une lyzosymurie
  - C. D'une amylasurie
  - D. D'une porphyrie
  - E. De la prise de certains médicaments, notamment le métronidazole

- **Q4. Devant une hématurie microscopique, découverte de façon fortuite à la bandelette, quels sont parmi les examens suivants celui ou ceux que vous prescrivez en première intention?**
  - A. Dosage quantitatif de la protéinurie
  - B. Créatininémie
  - C. Échographie rénale
  - D. Cystoscopie
  - E. Biopsie rénale

- **Q5. Les résultats d'un homme de 30 ans: Cytologie urinaire: Hématies = 100/mm3, Leucocytes = 10/mm3 et protéinurie à 3 g/g de créatininurie. Quel(s) diagnostic(s) faut-il évoquer?**
  - A. Néphropathie à dépôts d'IgA
  - B. Syndrome néphrotique à lésions glomérulaires minimes
  - C. Prostatite aiguë
  - D. Glomérulonéphrite rapidement progressive
  - E. Polykystose rénale

Chapitre 8

Item 259

Protéinurie et syndrome néphrotique

N° 259. Protéinurie et syndrome néphrotique de l'adulte et de l'enfant

OBJECTIFS

- Devant la découverte d'une protéinurie, argumenter les principales hypothèses diagnostiques et justifier les examens complémentaires pertinents
- Devant un syndrome néphrotique chez l'enfant ou chez l'adulte, argumenter les hypothèses diagnostiques et justifier les examens complémentaires pertinents
- Argumenter les principes du traitement symptomatique et de la surveillance du syndrome néphrotique et de ses complications

Rang	Rubrique	Intitulé	Descriptif
A	Définition	Connaître la définition protéinurie physiologique	
A	Définition	Connaître la définition protéinurie pathologique	Connaître les seuils d'albuminurie
A	Diagnostic positif	Connaître les méthodes d'analyses d'une protéinurie	
A	Définition	Connaître la définition du syndrome néphrotique	
B	Éléments physiopathologiques	Savoir la physiopathologie du syndrome néphrotique	
A	Diagnostic positif	Connaître l'évaluation initiale d'un syndrome néphrotique chez l'adulte et chez l'enfant	
A	Diagnostic positif	Connaître les complications aiguës et chroniques du syndrome néphrotique	
B	Éléments physiopathologiques	Connaître les mécanismes des œdèmes du syndrome néphrotique	
B	Prise en charge	Connaître les principes des traitements symptomatiques d'un syndrome néphrotique	
B	Examens complémentaires	Connaître l'enquête étiologique d'une protéinurie, d'un syndrome néphrotique, indications biopsie rénale chez l'adulte et chez l'enfant	
B	Diagnostic positif	Savoir les principales causes de syndrome néphrotique	

I. Protéinurie

A. Protéinurie physiologique (100 à 150 mg, soit < 0,2 g/j)

- Chaque jour, 10 à 15 kg de protéines sériques traversent le rein, **mais seulement 100 à 150 mg sont excrétés dans l'urine des 24 heures**.
- La paroi du capillaire glomérulaire s'oppose en effet à la filtration des principales protéines, et le tubule proximal réabsorbe la grande majorité des protéines physiologiquement filtrées en raison de leur faible poids moléculaire (< 70 kD).
- À l'état normal, seules les protéines de faible poids moléculaire sont librement filtrées. La protéinurie physiologique est donc composée de :
  - 60 % de protéines de faibles poids moléculaire (lysozyme, β-2 microglobuline et chaînes légères kappa et lambda) ;
  - 40 % de protéines secrétées par le tubule (uromoduline ou protéine de Tamm-Horsfall) ou par l'urothélium des voies urinaires).
- Dans les conditions physiologiques, la quantité d'albumine présente dans l'urine est inférieure à 15-30 mg/j.

B. Protéinuries pathologiques

1. Définition

La protéinurie correspond à une élimination urinaire anormale en débit et en qualité de protéines. L'albumine est la principale protéine présente dans les urines en cas de lésions glomérulaires. La proportion d'albumine correspond à environ 60 à 80 % de la protéinurie totale.

Tableau 1 : **Définitions des seuils pathologiques de l'albuminurie et de la protéinurie**

	Urines des 24 h (mg/24 h)	**RAC ou RPC (mg/mmol)**	**RAC ou RPC (mg/g)**
Albuminurie normale	< 30	< 3	< 30
Microalbuminurie	30-300	3-30	30-300
Albuminurie	> 300	> 30	> 300
« Protéinurie Clinique »	> 500	> 50	> 500

RAC = Rapport Albumine/créatinine urinaire

RPC = Rapport Protéines/créatinine urinaire

Une protéinurie > 500 mg /24 h correspond approximativement à l'excrétion de 300 mg/24 h d'albumine (70 % des protéines urinaires) et à une + d'albumine à la bandelette urinaire.

Le terme de microalbuminurie est consacré par l'usage et correspond à une concentration urinaire faible d'albumine dans les urines détectée par des méthodes spéciales (néphélométrie laser).

L'excrétion urinaire de créatinine chez un adulte est approximativement de 1 g/j, soit 8,84 mmol. Cette valeur est arrondie à 10 pour l'estimation de la protéinurie des 24 h.

Exemple : protéinurie/créatininurie = 700 mg/mmol. On estime la protéinurie de 24 h à 700 × 10 = 7 g/j ou 7 g/g de créatinine.

2. Analyse quantitative

- Méthode semi-quantitative : la bandelette urinaire.
  - C'est la technique de dépistage la plus utilisée ; elle détecte la présence d'albumine lorsque celle-ci dépasse 50-100 mg/L.
  - Cette méthode **ne détecte pas les chaînes légères d'immunoglobulines,** ni les autres protéines de bas poids moléculaire.
  - Interprétation de la bandelette :
    - Résultat normal ou non significatif : absence de protéinurie, traces ou 1 + (< 0,3 g/L),
    - Résultats anormaux : 2 + (environ 1 g/L) ou 3 + (environ 3 g/L).
- Dosage pondéral de la protéinurie :
  - il est exprimé :
    - en g/24 heures,
    - de plus en plus sur un échantillon d'urine par le rapport protéinurie/créatininurie (tableau 1).
  - L'existence d'une hématurie ou d'une pyurie abondante peut gêner l'interprétation de la protéinurie. Une hématurie macroscopique (et non une hématurie microscopique) est à l'origine d'une protéinurie abondante (1-2 g/j, du fait de l'hémolyse des hématies dans l'urine).

3. Analyse qualitative

- **Électrophorèse des protéines urinaires**

  Elle permet une étude qualitative de la protéinurie, utile pour caractériser son origine :
  - **protéinurie glomérulaire** : constituée majoritairement d'albumine (> 60 %),
  - **protéinuries tubulaires** : constituée essentiellement de protéines de petits poids moléculaires. Elles résultent d'un trouble de réabsorption tubulaire proximale. Par exemple la lysozymurie (15 kD) et la b2-microglobulinurie (12kD). Les protéinuries tubulaires isolées sont rares et accompagnent le syndrome de Fanconi (dysfonction tubulaire proximal),
  - **protéinuries** dites « **de surcharge** » : résultent d'une augmentation de synthèse (chaîne légère Kappa ou Lambda au cours des dysglobulinémies – myélome multiple, amylose AL) ou de libération (myoglobine dans la rhabdomyolyse) et d'un dépassement des capacités de réabsorption tubulaire.
    - L'immunofixation des protéines urinaires est nécessaire pour caractériser la protéine monoclonale en cause (chaîne légère Kappa ou Lambda).
- **Microalbuminurie (ou albuminurie modérement augmentée)** :
  - C'est un marqueur de **glomérulopathie diabétique débutante** ; sa mesure doit être effectuée une fois par an chez les patients atteints de diabète de type 1 ou 2.
  - Dans la population générale, la microalbuminurie est également un marqueur indépendant de **risque cardio-vasculaire élevé**, notamment chez les patients hypertendus. Elle témoigne chez ces patients d'une dysfonction endothéliale.

C. Situations cliniques en dehors du syndrome néphrotique

1. Protéinuries intermittentes ou transitoires

- Il s'agit de protéinuries associées à certaines circonstances physiologiques ou pathologiques :
  - protéinurie orthostatique (voir ci-dessous) ;
  - protéinurie d'effort, observée au décours d'un exercice physique intense et prolongé ;
  - fièvre élevée ;
  - infections de l'appareil urinaire ;
  - insuffisance ventriculaire droite ;
  - polyglobulie.
- La **protéinurie orthostatique** s'observe en période pubertaire (12-16 ans) et disparaît spontanément à la fin de la puberté, en tout cas avant l'âge de 20 ans. Elle est caractérisée par la **disparition de la protéinurie en clinostatisme** (urines recueillies après 2 heures de repos en décubitus dorsal). La protéinurie orthostatique n'est pas pathologique et ne nécessite aucun examen complémentaire une fois confirmée.

2. Protéinuries permanentes

Les orientations diagnostiques dépendent du débit urinaire de la protéinurie, de sa composition et des anomalies associées (HTA, hématurie, insuffisance rénale, anomalies échographiques). L'arbre diagnostique est résumé dans la figure 1.

- Un avis néphrologique doit être sollicité en présence d'une protéinurie permanente > 0,5 g/j.
- Une maladie glomérulaire peut se surajouter à une néphropathie interstitielle ou vasculaire (par exemple, c'est le cas des lésions de hyalinose qui se développent après réduction néphronique, au cours des reflux vésico-urétéraux notamment).

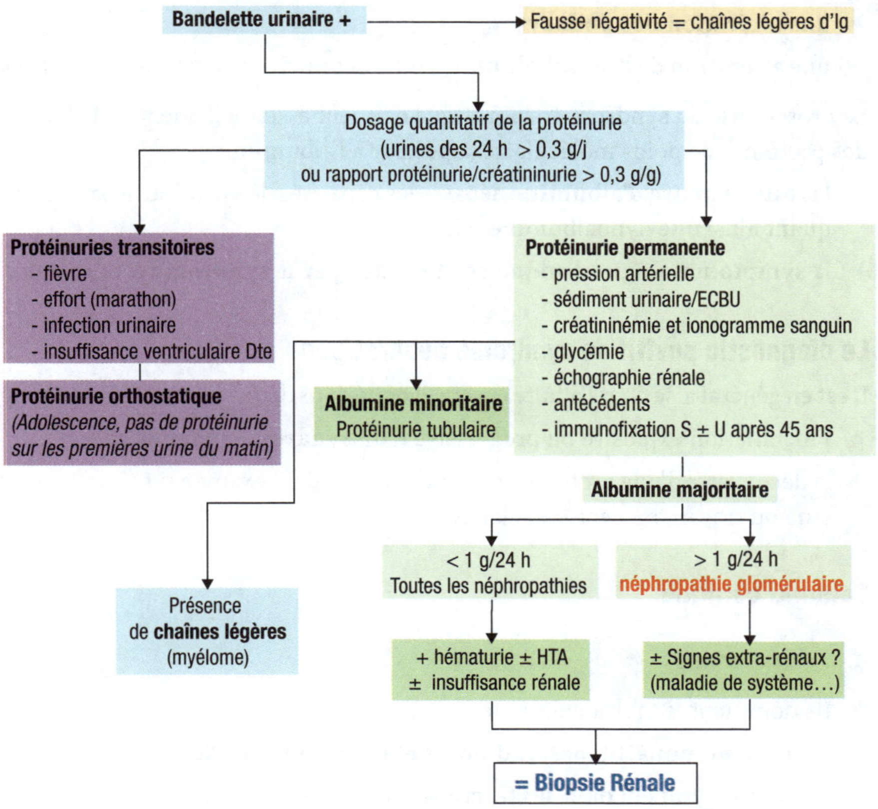

Figure 1. **Conduite à tenir devant une protéinurie asymptomatique**

II. Syndrome néphrotique

A. Définition

- Le syndrome néphrotique a une définition strictement biologique qui associe :
  - une protéinurie supérieure à **3 g/24** heures chez l'adulte (> 50 mg/kg/j ou 2 g/g chez l'enfant) ;
  - une hypoalbuminémie inférieure à **30 g/L**.
- Le syndrome néphrotique est **qualifié de pur** s'il n'est accompagné :
  - **ni d'hématurie microscopique** ;
  - **ni d'hypertension artérielle** ;
  - **ni d'insuffisance rénale organique**, qui peut être initialement difficile à distinguer d'une insuffisance rénale fonctionnelle.
- Le syndrome néphrotique est qualifié d'**impur** s'il est associé à un ou plusieurs des signes précédents.

B. Physiopathologie du syndrome néphrotique

- Le passage d'une grande quantité d'albumine dans l'urine résulte d'un trouble de la **perméabilité capillaire glomérulaire** lié à :
  - une **anomalie de la structure** de la membrane basale glomérulaire par exemple dans le syndrome d'Alport,
  - une **perte des charges électronégatives** de la membrane basale glomérulaire : dans le syndrome néphrotique à lésions glomérulaires minimes (SNLGM). Un facteur circulant est également suspecté dans les SNLGM, notamment dans sa forme caricaturale qui récidive après transplantation rénale,
  - des **dépôts de protéines** dans les glomérules au cours de la glomérulonéphrite extramembraneuse et des amyloses (voir « Pour en savoir plus »),
  - une **altération des podocytes,**
  - une **altération de l'endothélium** au cours des microangiopathies thrombotiques.
- La protéinurie du syndrome néphrotique contient essentiellement de l'albumine ou des protéines de poids moléculaire supérieur à l'albumine :
  - la **fuite urinaire d'albumine** dépasse les capacités de synthèse hépatique, provoquant ainsi une hypoalbuminémie,
  - la **symptomatologie clinique est dominée par le syndrome œdémateux.**

C. Le diagnostic positif de syndrome néphrotique

- Il est en général aisé chez l'adulte et sera évoqué dans deux circonstances principales :
  - l'installation explosive ou progressive d'un **syndrome œdémateux** ;
  - la découverte d'une protéinurie abondante lors d'un examen systématique (médecine du travail, médecine scolaire).

1. Tableau clinique

a. Les œdèmes

- Ils dominent le tableau clinique :
  - **Ils sont mous, blancs, indolores et prennent le godet.**
  - Ils prédominent **dans les territoires déclives** (chevilles, et jambes en position debout, lombes et dos chez un sujet en décubitus dorsal) et dans les régions où la pression extravasculaire est faible (orbite de l'œil).

- Un **épanchement des séreuses** de type transsudatif (plèvre, péricarde, péritoine) peut être observé, réalisant une anasarque. L'œdème pulmonaire est exceptionnel en l'absence d'insuffisance cardiaque.
- **La prise de poids** est constante et permet de chiffrer l'importance de la rétention hydrosodée.
- En cas d'installation aiguë, le syndrome œdémateux peut être associé à une **oligurie**.
- La pression artérielle est variable et dépend de la cause du syndrome néphrotique et de l'association éventuelle à une insuffisance rénale organique.
- Enfin l'absence de syndrome œdémateux n'écarte pas le diagnostic de syndrome néphrotique, surtout chez les patients suivant un régime sans sel, ou traités par diurétiques au préalable.

b. Mécanismes des œdèmes du syndrome néphrotique

➤ Les œdèmes du syndrome néphrotique reflètent deux anomalies fondamentales : une rétention rénale de sodium et une diminution de la pression oncotique plasmatique qui favorise le passage de sodium et d'eau vers le secteur interstitiel. Une hypovolémie efficace peut être éventuellement observée, elle stimule les systèmes participant à la rétention hydrosodée (système rénine-angiotensine et système sympathique) (cf. pour en savoir plus et le chapitre 9 « œdèmes »).

c. Le traitement du syndrome œdémateux

➤ Il repose sur :

- une **restriction sodée** (2-4 g de NaCl/j soit 34-68 mEq de sodium) ;
- la prescription de **diurétiques de l'anse** (Furosémide ou Bumétanide). Selon la réponse obtenue, appréciée sur le poids, le volume d'urine et la natriurèse/24 heures, le diurétique est utilisé à posologie croissante en 2 à 3 prises par jour ;
- en cas de résistance, les autres sites distaux de rétention du sodium peuvent être bloqués sous surveillance étroite (kaliémie et volémie) en associant d'autres diurétiques agissant au niveau :
  - du tubule collecteur (amiloride®),
  - du tube contourné distal (diurétique thiazidique type hydrochlorothiazide, indapamide) ;
- L'obtention d'une réponse natriurétique doit être progressive pour éviter la survenue d'une hypovolémie et les risques de thromboses veineuses (dues à l'hémoconcentration) ;
- En l'absence d'hyponatrémie, il n'y a pas lieu de restreindre les apports hydriques
- Le recours à des perfusions d'albumine est réservé aux situations exceptionnelles d'hypotension symptomatique.

2. Examens biologiques

a. Dans les urines

➤ La protéinurie, éventuellement détectée par l'usage de bandelettes urinaires au lit du malade est confirmée au laboratoire. Elle est **permanente et abondante (> 3 g/24 heures)**.

➤ L'analyse du **sédiment urinaire** permet de rechercher l'association à une **hématurie microscopique**.

➤ L'examen du culot urinaire recherche des **cylindres hématiques**, qui signent l'origine glomérulaire de l'hématurie.

b. Dans le sang

- Il existe une **hypoalbuminémie < 30 g/L**.
- L'analyse de l'électrophorèse des protéines montre une modification de la répartition des globulines avec:
  - une élévation des α2-globulines, des β-globulines et du fibrinogène;
  - une diminution des gammaglobulines.
- L'**hyperlipidémie** est fréquente avec une élévation des taux de cholestérol et de triglycérides.
- L'hypoprotidémie est associée à une hypocalcémie par diminution de la fraction du calcium lié à l'albumine.
- La créatininémie varie en fonction de la cause du syndrome néphrotique et de l'association possible à une insuffisance rénale organique ou fonctionnelle.

3. Diagnostic différentiel

- Il faut distinguer le syndrome néphrotique des autres causes d'œdèmes généralisés sans protéinurie:
  - avec rétention sodée (cirrhose, insuffisance cardiaque, péricardite constrictive); dans un faible nombre de cas, l'insuffisance cardiaque droite sévère ou la cirrhose peuvent être associées à une protéinurie;
  - des autres causes d'hypoprotidémie ou le mécanisme des œdèmes est incertain: malabsorption, dénutrition…

4. Conduite à tenir

- Devant un syndrome néphrotique, il faut:
  - Établir le caractère **pur** ou **impur** du syndrome néphrotique.
  - Étudier les modalités d'installation et l'ancienneté des œdèmes (quelques jours ou plusieurs semaines).
  - Rechercher un facteur déclenchant:
    - prise de certains médicaments (prise d'anti-inflammatoires non stéroïdiens, lithium, interféron…),
    - vaccination,
    - syndrome infectieux récent.
  - Rechercher des signes « extrarénaux » évoquant une maladie générale:
    - angine,
    - purpura, lésions cutanées,
    - arthralgies.
    - adénopathies…

D. Complications du syndrome néphrotique

✚ ++ En plus des œdèmes (révélateurs du SN), on distingue les complications aiguës et chroniques.

1. Les complications aiguës

a. Insuffisance rénale aiguë

- **Insuffisance rénale fonctionnelle**, par hypovolémie relative, banale à la phase initiale d'un syndrome néphrotique. La natriurèse est inférieure à 20 mmol/L.
- **Nécrose tubulaire aiguë**, parfois avec oligoanurie compliquant certains syndromes néphrotiques de l'enfant ou du sujet âgé, dans les situations associées à une hypovolémie sévère et prolongée.
- **Thrombose uni ou bilatérale** des veines rénales : notamment au cours des glomérulonéphrites extra-membraneuses ou de l'amylose. Il faut l'évoquer en cas de douleur lombaire uni ou bilatérale, ou d'hématurie macroscopique. L'insuffisance rénale est inconstante. Le diagnostic repose sur l'imagerie (doppler, TDM ou angio-IRM). La thrombose peut s'étendre à la veine cave inférieure et se compliquer d'embolie pulmonaire.

b. Thromboses vasculaires et anomalies de la coagulation

- Mécanismes :
  - Les pertes urinaires de facteurs anticoagulants (antithrombine III, Protéine S...) et la synthèse accrue des facteurs procoagulant (facteur V, VIII, fibrinogène...) provoque un état **d'hypercoagulabilité.**
- Clinique :
  - Les thromboses vasculaires concernent **tous les territoires, veineux surtout et artériels**. Elles sont plus fréquentes chez l'adulte que chez l'enfant.
  - Les thromboses veineuses peuvent se compliquer d'embolie pulmonaire.
  - Deux variétés de thrombose veineuse méritent une mention particulière :
    - la rare thrombose d'un sinus veineux cérébral,
    - la thrombose d'une ou des deux veines rénales.
- Traitement et prévention :
  - traitement curatif d'une thrombose veineuse ou d'une embolie pulmonaire :
    - selon les modalités habituelles (HBPM en l'absence d'insuffisance rénale ou héparine, puis AVK) ; prolongé aussi longtemps que le syndrome néphrotique persiste ; avec un objectif d'INR entre 2 et 3,
    - équilibration du traitement par anti-vitamine K difficile en raison d'anomalies pharmacocinétiques (liaison à l'albumine, et donc augmentation de la forme libre),
    - traitement curatif d'une thrombose artérielle : embolectomie ou héparine + aspirine.
  - Traitement préventif des thromboses veineuses :
    - éviter l'immobilisation prolongée, bas de contention...,
    - éviter la déplétion hydrosodée brutale (> 1 à 2 kg/j),
    - prescrire un traitement anticoagulant si l'hypoalbuminémie est profonde (< 20 g/L) et durable.

c. Complications infectieuses

Elles sont favorisées par l'hypogammaglobulinémie, notamment pour les bactéries encapsulées (Pneumocoque, *Haemophilus*, Klebsielle).

- Les tableaux cliniques sont :
  - une **infection cutanée** (érysipèle) qui peut prendre très vite l'aspect de cellulite accompagnée d'un sepsis grave, notamment chez les patients ayant un syndrome œdémateux majeur. Les érosions cutanées spontanées ou les points de ponction veineuse sont les portes d'entrée usuelles ;
  - la péritonite primitive qui s'observe chez les enfants atteints de syndrome néphrotique :
    - douleur abdominale aiguë fébrile,
    - le diagnostic repose sur la ponction d'ascite.

Les autres complications infectieuses sont également possibles.

- Les vaccinations anti-grippales et anti-pneumococciques doivent être réalisées, l'antibioprophylaxie n'est pas indiquée. Corticothérapie et immunosuppresseurs contre-indiquent les vaccins vivants.

2. Les complications chroniques

a. Hyperlipidémie

- Elle est de type mixte le plus souvent.
- L'hypercholestérolémie peut être très importante (> 10 mmol/L-). Elle est athérogène avec élévation du LDL-C.
- Elle est liée à une augmentation de la production des lipoprotéines au niveau du foie (VLDL et LDL) et à une diminution de leur catabolisme.
- Elle est corrélée à la sévérité du syndrome néphrotique.
- L'hyperlipidémie sévère augmente le risque d'événements cardio-vasculaires.
- Le traitement de l'hyperlipidémie n'est indiqué qu'en cas de syndrome néphrotique durable (> 6 mois) résistant au traitement spécifique (hyalinose segmentaire et focale, glomérulopathie extramembraneuse). Il fait appel à l'utilisation des statines sous contrôle des CPK (risque accru de rhabdomyolyse) et à posologie progressivement croissante.

b. Hypertension artérielle

- Elle est très fréquente au cours des glomérulonéphrites chroniques.
- L'objectif est de ramener la pression artérielle en dessous de 130/80 mmHg.
- Elle nécessite un traitement incluant en première ligne un IEC ou un ARA2, puis un diurétique.

c. Insuffisance rénale chronique

- Risque lié :
  - au type de glomérulopathie ;
  - à un effet néphrotoxique direct de la protéinurie sur l'épithélium tubulaire qui favorise la fibrose interstitielle ;
  - à l'HTA non contrôlée.
- Traitement « néphroprotecteur » non spécifique (voir chapitre insuffisance rénale chronique) :
  - **objectifs PA < 130/80 mmHg** et protéinurie < 0,5 g/j ;

- moyens :
  - régime limité en sel < 6 g/j,
  - utilisation de bloqueurs du système rénine angiotensine : la mise en route d'un traitement néphroprotecteur (IEC/ARA2) se conçoit en cas de syndrome néphrotique durable n'entrant pas en rémission rapidement sous traitement spécifique (pas d'indication par exemple au cours du SNLGM corticosensible en quelques jours ou semaines).

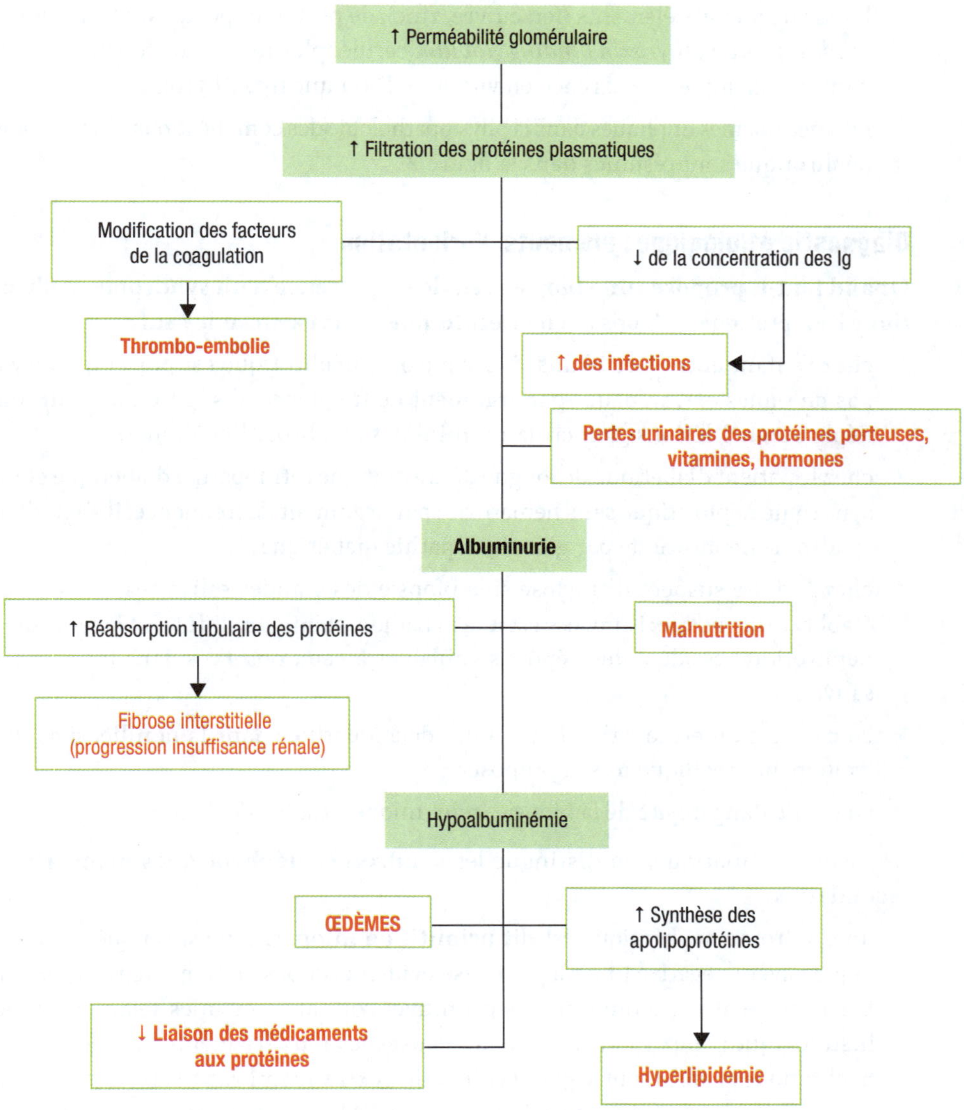

Figure 2. **Mécanismes physiopathologiques des complications du syndrome néphrotique**

d. Dénutrition et troubles de croissance

- La dénutrition protidique est fréquente au cours des syndromes néphrotiques chroniques.
- Une atrophie musculaire est souvent observée à la disparition des œdèmes après corticothérapie prolongée.
- Un régime « normal » en protéines, apportant 1-1,5 g/kg/j de protéines est suffisant.
- Chez l'enfant, le retard de croissance est principalement imputable à la corticothérapie. L'impact de la corticothérapie est particulièrement important au pic de croissance pubertaire, qui est totalement bloqué. D'autres traitements immunosuppresseurs doivent être discutés durant dans cette période.

e. L'augmentation de la fraction libre plasmatique des médicaments liés à l'albumine

- La baisse de l'albumine sérique est directement responsable de l'augmentation de la fraction libre des médicaments (anti-vitamines K, anti-inflammatoires non stéroïdiens, statines...). Le risque de surdosage et d'effet toxique est augmenté.

f. Autres anomalies métaboliques (syndrome néphrotique prolongé)

- Baisse de métaux éléments (fer, cuivre, zinc), de protéines porteuses (*Vitamin-D binding protein, thyroxin binding globulin* céruléoplasmine, transferrine) entraînant par exemple une carence en vitamine D ou une hypothyroïdie.

  Les mécanismes impliqués dans la physiopathologie des complications du syndrome néphrotique sont résumés dans la figure 2.

E. Diagnostic étiologique : éléments d'orientation

- **Quand faut-il proposer une biopsie rénale en présence d'un syndrome néphrotique ?** En pratique, la biopsie rénale est **toujours indispensable sauf :**
  - chez l'enfant entre 1 et 10 ans si le syndrome néphrotique est pur et qu'il n'y a pas de signes extrarénaux : par argument de fréquence, il s'agit d'un syndrome néphrotique à lésions glomérulaires minimes (néphrose lipoïdique) ;
  - chez le patient diabétique de longue date ayant une rétinopathie diabétique et un syndrome néphrotique sans hématurie : par argument de fréquence, il s'agit d'un syndrome néphrotique par glomérulopathie diabétique ;
  - chez l'adulte suspect d'amylose si la biopsie des glandes salivaires accessoires établit ce diagnostic : l'amylose est une maladie systémique, diffuse, et le syndrome néphrotique est dû à des dépôts semblables à ceux observés dans les glandes salivaires ;
  - en cas de glomérulopathie héréditaire déjà identifiée dans la famille, si aucun traitement spécifique n'est à proposer ;
  - en cas de dangerosité de la biopsie (rein unique, trouble de l'hémostase...).
- De façon schématique, on distingue les **syndromes néphrotiques primitifs et secondaires :**
  - un syndrome néphrotique est **dit primitif ou idiopathique** si l'enquête étiologique s'avère négative (il n'y a pas cause évidente, et pas de signes extra-rénaux). Les néphropathies glomérulaires primitives sont alors définies selon leur type histologique ; chez l'adulte, les deux causes les plus fréquentes de syndrome néphrotique primitif sont la **glomérulopathie extra-membraneuse** et le syndrome néphrotique idiopathique (qui inclut le SNLGM et les hyalinoses segmentaires et focales primitives),
  - un syndrome néphrotique est **secondaire** si la néphropathie glomérulaire est la conséquence d'une maladie générale (diabète, lupus, amylose...), infectieuse, toxique ou tumorale.
- Les causes de syndromes néphrotiques secondaires sont nombreuses (tableau 2).

Tableau 2 : **Principales causes des syndromes néphrotiques secondaires**

Maladie générale	• Diabète • Lupus érythémateux disséminé • Cryoglobulinémie • Amylose AL primitive, ou au cours d'un myélome • Amylose AA secondaire à une maladie inflammatoire chronique
Infections	• Virus de l'hépatite B ou de l'hépatite C • VIH • Glomérulonéphrite aiguë post-infectieuse (streptocoque, pneumocoque) • Infection d'un shunt atrio-ventriculaire • Autres : paludisme, syphilis, bilharziose
Cancers et hémopathies	• Tumeurs solides (cancer pulmonaire) • Hémopathies (myélome multiple, lymphome non-hodgkininen) • Gammapathie monoclonale isolée • Cryoglobulinémie
Médicaments	• Anti-inflammatoires non stéroïdiens • Lithium • D-pénicillamine • Traitements anti-VEGF
Autres causes	• Pré-éclampsie

POUR EN SAVOIR PLUS...

Les glomérules sont quasiment imperméables à l'albumine (PM 70 kD) et aux protéines de poids supérieur, alors que les protéines plus petites comme les chaînes légères d'immunoglobulines (PM 25 kD) ou le lysozyme (PM 15 kD) traversent plus facilement la membrane. Ces protéines filtrées sont en majorité réabsorbées puis dégradées dans le tubule proximal. Les principales protéines présentes dans l'urine normale sont :

- les protéines d'origine plasmatique : l'albumine (10 à 20 mg), des globulines de faible masse moléculaire, de nombreuses hormones peptidiques ;
- les protéines originaires du rein et des voies urinaires : la protéine de Tamm-Horsfall ou uromoduline (environ 80 mg/j) qui est synthétisée par la branche ascendante de l'anse de Henlé et dont le rôle est encore inconnu, l'IgA sécrétoire, l'urokinase...

1. Structure de la paroi glomérulaire

La paroi du capillaire glomérulaire est constituée de trois structures successives depuis la lumière du capillaire :

- Les cellules endothéliales limitent le capillaire ; elles constituent une structure fenêtrée à travers laquelle le plasma peut directement venir au contact de la membrane basale glomérulaire.
- La membrane basale du capillaire glomérulaire (MBG) est issue de l'assemblage de molécules sécrétées par les cellules endothéliales et les podocytes situés sur l'une ou l'autre de ses deux faces. Le collagène de type IV, la laminine et les protéoglycanes sont les constituants majeurs de la MBG. L'un des protéoglycanes, l'agrine, est spécifique du versant externe de la MBG et compte des chaînes glycosylées qui supportent des charges électronégatives. En microscopie électronique, la MBG a un aspect central électron-dense (lamina densa) bordé de couches périphériques plus claires (lamina rara interna et lamina rara externa).
- Les podocytes sont des cellules épithéliales qui reposent sur la face externe de la MBG par des prolongements dénommés pédicelles ou pieds des podocytes. L'une des protéines membranaires des podocytes, la podocalyxine, est riche en acide sialique chargé négativement. L'ultrafiltrat qui vient au contact des podocytes s'infiltre entre eux à travers les diaphragmes de fente, puis forme dans la chambre urinaire l'urine primitive qui s'écoule dans le tubule.

Deux barrières de nature différentes font normalement obstacle à la filtration des molécules plasmatiques dont le poids moléculaire est élevé : d'une part la structure même de la membrane basale s'oppose à leur passage ; d'autre part l'électronégativité de la MBG et du revêtement podocytaire restreignent encore la filtration des protéines plasmatiques porteuses d'une charge anionique, comme l'albumine.

2. Lésions histologiques élémentaires glomérulaires

On distingue :

- Les modifications des cellules, bien caractérisées par la microscopie optique :
  - prolifération des cellules résidentes, mésangiales, endothéliales ou épithéliales pariétales (les podocytes ne se divisent pratiquement pas) ;
  - infiltration par des cellules circulantes (macrophages ou polynucléaires).
- Les dépôts, caractérisés par l'étude en immunofluorescence indirecte à l'aide d'anticorps dirigés contre :
  - les immunoglobulines (IgG, IgA, IgM) et leurs chaînes légères (kappa et lambda) ;
  - les fractions du complément (C3, C4, C1q) ;

- le fibrinogène;
- parfois d'autres substances (dépôts d'amylose) ou chaînes $\alpha 3$ et $\alpha 5$ du collagène IV.

➤ Les remaniements de la matrice extracellulaire (fibrose).

3. Mécanismes des œdèmes du syndrome néphrotique (voir aussi chapitre 9)

Les œdèmes du syndrome néphrotique reflètent deux anomalies fondamentales: une rétention de sodium et un déséquilibre de répartition des volumes entre secteur interstitiel et secteur plasmatique dans le compartiment extracellulaire.

Deux théories sont retenues pour les expliquer:

- **1re hypothèse**: La théorie du déficit de remplissage (fréquente dans le syndrome néphrotique à lésions glomérulaires minimes, notamment chez l'enfant): L'hypoalbuminémie a pour conséquence une baisse de la pression oncotique favorisant le passage transcapillaire d'eau et de sodium vers l'espace interstitiel (selon le principe des forces de Starling). Ce phénomène est responsable d'une hypovolémie relative et d'une stimulation du système rénine angiotensine aldostérone qui entretient la rétention hydrosodée et aggrave les œdèmes si le sujet ne suit pas un régime restreint en sodium.
- **2e hypothèse**: La rétention rénale de sodium s'opère dans les cellules principales du tube collecteur cortical. Dans ces cellules, il est établi que le syndrome néphrotique s'accompagne d'une activation de la NaK-ATPase localisées au pôle basal. Au pôle apical le canal sodium épithélial sensible à l'amiloride (Epithelial Na channel, ENaC) favorise la réabsorption dans le sens du gradient de concentration des ions sodium circulant dans la lumière tubulaire. Cette réabsorption est indépendante de l'aldostérone et de la vasopressine qui sont les acteurs classiques de la régulation de sodium dans le tube collecteur. Le facteur responsable de la rétention sodée n'est pas identifié.
  - ➤ L'asymétrie de distribution du volume extracellulaire est frappante: le volume du secteur interstitiel est massivement augmenté, alors que le volume plasmatique est normal ou discrètement élevé, voire contracté dans certains cas.
    - À l'appui de cette hypothèse: le volume interstitiel est déterminé par des phénomènes passifs: les échanges transcapillaires d'eau et de solutés avec le secteur plasmatique et le drainage lymphatique. Le débit transcapillaire de fluide suit la loi de Starling. Or, ni le gradient de pression oncotique, ni le gradient de pression hydrostatique ne sont modifiés. En particulier, l'abaissement de la pression oncotique plasmatique n'est pas un facteur déterminant car elle s'accompagne d'une baisse parallèle de la pression oncotique du secteur interstitiel.
  - ➤ Par contre, la perméabilité capillaire est anormale: d'une part, la conductivité hydraulique des cellules endothéliales est accrue comme l'attestent les données expérimentales et cliniques. Au plan moléculaire, ce sont les jonctions intercellulaires de l'endothélium (jonctions occlusives ou jonctions adhésives) qui pourraient être les cibles d'un facteur lié à l'état néphrotique. D'autre part, l'extravasation de l'albumine est excessive dans le syndrome néphrotique, notamment dans la néphrose idiopathique. Enfin, les mécanismes de compensation sont insuffisants: la synthèse hépatique d'albumine est accrue mais ne compense pas la fuite urinaire. Elle est associée à une synthèse hépatocytaire excessive d'un grand nombre de protéines et de lipoprotéines.

Fiche flash

1. Protéinurie physiologique (100 à 150 mg, soit < 0,2 g/j)

2. Définitions de l'albuminurie et de la protéinurie

	Urines des 24 h (mg/24 h)	RAC (mg/mmol)	RAC (mg/g)
Albuminurie normale	< 30	< 3	< 30
Microalbuminurie (ou albuminurie modérément augmentée)	30-300	3-30	30-300
Albuminurie (ou albuminurie très augmentée)	> 300	> 30	> 300
Protéinurie (RPC)	> 500	> 50	> 500

RAC = Rapport Albumine/créatinine urinaire
RPC = Rapport Prétéines/créatinine urinaire

3. Définition du syndrome néphrotique

- Protéinurie > 3 g/j (50 mg/kg/j chez l'enfant) et albuminémie < 30 g/L

4. Complications du syndrome néphrotique et leur traitement

a. Aiguës

1. La **rétention hydrosodée**, caractérisée par une prise de poids, des œdèmes déclives, éventuellement une anasarque
   - Traitement : régime restreint en sodium (< 2 g/j), diurétique de l'anse
2. **L'insuffisance rénale aiguë** :
   - Fonctionnelle par hypovolémie :
     - due à la baisse de la volémie par fuite d'albumine vers le secteur interstitiel (rare) ;
     - ou déplétion hydrosodée brutale par diurétique.
   - Organique :
     - par nécrose tubulaire aiguë ;
     - par thrombose veineuse rénale.
3. Les **thromboses vasculaires** :
   - Thrombose veineuse ou artérielle chez l'enfant
   - Maladie thromboembolique veineuse chez l'adulte
   - Thrombose de veine rénale au cours de la glomérulopathie extra-membraneuse
     - traitement curatif :
       - anticoagulant en cas de thrombose veineuse, prolongé aussi longtemps que le SN persiste, avec un objectif d'INR entre 2 et 3
       - anticoagulant et/ou aspirine si thrombose artérielle

- prophylaxie :
  - éviter l'immobilisation prolongée ;
  - éviter la déplétion hydrosodée brutale ;
  - prescrire un AVK si hypoalbuminémie profonde < 20 g/L et durable.

4. Les **infections bactériennes** à germes encapsulés (pneumocoques, streptocoques ou BGN) : pneumopathie, péritonite, érysipèle ; pas d'indication à une antibioprophylaxie.

b. Chroniques

1. **L'insuffisance rénale chronique**, favorisée par l'hypertension artérielle et une protéinurie massive persistante par échec ou absence de traitement spécifique

- Traitement « néphroprotecteur » :
  - objectif tensionnel : PA < 130/80 mmHg ; moyens : IEC ou ARA2 + diurétique ;
  - réduire la protéinurie : objectif < 0,5 g/j ; moyens : abaisser la PA + IEC (ou ARA2) + régime peu salé + diurétique.

2. La **dyslipidémie athérogène** (LDL-C élevé, hyperTG) :

- Traitement par régime (peu efficace) et statine si SN durable (> 6 mois).

3. **Retard de croissance** : chez l'enfant si SN chronique ou si corticothérapie autour du pic de croissance pubertaire :

- Prévention :
  - régime normal en protéine : 1-1,5 g/kg/j ;
  - réduire la corticothérapie en lui substituant un immunosuppresseur autour de la puberté.

PROTÉINURIE ET SYNDROME NÉPHROTIQUE – ITEM 259

Q1. Parmi les propositions suivantes laquelle (lesquelles) peut (peuvent) être observée(s) au cours d'un syndrome néphrotique pur ?

A. Rapport protéinurie sur créatininurie = 400 mg/mmol
B. Présence de 50 hématies / mm^3
C. Créatininémie à 120 µmol/L
D. Pression artérielle à 145/87 mmHg
E. Albuminémie à 28 g/L

Q2. Une femme de 26 ans a des œdèmes des membres inférieurs rapportés à un syndrome néphrotique. Elle a pris 4 kg depuis 1 mois. Sa natrémie est normale. Quelle(s) mesure(s) thérapeutique(s) prescrivez-vous ?

A. Restriction hydrique à 500 ml par jour
B. Restriction sodée apportant 6 à 8 g de NaCl par jour
C. Restriction sodée apportant 2 à 4 g de NaCl par jour
D. Diurétiques de l'anse
E. Perfusion d'albumine 20 %

Q3. Parmi les facteurs suivants, quelle(s) est (sont) la (les) complication(s) possibles du syndrome néphrotique ?

A. Thromboses artérielles
B. Hyperthyroïdie
C. Hyperaldostéronisme secondaire
D. Augmentation de synthèse du LDL
E. Infections à germes encapsulés

Q4. Quelle(s) est (sont) la (les) proposition(s) exacte(s) concernant la protéinurie ?

A. La présence d'une protéinurie à 1 + à la bandelette correspond environ à une protéinurie de 1 g/L
B. Une protéinurie est dite sélective quand elle est composée de plus de 60 % d'albumine
C. Une protéinurie sélective est compatible avec le diagnostic de syndrome néphrotique à lésions glomérulaires minimes
D. La micro-albuminurie est pathologique quand elle est supérieure à 30 mg/g de créatininurie
E. La présence de chaînes légères d'immunoglobulines dans les urines traduit l'existence de lésions glomérulaires

Q5. Parmi les pathologies suivantes, laquelle (lesquelles) peut (peuvent) se compliquer d'un syndrome néphrotique ?

A. Lupus érythémateux disséminé
B. Péri-artérite noueuse
C. Cancer du poumon
D. Diabète
E. Polykystose rénale

Chapitre 9

Item 257

Syndromes œdémateux

N° 257. Œdèmes des membres inférieurs localisés ou généralisés

OBJECTIFS

- Argumenter les principales hypothèses diagnostiques et justifier les examens complémentaires pertinents
- Connaître les principes généraux du traitement symptomatique et de la surveillance

Rang	Rubrique	Intitulé	Descriptif
A	Définition	Connaître la définition des œdèmes	
B	Éléments physiopathologiques	Physiopathologie des œdèmes localisés	Connaître les œdèmes d'origine veineuse, lymphatique, médicamenteuse ou inflammatoire
B	Éléments physiopathologiques	Physiopathologie des œdèmes généralisés	Connaître les mécanismes des œdèmes du syndrome néphrotique, de l'insuffisance cardiaque et de la cirrhose
A	Contenu multimédia	Aspect d'œdèmes de rétention hydro-sodée, signe du godet	
A	Diagnostic positif		
A	Examens complémentaires	Connaître les principaux signes biologiques à rechercher devant des œdèmes	
A	Étiologies	Connaître les principales étiologies et les signes cliniques des œdèmes localisés et généralisés	
A	Prise en charge	Connaître les principes du traitement symptomatique des syndromes œdémateux	Les règles d'utilisation des différentes classes de diurétiques

I. Définitions – généralités

- L'œdème est défini comme l'accumulation visible ou palpable de fluide dans le tissu interstitiel.
- Il est nécessaire de différencier :
  - **les œdèmes de cause locale**, par inflammation, insuffisance veineuse ou lymphatique ;
  - **les œdèmes généralisés** conséquence d'une positivité de la balance sodée et hydrique (hyperhydratation extracellulaire). Dans les formes les plus graves, on parle **d'une anasarque** (association d'œdèmes généralisés et d'épanchements des séreuses pleurales ± péritonéale [ascite] ± péricardique).

II. Œdèmes localisés

A. Signes cliniques

- Ils se distinguent des œdèmes généralisés par :
  - leur caractère parfois unilatéral ou asymétrique ;
  - une moins bonne redistribution en fonction de la déclivité ;
  - leur aspect parfois inflammatoire, dur, douloureux prenant moins bien le godet, voire cartonné ;
  - l'existence éventuelle d'une dermite ocre, ou de signes de maladie post-phlébitique ou variqueuse associée.

B. Diagnostic des œdèmes localisés

L'interrogatoire et l'examen clinique recherchent des signes orientant vers :

- **Une augmentation de la pression veineuse** :
  - thrombophlébite et ses séquelles ;
  - Insuffisance veineuse (maladie variqueuse).
- La prise de certains médicaments : essentiellement inhibiteurs calciques de type dihydropyridine.
- **Un obstacle lymphatique** :
  - cancer (pelvien ou du sein) avec envahissement ganglionnaire ;
  - filariose.
- Une **pathologie inflammatoire locale** :
  - infection cutanée type érysipèle ;
  - algodystrophie ;
  - piqûre d'insecte, traumatisme, allergie…
- Le myxœdème de l'hypothyroïdie n'est pas un véritable œdème, la peau étant pâle, sèche, cireuse.

III. Physiopathologie des œdèmes généralisés

A. Mécanismes généraux de la formation des œdèmes

- La formation des œdèmes nécessite **deux étapes** :
  - une **altération de l'hémodynamique capillaire** qui favorise le passage des liquides depuis le secteur vasculaire vers l'interstitium ;
  - la **rétention de sodium et d'eau** par les reins.

1. Altération de l'hémodynamique capillaire

- Différents facteurs favorisent la formation des œdèmes (figure 1):
  - l'augmentation de la pression hydrostatique capillaire (force de Starling);
  - la diminution de la pression oncotique plasmatique;
  - l'augmentation de la perméabilité capillaire.
- L'œdème s'accumule dans les zones où la pression hydrostatique capillaire est maximale (zones déclives) et où la contre-pression des tissus interstitiels est minimale (orbite de l'œil).

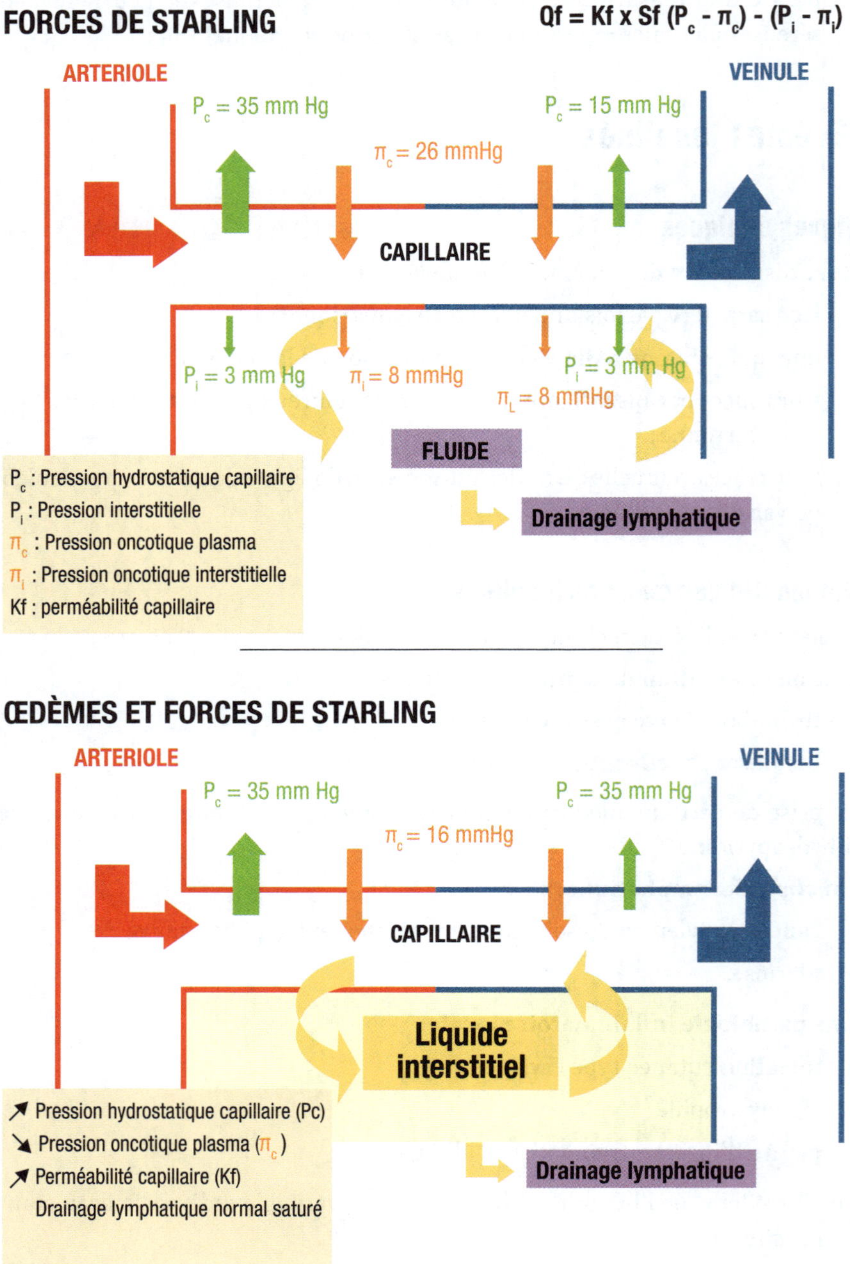

Figure 1.

2. Mécanismes de la rétention de sodium et d'eau

La quantité de sodium et non sa concentration, détermine le volume extracellulaire. La régulation du capital sodé de l'organisme est effectuée par les reins.

- Deux grands types de phénomènes peuvent être responsables de la formation des œdèmes:
  - **hypervolémie vraie: rétention primaire de sodium par le rein** au cours de l'insuffisance rénale;

- **hypovolémie relative ou « efficace »** : insuffisance cardiaque droite ou globale, décompensation œdémato-ascitique de cirrhose, hypoalbuminémie en particulier du syndrome néphrotique.

Les mécano-récepteurs vasculaires sont sensibles aux variations du volume sanguin « efficace ». En fonction de la perception de celui-ci, les systèmes natriurétiques ou antinatriurétiques sont mis en jeu (tableau 1). Par exemple, au cours de l'insuffisance cardiaque, la diminution du débit cardiaque entraîne une diminution du flux sanguin rénal (baisse du volume sanguin « efficace ») activant les mécanismes responsables d'une rétention hydrosodée.

Tableau 1 : **Systèmes de régulation du capital sodé**

Systèmes antinatriurétiques	Systèmes natriurétiques
• Système sympathique neuro-adrénergique • Système rénine angiotensine aldostérone • Endothélines • Hormone antidiurétique	• Facteurs natriurétiques auriculaire et cérébral • Prostaglandine E_2 • Facteur de relaxation de l'endothélium (oxyde nitrique – NO)

B. Mécanismes spécifiques de la formation des œdèmes

1. Insuffisance rénale

Au cours de l'insuffisance rénale aiguë ou chronique sévère, le bilan sodé devient positif,

2. Syndrome néphrotique et néphropathies glomérulaires

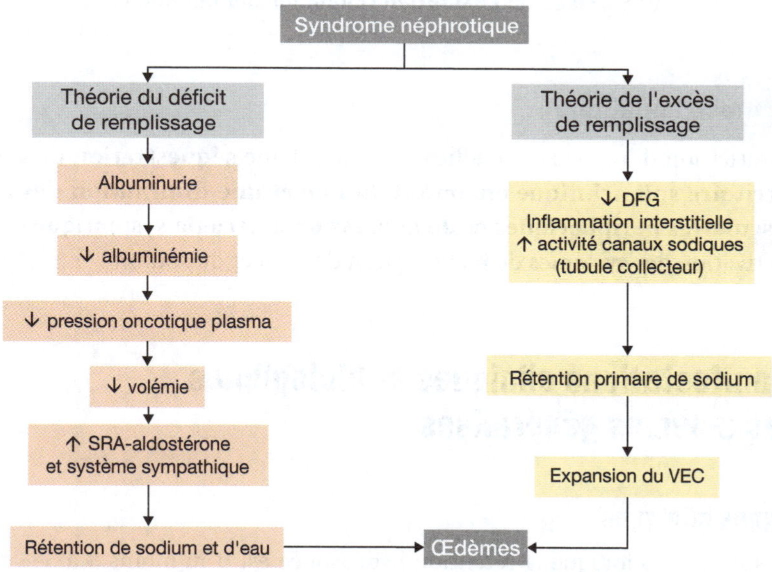

Figure 2. **Mécanismes des œdèmes du syndrome néphrotique**

Les deux théories expliquant la formation des œdèmes au cours du syndrome néphrotique :

1. Dans **la théorie du déficit de remplissage**, la baisse de la pression oncotique est à l'origine de l'hypovolémie, et de l'activation du système rénine-angiotensine aldostérone. **C'est la théorie à connaître**, même si elle n'est pas entièrement vérifiée.
2. Dans **la théorie de l'excès de remplissage**, un excès primaire de réabsorption distale du sodium serait responsable de la positivité du bilan de sodium. Cette théorie n'est pas prouvée non plus, elle permet de comprendre l'efficacité des diurétiques distaux type amiloride.

3. Insuffisance cardiaque

- L'hypovolémie efficace secondaire **à la diminution du débit cardiaque**, donc du débit sanguin rénal, stimule les systèmes antinatriurétiques responsables de la réabsorption du sodium et de l'eau.
- Le mécanisme de la formation des œdèmes au cours de l'insuffisance cardiaque est détaillé dans la figure 3.

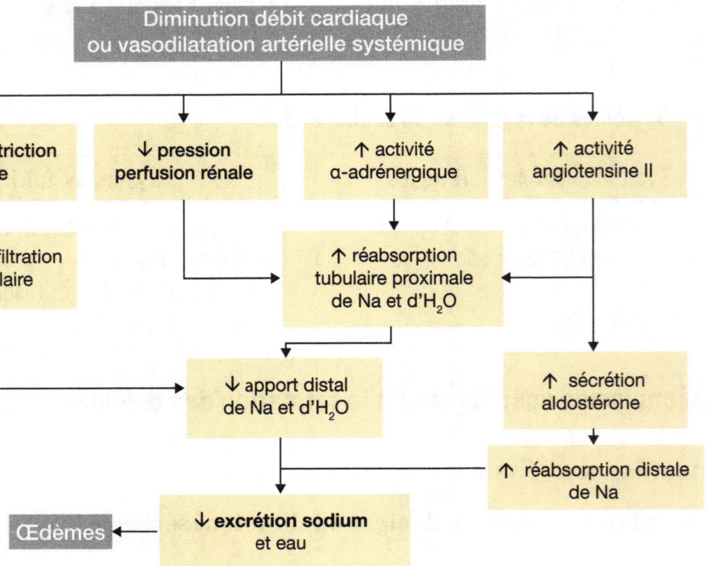

Figure 3. **Mécanismes par lesquels l'hypovolémie efficace entraîne une baisse de l'excrétion rénale de sodium et d'eau.**

4. Cirrhose hépatique

- La situation d'hypovolémie efficace résulte d'une **séquestration de sang dans le territoire splanchnique en amont du foie et une diminution des résistances vasculaires périphériques et de la pression artérielle systémique** conduisant à l'activation des systèmes de réabsorption de l'eau et du sodium.

IV. Manifestations cliniques et biologiques des œdèmes généralisés

A. Signes cliniques

- Ils sont francs lorsque la rétention hydrosodée est d'au moins **3 à 5 %** du poids du corps (soit 2,5 à 3 litres).
- Ils siègent dans les tissus sous-cutanés. Ils sont (Figure 4) :
  - **bilatéraux et symétriques** ;
  - **déclives** :
    - en orthostatisme **au niveau des membres inférieurs**, initialement des chevilles dont ils effacent le sillon rétro-malléolaire,
    - après une période d'alitement prolongée, ils sont localisés préférentiellement au niveau des lombes. Chez les patients jeunes, il est fréquent d'observer, en particulier au lever, un œdème palpébral et péri-orbital,
  - **blancs, mous, indolores ;**

- **prenant le godet :** la pression du doigt contre la face interne du tibia laisse une dépression ;
- **cependant**, lorsque les œdèmes évoluent depuis plusieurs mois ou années, ils peuvent devenir durs et douloureux, avec des lésions cutanées cyanotiques de stase.

- L'inflation sodée et hydrique peut également entraîner **une anasarque** avec épanchements associés des séreuses :
  - épanchements pleuraux ;
  - ascite surtout chez l'enfant ;
  - exceptionnellement un épanchement péricardique.
- L'importance du syndrome œdémateux est évaluée au mieux par la quantification de la **prise de poids**, en l'absence de variation de la natrémie. La pesée régulière d'un patient est le meilleur paramètre permettant d'évaluer l'efficacité du traitement mis en place.

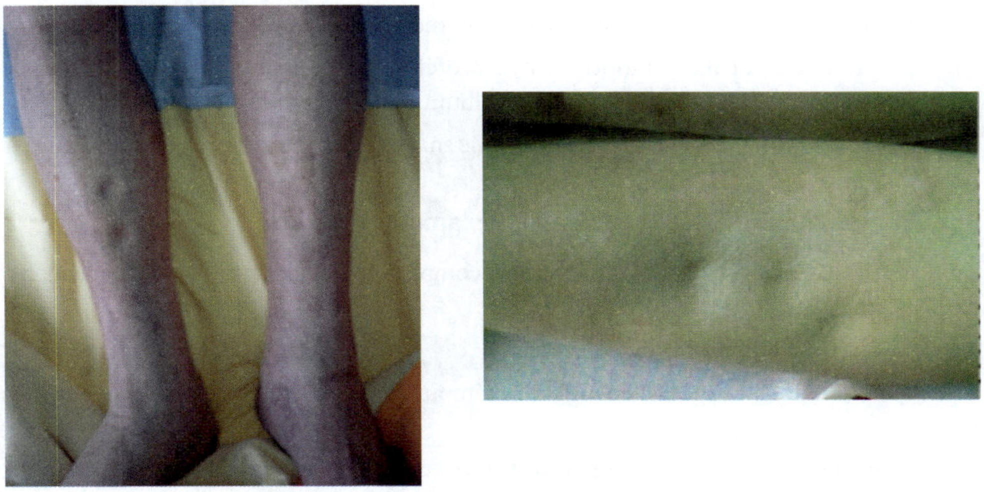

Figure 4. **Œdèmes des membres inférieurs**

B. Signes biologiques

- Ils se résument à une **hémodilution** souvent modeste : **diminution de l'hématocrite et de la protidémie** à interpréter en fonction du contexte (syndrome néphrotique).
- Une **hyperhydratation intracellulaire** (**hyponatrémie**) peut être associée si la balance hydrique est plus positive que la balance sodée, contribuant alors à une prise de poids supplémentaire.
- Lorsqu'ils sont présents, les épanchements des séreuses sont des **transsudats** (concentration en protéines inférieure à 20 g/Litre).
- Dans la phase de **constitution** des œdèmes, **la natriurèse est effondrée**, inférieure à 20 mmol/jour, témoignant de l'incapacité des reins à négativer la balance sodée
- À l'état d'équilibre, la natriurèse reflète les apports sodés. Elle augmente pendant quelques jours après l'institution ou l'augmentation des doses d'un traitement diurétique. À distance de toute modification des doses de diurétique, elle reflète à nouveau les apports sodés.

V. Orientation diagnostique devant la présence d'œdèmes

A. Éliminer la contribution de facteurs locaux (cf. chapitre 2)

- Insuffisance veino-lymphatique.
- Inhibiteurs calciques de type dihydropyridine…

B. Diagnostic des œdèmes généralisés

1. Première orientation

- Quelques éléments fortement discriminants vont souvent rapidement orienter l'enquête étiologique.
  - turgescence jugulaire et reflux hépato-jugulaire en faveur d'une insuffisance cardiaque droite ou globale ;
  - ascite en faveur d'une décompensation œdémato-ascitique de cirrhose ;
  - bandelette urinaire montrant une protéinurie abondante ou hypoprotidémie évoquant la possibilité d'une hypo-albuminémie de syndrome néphrotique ;
  - élévation importante de la créatininémie en faveur d'une insuffisance rénale avancée.

2. Complément d'interrogatoire et d'examen clinique

L'interrogatoire et l'examen clinique sont alors complétés en fonction des premiers éléments d'orientation :

- **En faveur d'une pathologie cardiaque** :
  - en plus de la turgescence jugulaire témoin de l'élévation de la pression veineuse centrale ;
  - signes fonctionnels évocateurs d'insuffisance cardiaque gauche associée (dyspnée d'effort ou de repos), de pathologie potentiellement responsable d'insuffisance cardiaque (ischémie myocardique, pathologie valvulaire notamment mitrale ou aortique), de facteurs de risque d'athérosclérose ;
  - épanchements pleuraux, principalement à droite ;
  - association d'un œdème pulmonaire.
- En faveur **d'une pathologie hépatique** :
  - en plus de l'ascite ;
  - intoxication éthylique ;
  - hépatite virale chronique ou aiguë connue.
- **En faveur d'une insuffisance rénale** :
  - en plus d'une élévation de la créatininémie témoin d'une insuffisance rénale ;
  - affection glomérulaire connue, hypertension artérielle ;
  - protéinurie, hématurie (bandelette urinaire).
- En faveur d'une **hypoalbuminémie** (facteur favorisant) :
  - Défaut de synthèse protéique :
    - anorexie ou carence d'apport, avec perte de poids et de masse musculaire, signes de Kwashiorkor (peau craquelée, décolorée, tombant en lambeaux, cheveux roux et cassants, apathie) ;
    - maladie digestive responsable d'une malabsorption sévère ;
    - maladie hépatique responsable d'une insuffisance hépatocellulaire.

- Perte de protéine :
  - syndrome néphrotique connu (bandelette urinaire) ;
  - entéropathie exsudative, affection responsable de cachexie (cancer) ;
  - brûlures étendues.

- En faveur **d'œdèmes cycliques idiopathiques** :
  - nécessité d'avoir éliminé les pathologies cardiaques, hépatiques et rénales ;
  - ils surviennent chez la femme en période d'activité génitale et se caractérisent par une prise de poids rapide en quelques jours ou durant la journée de 1,5 à 2 kg ; ils sont de localisation déclive, et souvent liés au cycle menstruel. Ils sont accompagnés d'une oligurie.

3. Examens paracliniques

Ils visent selon le contexte à diagnostiquer une affection :

- **Cardiaque** :
  - échographie cardiaque documentant une diminution de la fraction d'éjection ± des troubles de la compliance ;
  - concentration augmentée du BNP ou NT-proBNP ;
  - électrocardiogramme ;
  - radiographie thoracique avec augmentation de l'index cardiothoracique et éventuelle surcharge alvéolaire.
- **Hépatique** :
  - albuminémie, taux de prothrombine ± dosage du facteur V, enzymes hépatiques ;
  - échographie hépatique et des voies biliaires.
- **Rénale** :
  - créatininémie et évaluation du débit de filtration glomérulaire ;
  - protéinurie (dépistage à la bandelette urinaire, dosage quantitatif et qualitatif), sédiment urinaire, protidémie, albuminémie ;
  - échographie des reins et des voies urinaires.
- **Hypoalbuminémie :**
  - anorexie, malabsorption : dénutrition avec diminution des concentrations des protéines nutritionnelles (pré-abumine, transferrine) ;
  - insuffisance hépato-cellulaire (TP et facteur V) ;
  - diarrhée exsudative avec perte de protéines d'origine digestive ;
  - brûlures étendues ;
  - inflammation chronique.

C. Causes des œdèmes généralisés

Celles-ci sont résumées dans le tableau 2.

Tableau 2 : **Causes des œdèmes généralisés**

Pathologies	Causes
Rein	• Syndrome néphrotique • Insuffisance rénale aiguë (en particulier syndrome néphritique aigu d'une GNA) • Insuffisance rénale chronique surtout au stade pré-terminal (plus précoce si néphropathie glomérulaire)
Cœur	• Insuffisance cardiaque globale : cardiopathie ischémique, hypertensive, valvulaire, obstructive ou dilatée • Insuffisance cardiaque droite – Insuffisance respiratoire chronique – Cœur pulmonaire chronique • Pathologie valvulaire et shunt gauche-droit
Foie	• Cirrhose hépatique – Éthylisme – Hépatite chronique virale ou auto-immune – Atteinte hépatique d'origine métabolique
Hypoalbuminémie	• Défaut d'apport protidique – Dénutrition ▸ carence d'apport ▸ Kwashiorkor, marasme – Malabsorption ▸ Gastrite atrophique ▸ Colite ulcéreuse • Défaut de synthèse – Insuffisance hépatocellulaire • Perte excessive – rénale : syndrome néphrotique (néphropathie glomérulaire) – cutanée : brûlure étendue • Affection catabolisante (infection chronique, cancer…)
Pré-éclampsie	• HTA, protéinurie, insuffisance rénale au 3e trimestre de la grossesse
Trouble de la perméabilité capillaire	• Médicaments • Œdèmes cycliques idiopathiques • Choc septique

VI. Traitement symptomatique des œdèmes généralisés et surveillance

A. Traitement

- Le traitement des œdèmes associe celui de leur cause à des mesures symptomatiques, qui seules seront traitées ici.
- L'ensemble des mesures symptomatiques vise à induire un bilan sodé (et éventuellement hydrique) **négatif**, par le biais de la restriction des apports et de l'augmentation de l'élimination.

1. Restriction des apports sodés

Un régime restreint en sel apportant **2 à 4 g de NaCl (soit 35 à 70 mmoles de sodium)** doit être prescrit en première intention. Il pourra être élargi s'il entraîne une anorexie.

En l'absence de signes biologiques (hyponatrémie) ou cliniques d'hyperhydratation intracellulaire, il n'y a pas lieu de restreindre les apports hydriques.

2. Augmentation de l'élimination du sodium

- Les diurétiques agissant au niveau de **la branche ascendante de l'anse de Henle** ont l'effet natriurétique le plus puissant (cf. chapitre 4) :
  - le furosémide et le bumétanide sont utilisés à des doses d'autant plus importantes que la fonction rénale est altérée ;
  - la forme injectable notamment en perfusion continue permet d'obtenir une natriurèse plus importante lorsque les œdèmes sont majeurs, ou résistants aux traitements *per os* ;
  - les doses de furosémide utilisées vont de 20 à 500 mg par jour *per os* ou par voie intraveineuse. La voie veineuse permet de titrer progressivement la posologie du diurétique et nécessite des posologies 2 fois inférieures ;
  - les doses de bumétanide vont de 1 à 10 mg par jour, les doses utilisées *per os* et par voie intraveineuse sont équivalentes.
- Les diurétiques d'action **distale** ont un effet **synergique** avec les diurétiques de l'anse :
  - la **spironolactone**, de par son effet anti-aldostérone, permet d'éviter l'hypokaliémie induite par les diurétiques de l'anse, en ayant un effet synergique sur la natriurèse. Elle est contre-indiquée en cas d'insuffisance rénale sévère en raison du risque d'hyperkaliémie ;
  - l'**amiloride** a également un effet synergique avec les diurétiques de l'anse sur la natriurèse, particulièrement au cours du syndrome néphrotique. Il est contre-indiqué en cas d'insuffisance rénale sévère en raison du risque d'hyperkaliémie ;
  - les **thiazidiques** du type hydrochlorothiazide ont un effet synergique sur la natriurèse, mais également sur la kaliurèse. L'association diurétique de l'anse hydrochlorothiazide expose au risque d'hypokaliémie, mais elle est très efficace pour négativer la balance sodée, particulièrement chez les patients insuffisants cardiaques traités au long cours par diurétiques de l'anse.
- La perfusion d'albumine ou d'autres produits responsables d'une expansion volémique ont des indications très limitées (ponction d'ascite des cirrhoses).

B. Surveillance

1. Clinique

- La surveillance de l'efficacité du traitement diurétique repose sur des paramètres cliniques simples : poids, évolution des œdèmes.
- La surveillance de la tolérance comporte :
  - pouls, pression artérielle debout-couché à la recherche d'une hypotension artérielle orthostatique ;
  - Il faut limiter la perte de poids **à moins d'1 kg/jour** chez les sujets à risque de développement d'une insuffisance rénale fonctionnelle, notamment les sujets âgés, les patients diabétiques ou néphrotiques et les patients insuffisants rénaux chroniques.

2. Biologie

- **La natriurèse des 24 h augmente dans les premiers jours suivants l'instauration ou l'augmentation de la dose des diurétiques**. En ambulatoire, à distance de toute modification de dose de diurétique, elle permet d'évaluer la qualité du suivi de la restriction sodée (17 mmol de natriurèse correspondent à 1 g de NaCl).
- L'apparition d'**effets secondaires** sera surveillée :
  - insuffisance rénale aiguë fonctionnelle : dosage de l'urée et de la créatinine sanguines ;
  - hémoconcentration : protidémie, hématocrite ;
  - troubles ioniques : kaliémie (+++), natrémie.

Fiche flash

I. Définitions

- Œdèmes localisés favorisés par une cause locale (veino-lymphatique).
- Œdèmes généralisés avec rétention hydrosodée perceptible cliniquement dans le tissu interstitiel.
- Anasarque: œdèmes généralisés avec épanchements des cavités séreuses pleurales et péritonéales (ascite).

II. Physiopathologie des œdèmes

- Altération de l'hémodynamique capillaire:
  - Augmentation de la pression hydrostatique capillaire;
  - Diminution de la pression oncotique plasmatique;
  - Augmentation de la perméabilité capillaire.
- Rétention de sodium et d'eau par le rein:
  - Hypervolémie vraie: rétention primaire de sodium par le rein au cours de l'insuffisance rénale;
  - Hypovolémie relative ou « efficace »: insuffisance cardiaque droite ou globale, décompensation œdémato-ascitique de cirrhose, hypoalbuminémie en particulier du syndrome néphrotique.

III. Manifestations cliniques et biologiques des œdèmes généralisés

- Signes cliniques:
  - Si rétention hydrosodée > 3 % du poids du corps (soit 2 à 3 litres de VEC);
  - Bilatéraux et symétriques; blancs, mous, indolores; déclives, prenant le godet;
  - Anasarque;
  - Poids (surveillance de l'efficacité du traitement).
- Signes biologiques associés aux œdèmes généralisés:
  - Si hémodilution: diminution (modérée) de l'hématocrite et de la protidémie.

IV. Orientation diagnostique en présence d'œdèmes généralisés

- Insuffisance rénale: créatininémie.
- Syndrome néphrotique: protéinurie, albuminémie.
- Insuffisance cardiaque: droite ou globale: échographie cardiaque, BNP.
- Décompensation œdémato-ascitique (cirrhose éthylique ou virale): ascite, hypertension portale.
- Hypoalbuminémie (autre que syndrome néphrotique):
  - Anorexie et dénutrition.
  - Malabsorption.
  - Insuffisance hépato-cellulaire.
  - Diarrhée exsudative avec perte de protéines d'origine digestive.
  - Brûlures étendues.
  - Inflammation chronique.
- Œdèmes cycliques idiopathiques.
- Grossesse: pré-éclampsie (HTA, œdèmes, 3e trimestre).

V. Traitement des œdèmes généralisés

Principe : induire un bilan sodé négatif.

1. Restriction des apports sodés

- Régime désodé : 2 à 4 g de NaCl/j (observance vérifiée par la natriurèse des 24 h : 17 mmol de Na dans les urines = 1 g de Na).
- Si hyponatrémie ou insuffisance rénale avancée : restreindre aussi les apports hydriques.

2. Augmentation de l'élimination du sodium

- Diurétiques de l'anse (DA) :
  - Furosémide et Bumétanide : dose augmentée si la fonction rénale est altérée ;
  - IV si les œdèmes sont majeurs, ou résistants aux diurétiques *per os* :
    - furosémide : 20 à 500 mg PO ou IV (titration progressive) intérêt de la perfusion continue si résistance,
    - bumétanide : 1 à 12 mg, posologies *per os* et IV équivalentes.
- Diurétiques d'action distale = synergie avec les diurétiques de l'anse :
  - Spironolactone et amiloride : (épargneurs de potassium, contre-indiqués si IR sévère) ;
  - Thiazidique (hydrochlorothiazide) : si résistance au traitement par diurétique de l'anse au long cours.

3. Surveillance

- Contrôler l'efficacité du traitement diurétique : poids (sous réserve d'une stabilité de la natrémie), disparition des œdèmes.
- Détecter les effets secondaires du traitement diurétique :
  - Insuffisance rénale fonctionnelle : urée et créatinine sanguine ;
  - Hémoconcentration : protidémie, hématocrite ;
  - Troubles ioniques : kaliémie (+++), natrémie.

POUR EN SAVOIR PLUS

Mécanismes spécifiques de la formation des œdèmes

1. Insuffisance rénale

- **Au cours de l'insuffisance rénale aiguë ou chronique sévère, le bilan sodé devient positif.**
- **Au cours de l'insuffisance rénale chronique**, la présence d'œdèmes francs peut se voir au stade pré-terminal, plus précocement dans les maladies glomérulaires et vasculaires. La régulation de la balance sodée et hydrique reste globalement assurée aux stades précédents. Les œdèmes vont se constituer, parfois majorés par des apports excessifs de sodium et d'eau prescrits dans l'hypothèse d'une insuffisance rénale fonctionnelle.

2. Syndrome néphrotique et néphropathies glomérulaires

- **L'hypovolémie efficace** induite par le transfert d'eau et de sodium vers le secteur interstitiel du fait de la baisse de la pression oncotique intravasculaire n'est qu'un facteur contribuant à la rétention hydrosodée par le rein.
- Le mécanisme exact de la rétention primaire de sodium et d'eau n'est pas bien connu, mais il se caractérise par **un excès de réabsorption de sodium dans les segments distaux** du néphron, tube contourné distal et tube collecteur.
- Ceci explique l'intérêt de l'association d'un **diurétique à effet distal** comme les thiazidiques, l'amiloride ou les anti-aldostérones (en l'absence d'insuffisance rénale), à un diurétique agissant au niveau de l'anse de Henle dans la prise en charge du syndrome œdémateux.

3. Insuffisance cardiaque

- Si l'insuffisance cardiaque est **modérée**, l'augmentation de la volémie qui résulte de la balance sodée et hydrique **positive** peut améliorer la fonction cardiaque, en augmentant les pressions de remplissage (relation de Frank-Starling).
- Lorsque l'insuffisance cardiaque est **avancée**, l'augmentation de la volémie a au contraire une influence **négative** sur le débit cardiaque en augmentant précharge (avec **turgescence jugulaire**) et postcharge.

4. Cirrhose hépatique

- L'hyperpression dans le territoire splanchnique contribue à l'apparition de l'**ascite**.

SYNDROMES ŒDÉMATEUX – ITEM 257

- **Q1.** Parmi les situations suivantes, laquelle (lesquelles) est (sont) responsable(s) d'un syndrome œdémateux généralisé ? (rang B)
  - A. Insuffisance cardiaque globale
  - B. Cirrhose décompensée
  - C. Hypothyroïdie
  - D. Syndrome néphrotique
  - E. Hypercorticisme
- **Q2.** Parmi les mécanismes suivants, lequel (lesquels) est (sont) impliqué(s) dans la formation des œdèmes généralisés ? (rang B)
  - A. Hypertension artérielle sévère
  - B. Augmentation de la perméabilité capillaire
  - C. Diminution de la pression oncotique plasmatique
  - D. Maladie du collagène des parois vasculaires
  - E. Rétention rénale de sodium
- **Q3.** Une hypo-albuminémie peut être secondaire à : (rang A)
  - A. Une anorexie
  - B. Des vomissements répétés
  - C. Une diarrhée exsudative
  - D. Une insuffisance cardiaque droite
  - E. La présence de brûlures étendues
- **Q4.** Quelle(s) est (sont) la (les) prescription(s) nécessaire(s) au traitement symptomatique des œdèmes généralisés ? (rang A)
  - A. Restriction sodée (2 à 4 g de NaCl par jour) systématique
  - B. Restriction hydrique (500 mL d'eau par jour) systématique
  - C. Diurétiques de l'anse à doses d'autant plus importantes que la fonction rénale est altérée
  - D. En cas d'inefficacité du diurétique de l'anse l'adjonction d'un diurétique d'action distale doit être envisagée
  - E. Perfusion d'albumine 20 % en cas de syndrome néphrotique

Chapitre 10

Item 261

Néphropathies glomérulaires

N° 261

OBJECTIFS

- Diagnostiquer une néphropathie glomérulaire
- Connaître les néphropathies glomérulaires les plus fréquentes (syndrome néphrotique à lésions glomérulaires minimes, glomérulopathie extramembraneuse, néphropathie à dépôts mésangiaux d'IgA, glomérulonéphrites rapidement progressives), leur étiologie et les principes de leur traitement

Rang	Rubrique	Intitulé	Descriptif
A	Diagnostic positif (examen clinique, démarche diagnostique)	Diagnostiquer une néphropathie glomérulaire	Savoir identifier une protéinurie glomérulaire, une hématurie d'origine glomérulaire
A	Définition	Connaître les différents types de syndromes glomérulaires	Syndrome d'hématurie macroscopique récidivante, Syndrome de glomérulonéphrite chronique, Syndrome de glomérulonéphrite chronique, Syndrome néphrotique, Syndrome néphritique aigu, Syndrome de glomérulonéphrite rapidement progressive
B	Prévalence, épidémiologie	Connaître la fréquence et l'épidémiologie des principales maladies glomérulaires	Savoir que la SNLGM est la première cause de SN chez l'enfant et que la GEM est la première cause de SN après 50 ans et que la N IgA est la première cause de NG, que le Diabète est la première cause de NG secondaire, et que la néphropathie lupique survient chez dans 50 % des lupus…
A	Étiologie	Connaître les principales étiologies des maladies glomérulaires	Connaître les principales maladies générales responsables de NG (diabète, Lupus, infections, vascularites, amylose…) et les principales causes de GEM, de NIgA (purpura rhumatoïde) et de GNRP (vascularites, infections, Goodpasture)
B	Examens complémentaires	Savoir les principales indications de la biopsie rénale, contre-indications, modalités, complications de la PBR	
B	Définition	Connaître les principales lésions glomérulaires élémentaires : prolifération, dépôts, sclérose	
B	Définition	Connaître les principales caractéristiques histologiques des Néphropathies glomérulaires les plus fréquentes	Savoir l'absence d'anomalies en MO pour le SNLGM, la présence des dépôts EM pour la GEM, la location mésangiale de l'IgA (N IgA) et la prolifération extracapillaire (avec ou sans dépôts pour les GNRP.
A	Diagnostic positif	Connaître les éléments cliniques et biologiques conduisant suspecter un SNLGM	Savoir identifier un SN pur en l'absence de signes extra-rénaux
B	Prise en charge	Connaître les principes du traitement des syndromes néphrotiques à lésions glomérulaires minimes (SNLGM)	Connaître les éléments du traitement d'un SNLGM (connaître les principes de la corticothérapie et de son suivi).
B	Suivi et/ou pronostic	Connaître les principaux modes évolutifs du SNLGM	Connaître les circonstances faisant évoquer un SN cortico-sensible, cortico-résistant et cortico-dépendant
B	Diagnostic positif	Connaître les éléments cliniques et biologiques conduisant suspecter une glomérulopathie extra-membraneuse (GEM)	Connaître le mode de présentation des GEM, suspecter une GEM paranéoplasique chez un sujet à risque (tabagique…).
B	Diagnostic positif	Connaître les éléments cliniques et biologiques conduisant suspecter une Néphropathie à IgA	Savoir que la survenue d'une hématurie 48 h après un épidose infectieux (ORL ou autre) évoque une N IgA. Savoir qu'une hématurie microscopique isolée ou associée à une protéinurie peut évoquer en premier lieu une NIgA
B	Suivi et/ou pronostic	Connaître les principaux facteurs pronostiques de la Néphropathie à IgA	Savoir que l'HTA, l'importance de la protéinurie, la créatininémie au diagnostic, la sévérité de la fibrose rénale impactent le pronostic
A	Diagnostic positif	Connaître les éléments cliniques et biologiques conduisant suspecter d'une GN rapidement progressive (GNRP)	Savoir identifier un tableau de GNRP, rechercher des signes extra-rénaux (hémorragie alvéolaire, purpura cutané, déficit neurologique, signes ORL,…) et une infection à l'origine de 'atteinte glomérulaire (endocardite…). Savoir demander une évaluation initiale (gazométrie, scanner thoracique, LBA…) et un bilan immunologique compotant antiGBM, ANCA, AAN, cryoglobulinémie, complément).
A	Identifier une urgence	Connaître les facteurs de gravité d'un syndrome de GNRP	Savoir apprécier la sévérité de l'insuffisance rénale et la nécessité d'une hémodialyse en urgence, savoir identifier les autres complications associées aux GNRP notamment l'hémorragie intra-alvéolaire et son degré de gravité (hypoxie, anémie), savoir qu'il s'agit d'une urgence thérapeutique
B	Diagnostic positif	Connaître les éléments cliniques et biologiques conduisant suspecter une Glomérulonéphrite aiguë post infectieuse (GNA)	Savoir identifier le contexte post-infectieux, une porte d'entrée. Savoir identifier un syndrome néphritique (Œdèmes, HTA, Hématurie, insuffisance rénale aiguë) survenant dans un délai de 10-15 jours après une infection ORL ou cutanée
B	Examens complémentaires	Connaître les éléments paracliniques conduisant suspecter une glomérulonéphrite aiguë post infectieuse (GNA)	Savoir rdemander le sédiment urinaire, protéinurie, fonction rénale. Faire une recherche d' l'infection bactérienne ; Demander un dosage du complément ; discuter l'intérêt de la biopsie rénale chez l'adulte.
B	Prise en charge	Connaître les principes du traitement des principales glomérulopathies (autres que SNLGM)	Savoir les principes du traitement nephroprotecteur des néphropathies protéinuriques, des GEM et des NIgA, savoir que le principe du traitement des GNRP repose sur les corticoïdes et les immunosuppresseurs, savoir les principes du traitement d'une GNA.

Les néphropathies glomérulaires ont une présentation et une évolution aiguë et/ou chronique. Elles sont parfois secondaires à une maladie générale (infection, maladie métabolique, maladie auto-immune…). L'atteinte rénale peut être isolée. Le diagnostic des néphropathies glomérulaires repose sur les données de l'histologie rénale analysées en microscopie optique et en immunofluorescence (présence de dépôts). Le pronostic, le traitement et la surveillance sont spécifiques à chacune des glomérulopathies.

I. Diagnostiquer une néphropathie glomérulaire

Le diagnostic de néphropathie glomérulaire repose sur l'identification du syndrome glomérulaire, et sur la recherche systématique d'une entité pathologique sous-jacente. Le diagnostic est souvent confirmé par une biopsie rénale.

A. Savoir évoquer un syndrome glomérulaire

Une pathologie glomérulaire est évoquée devant l'un ou les deux signes suivants :

- **Protéinurie glomérulaire** :
  - dépistée par la bandelette ;
  - confirmée par le dosage (en g/g de créatininurie ou en mg/mmol de créatininurie ou en g/24 heures) ;
  - composée principalement (≥ 60 %) d'albumine.
- **Hématurie** :
  - microscopique (hématies > 10/mm^3 ou 10^4/ml) +/– hématies déformées ou cylindres hématiques ;
  - macroscopique totale, indolore, sans caillots.
- Trois autres signes peuvent être associés :
  - **HTA ;**
  - **œdèmes ;**
  - **insuffisance rénale** : aiguë ou chronique.

B. Connaître les différents types de syndrome glomérulaire

La combinatoire de ces signes permet d'identifier cinq syndromes glomérulaires (cf. tableau 1) qui permettent d'orienter le diagnostic, d'évaluer l'urgence et le risque de complications, et d'estimer le pronostic.

Tableau 1 : **Les syndromes glomérulaires**

Syndrome	Signes	Atteinte rénale	Particularités
Syndrome d'hématurie macroscopique récidivante	• Hématurie macroscopique récidivante • ± Hématurie microscopique entre les épisodes • ± Protéinurie • ± HTA	• Néphropathie à IgA primitive (maladie de Berger), • Syndrome d'Alport	• En cas de néphropathie à IgA, l'hématurie macroscopique peut être contemporaine d'épisodes infectieux ORL
Syndrome de glomérulonéphrite chronique	• Protéinurie • ± Hématurie, • ± HTA • ± Insuffisance rénale	• Toutes les glomérulopathies chroniques	• Intérêt de la prise en charge précoce • Prévention de la progression de l'IRC
Syndrome néphrotique	• Protéinurie ≥ 3 g/24 h • Albuminémie < 30 g/L • ± Hématurie, • ± HTA • ± Insuffisance rénale	• Syndromenéphrotique idiopathique (LGM, HSF primitive), GEM, GN lupique, amylose*, néphropathie diabétique	• Œdèmes, anasarque • Risque de thrombose • Risque d'insuffisance rénale fonctionnelle • Risque d'infection
Syndrome néphritique aigu	• Tableau brutal, en quelques jours • Œdèmes, anasarque • HTA • Hématurie microscopique ou macroscopique • Protéinurie • IRA (modérée) • Oligurie	• GN aiguë post-infectieuse (> 12 jours après une infection bactérienne non ou insuffisamment traitée par antibiotique)	• Incidence en diminution • Infection bactérienne récente • Hypocomplémentémie +++
Syndrome de glomérulonéphrite rapidement progressive	• Insuffisance rénale rapidement progressive • Protéinurie • Hématurie	• Polyangéite microscopique • Granulomatose avec polyangéite (ex-Wegener) • Maladie de Goodpasture • Ou toute autre GN proliférative extra-capillaire (dont lupus)	• Signes extra-rénaux, • Vascularite +++ • Immunologie • Urgence • PBR indispensable • Pronostic vital et rénal en jeu

Note : dans ce tableau : protéinurie = protéinurie glomérulaire,

* : traité à la fin du chapitre dans « Pour en savoir plus »

C. Connaître les principales causes (étiologie) des maladies glomérulaires

Elles doivent être recherchées de façon systématique devant tout signe d'atteinte glomérulaire. L'interrogatoire, l'examen clinique (tableau 2) et les examens biologiques (tableau 2 et tableau 3) peuvent orienter le diagnostic.

Tableau 2 : **Principales entités pathologiques pouvant se compliquer de néphropathies glomérulaires**

Entités pathologiques		Atteintes ou signes extrarénaux, ou anomalies biologiques	Atteinte rénale
Infections bactériennes	Aiguës	Angine, infection cutanée, endocardite, arthrite	• GN aiguë post-infectieuse • Néphropathie à IgA (poussée de)
	Chroniques	Endocardite d'Osler, ostéomyélite, tuberculose, lèpre	• GN avec prolifération • Amylose AA
Infections virales	VIH	SIDA	HIVAN
	Hépatite B	Réplication virale : PCR sanguine positive	GEM
	Hépatite C	• PCR positive • Vascularite des artères de petit calibre (purpura vasculaire, livedo…)	• Rein de cryoglobulinémie • GEM
Maladies métaboliques	Diabète	• Neuropathie diabétique • Rétinopathie diabétique	Néphropathie diabétique, N° 247
Maladies systémiques	Vascularites	• Altération de l'état général, myalgies, arthralgies, purpura vasculaire, livedo, hémorragie alvéolaire (dyspnée, hémoptysie), hémorragie digestive, épistaxis, rhinite croûteuse, sinusite, signes neurologiques (centraux ou périphériques), uvéite, épisclérite • ANCA (polyangéite microscopique et granulomatose avec polyangéite), • Anti-MBG (maladie de Goodpasture)	• Syndrome de GNRP compliquant : • Polyangéite microscopique • Granulomatose avec micropolyangéite • Maladie de Goodpasture • Purpura rhumatoïde • Vascularite infectieuse avec GN infectieuse • Rein de cryoglobulinémie
	Lupus	Cf. chapitre lupus : N° 194	GN lupique classes I, II, III, IV, V (GEM lupique)
	Maladies inflammatoires chroniques (PR, spondylarthropathies, maladie périodique…), MICI	• Signes articulaires, digestifs…	• Amylose AA • Néphropathie à IgA
Gammapathies monoclonales	Myélome, gammapathie monoclonale à signification rénale (MGRS)	cf. chapitre atteintes rénales du myélome, N° 320	Syndrome néphrotique ± insuffisance rénale, Amylose AL ou autres maladies à dépôts d'immunoglobulines (Randall)
Maladies génétiques		Antécédents familiaux, surdité, lenticône	Syndrome d'Alport

GEM : glomérulopathie extramembraneuse ;

HIVAN = Néphropathie associée au virus HIV ;

MICI : maladie inflammatoire chronique intestinale.

D. Diagnostic histologique (la biopsie rénale)

1. La ponction-biopsie rénale (PBR)

- **Indications de la biopsie rénale**:
  - devant un syndrome de néphropathie glomérulaire;
  - à l'exception des quatre cas suivants où la PBR n'est pas réalisée:
    - syndrome néphrotique pur chez un enfant âgé de 1 à 10 ans,
    - rétinopathie diabétique au fond d'œil sans hématurie chez un patient ayant un diabète connu,
    - amylose documentée sur une biopsie non rénale (glandes salivaires),
    - glomérulopathie héréditaire déjà documentée dans la famille.

- **Intérêt**: il est triple:
  - intérêt diagnostique: le type histologique oriente l'enquête étiologique;
  - intérêt thérapeutique: certaines néphropathies glomérulaires relèvent d'un traitement étiopathogénique;
  - intérêt pronostique (importance de la fibrose, sévérité des lésions vasculaires...).

- **Contre-indications**:
  - rein unique;
  - HTA mal contrôlée (contre-indication jusqu'au contrôle de l'HTA);
  - anomalies anatomiques (kystes multiples, rein en fer à cheval, suspicion de périartérite noueuse...);
  - pyélonéphrite aiguë (contre-indication temporaire);
  - troubles de la coagulation: interrogatoire +++, NFS (anémie, thrombopénie), TP, TCA, étude de l'hémostase primaire. Les antiagrégants plaquettaires sont arrêtés: aspirine 5 jours, clopidogrel 10 jours avant le geste. En cas de trouble de l'hémostase, envisager une PBR par voie transjugulaire.

- **Modalités**:

  Information du patient sur les bénéfices et les risques de la procédure.
  - Effectuer une détermination du groupe sanguin et RAI:
    - Rechercher une contre-indication,
    - Hospitalisation indispensable.
  - Biopsie percutanée sous contrôle échographique;
  - Après anesthésie locale;
  - 2 prélèvements pour étude en microscopie optique et en immunofluorescence, parfois un prélèvement supplémentaire pour la microscopie électronique (suspicion de syndrome d'Alport, de maladie de dépôts d'immunoglobulines).

- **Complications**:
  - Aiguës = saignement:
    - hématome péri-rénal: douleur;
    - hématome intra-rénal: hématurie macroscopique (1 à 10 %), caillots, colique néphrétique ou rétention d'urine;
    - hématome rétro-péritonéal (0,5 à 1 %): syndrome hémorragique (risque de choc hémorragique);
    - prise en charge nécessitant parfois une embolisation, voire exceptionnellement une néphrectomie d'hémostase.
  - Chronique: fistule artério-veineuse (0,1 à 0,5 %), risque de rupture, souffle, HTA.

2. Histologie du glomérule normal

- La structure du glomérule est représentée dans la figure 1.
- Il existe 3 types de cellules glomérulaires :
  - les cellules épithéliales :
    - cellules épithéliales pariétales : elles tapissent la capsule de Bowman,
    - cellules épithéliales viscérales (ou podocytes) : elles sont en contact avec le versant externe de la membrane basale glomérulaire (MBG) par l'intermédiaire d'extensions cellulaires appelées pédicelles.
  - les cellules endothéliales : elles sont fenestrées et constituent la paroi du capillaire glomérulaire. Elles reposent sur le versant interne de la MBG ;
  - les cellules mésangiales : elles sont présentes dans le mésangium qui est un tissu de soutien. Elles élaborent de nombreuses protéines de la matrice extracellulaire et sont capables de se contracter, modulant ainsi la surface de filtration glomérulaire.
- La membrane basale glomérulaire à l'interface des cellules endothéliales et des podocytes.
- La barrière de filtration est donc constituée :
  - sur son versant dit interne par la cellule endothéliale ;
  - par la membrane basale glomérulaire ;
  - et sur le versant dit externe par le podocyte et ses pédicelles reliés les uns aux autres par les diaphragmes de fente.

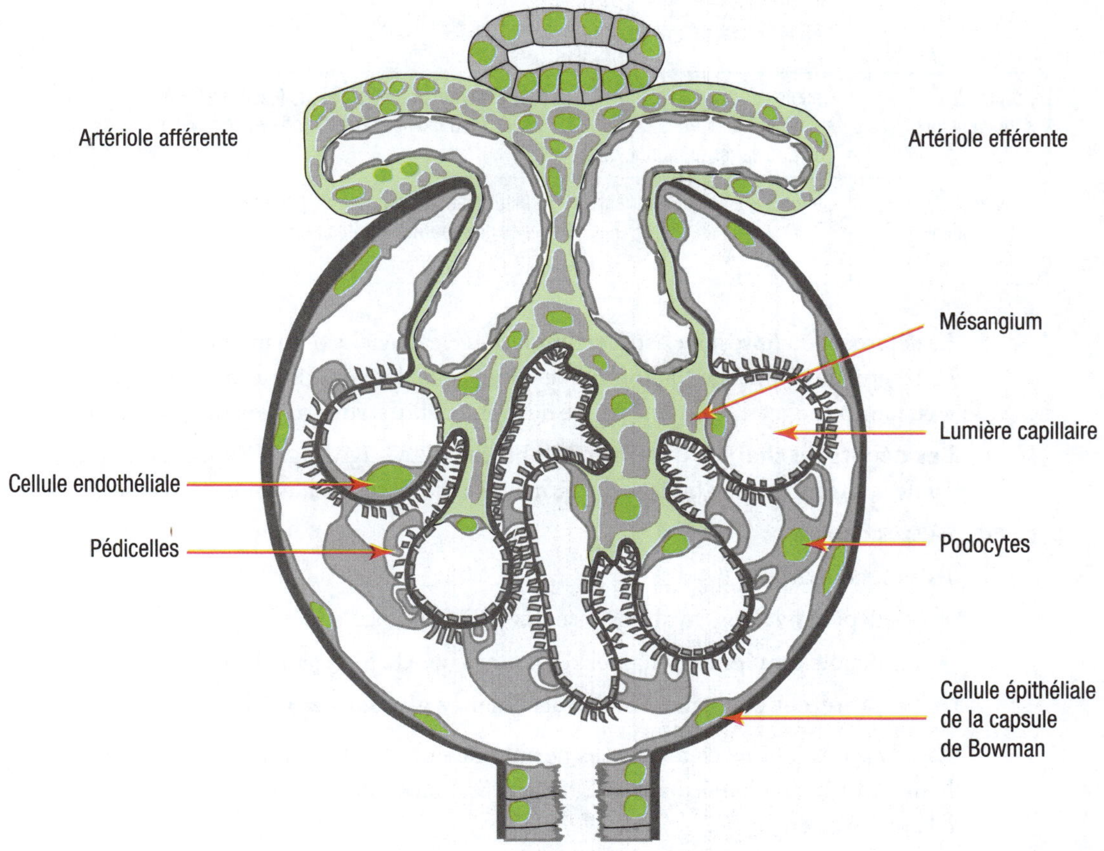

Figure 1. **Glomérule**

3. Les lésions glomérulaires élémentaires

- Trois techniques d'étude du glomérule sont utilisées :
  - l'histologie « standard » au **microscope optique** (voir planche couleur) ; utilisant les colorations PAS, trichrome et argentique ;
  - l'examen par **immunofluorescence** utilisant des anticorps dirigés contre les IgG, les IgA, les IgM, le C3, le C1q, les chaînes légères d'immunoglobines kappa et lambda, et la fibrine ;
  - l'examen en **microscopie électronique** qui permet d'étudier la structure de la membrane basale glomérulaire (syndrome d'Alport...), des podocytes et des dépôts.
- Selon leur étendue, les lésions observées peuvent être :
  - **segmentaires** (une partie du glomérule) ou **globales** (tout le glomérule) ;
  - **focales** (quelques glomérules) ou **diffuses** (tous les glomérules).
- D'une manière très schématique, les lésions glomérulaires **élémentaires** sont au nombre de 4.

a. **La prolifération cellulaire** : tous les types cellulaires présents peuvent être concernés. Les corrélations anatomo-cliniques sont résumées dans le tableau 3.

Tableau 3 : **Prolifération cellulaire**

Dénomination	Type cellulaire	Traduction clinique
Prolifération mésangiale	Cellules mésangiales	Atteinte rénale de sévérité inconstante, observée au cours de nombreuses pathologies aiguës ou chroniques
Prolifération endocapillaire	Cellules endothéliales, et infiltration par des polynucléaires et monocytes	Atteinte inflammatoire aiguë (exemple GNA) avec insuffisance rénale modérée inconstante
Prolifération extracapillaire	Cellules épithéliales pariétales	Insuffisance rénale aiguë, par exemple au cours des glomérulonéphrites rapidement progressives (à croissants)

b. **La sclérose** (ou fibrose) : c'est l'accumulation cicatricielle d'un matériel de nature collagénique remplaçant la totalité du glomérule détruit (glomérule scléreux dit « en pain à cacheter ») ou une partie du glomérule détruit (sclérose segmentaire).

c. **Les dépôts de chaines d'immunoglobulines** (IgG, IgM, IgA, Kappa, Lambda) ou de complément. Le tableau 4 résume les différentes localisations possibles.

d. **Autres dépôts**

- Ils sont constitués :
  - de dépôts **hyalins** (hyalinoses segmentaires et focales) ;
  - de dépôts **amyloïdes** (chaines d'Ig : amylose AL, SAA : amylose AA) ;
  - de **protéines** et de **matrice** extracellulaires **glycosylées** (diabète).
- L'analyse des lésions élémentaires permet de faire le diagnostic histologique de la néphropathie glomérulaire (cf. tableau 5 et au besoin « pour en savoir plus » à la fin de ce chapitre).

Tableau 4 : **Localisations glomérulaires des dépôts**

Dénomination	Localisation des dépôts
Mésangiaux	Au sein du mésangium
Endomembraneux	Espace sous endothélial (versant interne de la MBG)
Intramembraneux	Dans la membrane basale glomérulaire
Extramembraneux	Au contact des podocytes (versant externe de la MBG)

Tableau 5 : **Principaux diagnostics histologiques des néphropathies glomérulaires**

Maladie ou syndrome	Prolifération	Dépôts
Lésions glomérulaires minimes	Non	Non
Glomérulopathie extra-membraneuse	Non	IgG et C3 sur le versant externe de la MBG, aspect granuleux (extramembraneux)
Néphropathie à IgA	Mésangiale ± endocapillaire ± extracapillaire	IgA et C3 mésangiaux ± endocapillaires
Lupus	± mésangiale ± endocapillaire ± extracapillaire	Dépôts d'IgG, IgA voire IgM, C3 et C1q +++ Mésangiaux ± capillaires ± extramembraneux selon la classe de la néphropathie lupique (N° 194)
Glomérulonéphrites des vascularites associées aux ANCA	Extracapillaire	Non
Maladie de Goodpasture	Extracapillaire	Dépôts d'IgG linéaires le long de la MBG
Glomérulonéphrite aigüe post-infectieuse	Endocapillaire ± extracapillaire	C3 en « ciel étoilé », humps

II. Principales néphropathies glomérulaires

- Ici, sont traités :
  - Syndrome néphrotique à lésions glomérulaires minimes,
  - Glomérulopathies extra-membraneuses,
  - Néphropathies à IgA,
  - Les glomérulonéphrites rapidement progressives,
  - Glomérulonéphrite aigüe post-infectieuse.
- Les néphropathies glomérulaires rencontrées lors des principales maladies générales sont traitées dans leurs chapitres respectifs. Il s'agit des néphropathies du **diabète (N° 247)**, du **lupus érythémateux (N° 194)**, des vascularites (N° 193), du **myélome (N° 320)**.
- *L'atteinte rénale des amyloses et quelques notions sur la hyalinose segmentaire et focale sont proposées à la fin du chapitre dans le paragraphe « Pour en savoir plus ».*

A. Le syndrome néphrotique à lésions glomérulaires minimes

- Épidémiologie :
  - principale cause de syndrome néphrotique chez **l'enfant** (90 % des causes de syndrome néphrotique avant l'âge de 8 ans) ;
  - beaucoup plus rare chez l'adulte (10 % des syndromes néphrotiques idiopathiques de l'adulte) ;
  - prédominance masculine.
- Diagnostic :
  - les principaux signes sont :
    - un début **brutal**, parfois après un épisode infectieux ou contact avec un allergène sur un terrain atopique,
    - un syndrome néphrotique le plus souvent **pur** (absence d'hématurie, d'HTA et d'insuffisance rénale),
    - des douleurs abdominales fréquentes chez l'enfant,
    - la présence de complications du syndrome néphrotique associées : thrombose, infections.
  - le diagnostic de certitude est histologique,
  - mais chez l'enfant, **la biopsie rénale n'est pas réalisée si les critères suivants sont réunis :**
    - syndrome néphrotique pur,
    - **âge entre 1 et 10 ans,**
    - **syndrome néphrotique corticosensible,**
    - absence d'antécédent familial de néphropathie,
    - absence de signes extrarénaux,
    - complément sérique normal ;
  - la biopsie montre des **glomérules optiquement normaux, sans dépôts**. La microscopie électronique montre une fusion des pieds des podocytes.
  - En l'absence de cause identifiée, le syndrome néphrotique à lésions glomérulaires minimes (LGM) appartient (avec la hyalinose segmentaire et focale primitive) à une entité appelée syndrome néphrotique idiopathique.
  - Pour affirmer le diagnostic de syndrome néphrotique idiopathique, il faut éliminer un syndrome néphrotique à LGM secondaire : AINS, interféron, maladie de Hodgkin et lymphomes non hodgkiniens.
- Traitement

  Le traitement repose sur le traitement symptomatique et la corticothérapie.
  - Le **traitement symptomatique** est celui du syndrome néphrotique : cf. chapitre syndrome néphrotique (N° 259).
  - La **corticothérapie** se prescrit selon le schéma suivant :
    - **Chez l'enfant :**
      - Prednisone : 60 mg/m²/jour (ou 2 mg/kg,/j maximum 60 mg/j) pendant 4 semaines.
      - Puis 60 mg/m² un jour sur deux, et diminué progressivement sur une durée de 3-4 mois de 15 mg/m² tous les 14 jours).
      - La durée totale du traitement de la première poussée est ainsi de 4,5 mois.
    - **Chez l'adulte :**
      - Prednisone : 1 mg/kg/j (sans dépasser 80 mg/j, jusqu'à la rémission et au moins 4 semaines, maximum 8 semaines) puis diminution lente sur 4,5 mois.

- **Traitements adjuvants de la corticothérapie :**
  - restriction sodée,
  - régime pauvre en sucres,
  - supplémentation en calcium et vitamine D,
  - supplémentation en potassium en fonction de la kaliémie,
  - protection gastrique.

- Évolution/ pronostic

1er cas de figure :

- **corticosensibilité** (80 à 90 % des cas) :
  - Dans 50 % des cas, les patients rechutent. Cela nécessite à chaque fois une reprise de la corticothérapie.

2e cas de figure :

- **corticodépendance** :
  - rechute survenant lors de la diminution de la corticothérapie ou rapidement après son arrêt (trois mois chez l'enfant, deux mois chez l'adulte) ;
  - cette situation nécessite souvent l'adjonction d'un immunosuppresseur ou immunomodulateur.

3e cas de figure :

- **corticorésistance** (non réponse au traitement, 10 % des cas) :
  - la non-réponse aux stéroïdes à dose maximale au-delà de 4 semaines chez l'enfant ou 8 semaines chez l'adulte, définit la corticorésistance. Elle est plus fréquente chez l'adulte (20 % des cas) ;
  - chez l'enfant, elle nécessite la réalisation d'une biopsie rénale ;
  - elle nécessite l'adjonction d'un immunosuppresseur ou immunomodulateur ;
  - l'évolution se fait alors dans 50 % des cas vers l'insuffisance rénale chronique terminale à 5 ans.

B. La glomérulopathie extra-membraneuse

- Épidémiologie :
  - **première cause** de syndrome néphrotique chez l'adulte (40 % des cas) en dehors de la néphropathie diabétique ;
  - encore plus fréquente après l'âge de 60 ans ;
  - rare chez l'enfant (< 5 % des cas) ;
  - prédominance masculine.

- Diagnostic :
  - dans plus de 85 % des cas, il existe un **syndrome néphrotique** ;
  - le syndrome néphrotique est souvent **impur** :
    - avec hématurie microscopique (dans 40 % des cas),
    - avec HTA et insuffisance rénale chronique (dans 30 % des cas).
  - Le diagnostic :
    - repose sur **la biopsie rénale** (voir figure 2) qui montre :
      - en microscopie optique :
        - une absence de prolifération cellulaire,
        - une MBG normale ou épaissie et spiculée sur son versant externe ;
      - en immunofluorescence : **dépôts extramembraneux** granuleux constitués d'IgG et de C_3.

- parfois, on peut porter le diagnostic de GEM sans biopsie rénale devant l'association syndrome néphrotique et anticorps sérique anti-PLA2R

➤ la GEM peut être :

- **primitive** (85 % des cas). La plupart des GEM primitives est associée à des dépôts extramembraneux d'IgG ciblant au même endroit un antigène podocytaire, le récepteur de la phospholipase A_2 (PLA2-R). La recherche d'**anticorps circulants anti-PLA2-R** doit être systématique (un résultat positif permet d'évoquer le diagnostic de GEM avant même le résultat de la PBR).
- ou **secondaire** (15 % des cas). Le tableau 6 résume les principales causes de GEM secondaires.

Tableau 6 : **Causes des GEM secondaires**

Cancers solides +++	• Surtout si âge > 50 ans • Cancers pulmonaires, mammaires, coliques, mélanomes
Lupus érythémateux disséminé ++	• Femme de 20 à 55 ans
Autres maladies auto-immunes	• Sjögren, thyroïdite…
Infections	• Causes classiques mais rares ++ [hépatite B (et C), syphilis, lèpre, filariose,
Médicaments	• AINS

- Complications :
  ➤ Complications liées au syndrome néphrotique (voir N° 259).
  ➤ Complication spécifique : la thrombose des veines rénales est une complication particulièrement fréquente au cours des GEM.

- Pronostic et traitement :
  ➤ L'évolution des GEM primitives est **variable**, mais **souvent favorable** :
    - **25 % des cas :** rémission spontanée ;
    - **50 % des cas :** rémission partielle avec persistance d'une protéinurie ;
    - **25 % des cas :** insuffisance rénale chronique lentement progressive ;

  ➤ le traitement est d'abord **symptomatique** et **anti-protéinurique** (N° 259).
  ➤ Certaines formes primitives avec syndrome néphrotique persistant à 6 mois d'évolution et/ou insuffisance rénale font discuter un traitement par Rituximab.
  ➤ Le traitement des GEM secondaires est basé sur le traitement ou l'éradication de leur cause.

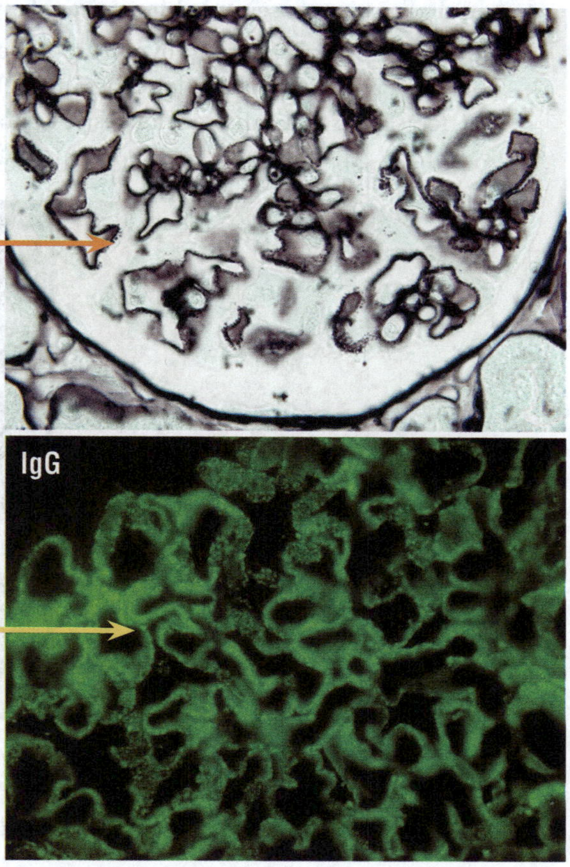

Figure 2. **Glomérulopathie extramembraneuse**

C. La néphropathie à IgA

Le terme de « Néphropathie à IgA » est le plus utilisé (elle est aussi appelée glomérulonéphrite à dépôts mésangiaux d'IgA).

- Épidémiologie :
  - **la plus fréquente** des glomérulonéphrites primitives observées dans le monde.
  - la prévalence dans la population générale est de **1,5 ‰ habitants** pour les formes symptomatiques.
  - il s'agit de la 5e cause de mise en dialyse en France.
  - elle touche essentiellement **l'adulte jeune**, avec une prédominance masculine.
- Diagnostic

  Tous les syndromes glomérulaires sont possibles, mais la présentation est dominée par **l'hématurie** :
  - **Syndrome d'hématurie macroscopique récidivante**, sans caillots ni douleurs, survenant typiquement dans les 48 h d'un épisode infectieux ORL ;
  - **Syndrome de glomérulonéphrite chronique** (protéinurie, HTA, insuffisance rénale chronique) ;
  - **Hématurie microscopique isolée et asymptomatique,** généralement découverte lors d'un examen systématique (médecine du travail…) ;
  - Les autres présentations possibles sont :
    - syndrome néphrotique impur avec hématurie et HTA,
    - syndrome de glomérulonéphrite rapidement progressive.

- Le diagnostic repose sur **la biopsie rénale** (voir figure 3) qui met en évidence :
  - des lésions mésangiales (hypertrophie de la matrice mésangiale, parfois associée à une prolifération cellulaire mésangiale), ± prolifération endocapillaire, ± prolifération extracapillaire selon les présentations cliniques,
  - des dépôts mésangiaux ± endocapillaires d'IgA et de C_3.

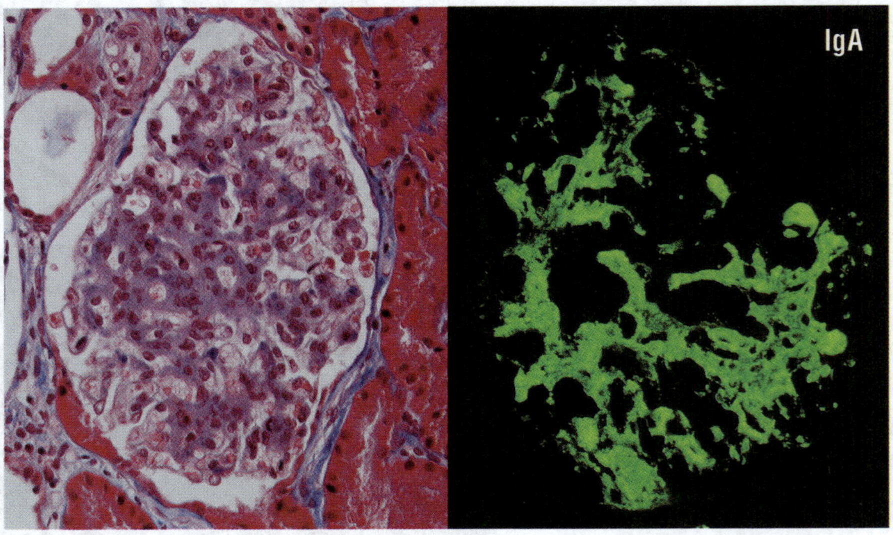

Microscopie optique : hypertrophie mésangiale

Immunofluorescence : dépôts d'IgA au niveau du mésangium glomérulaire

Figure 3. **Néphropathie à dépôts mésangiaux d'IgA**

- Diagnostic étiologique
  - Néphropathie à IgA primitive ou maladie de Berger, en l'absence des causes ci-dessous.
  - Néphropathie à IgA secondaire associée :
    - à la cirrhose,
    - aux maladies inflammatoires chroniques de l'intestin,
    - aux spondylarthropathies,
    - à certaines pathologies cutanées (ex : dermatose bulleuse).
  - Néphropathie à IgA du purpura rhumatoïde :
    - Pathologie fréquente chez l'enfant, plus rare chez l'adulte.
      Définie par la déposition d'IgA dans les lésions de vascularite.
    - Présence de signes extra-rénaux : myalgies, arthralgies, purpura vasculaire, douleurs abdominales.
    - L'atteinte rénale n'est pas constante mais doit être systématiquement recherchée (recherche d'hématurie, de protéinurie et d'insuffisance rénale). Elle est parfois sévère avec un syndrome de glomérulonéphrite rapidement progressive et une glomérulonéphrite avec une prolifération endo- et extracapillaire et des dépôts d'IgA mésangiaux et endomembraneux.
    - Les formes les plus sévères (atteintes rénales sévères et digestives) nécessitent une corticothérapie à forte dose.
- Pronostic et traitement de la néphropathie à IgA primitive
  - le pronostic de la néphropathie à IgA est **très variable**. En règle, la maladie progresse **très lentement** ;
  - 20 à 30 % des patients développent une insuffisance rénale terminale dans les 20 ans qui suivent le diagnostic ;

- les **facteurs de mauvais pronostic** sont :
  - **cliniques** :
    - stade de l'insuffisance rénale au diagnostic,
    - sévérité de l'HTA,
    - importance de la protéinurie,
    - sexe masculin ;
  - **histologiques** :
    - sévérité de la prolifération glomérulaire (mésangiales, endocapillaire, extracapillaire),
    - sclérose glomérulaire et fibrose interstitielle,
    - lésions vasculaires ;
- il n'y a à ce jour aucun traitement codifié :
  - traitement symptomatique et néphroprotecteur +++,
  - l'indication des corticoïdes voire des immunosuppresseurs dans certaines formes graves est discutée en milieu néphrologique.

D. Les glomérulonéphrites rapidement progressives (GNRP)

- **Définitions des GNRP** : ensemble des glomérulonéphrites s'exprimant par un syndrome de GNRP, associant insuffisance rénale rapidement progressive (entre quelques jours et quelques semaines) avec hématurie (parfois macroscopique) et protéinurie.
  - **Le diagnostic de sa cause est fait par la biopsie rénale** qui montre une **glomérulonéphrite proliférative extra-capillaire**. La biopsie met en évidence des « **croissants extra-capillaires** » (prolifération de cellules épithéliales dans la chambre urinaire, avec afflux de cellules inflammatoires et dépôts de fibrine traduisant la nécrose de la paroi du capillaire glomérulaire). (cf. tableau 7). La biopsie rénale, outre son intérêt diagnostique, a un intérêt pronostique : plus les lésions chroniques (cicatrices fibreuses) sont importantes plus le pronostic rénal est altéré.
- La biopsie rénale doit être réalisée de façon urgente ++.

Tableau 7 : **Classification et causes des GNRP**

	Topographie des dépôts glomérulaires en immunofluorescence	Causes	Tests biologiques utiles au diagnostic
Type 1 : Dépôts d'anticorps anti-MBG	• Dépôts **linéaires** d'IgG sur la MBG « intramembraneux »	• Maladie de Goodpasture	• Anticorps anti-membrane glomérulaire (anti-MBG)
Type 2 : Dépôts de complexes immuns	• Dépôts endomembraneux et granuleux d'Ig et/ou de complément	• N-IgA primitive et purpura rhumatoïde • Cryoglobulinémie • Lupus érythémateux disséminé • Glomérulonéphrites des infections bactériennes	• Cryoglobuline • AAN, anti-DNA • Baisse C3, C4 sauf pour le purpura rhumatoïde et la N-IgA primitive
Type 3 : GN « pauci-immune » (absence de dépôts)	• Pas de dépôts d'Ig	• Granulomatose avec polyangéïte • Polyangéïte microscopique	• ANCA anti-MPO ou anti-PR3

N-IgA : néphropathie à IgA ;

ANCA : anticorps anti-cytoplasme des polynucléaires ;

AAN : anticorps anti-nucléaires ;

MPO : myéloperoxydase ;

PR3 : protéinase 3

1. GNRP type 1 ou GNRP à dépôts linéaire d'IgG : la maladie de Goodpasture (tableau 8)

- Bien que **rare,** la maladie de Goodpasture est le prototype du **syndrome pneumo-rénal** (tableau 9) défini par :
  - une **GNRP** ;
  - une **hémorragie intra-alvéolaire** ;
  - Atteintes rénale et pulmonaire sont parfois dissociées.
- La maladie de Goodpasture est due à la **présence d'anticorps anti-MBG circulants** pathogènes et fixés de façon linéaire le long de la MBG et de la membrane alvéolaire pulmonaire. L'auto-anticorps est dirigé contre un antigène commun aux 2 membranes basales alvéolaire et glomérulaire (c'est à dire le domaine NC-1 de la chaîne α-3 du collagène de type IV).
- Il s'agit d'une urgence thérapeutique.

Tableau 8 : **Signes de la maladie de Goodpasture**

Terrain	• Homme jeune fumeur ou sujet âgé
Signes pulmonaires	• Souvent révélateurs • Toux, dyspnée et détresse respiratoire • Hémoptysies inconstantes • Infiltrats bilatéraux au cliché thoracique • Hémorragie alvéolaire (sidérophages au LBA)
Signes rénaux	• Syndrome de GNRP • Insuffisance rénale souvent oligo-anurique
Biopsie rénale (figure 4)	• GN avec croissants épithéliaux • Dépôt linéaire d'IgG le long de la MBG
Anomalies biologiques	• Présence d'anticorps anti-MBG circulants ++ • Anémie microcytaire (carence martiale) liée aux hémorragies pulmonaires
Traitement symptomatique	• Déplétion hydrosodée et traitement symptomatique de l'insuffisance rénale aiguë • O_2 nasal • Prise en charge de l'anémie
Traitement « spécifique »	• Corticoïdes (15 mg/kg/j pendant 3 jours par voie IV, puis 1 mg/kg/j pendant 6-8 semaines) • Échanges plasmatiques ++ • Cyclosphosphamide
Pronostic	• Pulmonaire : **pronostic vital** en jeu, risque de rechutes • Rénal : **risque d'insuffisance rénale définitive**

Tous les « syndromes pneumo-rénaux » ne sont pas des maladies de Goodpasture (tableau 9).

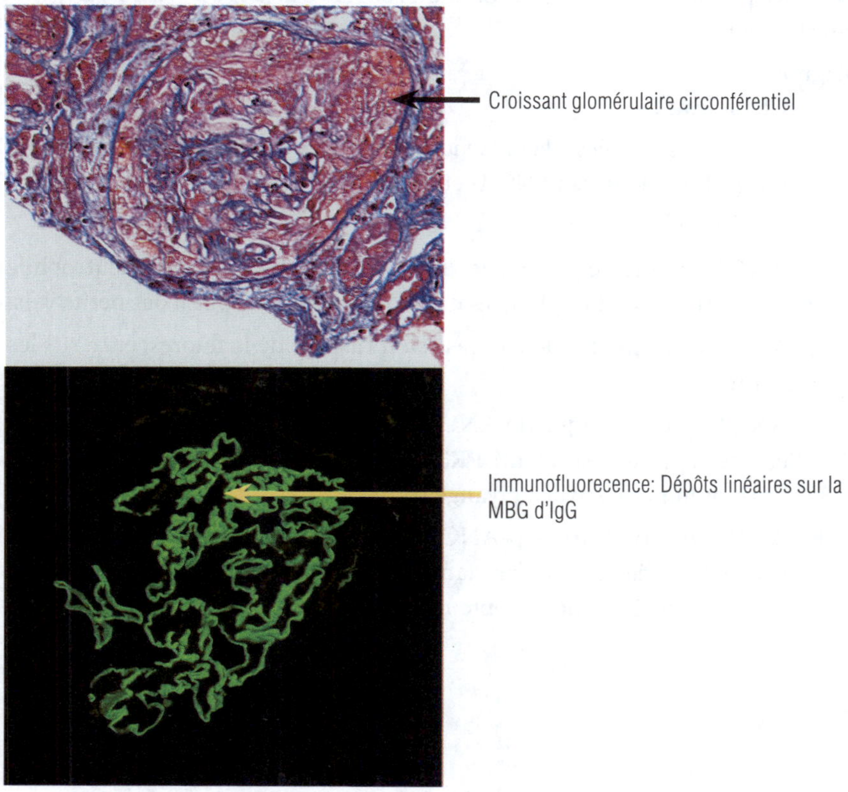

Figure 4. **Syndrome de Goodpasture**

Tableau 9 : **Causes des « syndromes pneumo-rénaux »**

• Maladie de Goodpasture
• Granulomatose avec polyangéïte (ex. Wegener)
• Polyangéite microscopique
• Rarement : cryoglobulinémie, lupus

Toutes les atteintes simultanées rénales et pulmonaires ne correspondent pas à ces causes, par exemple les OAP de surcharges compliquant toutes les insuffisances rénales sévères.

2. GNRP type 2 ou GNRP à dépôts de complexes immuns

- Elles sont caractérisées par des **dépôts glomérulaires d'immunoglobulines et de complément**, dont la nature est résumée dans le tableau 10.

Tableau 10 : **Les GN extracapillaires par complexes immuns**

Pathologie	Dépôts glomérulaires
Lupus érythémateux disséminé	**IgG, IgA, IgM, C_3, C_{1q}**
Cryoglobulinémie mixte	**IgG, IgM, C_3, ± C_{1q}**
Purpura rhumatoïde, N IgA	**IgA, C_3**
Infections (Endocardite…)	**C_3, ± IgG, ± IgM, ± I GA, ± C_{1q}**

3. GNRP type 3 ou GNRP pauci-immunes (N° 193)

- les GNRP pauci-immunes ont en commun **l'absence de dépôts d'immunoglobulines** dans les glomérules.
- Diagnostic
  - Cf. tableau 11
  - Elles sont associées à la présence dans le sérum **d'anticorps anticytoplasme des polynucléaires** (ANCA) et traduisent l'atteinte rénale d'une vascularite associée aux ANCA ;

> ces ANCA ont un rôle pathogène ; ils activent les polynucléaires neutrophiles. Ces cellules activées sont impliquées dans la nécrose de la paroi des petits vaisseaux.

> les ANCA peuvent être de 2 types selon l'aspect de la fluorescence sur les polynucléaires :

  - **ANCA cytoplasmiques** (c-ANCA, fluorescence cytoplasmique) : ils sont dirigés contre la protéinase 3 (anti-**PR3 détectés en ELISA**) et sont plutôt associés à la granulomatose avec polyangéïte,
  - **ANCA périnucléaires** (p-ANCA, fluorescence périnucléaire) : ils sont dirigés contre la myélo-peroxydase (anti-**MPO détectés en ELISA**) et sont associés aux polyangéites microscopiques ;

Tableau 11 : **Signes cliniques et biologiques des GN pauci-immunes**

	Granulomatose avec polyangéïte	Polyangéite microscopique
Signes généraux	• Fièvre, amaigrissement, arthralgies, myalgies, hyperleucocytose, CRP élevée	
Signes de vascularite	• Purpura vasculaire palpable parfois nécrotique, livedo • Toux, dyspnée, hémoptysies, infiltrats pulmonaires (hémorragie intra-alvéolaire) • Douleurs abdominales avec diarrhées sanglantes • Episclérite • Mono ou multinévrite (Aucun ou plusieurs de ces signes peuvent être présents)	
Signes extrarénaux spécifiques	• Rhinite croûteuse, épistaxis, ulcérations nasales et pharyngées, sinusite, otite • Nodules pulmonaires • Tumeur rétro-orbitaire	• Pas de signe spécifique
Signes rénaux	• GNRP avec IRA en quelques jours ou semaines	
Histologie rénale	• GN avec prolifération extracapillaire. Nécrose de la paroi des capillaires glomérulaires. Absence de dépôt d'immunoglobuline en IF (cf. planche couleur)	
ANCA	• + dans 90 % des cas • De type c-ANCA, anti-protéinase 3 (PR3)	• + dans 80 % des cas • De type p-ANCA, anti-myélopéroxydase (MPO)

- Le traitement **spécifique repose sur l'association corticoïdes-immunosuppresseurs**, Il s'agit d'une urgence thérapeutique qui doit être discutée en milieu spécialisé.
  - à la phase aiguë : **corticothérapie, cyclophosphamide** intraveineux ou **rituximab** (anticorps anti-CD20), associés aux échanges plasmatiques dans les formes rénales sévères à discuter en milieu néphrologique.
  - traitement immunosuppresseur d'entretien (au moins 2 ans) par **azathioprine ou rituximab** en relai en raison de la fréquence des rechutes ; le risque de rechute est plus élevé dans les vascularites associées aux ANCA anti-PR3 par rapport aux vascularites associées aux ANCA anti-MPO.
- traitements **associés** :
  - traitements adjuvants de la corticothérapie,
  - éradication des foyers infectieux (ORL, dentaires),
  - prévention des infections opportunistes (Bactrim®),
  - Traitement néphroprotecteur : contrôle de l'HTA et de la protéinurie avec IEC et diurétiques.
- avec ces traitements, **la survie rénale** à 5 ans est évaluée à 80 % ;
- la **surveillance** du traitement repose sur :
  - les signes cliniques (récidive de la maladie, tolérance des traitements),
  - les signes biologiques : créatininémie, protéinurie et hématurie, NFS (leucopénie sous cyclophosphamide) et CRP, quantification des ANCA.

E. GN aiguë post-infectieuse

La forme typique est la GNA post-streptococcique.

- Diagnostic
  - Le tableau rénal survient après un intervalle libre de 15 jours succédant à un épisode infectieux ORL ou cutané non traité par antibiotique.
  - Elle se manifeste par un syndrome néphritique aigu:
    - début brutal, installation en quelques jours;
    - insuffisance rénale aiguë;
    - protéinurie glomérulaire;
    - hématurie parfois macroscopique;
    - HTA;
    - œdèmes.
  - Une consommation du complément avec baisse du C3 et C4 est fréquemment observée.
  - La biopsie rénale est réalisée en cas de doute diagnostique (diagnostic différentiel). Elle montre une prolifération endocapillaire diffuse avec afflux de cellules inflammatoires. Dans les formes sévères, une prolifération extracapillaire est associée. En immunofluorescence, on observe des dépôts de C3 mésangiaux et dans la paroi des capillaires glomérulaires (dépôts dits en ciel étoilé). Parfois de volumineux dépôts granuleux de C3 en position extra-membraneuse sont présents. Ils sont appelés « humps » lorsqu'ils sont vus en microscope optique.
- Le **traitement** est exclusivement **symptomatique**.
- Le **pronostic** est **excellent** dans la forme typique post-streptococcique: guérison sans séquelle dans la grande majorité des cas.

POUR EN SAVOIR PLUS

Tests biologiques utiles au diagnostic des néphropathies glomérulaires

Ils sont prescrits en fonction des conclusions cliniques.

• Anticorps anti-nucléaires et anti-ADN natifs : lupus
• Complément sérique CH50 et fractions C3, C4 : GN post-infectieuses, lupus, cryoglobulinémie
• Anticorps anti-cytoplasme des polynucléraires neutrophiles (ANCA) : vascularites
• Anticorps anti-membrane basale glomérulaire (MBG) : maladie de Goodpasture
• Cryoglobulinémie et sérologie hépatite C : rein de cryoglobulinémie
• Immunoélectrophorèse des protéines plasmatiques et urinaires et dosage spécifique des chaînes légères d'Ig sérique : amylose AL ou autre maladie à dépôts d'immunoglobulines (Randall)
• Anticorps anti-PLA2R : GEM primitive
• Sérologies virales (VHB, VHC, HIV)

Principaux diagnostics histologiques des néphropathies glomérulaires

Maladie ou syndrome	Prolifération	Dépôts
Lésions glomérulaires minimes	Non	Non
Hyalinose segmentaire et focale	Non	Hyalins, segmentaires, IgM
Glomérulopathie extra-membraneuse	Non	IgG et C_3 sur le versant externe de la MBG, aspect granuleux (extramembraneux)
Amylose	Non	Dépôts • Biréfringents à la coloration par le rouge Congo • amyloïdes de SAA dans l'amylose AA, • monotypiques de chaines d'immunoglobuline dans l'amylose AL
Néphropathie diabétique	Non	Accumulation de matrice extracellulaire glycosylée
Néphropathie à IgA	Mésangiale ± endocapillaire ± extracapillaire	IgA et C_3 mésangiaux ± endocapillaires
Lupus	Extracapillaire ± endocapillaire ± mésangiale	Dépôts d'IgG, IgA voire IgM, C_3 et C_{1q} +++ Mésangiaux ± capillaires ± extramembraneux selon la classe (cf. chapitre lupus)
Glomérulonéphrite compliquant les infections bactériennes	Endocapillaire ± mésangiale ± extracapillaire	Dépôts de C_3 et IgG voire IgA et IgM
Glomérulonéphrites des vascularites associées aux ANCA	Extracapillaire	Non
Maladie de Goodpasture	Extracapillaire	Dépôts d'IgG linéaires le long de la MBG

Autres néphropathies glomérulaires

A. Les amyloses

1. Définitions

- Les amyloses sont un ensemble de maladies caractérisées par le **dépôt** localisé au rein ou le plus souvent diffus (maladie générale), d'une **substance amorphe** constituée de protéines insolubles ayant une conformation fibrillaire, qui prennent la coloration du **rouge Congo** (du fait de l'organisation des dépôts en feuillets β-plissés). Ces dépôts sont biréfringents en lumière polarisée.
- On distingue :
  - les amyloses **AA** (dérivées de la protéine AA), compliquant des maladies inflammatoires chroniques : polyarthrite rhumatoïde, maladie de Crohn, recto-colite hémorragique, maladie périodique ou fièvre méditerranéenne familiale, cancer (rein), infections prolongées (ostéomyélite, tuberculose, lèpre), dilatation des bronches ;
  - les amyloses **AL** (dérivées de chaînes légères d'immunoglobulines, principalement lambda des gammapathies monoclonales isolées et des myélomes). Ces amyloses sont traitées dans le chapitre 16 ;
  - les amyloses **héréditaires**.

2. Tableau clinique

- Les amyloses sont fréquemment révélées par **un syndrome néphrotique intense** :
  - sans hématurie ni HTA ;
  - persistant malgré l'insuffisance rénale ;
  - avec parfois présence de deux gros reins.
- Le syndrome néphrotique est associé à **d'autres localisations** de la maladie, variables selon le type d'amylose :
  - atteinte cardiaque, qui conditionne le pronostic de l'amylose AL +++ ;
  - hépatomégalie ;
  - macroglossie (amylose AL) ;
  - multinévrite, neuropathie végétative ;
  - diarrhée...

3. Pronostic et traitement

- Il n'y a pas de traitement spécifique de l'amylose AA en dehors du traitement de la cause qui limite la progression des lésions. Dans la maladie périodique, la colchicine (ou plus rarement les molécules bloquant les effets de l'interleukine 1) prévient les crises douloureuses abdominales, les poussées fébriles, et également l'apparition des dépôts d'amylose, notamment dans le rein. Dans la polyarthrite rhumatoïde compliquées d'amylose AA, le tocilizumab qui bloque l'interleukine-6 pourrait avoir un intérêt supplémentaire aux autres biothérapies.
- Le traitement de l'amylose AL est évoqué dans le chapitre 16 (N° 320).

B. La hyalinose segmentaire et focale (HSF)

- La HSF correspond à une **lésion histologique**, non à une maladie.
  - le diagnostic repose sur la **biopsie rénale**;
  - en microscopie optique, il existe des dépôts hyalins et des lésions de sclérose (hyalinose) segmentaire (seulement une partie du glomérule est touchée) et focale (dans certains glomérules).
  - en immunofluorescence, on note la présence de quelques dépôts d'IgM et de C3 dans les lésions de HSF.
- Lorsque cette lésion est isolée (sans autre anomalie histologique des glomérules) et associée à un syndrome néphrotique, elle s'intègre dans le **syndrome néphrotique idiopathique**.
  - la lésion de HSF est présente dans 10 à 15 % des syndromes néphrotiques de l'enfant et 15 à 20 % des syndromes néphrotiques de l'adulte jeune notamment chez l'homme;
  - dans cette forme le syndrome néphrotique est volontiers impur avec hématurie et HTA, et parfois insuffisance rénale progressive;
  - la lésion histologique d'HSF au cours du syndrome néphrotique idiopathique traduit une maladie plus sévère, et une moins bonne réponse au traitement par corticoïdes;
  - dans les formes très précoces de l'enfant et/ou en cas de cortico-résistance, la recherche de mutation de gènes codant pour des protéines du podocyte (néphrine, podocyne) est nécessaire;
  - Il y a un risque plus élevé d'évolution vers l'insuffisance rénale terminale en 5 à 20 ans;
  - dans les formes idiopathiques le risque de **récidive** de la maladie sur le transplant rénal est élevé (30 à 35 %) avec un risque de perte du greffon.
- Diagnostic étiologique : les causes des HSF s'exprimant par un syndrome néphrotique sont multiples (tableau).

Causes des HSF

- Réduction néphronique (protéinurie sans syndrome néphrotique) :
  - agénésie rénale, hypoplasie rénale segmentaire
  - reflux vésico-urétéral
  - obésité
- Formes héréditaires liées à une mutation d'un gène d'une protéine du podocyte
- Infection par le VIH
- Autres :
  - consommation d'héroïne, pamidronate
  - drépanocytose et hypoxie rénale chronique
- Idiopathiques, de loin les plus fréquentes

- L'apparition de lésions de HSF est possible au cours de la plupart des néphropathies (pas seulement le syndrome néphrotique idiopathique et les causes indiquées dans le tableau ci-dessus). L'expression est alors une protéinurie glomérulaire sans syndrome néphrotique. Cela constitue un mécanisme important d'aggravation des lésions rénales et un tournant évolutif vers l'insuffisance rénale.

Fiche flash

Sémiologie

- Le signe principal des néphropathies glomérulaires est la protéinurie glomérulaire : ≥ 60 % d'albumine.
- Les cinq syndromes glomérulaires sont :
  - Syndrome d'hématurie macroscopique récidivante ;
  - Syndrome de glomérulonéphrite chronique ;
  - Syndrome néphrotique ;
  - Syndrome néphritique aigu ;
  - Syndrome de glomérulonéphrite rapidement progressive.

Les principales maladies générales responsables de néphropathies glomérulaires sont :

- diabète,
- Lupus systémique,
- Infections,
- Vascularites,
- Amylose.

Le Syndrome néphrotique à lésions glomérulaires minimes (SN LGM)

- Cause la plus fréquente de SN chez l'enfant, touche également l'adulte.
- Mode de présentation : début brutal par un SN pur.
- Biopsie rénale (non réalisée d'emblée chez l'enfant) absence de lésions en microscopie optique et de dépôts en immunofluorescence.
- Traitement symptomatique antiprotéinurique et corticothérapie.
- Évolution :
  - corticosensibilité et rémission complète en quelques semaines (80 à 90 % des cas) ;
  - corticodépendance (rechute pendant la décroissance de la corticothérapie ou dans les 2 mois suivant son arrêt nécessitant l'adjonction d'un traitement immunosuppresseur) ;
  - corticorésistance (10 % des cas), après 8 à 12 semaines de traitement par corticoïdes à doses maximales : risque d'évolution vers l'insuffisance rénale terminale dans 50 % des cas.

La glomérulopathie extra-membraneuse

- Cause la plus fréquente de SN chez l'adulte (surtout après 60 ans).
- Mode de présentation : début par syndrome néphrotique (85 % des cas) impur.
- Primitive dans 85 % des cas : recherche des anticorps anti-PLA2R.
- Causes des GEM secondaires : lupus (femme jeune), cancers solides, infections virales (hépatite B), médicaments (AINS).
- Diagnostic : biopsie rénale qui montre l'absence de lésions prolifératives et la présence de dépôts extra-membraneux d'IgG et de C_3 en immunofluorescence.
- Complications : complications du syndrome néphrotique et thrombose des veines rénales.
- Traitement symptomatique antiprotéinurique et éventuellement immunosuppresseur après 6 mois.

La néphropathie à IgA

- La plus fréquente des glomérulopathies primitives observées dans le monde.
- Adulte jeune (plus fréquente chez l'homme).
- Modes de présentation :
  - un syndrome d'hématurie macroscopique récidivante (concomitance avec épisode infectieux ORL)
  - hématurie microscopique isolée (médecine du travail) ;
  - syndrome de glomérulonéphrite chronique ;
  - ou syndrome néphrotique impur (hématurie et HTA) ou syndrome de glomérulonéphrite rapidement progressive.
- Diagnostic par biopsie rénale : lésions mésangiales +/– endocapillaires +/– extracapillaires en MO et dépôts mésangiaux d'IgA en immunofluorescence.
- Étiologie :
  - NIgA primitive (maladie de Berger) ;
  - NIgA secondaires :
    - cirrhose, MICI, spondylarthropathies...
    - purpura rhumatoïde.
- Facteurs de gravité : HTA, protéinurie, stade de l'insuffisance rénale au diagnostic, homme, critères histologiques (fibrose interstitielle, sclérose glomérulaire...).
- Traitement : symptomatique (antiprotéinurique, de l'HTA...), corticoïdes dans les formes sévères.

Les glomérulonéphrites rapidement progressives

- Urgence diagnostique et thérapeutique.
- Mode de présentation : syndrome de GNRP : insuffisance rénale rapidement progressive (entre quelques jours et quelques semaines) avec hématurie (parfois macroscopique) et protéinurie.
- Diagnostic par la biopsie rénale : glomérulonéphrite proliférative à croissants extra-capillaires.
- 3 types :
  - Type 1 avec dépôts d'anticorps anti-MBG = maladie de Goodpasture (syndrome pneumorénal) : recherche d'anticorps anti-MBG circulant ;
  - Type 2 avec dépôts de complexes immuns : Lupus, purpura rhumatoïde, cryoglobulinémie, infections...
  - Type 3 sans dépôts (pauci-immune) : granulomatose avec polyangéite (ex. maladie de Wegener), polyangéite microscopique : présence d'ANCA (cANCA = antiprotéinase 3 associés à la GPA, pANCA = antiMPO associés à la PAM).

NÉPHROPATHIES GLOMÉRULAIRES – ITEM 261

Q1. Au cours de la néphropathie à IgA primitive (maladie de Berger), quelle(s) est (sont) la (les) proposition(s) exacte(s) ?

A. Le purpura cutané est présent dans 50 % des cas
B. La protéinurie comprend peu d'albumine (moins de 50 %)
C. L'HTA peut être sévère
D. Le complément sérique est diminué
E. Les épisodes d'hématurie macroscopiques n'aggravent pas le pronostic

Q2. Voici le compte-rendu d'une biopsie rénale : « En microscopie optique, les tubes, l'interstitium et les vaisseaux sont normaux. Les glomérules sont indemnes de prolifération. La membrane basale glomérulaire paraît épaissie. L'examen en immunofluorescence met en évidence des dépôts d'IgG et de C3 granuleux le long de la membrane basale glomérulaire ». Quel(s) diagnostic(s) retenez-vous ?

A. Syndrome néphrotique à lésions glomérulaires minimes
B. Glomérulopathie extra-membraneuse
C. Néphropathie à dépôts d'IgA
D. Maladie de Goodpasture
E. Néphropathie lupique de classe V

Q3. Le syndrome d'hématurie récidivante évoque :

A. Une maladie de Goodpasture
B. Une néphropathie à IgA
C. Une glomérulonéphrite post-infectieuse
D. Un syndrome d'Alport
E. Une glomérulopathie extra-membraneuse

Q4. Le syndrome néphrotique à lésions glomérulaires minimes de l'enfant :

A. Se présente habituellement comme un syndrome néphrotique impur
B. N'est pas une indication à la réalisation d'une biopsie rénale
C. Doit faire rechercher une leucémie aiguë
D. Est cortico-sensible dans 80 à 90 % des cas
E. Doit être traité par bloqueur su système rénine-angiotensine

Q5. Parmi les signes suivants, lequel (lesquels) évoque (nt) une granulomatose avec polyangéite ?

A. La présence d'une hémorragie au lavage broncho-alvéolaire
B. L'absence d'hématurie
C. La présence de cANCA, de type anti-PR3
D. La présence d'une prolifération endo-capillaire sur la biopsie rénale
E. La présence d'une prolifération extra-capillaire sur la biopsie rénale

Q6. La glomérulopathie extra-membraneuse :

A. Se présente le plus souvent comme une insuffisance rénale aiguë glomérulaire
B. Est parfois révélatrice d'un cancer
C. Est associée à un risque accru de thromboses veineuses
D. Peut révéler un lupus érythémateux disséminé
E. Est associée, dans sa forme idiopathique, à la présence d'anticorps anti-récepteur de l'acétylcholine

Chapitre 11

Item 247

Néphropathies diabétiques

N° 247. Diabète sucré de type 1 et 2 de l'enfant et de l'adulte

- *Traité dans ce chapitre*: Complications rénales

Rang	Rubrique	Intitulé	Descriptif
A	Suivi et/ou pronostic	Connaître les facteurs de risque de survenue des atteintes micro-angiopathiques	
B	Diagnostic positif	Connaître les différents stades de la néphropathie diabétique	
B	Prise en charge	Connaître les principes du traitement néphroprotecteur chez le diabétique	

I. Épidémiologie

- La néphropathie diabétique (ND) est la **première cause d'insuffisance rénale terminale** dans les pays occidentaux : 25 à 50 % des patients arrivant en insuffisance rénale terminale.
- Plus de **90 %** des diabétiques ont un **diabète de type 2**.
- L'incidence de l'insuffisance rénale terminale liée au diabète augmente en raison de l'augmentation de l'incidence du diabète et de l'allongement de la survie des patients diabétiques dû à l'amélioration de la prise en charge cardiovasculaire.

II. Histoire naturelle

L'atteinte rénale du diabète de type 1 et de type 2 a beaucoup d'aspects communs mais diffère par quelques points.

A. Diabète de type 1

- **Stade initial** :
  - Dès le début du diabète, il existe dans environ 25 % des cas une augmentation du débit de filtration glomérulaire (appelée « hyperfiltration glomérulaire ») avec augmentation parallèle de la taille des reins. Cette hyperfiltration glomérulaire dépend en grande partie du degré du contrôle glycémique.
- **Stade intermédiaire** :
  - après une dizaine d'années, 25 % des patients ont une augmentation de l'excrétion urinaire d'albumine supérieure ou égale à 30 mg/24 heures soit un ratio Albuminurie/Créatininurie ≥ 30 mg/g ([A/C] ≥ 30 mg/g) (« microalbuminurie », voir encadré 1) ;
  - en l'absence de traitement efficace, l'albuminurie s'aggrave progressivement jusqu'à une protéinurie détectable à la bandelette réactive urinaire (albumine > 300 mg/j) et une hypertension artérielle (HTA) s'installe ;
  - le délai entre l'apparition de la microalbuminurie et celle de la protéinurie peut être compris entre 2 et 5 ans ;
  - l'intensification des traitements antidiabétique par insuline et anti-hypertenseur par inhibiteurs de l'enzyme de conversion (IEC) ou antagonistes des récepteurs de l'angiotensine II (ARA2) permet de prolonger significativement cet intervalle et retarde l'apparition des phases ultérieures de l'atteinte rénale.
- **Stade avancé** :
  - au stade de la protéinurie et de l'HTA, la filtration glomérulaire diminue rapidement en l'absence de traitement ;
  - une insuffisance rénale terminale peut dans ces conditions s'installer en moins de 5 ans.

- Les différents stades évolutifs sont résumés dans le tableau 1.

Tableau 1 : **Les différents stades évolutifs de la néphropathie diabétique (ND)**

1	Au diagnostic	• Hyperfiltration glomérulaire chez 25 % des patients
2	2-5 ans	Silencieux, microalbuminurie intermittente
3	5-10 ans	Néphropathie débutante • Microalbuminurie (30 à 300 mg/24 heures) • Pression artérielle normale-haute
4	10-20 ans	Néphropathie avérée • Protéinurie (albuminurie > 300 mg/24 heures) • HTA chez 75 % des patients • Syndrome néphrotique (SN) dans 10 % des cas • Progression de l'insuffisance rénale
5	> 20 ans	Insuffisance rénale terminale • Nécessité de dialyse et/ou transplantation rénale (± pancréatique)

B. Diabète de type 2

- L'ancienneté du diabète de type 2 n'est souvent pas connue ; au moment du diagnostic, la grande majorité des patients ont une **HTA** et une **microalbuminurie, voire une protéinurie et une insuffisance rénale (figure 1)**.
- La microalbuminurie du diabétique de type 2 est un puissant marqueur de risque cardio-vasculaire ; elle traduit aussi un risque de développer une néphropathie progressive.
- La progression des complications rénales dans le diabète de type 2 suit globalement **la même course évolutive** qu'au cours du diabète de type 1. Cependant, les lésions vasculaires rénales sont plus marquées, donnant un tableau mixte associant néphropathie vasculaire et néphropathie diabétique (néphropathie mixte).

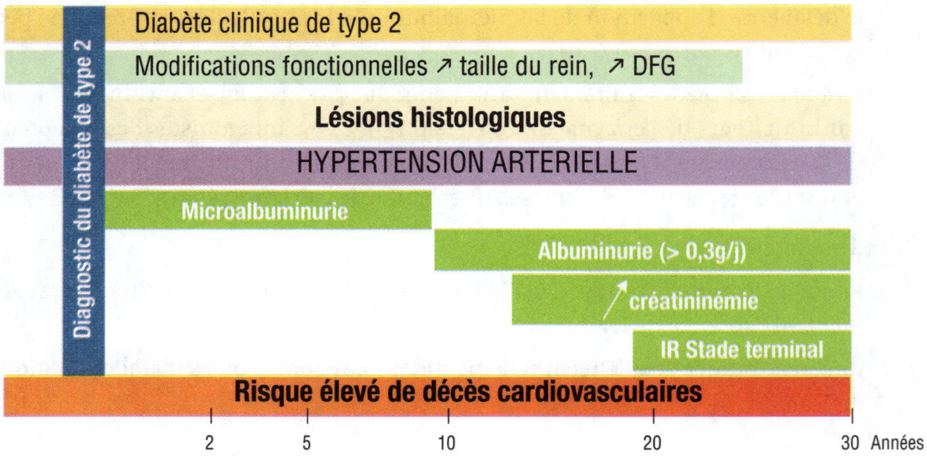

DFG = débit de filtration glomérulaire

Figure 1.

Encadré 1

Dépistage et surveillance de l'atteinte rénale d'un patient diabétique

+ Microalbuminurie

- Il existe physiologiquement une très faible excrétion urinaire d'albumine détectable uniquement par radio-immunoassay ou immunonéphélométrie. Son augmentation supérieure à 30 mg/24 h ([A/C] ≥ 30 mg/g) est appelée « microalbuminurie » et précède le développement ultérieur d'une albuminurie (> 300 mg/jour) détectable par des bandelettes réactives.
- Dans le diabète de type 1, la microalbuminurie prédit la progression vers la néphropathie diabétique. Dans le diabète de type 2 la microalbuminurie représente le plus important facteur prédictif de mortalité cardio-vasculaire.
- Le dépistage de la microalbuminurie s'effectue par la mesure du rapport albumine/créatinine (A/C) sur un échantillon des urines du matin. Un rapport [A/C] ≥ 30 mg/g (ou 3 mg/mmol) correspond à un risque très élevé de microalbuminurie (> 30 mg/j).

Dans le reste de ce chapitre nous utiliserons essentiellement le rapport [A/C] en mg/g.

+ Surveillance initiale puis annuelle :

- Mesure de la pression artérielle.
- Dosage de la créatinine plasmatique et estimation du DFG selon la formule de MDRD ou CKD-EPI (chapitre 13/item 258).
- Recherche-quantification d'une microalbuminurie : chez tous les diabétiques de type 1 à partir de la 5e année de diabète puis 1 fois par an, et chez tous les diabétiques de type 2 au moment du diagnostic de diabète puis ensuite 1 fois par an (recommandations HAS).

III. Diagnostic de la néphropathie diabétique

Ce diagnostic repose sur :

1. Les signes néphrologiques

- **Dans le diabète de type 1** : succession microalbuminurie, protéinurie (syndrome néphrotique dans 10 % des cas) et HTA, puis insuffisance rénale. Absence habituelle d'hématurie. Reins de taille normale lors de l'IRC terminale.
- **Dans le diabète de type 2** : idem sauf que l'HTA précède la néphropathie et les signes néphrologiques peuvent être présents à la découverte du diabète. Dans 30 % des cas, l'insuffisance rénale chronique n'est pas associée à une micro ou macroalbuminurie.

2. La durée d'évolution du diabète

- **Dans le diabète de type 1** : 5 ans après le diagnostic du diabète (en moyenne 10-15 ans).
- **Dans le diabète de type 2** : possible au diagnostic du diabète (car évolution le plus souvent silencieuse des troubles de la glycorégulation plusieurs années avant le diagnostic).

3. Les signes associés

- Mauvais contrôle glycémique sur une longue période.
- **La rétinopathie diabétique**, constante dans le diabète de type 1, est présente dans 75 % des cas dans le diabète de type 2 en cas de néphropathie diabétique.
- Les complications cardio-vasculaires touchant les artères de gros calibre (« **macro-angiopathie** ») sont fréquentes dans les deux types de diabète, mais sont plus précoces dans le type 2.

- En cas de protéinurie sans rétinopathie, chercher une autre cause d'atteinte rénale.
- **Les autres complications du diabète doivent être recherchées : neuropathies, gastroparésie…**

4. La biopsie rénale

- Le diagnostic de néphropathie diabétique est habituellement clinique. Une biopsie rénale peut être proposée lorsque le diagnostic de glomérulopathie diabétique isolée est peu plausible ou s'il existe des arguments pour une maladie rénale surajoutée nécessitant un traitement spécifique : diabète récent (moins de 5 ans), hématurie, protéinurie ou insuffisance rénale rapidement progressives, absence de rétinopathie, présence de signes extrarénaux non liés au diabète, gammapathie monoclonale…

IV. Histologie

A. Diabète de type 1

L'atteinte rénale du diabète de type 1 est presque toujours une glomérulosclérose diabètique.

Description de la glomérulosclérose diabètique (figure 2) :

- **Stade 1 :** épaississement des membranes basales glomérulaires visible en ME
- **Stade 2 :** expansion mésangiale
- **Stade 3 :** poursuite de l'expansion mésangiale et constitution de nodules extra-cellulaire dits de Kimmelstiel-Wilson dans au moins un glomérule
- **Stade 4 :** glomérulosclérose globale (> 50 % glomérules)

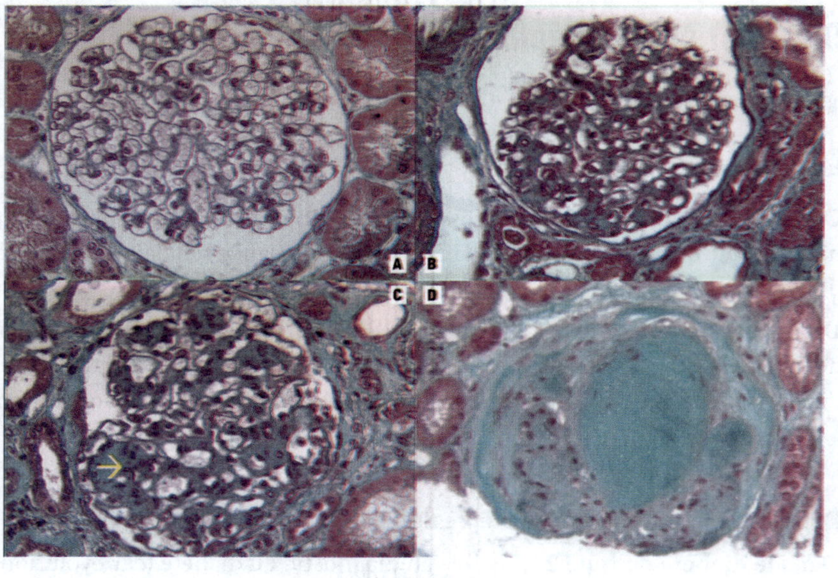

Figure 2.

A. Glomérule normal
B. Expansion mésangiale sans nodule (stade II)
C. Sclérose nodulaire (nodule de Kimmelstiel – Wilson →) dans au moins un glomérule (stade III)
D. Glomérulosclérose globale (> 50 % glomérules) (stade IV)

B. Cas du diabète de type 2

- L'atteinte rénale du diabète de type 2 est beaucoup plus **hétérogène**:
  - **1/3** seulement des patients développent isolément des lésions caractéristiques de **glomérulosclérose diabétique**;
  - **1/3** des patients ont des lésions vasculaires prédominantes de type endartérite fibreuse (**néphroangiosclérose**);
  - **1/3** n'a pas d'atteinte diabétique mais une **néphropathie d'autre nature** ou surajoutée aux lésions du diabète justifiant la réalisation d'une biopsie rénale.

VI. Traitement

A. Prévention de la néphropathie diabétique

- La prévention primaire et secondaire de la néphropathie diabétique consiste en:
  - Un **contrôle glycémique optimal** par des injections multiples d'insuline ou par pompe, qui diminue le risque de néphropathie chez des patients diabétiques de type 1. L'intérêt d'un contrôle rigoureux de la glycémie est probable dans le diabète de type 2. L'objectif métabolique recommandé pour la plupart des patients est une HbA1c ≤ 7 % **et notamment en cas de MRC stade 3 et seulement ≤ 8 % en cas de MRC stade 4 ou 5 (HAS 2013)**. La cible de 6,5 % est réservée aux patients dont le diabète est nouvellement diagnostiqué et sans complications.
  - Le **traitement anti-hypertenseur** qui prévient la néphropathie diabétique ou ralentit sa progression.
  - L'arrêt du tabac, souvent négligé, diminuerait de 30 % le risque de survenue et d'aggravation de la microalbu-minurie dans les 2 formes de diabète.

B. Néphropathie diabétique débutante et avérée

- Chez les diabétiques **de type 1 ou 2 les IEC** sont indiqués dès que l'albuminurie est ≥ 30 mg/g de créatininurie y compris chez les sujets normotendus, car ils ont fait la preuve de leur efficacité pour ralentir la progression de la néphropathie diabétique (figure 3). Les ARA2 sont indiqués en cas d'intolérance aux IEC. Le double blocage par IEC et ARA2 n'est pas recommandé en première intention.
- **Des précautions** doivent être prises au cours de la prescription d'IEC ou d'ARA2:
  - Surveillance biologique régulière et rapprochée de la **kaliémie** et de la **créatininémie**;
  - Un avis néphrologique est souhaitable en cas d'anomalie de l'un de ces paramètres.
- La cible tensionnelle optimale est ≤ **130/80 mmHg** dès que le rapport [A/C] ≥ 30 mg/g de créatininurie, (30 mg/g) (KDIGO 2012), avec un IEC ou un ARA2 et avec pour objectifs soit une réduction de l'albuminurie en dessous de 30 mg/g de créatininurie soit une réduction de la protéinurie au moins au-dessous de **0,5 g/24 h chez les patients « macroprotéinuriques » (protéinurie > 0,5 g/j).**
- L'obtention d'un tel niveau tensionnel nécessite des associations comportant 2, 3 voire 4 anti-hypertenseurs. Un **diurétique** doit être associé préférentiellement à l'IEC/ARA2 car il potentialise l'effet anti-hypertenseur et anti-protéinurique. Une restriction sodée modérée (6 g/j) est souhaitable pour tirer un bénéfice du traitement anti-hypertenseur.
- Un excès de protéines alimentaires a un effet délétère sur la protéinurie et l'évolution de la fonction rénale. Un apport d'environ **0,8 g protéines/kg** par jour semble souhaitable. Il existe un risque de dénutrition en l'absence de suivi diététique.

- L'ensemble des autres facteurs de risque vasculaire doit être pris en charge. Le recours aux **agents hypolipémiants** (statines) et de l'aspirine (75 mg/j) est justifié en raison de l'incidence élevée des **complications cardio-vasculaires** dans ce groupe de patients. **L'arrêt du tabagisme** est impératif.

+ L'intervention du néphrologue est nécessaire :
- en cas de doute diagnostique,
- en cas d'albuminurie (> 300 mg/j ou 300 mg/g de créatininurie) malgré le traitement symptomatique,
- en cas d'HTA non contrôlée (recher de sténose de l'artère rénale et indication spécialisée de désobstruction),
- En cas de déclin rapide du DFGe (> 5 mL/min/an),
- ou en cas de DFGe (CKD-EPI) inférieur à 45 mL/min.

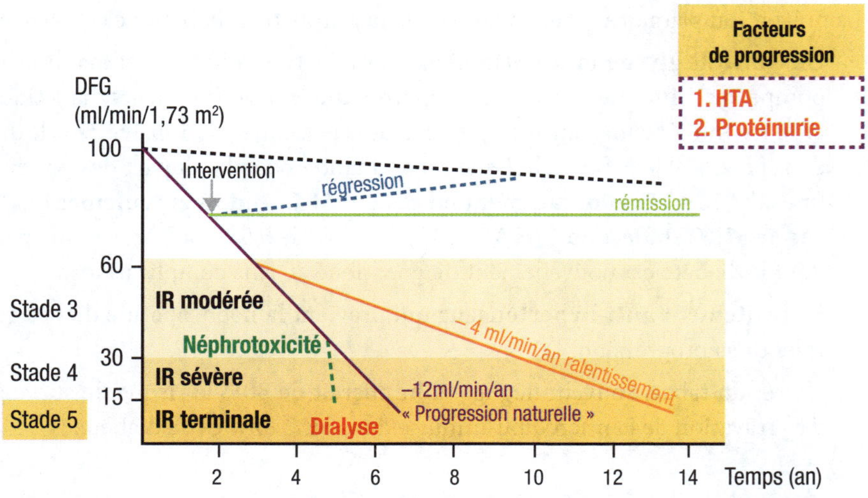

Figure 3. **Évolution du DFG au cours de la néphropathie diabétique et effet des interventions thérapeutiques selon les stades**

POUR EN SAVOIR PLUS :

I. Physiopathologie de la néphropathie diabétique

- Un contrôle glycémique optimal (hémoglobine glyquée [HbA1c] < 7 %) diminue l'apparition et ralentit l'évolution de la néphropathie diabétique. Le glucose interagit avec les groupements amines des protéines pour former des produits de glycation (par exemple l'hémoglobine glyquée). Les produits de glycation simple sont réversibles lorsque le contrôle glycémique est amélioré. En présence d'une hyperglycémie prolongée, on aboutit de façon irréversible à des produits terminaux de glycation avancée (AGE pour « *Advanced Glycation End-products* »). La glycation irréversible des protéines altère leurs fonctions et leur fait acquérir des propriétés pro-inflammatoires.
- D'autre part, l'hyperglycémie entraîne précocement une vasodilatation rénale et une augmentation de la réabsorption sodée proximale (par le biais des co-transporteurs Sodium-Glucose, SGLT 1 et 2). Tout ceci favorise l'augmentation du débit de filtration glomérulaire. Cette hyperfiltration est associée à une augmentation de la pression capillaire glomérulaire et avec les dérivés glyqués, elle induit des modifications morphologiques (prolifération mésangiale, expansion matricielle et épaississement de la membrane basale).
- Comme au cours de toutes les néphropathies glomérulaires, l'HTA et la protéinurie jouent un rôle important dans la progression de l'atteinte rénale. La vasodilatation hyperglycémie-dépendante et les altérations structurales (hyalinose artériolaire afférente) perturbent l'autorégulation de la pression capillaire glomérulaire induisant une hypertension intraglomérulaire. Les traitements qui permettent de réduire la pression capillaire glomérulaire (IEC et ARA2) atténuent la progression des lésions rénales.

II. Complications associées à la néphropathie diabétique

- **La sténose de l'artère rénale** (SAR) est particulièrement fréquente chez le sujet diabétique de type 2. Sa prévalence varie de **10 à 50 %** et est plus importante chez les hommes, les fumeurs, les patients avec une protéinurie et/ou une réduction de la fonction rénale (DFGe < 60 ml/min).
- L'**hyperkaliémie** secondaire à l' **hyporéninisme-hypoaldostéronisme** est fréquente et peut survenir même en présence d'une réduction modérée de la fonction rénale (créatinine plasmatique à 150 µmol/L) et à la suite d'une prescription pourtant recommandée de médicaments néphro-protecteurs (IEC et ARA2). Elle pourra le plus souvent être contrôlée par un régime et la prescription de résines échangeuses d'ions (Sodium polystyrène sulfonate….).
- Au **stade d'IRC terminal (Stade V)**, les symptômes urémiques s'ajoutent aux complications du diabète :
  - Neuropathie urémique /**neuropathie diabétique** périphérique,
  - **Nausées et vomissements** du syndrome urémique / anomalies de vidange gastrique liées à la gastroparésie.

III. Pronostic de la néphropathie diabétique

- Il dépend avant tout de la **précocité de la prise en charge** dès le stade de micro-albuminurie et avant la dégradation de la fonction rénale. Une prise en charge adaptée peut permettre d'**arrêter la progression** lorsque la néphropathie diabétique est débutante alors qu'au stade de **néphropathie diabétique avérée** la protéinurie est difficilement contrôlable et, dans la majorité des cas, le traitement proposé **ne permet malheureusement que de ralentir l'évolution** de la néphropathie vers l'insuffisance rénale.

IV. La néphropathie diabétique au stade de l'insuffisance rénale terminale

- La greffe rénale seule (diabète type 2) ou simultanée de rein-pancréas (diabétiques de type 1 patient de moins de 45-50 ans, sans complications coronariennes sévères) peut être proposée à ces patients.
- D'une façon générale, les patients diabétiques traités par épuration extrarénale ou par transplantation rénale ont un pronostic moins bon que les patients non diabétiques, essentiellement en raison des **complications cardio-vasculaires** associées.
- La prévention de ces complications en dialyse et en transplantation doit intervenir dès le stade prédialytique par une correction exigeante de l'ensemble des facteurs de risque notamment l'hypertension, la surcharge hydrosodée, l'anémie, les calcifications vasculaires et l'hyperlipidémie.

Fiche flash

I. Épidémiologie

- Incidence : première cause d'insuffisance rénale terminale dans le monde.
- Plus de 90 % des diabétiques ont un diabète de type 2.

II. Histoire naturelle

Les progressions des néphropathies du diabète de type 1 et 2 sont superposables

A. Diabète de type 1

- Stade initial : hyperfiltration glomérulaire dans 25 % des cas.
- Stade 2 (2-5 ans) : cliniquement silencieux, microalbuminurie intermitente.
- Stade 3 (5-10 ans) : néphropathie débutante (microalbuminurie).
- Stade 4 (10-20 ans) : néphropathie avérée (protéinurie, syndrome néphrotique, HTA, IRC).
- Stade 5 (> 20 ans) : insuffisance rénale terminale.

B. Diabète de type 2

- Histoire naturelle moins bien décrite car l'ancienneté du diabète est moins précise.
- HTA et microalbuminurie souvent présentes d'emblée.

III. Manifestations cliniques

A. Signes révélateurs

- HTA
- « Microalbuminurie », protéinurie, œdèmes, insuffisance rénale

B. Signes associés

- Rétinopathie constante au cours du diabète de type 1 avec atteinte rénale.
- Rétinopathie inconstante au cours du diabète de type 2. En cas de protéinurie sans rétinopathie, chercher une autre cause d'atteinte rénale.
- Signes d'atteinte vasculaire (macroangiopathie).
- habituels des signes liés à la neuropathie végétative (hypotension orthostatique, vomissements) et à la neuropathie diabétique.

IV. Signes histologiques en cas de néphropathie associéé au diabete

- Diabète de type 1 : glomérulosclérose diabètique dans 100 % des cas
- Diabète de type 2 : glomérulosclérose diabètique dans 1/3 des cas, néphropathie vasculaire dans 1/3 des cas, autres néphropathies dans 1/3 des cas.

V. Traitement

- Contrôle glycémique : HbA1c < 6,5 % en l'absence de complication, puis < 7 % si MRC stade 3, puis < 8 % si MRC stade 4 ou 5.
- Traitement néphroprotecteur :
  - diabétiques type 1 ou 2 : IEC dès que l'albuminurie est ≥ 30 mg/24 h, ARA2 en cas d'intolérance (toux) ;
  - Surveillance créatininémie et kaliémie. Recherche d'une sténose de l'artère rénale si dégradation de la fonction rénale sous IEC/ARA2.
- Cible tensionnelle : PA < 130/80 mmHg si [A/C] ≥ 30 mg/g. (Une cible < 140/90 mmHg reste acceptable chez les patients sans microalbuminurie)
- Cible protéinurie : < 0,5 g/j si macroprotéinurie (> 0,5 g/j) et normalisation microalbuminurie si [A/C] ≥ 30 mg/g de créatinine urinaire.
- **Contrôle des facteurs de RCV** : agents hypolipémiants (statine), aspirine, arrêt du tabagisme…

NÉPHROPATHIES DIABÉTIQUES – ITEM 247

- **Q1.** Quelle(s) est (sont) la (les) proposition(s) exacte(s) concernant la micro-albuminurie ?
  - A. Elle est positive si elle est > à 30 mg/g
  - B. Elle est positive si elle est > 3 mg/mmol
  - C. Elle se traduit par une bandelette positive à 2 +
  - D. Elle nécessite une surveillance annuelle dès le diagnostic chez le diabétique de type 2
  - E. Associée à une hématurie microscopique, elle signe l'existence d'une néphropathie diabétique

- **Q2.** Concernant la néphropathie diabétique :
  - A. La néphropathie diabétique peut être présente d'emblée lors du diagnostic du diabète de type 1
  - B. La micro-albuminurie est un marqueur de complications vasculaires au cours du diabète de type 2
  - C. La néphropathie diabétique peut se révéler par un syndrome néphrotique dans les 5 ans suivant le diagnostic de diabète de type 1
  - D. L'HTA apparaît avant l'atteinte rénale au cours du diabète de type 1
  - E. La rétinopathie est constamment présente en cas de néphropathie diabétique compliquant un diabète de type 1

- **Q3.** Concernant le traitement de la néphropathie diabétique :
  - A. En cas de néphropathie au cours du diabète de type 1, les IEC ne sont prescrits que lorsqu'il existe une protéinurie ≥ 500 mg/g de créatininurie
  - B. Dans la néphropathie du diabète de type 2, les bloqueurs du système rénine-angiotensine réduisent la vitesse de progression de l'atteinte rénale
  - C. Chez les patients avec diabète de type 1, le contrôle glycémique a pour objectif une HbA1c < 8 %
  - D. L'objectif de réduction de la protéinurie est < 0,5 g/24 h chez les patients « macro-protéinuriques »
  - E. La cible tensionnelle optimale au cours de la néphropathie diabétique est < 120/80 mmHg

Chapitre 12

Items 193 et 194

Rein et maladies systémiques

- **Lupus systémique. Syndrome des anti-phospholipides**
- **Vascularites**

LUPUS SYSTÉMIQUE. SYNDROME DES ANTI-PHOSPHOLIPIDES

N° 194.

OBJECTIFS

- Connaître les principales lésions cutanées du lupus systémique
- Connaître les caractéristiques de fréquence et de présentation clinique d'une atteinte rénale
- Connaître les principes diagnostiques du lupus et du SAPL
- Connaître les principes de traitements du lupus et du SAPL

Rang	Rubrique	Intitulé	Descriptif
A	Définition	Savoir que le LS est une maladie auto-immune polymorphe	
A	Définition	Savoir que le SAPL peut être primaire ou secondaire	Secondaire à LS ++
B	Prévalence	Connaître la population la plus fréquemment concernée par le LS	Savoir que le LS touche préférentiellement la femme en période d'activité ovarienne
B	Diagnostic positif	Savoir repérer les principales atteintes viscérales du LS	Vespertilio, photosensibilité, Raynaud, polyarthrite, sérite, glomérulonéphrite
A	Diagnostic positif	Connaître les principales lésions cutanées spécifiques	
A	Diagnostic positif	Connaître les caractéristiques de fréquence et de présentation clinique d'une atteinte rénale au cours du lupus systémique : oedèmes, bandelettes urinaires positives	
B	Diagnostic positif	Connaître les critères diagnostiques de SAPL	Connaître les principales manifestations cliniques et biologiques
A	Contenu multimédia	Vespertilio	
B	Contenu multimédia	Livedo racemosa	
A	Examens complémentaires	Connaître l'intérêt et l'interprétation du test de dépistage des AAN	
B	Examens complémentaires	Connaître les principaux auto-anticorps (hors AAN) et anomalies biologiques au cours du LS	Biologie standard sang et urines, autoanticorps et complément
B	Examens complémentaires	Connaître les principes des méthodes et la place de l'anatomie pathologique pour le diagnostic des lésion cutanées	
B	Examens complémentaires	Connaître les indications de la biopsie rénale et les principales lésions rénales	
B	Suivi et/ou pronostic	Connaître le mode d'évolution du LS et les atteintes viscérales pronostiques	Savoir que le LS est une maladie chronique qui évolue par poussées entrecoupées de rémissions
B	Prise en charge	Savoir que la pierre angulaire du traitement du LS est l'hydroxychloroquine, et les principes du traitement des principales atteintes	
B	Prise en charge	Savoir que le traitement du SAPL thrombotique repose sur un traitement anticoagulant la plupart du temps à vie	

I. Définition

- Le lupus systémique (LS) ou lupus systémique est une **maladie systémique auto-immune**:
  - **systémique** car il peut toucher plusieurs organes,
  - **auto-immune** car cette maladie est secondaire à une activation du système immunitaire contre les antigènes du soi,
  - **polymorphe: sa présentation clinique est variable d'un patient à l'autre et au cours du temps chez un même patient.**

II. Données épidémiologiques

- Le LS est une des connectivites les plus fréquentes mais demeure une maladie rare:
  - prévalence du lupus 40 pour 100000;
  - l'atteinte rénale concerne environ 20% des patients atteints de lupus.

  Le LS survient 9 fois sur 10 chez la femme. Il débute généralement chez la femme en période d'activité ovarienne (fréquence maximum entre 10 et 40 ans).

III. Diagnostic du lupus systémique

- Le diagnostic repose sur un **faisceau d'arguments clinico-biologiques**. Les manifestations cliniques et biologiques ont permis d'établir des critères conçus pour la classification des patients dans le groupe patients avec lupus systémique.
- Les critères de classification les plus récents sont ceux proposés en 2019 par les sociétés américaines et européennes de rhumatologie. Il sont proposés à titre indicatif dans le paragraphe « Pour en savoir plus » en fin de chapitre.
- **Les manifestations cliniques les plus fréquentes** sont:
  - **Cutanées**, les plus fréquentes sont:
    - Photosensibilité.
    - Éruption malaire en aile de papillon (verspetilio).
    - Éruption de lupus aigu ou subaigu.
  - **Articulaires**: Polyarthrite non érosive;
  - Syndrome de **Raynaud**;
  - Atteinte des séreuses: **pleurésie** et **péricardite**;
  - **Rénale**: Il s'agit d'une néphropathie glomérulaire dont l'expression est: protéinurie glomérulaire +/− hématurie +/− insuffisance rénale +/− HTA.
    - La sévérité de l'atteinte rénale est variable selon sa forme histologique. Elle souvent grave: elle peut mettre en jeu pronostics rénal et vital.
    - Une néphropathie lupique démontrée par une biopsie rénale (cf. ci-après) associée à des anticorps antinucléaires ou des anticorps anti-ADN suffit à classer un patient comme ayant un lupus systémique.
  - D'autres atteintes sont plus rares mais sévères:
    - Atteinte neurologique: convulsion ou psychose;
    - Autres atteinte cardiaque: myocardite;

- Atteinte hématologique :
  - anémie hémolytique,
  - ou leucopénie,
  - ou lymphopénie,
  - ou thrombopénie.

> Par définition, l'atteinte clinique est **associée à la présence d'auto-anticorps** dirigés contre des antigènes cellulaires et particulièrement nucléaires :
- **anticorps anti-nucléaires,**
- **anti-ADN** et anti-Sm, inconstants mais spécifiques,
- anti-SSA et anti-SSB sont fréquents mais non spécifiques.

IV. Manifestations viscérales

- Le LS est une **maladie chronique** qui évolue par **poussées** de **gravité variable**. Les poussées peuvent être déclenchées par l'exposition solaire, les œstrogènes, les grossesse, certaines infections et peut-être le stress.
- La symptomatologie est très variée et donc polymorphe.
- Chaque atteinte viscérale peut inaugurer la maladie, ou apparaître au cours de l'évolution. L'atteinte peut être monosymptomatique, ou au contraire polyviscérale. La présentation la plus classique associe des signes généraux, une atteinte cutanée et articulaire, et la présence d'auto-anticorps. **Les signes généraux** sont : fièvre, anorexie-amaigrissement, asthénie.

A. Manifestations cutanées

- **Les manifestations cutanées** sont présentes dans 50-80 % des cas. Elles inaugurent l'affection une fois sur quatre. On distingue les lésions cutanées du LS (lupus aigu et lupus subaigu) des lésions du lupus cutané chronique (lupus discoïde, lupus tumidus, lupus engelure et paniculite lupique) qui est une maladie essentiellement dermatologique.

1. Les lésions cutanées du lupus systémique

- Photosensibilité.
- Éruption érythémateuse ou maculo-papuleuse, finement squameuse, non prurigineuse, prédominant sur les zones exposées (visage, décolleté, membres). L'éruption malaire en vespertilio (*chauve-souris*) ou en ailes de papillon est la manifestation cutanée la plus évocatrice du LS (**figure 1A**).

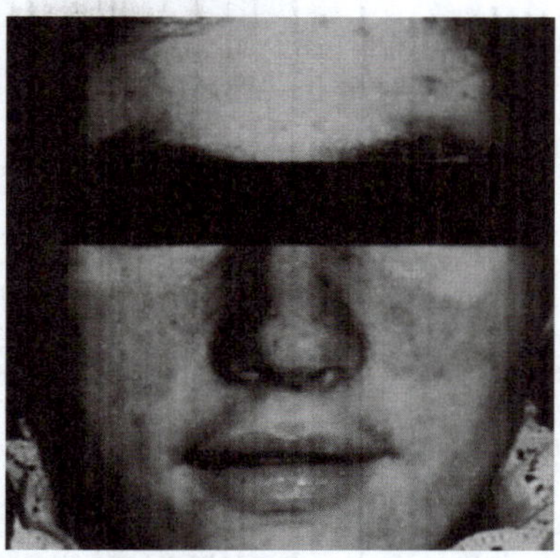

Figure 1A. **L'éruption malaire en vespertilio (chauve-souris) ou en ailes de papillon.**

- Une alopécie diffuse plus ou moins marquée avec cheveux fins et fragiles est fréquente.
- Ulcérations buccales, génitales.
- Signes de vascularite ou de thrombose (SAPL) : purpura, nécrose distale des extrémités, livedo, ulcère...

L'immunofluorescence directe permet de mettre en évidence des dépôts d'IgG et de complément à la jonction dermo-épidermique dans 50-100 % des cas lorsque la biopsie est réalisée en peau malade, et dans 50 % des cas en peau saine non exposée. En peau saine, cet examen est très discriminatif et peut-être un outil du diagnostic (figure 1B).

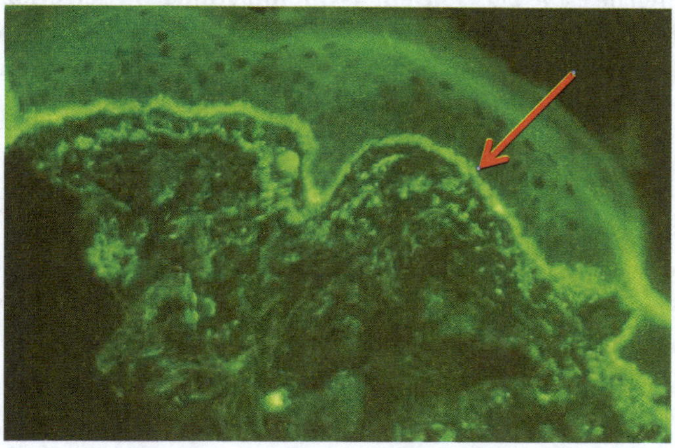

Figure 1B. **Dépôts d'IgG à la jonction dermo-épidermique (lupus band test).**

2. Les lésions cutanées du lupus chronique (non systémique), exemple du lupus discoïde

- Lupus discoïde : érythème circonscrit avec un aspect papulo-squameux en périphérie et dont le centre subit une évolution atrophique (**figure 2**). Ces lésions, uniques ou multiples, bien limitées, siègent surtout au visage. Le lupus discoïde du cuir chevelu peut être responsable d'une alopécie cicatricielle (en plaque). L'évolution est chronique, marquée de poussées souvent liées à l'exposition solaire. L'association au lupus systémique est rare mais possible.

Figure 2. **Lupus discoïde.**

B. Manifestations articulaires

- Elles sont retrouvées dans 90-100 % des cas.
- Il peut s'agir de simples arthralgies (25 %) ou d'arthrites vraies (71 %) :
  - polyarthrite ou oligoarthrite souvent bilatérale et symétrique avec par ordre de fréquence : main interphalagienne proximale > métacarpo-phalangienne, (Interphalagienne distale possible) > poignet > genoux > chevilles > coudes > épaules ;
  - les déformations sont rares ; elles sont dues à des luxations (et non à une destruction) qui peuvent simuler celles de la polyarthrite rhumatoïde (mains de Jaccoud) ;
  - les radiographies ne montrent pas de destructions articulaires.
- Ténosynovites et ruptures tendineuses.

- Ostéonécroses aseptiques.
- Myosite/myalgies.

C. Manifestations rénales

- La fréquence de l'atteinte rénale est estimée autour de 20 % en France. L'atteinte rénale du lupus est essentiellement glomérulaire.

1. Clinique

- L'atteinte rénale est le plus **souvent asymptomatique. Sa détection est basée sur la recherche d'une protéinurie qui** doit être systématiquement recherchée par une bandelette urinaire ou une évaluation du rapport protéinurie/créatininurie sur échantillon d'urine tous les 6 mois au cours du suivi d'une maladie lupique.
- Parfois, elle est inaugurale.
- Il faut rechercher systématiquement une maladie lupique lorsqu'un syndrome glomérulaire est découvert chez une femme en période d'activité ovarienne +++.
- La fréquence de l'atteinte rénale est accrue au cours du lupus présentant des **signes d'activité immunologique** (titres d'anticorps anti-ADN élevés, hypocomplémentémie de consommation par la voie classique : baisse du C4, du C3 et du CH50).
- Le tableau comporte une **protéinurie glomérulaire** (parfois minime : significative dès 0,5 g/g de créatininurie ou 0,5 g/j).
- Dans 30 % des cas, la glomérulopathie lupique est révélée par un **syndrome néphrotique presque toujours impur** (hématurie et/ou HTA et/ou insuffisance rénale).
- L'hématurie microscopique est fréquente (80 %) .
- Un syndrome de glomérulonéphrite rapidement progressive peut être observé.

2. Indication de la ponction biopsie rénale

- Au cours d'une maladie lupique, la présence :
  - d'une protéinurie ≥ 0,5 g/j (ou 0,5 g/g de créatininurie) ;
  - et/ou d'une insuffisance rénale ;

doit faire réaliser une **ponction biopsie rénale (PBR)**. La PBR permettra d'identifier l'une des 6 classes de GN lupique. Chaque classe de GN lupique a un pronostic et un traitement différent.

3. Néphropathies lupiques

- Glomérulonéphrites lupiques (tableau 1 et figures 4 et 5)

Tableau 1 : **Classification des GN lupiques d'après l'ISN/RPS (International Society of Nephrology/Renal Pathology Society) 2003**

Classe	Description	%	Clinique	Pronostic	Traitement
I	Lésions mésangiales isolées (dépôts immuns) en IF	< 2 %	± hématurie ± protéinurie	excellent	abstention
II	Lésions mésangiales isolées en MO (dépôts immuns prolifération) et en IF	15 %			
III A ou C ou A/C	**GN proliférative focale** : < 50 % des glomérules atteints par des : **Lésions actives (A)** : • Prolifération endocapillaire ± prolifération extracapillaire et/ou • Dépôts immuns dans le mésangium ET sous-endothéliaux (capillaires, = wire loops) obstruant parfois les capillaires et/ou des **Lésions chroniques (C)** = séquelles fibreuses	30 %	protéinurie ± hématurie ± SN ± IR	30 % d'insuffisance rénale terminale et 15 % de mortalité à 10 ans	**Repose sur l'administration de corticoïdes et d'immunosuppresseurs selon avis spécialisé** **Si activité (III A ou IV A)** : Induction avec Stéroïdes à fortes doses + cyclophosphamide i.v. ou MMF puis entretien avec MMF ou Azathioprine ± Stéroïdes (faible dose) + hydroxychloroquine +++ : Abstention thérapeutique si **chronicité sans activité** (III C ou IV C)
IV A ou C ou A/C	**GN proliférative diffuse :** • ≥ 50 % des glomérules atteints • Les lésions actives (A) ou chroniques (C) sont les mêmes que celles des classes III mais étendues à plus de la moitié des glomérules	50 %	protéinurie ± hématurie ± SN ± IR voire GNRP		
V	GN extramembraneuse • Dépôts immuns granuleux en position extramembraneuse	10 %	protéinurie SN très fréquent ± hématurie	Bon en l'absence de SN 20 % de risque d'insuffisance rénale à 10 ans si SN persistant	Relève d'un avis spécialisé Si SN : Stéroïdes + immunosuppresseur (ex : MMF)
VI	Rein détruit par la GN lupique > 90 % des glomérules sclérosés	< 5 %	IRC stade IV ou V	IR terminale	Préparation à la dialyse et à la transplantation

MO = Microscopie optique, IF : immunofluorescence, SN = syndrome néphrotique, GN = glomérulonéphrite, IR = insuffisance rénale, GNRP : syndrome de glomérulonéphrite rapidement progressive, IRC : insuffisance rénale chronique, MMF : mycophénolate mofétil.

4. Traitement de l'atteinte rénale (cf. tableau 1)

- Seules les GN avec des lésions actives (IIIA, IIIA/C, IVA, IVA/C) nécessitent un traitement d'induction puis un traitement d'entretien. Les GN de classe IIIC et IVC ne nécessitent pas de traitement spécifique.
- Le traitement d'induction pour les classes III et IV comportant des lésions inflammatoires (dites actives) a pour objectif la rémission définie par l'amélioration de l'insuffisance rénale et la disparition de la protéinurie.
- Le traitement d'entretien a pour objectif la prévention des récidives.
- Mycophénolate Mofétil et cyclophosphamide : une information concernant les risques tératogènes du produit et la nécessité d'une contraception efficace sont obligatoires.

- L'efficacité des traitement est potentialisée par l'hydroxychloroquine.
- Prévenir l'expostion aux facteurs déclenchants des poussées (protection solaire, pas d'œstrogène, grossesse déconseillée avant l'obtention d'une rémission prolongée).

5. Pronostic

- 20-30 % des néphropathies lupiques évoluent vers l'insuffisance rénale terminale.
- La mortalité associée aux GN de classe III et IVA est de moins de 15 % à 10 ans.

D. Manifestations cardiovasculaires

- Péricardite (sérite) (20 % des cas), très corticosensible.
- Myocardite : trouble du rythme, trouble de la conduction, insuffisance cardiaque.
- Endocardite : endocardite dite de Liebmann et Sacks. Très souvent associée à la présence d'anticorps anti-phospholipides (APL). Elle peut se traduire par un souffle vasculaire. Elle peut se compliquer d'une greffe oslérienne.
- HTA, surtout en cas d'atteinte rénale du lupus ou du syndrome des APL.
- Syndrome de Raynaud (20-30 % des cas).
- Phlébo-thromboses, compliquant un SAPL, un syndrome néphrotique, ou une autre thrombophilie.
- Athérosclérose accélérée favorisée par la corticothérapie, le syndrome inflammatoire, voire les anticorps anti-phospholipides, voire le lupus lui-même. Survient après plusieurs années d'évolution de la maladie. L'insuffisance coronarienne est au premier plan.

V. Biologie

A. Auto-anticorps

- Les anticorps anti-noyaux (**FAN = facteurs anti-nucléaires**) : ils sont détectés par immunofluorescence indirecte sur des coupes de foie de rat ou sur des cellules tumorales humaine en culture (**figure 3**). La fluorescence peut être homogène, périphérique ou mouchetée. Leur présence à titre significatif (> 1/160e) est constante mais peu spécifique du lupus. En effet, ces anticorps sont retrouvés dans de nombreuses autres pathologies dysimmunitaires. Ils ont une valeur diagnostique mais sont de peu d'intérêt au cours du suivi (titre non corrélé aux poussées).
- Certains sous-types de ces anticorps sont spécifiques du lupus : anti-ADN et anti-Sm.
- La présence d'**anticorps anti-ADN natif** (anti-ADN double brin ou bicaténaire) est moins fréquente (60-85 %) mais très spécifique du LS. Ils se recherchent par le test radioimmunologique de FARR, l'immunofluorescence sur *Crithidia luciliae*, ou en test ELISA. Leur titre s'élève avec l'activité du lupus et en particulier l'atteinte rénale. Ils constituent un **outil de suivi**, et en particulier de l'atteinte rénale.
- Les **anticorps anti-Sm** sont peu fréquents (20 %) mais très spécifiques du lupus.
- De nombreux autres anticorps non spécifiques du lupus peuvent être rencontrés : anticorps anti-antigène nucléaires solubles (anti-SSA, anti-SSB, anti-RNP...), anticorps antiphospholipides (anticoagulant circulant, anticardiolipines, anti-b2 GPI), anti-erythrocytes (test de Coombs +), anti-plaquettes etc.

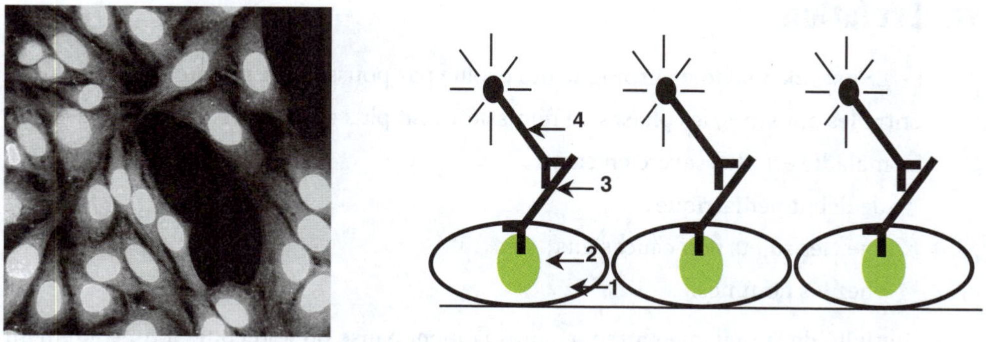

Figure 3. **Détection d'anticorps anti-nucléaire par immunofluorescence indirecte sur une culture de cellule Hep-2.**

B. Complément

Les **poussées** lupiques sont très souvent associées à une **activation de la voie classique** du complément : chute du C4, du C3 et du CH50. Leur dosage est donc un outil de suivi. (Une diminution isolée en C4 peut toutefois être le seul témoin d'un déficit constitutionnel en C4).

C. Syndrome inflammatoire

- Au cours des poussées du lupus, il existe presque toujours un syndrome inflammatoire avec augmentation de la VS et anémie inflammatoire.
- La CRP s'élève peu. Son augmentation doit faire rechercher une complication infectieuse.
- L'électrophorèse des protéines plasmatiques peut montrer une hypoalbuminémie, une hyperalpha2 et une hypergammaglobulinémie.

D. Manifestations hématologiques biologiques

- Anémie :
  - inflammatoire ;
  - hémolytique avec Coombs positif (rare) ;
  - microangiopathie thrombotique (très rare) ;
  - érythroblastopénie (très rare).
- Leucopénie (20-80 %) ; Le plus souvent il s'agit d'une lymphopénie.
- Thrombopénie aiguë, périphérique :
  - auto-immune avec test de Dixon positif,
  - microangiopathie thrombotique (très rare) ;
- Syndrome d'activation macrophagique.

VI. Évolution

- Le LS est une maladie chronique qui évolue par poussées de gravité variable.
- Entre les poussées, les phases de rémission sont plus ou moins longues.
- La maladie est plus sévère en cas :
  - de début pédiatrique ;
  - chez les sujets non caucasiens ;
  - chez les hommes.
- L'activité de la maladie s'atténue après la ménopause ou le recours à un traitement de suppléance de l'insuffisance rénale (dialyse, transplantation rénale).
- Sans traitement, le lupus systémique met en jeu le pronostic vital. Historiquement les glomérulonéphrites prolifératives avec activité (classe IVA d'aujourd'hui) étaient associées à une mortalité > 90 % 2 ans après leur diagnostic.
- Le taux de survie à 5 ans est supérieur à 90 %. Le taux de survie à 20 ans est de 80 %.
- Les causes de mortalité précoce sont :
  - poussées lupiques incontrôlées ;
  - thromboses (SAPL) et autres manifestations cardiovasculaires (athérosclérose) ;
  - infections (complication du traitement).
- La principale cause de mortalité à long terme est cardiovasculaire (infarctus et accident cérébral vasculaire). L'athérosclérose accélérée est en partie liée à l'utilisation des corticoïdes. Viennent ensuite les cancers et les infections.

VII. Traitement

Le traitement doit être adapté à la forme clinique et à la sévérité de la maladie. Il doit être efficace et le moins toxique possible. Les formes viscérales graves doivent être traitées rapidement et efficacement de façon à limiter les séquelles et le décès. Tout traitement immunosuppresseur excessif devra être évité.

A. Traitement de fond et traitement des formes mineures cutanéoarticulaires

- Il repose sur les anti-malariques de synthèse ; hydroxychloroquine (PLAQUENIL®) qui nécessite une surveillance ophtalmologique. L'atteinte articulaire est accessible aux AINS.
- En cas de résistance de l'atteinte articulaire au traitement AINS-hydroxychloroquine, une corticothérapie complémentaire à faible dose est associée.
- En cas de résistance de l'atteinte cutanée au traitement par hydroxychloroquine, un traitement dermatologique spécifique est associé (ex : thalidomide).
- Hydroxychloroquine et corticothérapie à faible posologie constituent le traitement de fond pour contrôler et prévenir les rechutes de ces formes ainsi que celle des formes plus sévères.

B. Le traitement des formes viscérales sévères

Il est fondé sur le traitement des atteintes rénales sévères (cf. § IV-C). Il comprend deux étapes :

- **Un traitement d'induction** qui doit être suffisamment efficace pour contrôler une poussée aiguë.
- Ce traitement comprend en général des corticoïdes *per os* à forte dose (prednisone 0,5 à 1 mg/kg/j) et parfois des perfusions intraveineuses de methylprednisolone (15 mg/kg).
- Dans les formes viscérales graves (par exemple les glomérulonéphrites de classe III ou IV avec activité, certaines atteintes neurologiques) un immunosuppresseur est associé aux corticoïdes : cyclophosphamide par voie iv discontinue ou mycophénolate mofétil *per os*.
- Le traitement d'induction dure plusieurs mois (3 à 6 mois) au cours desquels la posologie des corticoïdes est progressivement diminuée.
- **Un traitement d'entretien** qui fait suite au traitement d'induction.

  Son but est de prévenir les rechutes.

  Il associe :

  - un immunosuppresseur (en cas d'utilisation d'un immunosuppresseur pendant la phase d'induction) type azathioprine ou mycophénolate mofétil. Le traitement d'entretien est poursuivi plusieurs années,
  - une corticothérapie à faible dose si nécessaire.

C. Les traitements et mesures associés

- Photoprotection +++.
- Prise en charge des facteurs de risque cardiovasculaire (HTA, dyslipidémie, tabac).
- Prévention des complications de l'immunodépression (vaccination contre le pneumocoque, contre la grippe, traitement des foyers infectieux).
- Prévention des complications de la corticothérapie (régime désodé et sans sucre rapide, vitamine D + calcium ± biphosphonate).
- Contraception sans 'strogène : progestatifs (acétate de chlomadinone) en période de poussée ou en cas d'utilisation de médicament tératogène (thalidomide, mycophénolate mofétil, cyclophosphamide, IEC, ARA2).
- Programmation et encadrement des grossesses.
- Soutien psychologique.
- Déclaration ALD.
- Éducation thérapeutique.

VIII. Syndrome des anti-phospholipides (SAPL)

- Le SAPL est une thrombophilie.
- Le SAPL est parfois associé au lupus systémique (10 à 15 % des patients avec un LS), à l'inverse, le SAPL peut être associé au LS ou à une autre connectivite, ou être isolé (SAPL primaire). Lorsqu'elles sont associées, les deux maladies sont indépendantes.
- Le SAPL est défini par l'association de :
  - thromboses artérielles ou veineuses de toutes localisations et/ou d'événements obstétricaux (avortements à répétition, mort fœtale, éclampsie…) ;
  - et des anticorps anti-phospholipides de type anticoagulant circulant lupique ou anticardiolipine, ou anti-'2GPI, retrouvés à au moins deux reprises espacées de 12 semaines.
- Le SAPL peut occasionner de nombreuses autres manifestations, en particulier cutanées (livedo racemosa) ou cardiaques (valvulopathies surtout mitrales).
- Le SAPL a une forme suraigüe : le syndrome catastrophique des anti-phospholipides (CAPS). Le CAPS est parfois déclenché par l'interruption de l'anticoagulation ou une infection. Il s'agit de trois atteintes du SAPL (l'atteinte thrombotique de trois organes) survenant en moins d'une semaine. Il comprend une atteinte rénale dans 90 % des cas (néphropathie vasculaire aiguë avec des lésions histologiques de microangiopathie thrombotique) . La mortalité à court terme du CAPS est élevée : 30 à 50 %.
- Le traitement du SAPL thrombotique repose sur un traitement anticoagulant la plupart du temps à vie ayant pour objectif la prophylaxie secondaire des nouvelles manifestations vasculaires . Le SAPL obstétrical repose sur l'anticoagulation pendant les grossesses, en plus de l'antiaggrégation plaquettaire.

POUR EN SAVOIR PLUS SUR LE LUPUS

I. Critères de classification EULAR/ACR 2019

Publication en accès libre : Aringer M, *et al.* Ann Rheum Dis 2019 ;78 :1151–1159. doi :10.1136/annrheumdis-2018-214819

Entry criterion

Antinuclear antibodies (ANA) at a titer of ≥1:80 on HEp-2 cells or an equivalent positive test (ever)

↓

If absent, do not classify as SLE
If present, apply additive criteria

↓

Additive criteria

Do not count a criterion if there is a more likely explanation than SLE.
Occurrence of a criterion on at least one occasion is sufficient.
SLE classification requires at least one clinical criterion and ≥10 points.
Criteria need not occur simultaneously.
Within each domain, only the highest weighted criterion is counted toward the total score§.

Clinical domains and criteria	Weight	Immunology domains and criteria	Weight
Constitutional		***Antiphospholipid antibodies***	
Fever	2	Anti-cardiolipin antibodies OR	
Hematologic		Anti-β2GP1 antibodies OR	
Leukopenia	3	Lupus anticoagulant	2
Thrombocytopenia	4	***Complement proteins***	
Autoimmune hemolysis	4	Low C3 OR low C4	3
Neuropsychiatric		Low C3 AND low C4	4
Delirium	2	***SLE-specific antibodies***	
Psychosis	3	Anti-dsDNA antibody* OR	
Seizure	5	Anti-Smith antibody	6
Mucocutaneous			
Non-scarring alopecia	2		
Oral ulcers	2		
Subacute cutaneous OR discoid lupus	4		
Acute cutaneous lupus	6		
Serosal			
Pleural or pericardial effusion	5		
Acute pericarditis	6		
Musculoskeletal			
Joint involvement	6		
Renal			
Proteinuria >0.5g/24h	4		
Renal biopsy Class II or V lupus nephritis	8		
Renal biopsy Class III or IV lupus nephritis	10		

Total score:

↓

Classify as Systemic Lupus Erythematosus with a score of 10 or more if entry criterion fulfilled.

II. Quelques explications des résultats de la PBR au cours des néphropathies lupiques

Histologie

- Prolifération ou hyperplasie mésangiale : Prolifération des cellules mésangiales dans les tiges mésangiales (Figure 3A).
- Prolifération endocapillaire : prolifération des cellules résidentes rénales et infiltration leucocytaire dans les capillaires glomérulaires (Figure 4C).
- Prolifération extracapillaire : prolifération des cellules épithéliales dans la chambre urinaire (croissants ; Figure 4D).
- Les corps hématoxyliques de Gross : rarement trouvés et seulement dans les cas florides, c'est la seule lésion pathognomonique du lupus. Ce sont des débris nucléaires dans les zones de prolifération.
- Les dépôts immuns sont des complexes immuns contenant de l'IgG+++, IgM, IgA, C3, C4, et C1q. Ils sont identifiés par l'immunofluorescence.
- Dépôts sous-endothéliaux (ou endo-membraneux) : dépôts situés en dedans de la membrane basale glomérulaire.
- Aspect en wire-loops : lorsque les dépôts sous-endothéliaux (ou endo-membraneux) sont abondants, ils épaississent la paroi capillaire, donnant un aspect d'anses de fil de fer (wire-loops en anglais) (Figure 4A et D).
- Les dépôts immuns sont toujours mésangiaux (seuls dans les classes I et II ; Figure 3B), ± sous-endothéliaux (wire loops) (classes IIIA et IVA ; Figure 4A et B) ± intracapillaires (pseudo-thrombi-intracapillaires) (classes IIIA et IVA) ± extramembraneux. (classe V ; figure 3D).
- Lésions actives (A) : prolifération endo-capillaire (Figure 4C), croissant cellulaire (Figure 4D), corps hématoxyliques de Gross, nécrose fibrinoïde, dépôts sous-endothéliaux (aspect en wire-loops (Figure 4A et D) ± pseudo-thrombi intra-capillaires).
- Lésions chroniques (C) : croissant fibreux, glomérulosclérose = cicatrice des lésions actives.
- La détection de lésions actives ou chroniques fait classer la GN lupique en classe III ou IV. Si moins de 50 % des glomérules sont concernés il s'agit d'une classe III, si 50 % ou plus le sont il s'agit d'une classe IV. S'il n'y a que des lésions actives il s'agit d'une classe IIIA ou IVA, s'il n'y a que des lésions chroniques il s'agit d'une IIIC ou d'une IVC, si des lésions actives et chroniques co-existent il s'agit d'une IIIA/C ou d'une IVA/C.
- Les GN classes V peuvent être « pures » avec des dépôts extramembraneux (et tout au plus une atteinte mésangiale) (figure 3C et 3D) ; leur pronostic et leur traitement est indiqué dans le tableau 1. Les GN classe V peuvent aussi être combinées à des GN classes III ou IV, on parle de GN classe III+V ou IV+V, leur pronostic et leur traitement sont alors ceux des III et IV (cf. tableau 1).

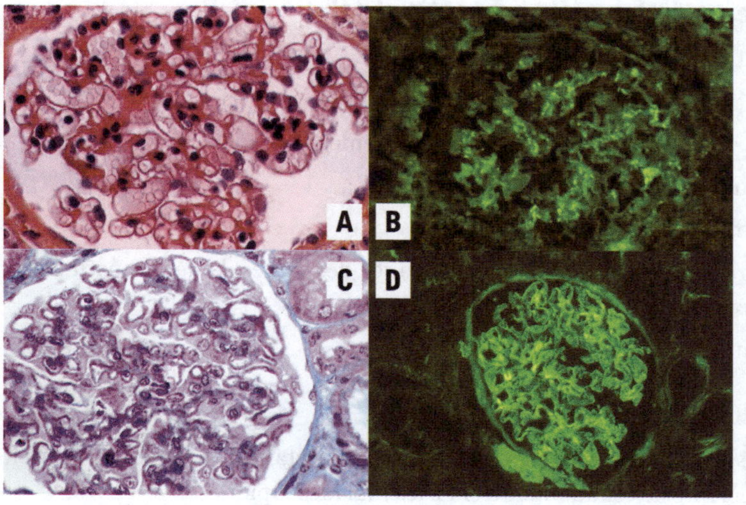

Figure 4. **Glomérulonéphrites lupiques non actives.**

A. Prolifération mésangiale exclusive (sans prolifération endo- ou extra-capillaire ni dépôts endocapillaires) d'une glomérulonéphrite classe II.

B. Dépôts d'IgG mésangiaux d'une néphropathie lupique classe II.

C. Dépôts extramembraneux d'une néphropathie lupique classe V « pure ».

D. Dépôts granuleux d'IgG le long de la membrane basale glomérulaire ; il s'agit des dépôts extramembraneux d'une néphropathie lupique classe V.

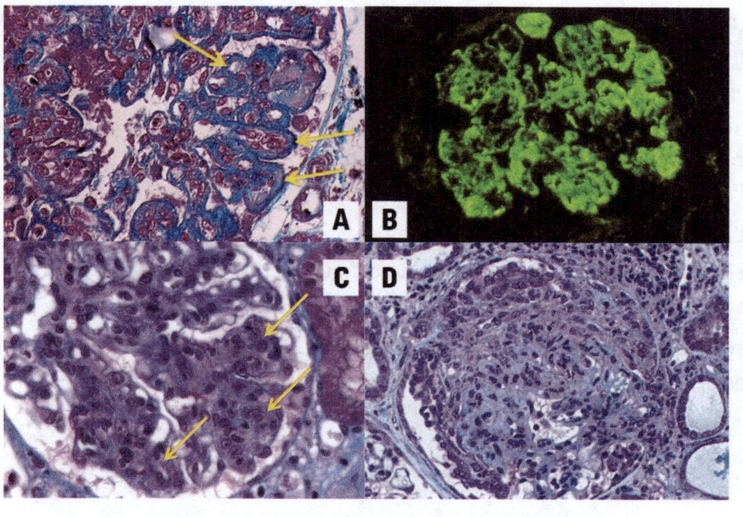

Figure 5. **Néphropathie proliférative lupique active**

Lésions glomérulaires actives permettant de classer les glomérulonéphrites en classe IIIA ou IVA selon que la proportion de glomérules touchés est de moins de 50 % ou de 50 % ou plus, respectivement.

A. Dépôts immuns endomembraneux tapissant la paroi capillaire glomérulaire ou Wire Loops (flèches). Noter des lésions associées de prolifération endocapillaire.

B. Dépôts d'IgG mésangiaux mais surtout endocapillaires équivalents en IF des wire loops vus en miscroscopie optique. Noter la différence avec les seuls dépôts mésangiaux par rapport à la figure 3B.

C. Prolifération mésangiale et surtout endocapillaire (flèche). Noter la différence avec la prolifération mésangiale isolée de la figure 3A.

D. Association de dépôts endomembraneux (wire loops), de lésions de prolifération endocapillaire et de prolifération extracapillaire.

III. Critères de mauvais pronostic rénal

- début avant 15 ans;
- sujet non caucasien;
- classe IIIA et IVA en l'absence de traitement;
- lésions chroniques sévères à l'histologie;
- insuffisance rénale initiale;
- non-réponse au traitement: persistance des signes de néphropathie (persistance de la protéinurie);
- rechute rénale.

IV. Lupus systémique et grossesse

- Le risque d'avortement spontané, de mort fœtale, d'accouchement prématuré et de pré-éclampsie est augmenté chez les malades lupiques.
- Le risque de poussée du lupus est augmenté pendant la grossesse et en post-partum, surtout si la grossesse survient alors que le lupus n'est pas contrôlé.
- Il faut recommander d'***ajourner les projets de grossesse jusqu'à au moins un an après la mise en rémission des formes sévères notamment rénales de la maladie***. En attendant il faut envisager une contraception efficace. Les œstrogènes sont contre-indiqués car ils risquent de déclencher une poussée de la maladie. La contraception fait donc appel en priorité aux progestatifs de synthèse.
- Les grossesses doivent être programmées et faire l'objet d'un suivi étroit (grossesse à risque) et multidisciplinaire (suivi spécifique). Elles nécessitent l'adaptation du traitement avec des médicaments compatibles (stéroïdes, azathioprine, ciclosporine et hydroxychloroquine sont compatibles), ***l'arrêt des médicaments tératogènes*** (cyclophosphamide, mycophénolate mofétyl (MMF) depuis 3 mois, IEC dès la grossesse connue…) et l'adjonction de traitement (aspirine à faible dose, anticoagulant en cas de SAPL).
- Le risque de BAV chez le nouveau-né est augmenté en cas de présence d'auto--anticorps anti-SSA chez la mère.
- Le risque d'accident obstétrical augmente avec la présence d'anticorps anti-phopholipides et est élevé en cas de syndrome des anti-phospholipides.

VASCULARITES SYSTÉMIQUES

N° 193. Vascularites systémiques

OBJECTIF

- Connaître les principaux types de vascularite systémique, les organes cibles, les outils diagnostiques et les moyens thérapeutiques

Rang	Rubrique	Intitulé	Descriptif
A	Définition	Connaître la définition d'une vascularite systémique	
B	Définition	Connaître les principaux types de vascularites systémiques	Gros, moyen, petit calibre ; ACG, Takayasu, vascularites ANCA, Vascularite IgA, PAN, Kawasaki, Behçet
A	Diagnostic positif	Connaître les principaux signes évocateurs du diagnostic de vascularite	Signes généraux, atteinte des vaisseaux de gros calibre, signes cutanés
B	Diagnostic positif	Connaître les principaux diagnostics différentiels à évoquer en cas de suspicion de vascularite	Infections, cause toxique ou médicamenteuse, cancer, hémopathie, vascularites secondaires
B	Diagnostic positif	Connaître les organes cibles et les moyens diagnostiques	
A	Diagnostic positif	Connaitre les caractéristiques cliniques d'un purpura vasculaire	
B	Multimedia	Reconnaître un purpura vasculaire	Photographie d'un purpura vasculaire
B	Examens complémentaires	Connaître les principaux examens à réaliser en cas de suspicion de vascularite	Syndrome inflammatoire, recherche d'ANCA, biopsie
B	Examens complémentaires	Connaître les principaux examens immunologiques à réaliser en cas de suspicion de vascularite	ANCA, cryoglobulinémie
B	Prise en charge	Connaître les principes de la prise en charge des vascularites	Principes généraux uniquement, pas de nom de molécule ni de dose
B	Suivi et/ou pronostic	Connaître les principaux facteurs pronostiques des vascularites	

I. Définition d'une vascularite systémique

Les vascularites systémiques sont un groupe hétérogène de maladies définies par une inflammation de la paroi des vaisseaux sanguins artériels, veineux et/ou capillaires, résultat le plus souvent d'une agression auto-immune. L'inflammation systémique, mais aussi la sténose ou l'occlusion de la lumière vasculaire par une atteinte endothéliale, une thrombose ou une prolifération intimale (conduisant parfois à l'ischémie tissulaire en aval de l'atteinte vasculaire), sont à l'origine des manifestations cliniques rencontrées dans ces pathologies.

II. Les principaux types de vascularite systémique

Les vascularites systémiques regroupent un grand nombre de pathologies, chacune caractérisées par des critères cliniques et histologiques distincts. La nomenclature de Chapel Hill, révisée en 2012, s'est imposée comme le système de classification de référence, basée sur la taille des principaux vaisseaux atteints dans chacune de ces maladies (figure 6).

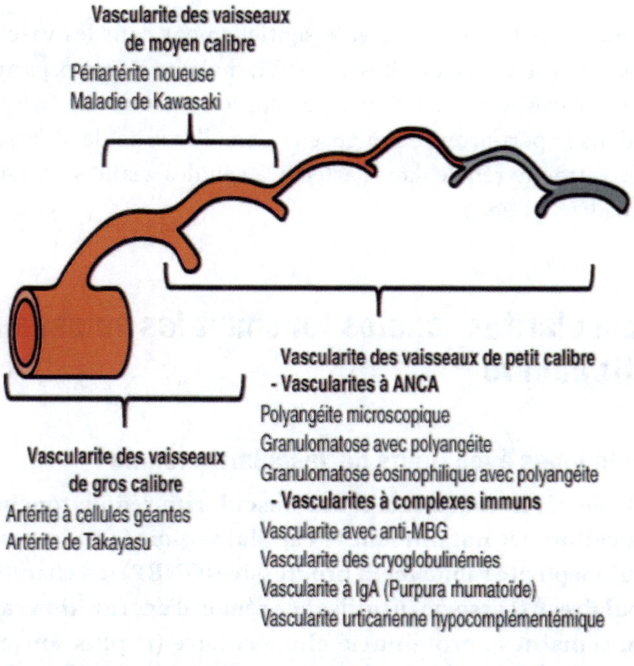

Figure 6. **Causes de vascularites selon la topographie des vaisseaux**

- On peut ainsi distinguer (figure 6) :
  - **Les vascularites des vaisseaux de gros calibre** (aorte et ses branches de division), incluant l'artérite de Takayasu et l'artérite à cellules géantes (anciennement maladie de Horton) ;
  - **Les vascularites des vaisseaux de moyen** calibre (principales artères viscérales et leurs branches de division), incluant la péri-artérite noueuse (PAN) et la maladie de Kawasaki ;
  - **Les vascularites des vaisseaux de petit calibre** (artérioles, capillaires et veinules), comportant les vascularites associées aux anticorps anti-cytoplasme des polynucléaires neutrophiles (ANCA), la maladie des anticorps anti-membrane basale glomérulaire (anciennement syndrome de Goodpasture), et les vascularites par dépôts de complexes immuns.
    - **Les vascularites à ANCA comportent** la granulomatose avec polyangéite (GPA) (anciennement granulomatose de Wegener), la granulomatose éosinophilique avec polyangéite (GEPA) (anciennement syndrome de Churg-Strauss), **la polyangéite microscopique** (PAM).

- **Les vascularites à complexes immuns** regroupent essentiellement les vascularites cryoglobulinémiques, les vascularites à IgA (anciennement purpura rhumatoïde).

- Certaines vascularites peuvent atteindre des vaisseaux de calibre varié, telle la maladie de Behçet.

- Les vascularites d'origine auto-immune, touchant le plus souvent plusieurs organes (systémiques) sont dites primitives. Les principaux diagnostics différentiels sont les vascularites secondaires, pouvant être en rapport avec des pathologies :
  - infectieuses (tuberculose, syphilis, aspergillus, cytomégalovirus, méningocoque, staphylocoque, rickettsie)
  - auto-immunes (polyarthrite rhumatoïde, lupus érythémateux systémique, syndrome de Sjögren)
  - hématologiques (leucémie myélomonocytaire chronique) ou carcinologiques (vascularites paranéoplasiques).
  - toxiques (AINS, antibiotiques, levamisole...)

- Une atteinte rénale est retrouvée essentiellement dans les vascularites atteignant les petits vaisseaux (vascularites à ANCA, maladie à anticorps anti-MBG, vascularites à complexes immuns). Plus rarement, on retrouve une atteinte des vaisseaux rénaux dans la péri-artérite noueuse et dans l'artérite de Takayasu. *A contrario*, il n'y a pas d'atteinte rénale dans l'artérite à cellules géantes, la maladie de Kawasaki ou la maladie de Behçet.

III. Les vascularites rénales touchant les vaisseaux de petit calibre

A. Signes cliniques évocateurs de vascularite rénale

- **Le mode de révélation usuel d'une vascularite rénale touchant les vaisseaux de petit calibre (et notamment le capillaire glomérulaire) est le syndrome de glomérulonéphrite rapidement progressive (GNRP) (cf. chapitre Néphropathies Glomérulaires). Il associe insuffisance rénale d'aggravation rapide (en quelques jours ou semaines), protéinurie glomérulaire (le plus souvent modérée, non néphrotique) et hématurie constante, le plus souvent microscopique.** Plus rarement, notamment dans les vascularites à complexes immuns comme la cryoglobuminémie, on peut observer un syndrome néphritique aigu (insuffisance rénale aigue, hypertension artérielle, protéinurie massive d'ordre néphrotique, hématurie macroscopique, oedèmes).

B. Signes extra-rénaux accompagnant une vascularite rénale

- Le diagnostic de vascularite est souvent évoqué devant des signes cliniques évoquant l'atteinte d'autres organes :
  - **Signes généraux** : Fièvre, anorexie, amaigrissement, arthralgies inflammatoires, myalgies, hyperleucocytose, CRP élevée
  - **Signes pulmonaires** : Toux, dyspnée et détresse respiratoire, hémoptysies. L'imagerie thoracique révèle des infiltrats pulmonaires bilatéraux pouvant évoquer une hémorragie intra-alvéolaire, parfois des nodules pulmonaires (dans la GPA), voire une évolution vers la fibrose dans les formes chroniques. Le diagnostic d'hémorragie intra-alvéolaire peut être confirmée par un lavage broncho-alvéolaire (LBA) retrouvant des sidérophages. La sruvenue d'un asthme hyperéosinophilique est caractéristique de la GEPA.
  - **Signes cutanés** : Purpura vasculaire, parfois nécrotique (Figure 7)

- **Signes ORL**: épistaxis, rhinite crouteuse, sinusite, otite, surdité
- **Signes ophtalmologiques**: épisclérite, masse rétro-orbitaire
- **Signes neurologiques**: mononévrite ou multinévrite, sensitive et/ou motrice
- **Signes digestifs**: douleur abdominale, perforation et hémorragie digestive
- **Signes cardiaques**: péricardite, myocardite

C. Principaux outils diagnostiques pour confirmer le diagnostic de vascularite et compléter le bilan d'extension

1. Examens biologiques

- Recherche d'ANCA (anticorps anti-cytoplasme des polynucléaires neutrophiles): ces auto-anticorps, pouvant également être retrouvés au cours de pathologiques infectieuses (endocardiques) ou d'autres pathologies autoimunes (maladies inflammatoires du tube digestif), sont néanmoins très évocateurs d'une vascularite dite pauci-immune (cf. *infra*). La recherche d'ANCA comporte une détection en immunofluorescence indirecte sur des polynucléaires fixés, distinguant un marquage cytoplasmique (c-ANCA) ou périnucléaire (p-ANCA), puis une identification de l'antigène cible grâce à un test ELISA, distinguant les ANCA anti-protéinase 3 (PR3) et anti-myélopéroxydase (MPO).
- Recherche d'anticorps anti-membrane basale glomérulaire (MBG).
- Dosage du complément plasmatique (C3, C4, CH50), souvent consommé dans les vascularites à complexes immuns.
- Recherche de cryoglobuline (et typage), facteur rhumatoïde, anticorps anti-nucléaires.
- Tests non-immunologiques: recherche de syndrome inflammatoire (élévation CRP, hyperalpha-2-globulinémie), hyperleucocytose à PNN ou a éosinophiles.
- Explorations infectieuses: recherche de pathologies parfois associées à la vascularite (sérologie des hépatites B et C, HIV, recherche d'endocardite).

2. Explorations morphologiques

- Pulmonaires:
  - radiographie pulmonaire (face et profil).
  - scanner thoracique non injecté.
  - explorations fonctionnelles respiratoires avec DLCO.
  - fibroscopie bronchique avec lavage bronchiolo-alvéolaire (LBA) et parfois biopsies bronchiques en cas d'atteinte parenchymateuse à l'imagerie. L'hémorragie alvéolaire sera évoqué sur l'aspect macroscopique (liquide rouge ou rosé) et confirmée en pathologie (score de Golde).
- ORL: examen spécialisé avec éventuelles biopsies des lésions ulcérées endonasales, scanner des sinus.
- Neurologiques: électromyogramme (EMG).

3. Examen histologique

Permet la confirmation de la vascularite, mais permet aussi l'identification précise du cadre nosologique (recherche de granulomes, de dépôts d'immunoglobulines et de complément)

- Biopsie cutanée (geste le plus simple, sur les lésions purpuriques ou nécrotiques).
- Biopsie neuromusculaire, parfois utile en cas de neuropathie ou atteinte musculaire.
- Biopsie rénale, en cas de syndrome glomérulaire, d'hématurie microscopique, d'insuffisance rénale. Ce test permet de mettre en évidence la glomérulonéphrite proliférative extracapillaire, évocatrice d'une vascularite glomérulaire. La biopsie

rénale a un rôle diagnostique (orientation du diagnostic étiologique en fonction de la présence/absence, de la topographie et du type des dépôts immuns glomérulaires) mais aussi pronostique (la présence de lésions chroniques, fibreuses, prédit une récupération incomplète de la fonction rénale malgré la mise en route du traitement).

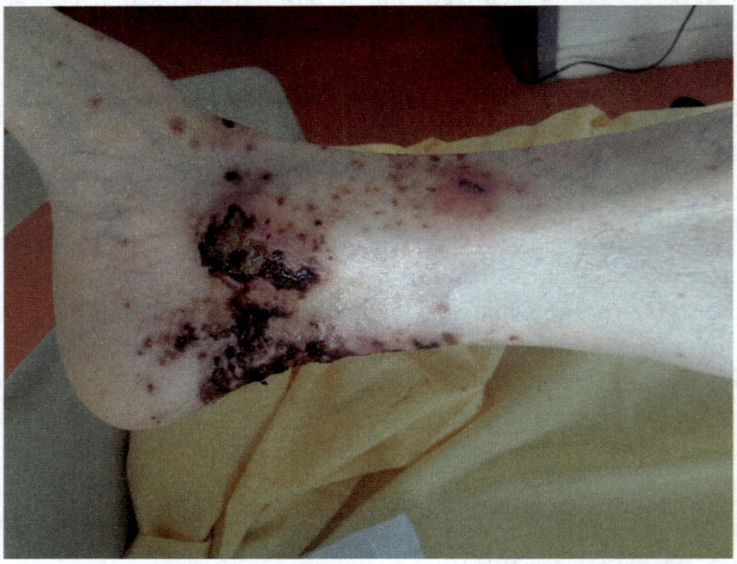

Figure 7. **Purpura vasculaire nécrotique chez un homme de 70 ans atteint de Granulomatose avec Polyangéite**

Les vascularites rénales, se traduisant par une GNRP, sont ainsi classées en 3 catégories (cf. chapitre 10 - Néphropathies glomérulaires pour la présentation clinique biologique et la prise en charge thérapeutique)

Un tableau à part : La vascularite cryoglobulinémique

- Définie par la présence, dans le sérum, d'immunoglobulines précipitant au froid.
- Manifestations cliniques :
  - La présence d'une cryoglobuline est souvent asymptomatique.
  - Manifestations systémiques (cutanée, articulaire, neurologique, digestive)
  - Atteinte rénale est révélée par un syndrome de GNRP ou de syndrome néphritique.
  - ➤ Histologiquement l'atteinte glomérulaire se traduit par une GN extracapillaire particulière, caractérisée par une prolifération endocapillaire associée et des dépôts d'immunoglobulines (IgG, IgM) et de complément.
- La cryoglobuline peut être purement monoclonale (type 1) quand elle est associée à une maladie hématologique lymphoplasmocytaire ou comporter un composant polyclonal (type 2 = IgM monoclonale+IgG polyclonale, type 3 = IgG polyclonales), quand elle est secondaire à une infection telle que l'hépatite C ou une maladie auto-immune, telle le syndrome de Sjogren.
- La prise en charge thérapeutique repose sur la prise en charge symptomatique (notamment de l'hypertension artérielle et de l'insuffisance rénale), le traitement de la pathologie causale (maladie hématologique, hépatite C) et parfois sur l'utilisation de corticoïdes et d'immunosuppresseurs.

IV. Les vascularites rénales touchant les vaisseaux de moyen et gros calibre

1. La péri-artérite noueuse (PAN)

- Touche les vaisseaux de moyen calibre
- Aboutit à une occlusion artérielle (et des infarctus tissulaires secondaires) mais aussi à la constitution de microanevrysmes artériels.
- Concerne essentiellement l'adulte de 40-60 ans, sans prédominance de sexe.
- Manifestations cliniques :
  - Signes généraux (fièvre, altération de l'état général, signes musculo-articulaires),
  - Signes neurologiques (mono- ou multi-nevrite),
  - Signes digestifs et cardiovasculaires.
  - Atteinte rénale se manifestant par des microanevrysmes artériels intrarénaux (visibles à l'imagerie injectée) et parfois par des infarctus rénaux, sans syndrome glomérulaire, responsables d'une hypertension artérielle sévère et parfois d'une dégradation de la fonction rénale.
- Biologie :
  - syndrome inflammatoire biologique,
  - recherche d'ANCA négative,
  - présence fréquente d'une hépatite B active.
- La preuve histologique est parfois apportée par la biopsie neuromusculaire, alors que la biopsie rénale est contre-indiquée notamment en raison du risque hémorragique secondaire aux micro-anévrysmes.
- La prise en charge repose sur la réalisation d'échanges plasmatiques dans les formes sévères, le traitement d'une éventuelle hépatite B associée, l'utilisation de corticoïdes et d'immunosuppresseurs.

2. La maladie de Takayasu

- Touche les vaisseaux de gros calibre (aorte et principales branches de division)
- Aboutit à la constitution des sténoses et/ou des occlusions.
- Concerne essentiellement la femme jeune, avec une nette prédisposition ethnique (prévalence accrue chez les patientes d'origine asiatique).
- Manifestations cliniques/biologiques :
  - phase inflammatoire initiale, s'accompagnant de signes généraux et d'une élévation des marqueurs biologiques de l'inflammation,
  - phase chronique plus tardive, avec symptomatologie relative aux conséquences des altérations artérielles en fonction des territoires atteints :
    - signes neurologiques ou ophtalmologiques en cas d'atteinte des troncs supra-aortiques,
    - claudication, ischémie des membres, asymétrie des pouls et de la pression artérielle périphériques en cas d'atteinte des axes sous-claviers ou ilio-fémoraux.

Au plan rénal : hypertension artérielle réno-vasculaire, voire atrophie rénale en rapport avec une occlusion de l'artère rénale.

Au plan thérapeutique : la phase inflammatoire nécessite souvent l'introduction d'un traitement immunosuppresseur, alors que la phase chronique nécessite des gestes de revascularisation endovasculaires ou chirurgicaux.

Fiche flash

- Le LS est une maladie systémique auto-immune.
- Le LS est la plus fréquente des connectivite rares (prévalence = 40/100 000).
- Le LS survient 9 fois sur 10 chez une femme en période d'activité ovarienne.

A. Principales manifestations du LS

Atteintes	Fréquence	Manifestations cliniques	Particularités
Généraux	50 %	• Asthénie • Fièvre • Amaigrissement	Non spécifiques
Cutanées	50-80 %	• Photosensibilité • Éruption érythémateuse visage • Alopécie • Ulcérations buccales, génitales	À distinguer du Lupus discoïde (localisé et isolé)
Articulaires	90-100 %	• Polyarthrite ou oligoarthrite : main > poignet > genoux > chevilles > coudes > épaules • Ténosynovites • Ostéonécroses	• Traitement par antipaludéens, AINS • CS (+IS)
Rénales	10-20 %.	• Protéinurie, ± hématurie, ± syndrome néphrotique, ± syndrome de glomérulonephrite rapidement progressive	• 6 classes histologiques – Classe III et IV actives = néphropathies lupiques prolifératives – Classe V = GEM • Traitement par CS +IS dans les classes III, IV avec activité et V avec SN
Cardiovasculaires	20-40 %	• Péricardite • Myocardite • Endocardite de Liebmann et Sacks • Syndrome de Raynaud • Phlébo-thromboses	Réponse aux CS pour péricardite et myocardite
Hématologiques	20-60 %	• Adénopathies-splénomégalie • Anémie (hémolytique avec Coombs +) • Leucopénie • Thrombopénie (auto-immune ou associée à MAT) • Syndrome d'activation macrophagique	

CS : corticostéroïdes
IS : immunosuppresseurs.

Fiche flash

B. Signes biologiques

- Auto-anticorps :
  - FAN = facteur anti-nucléaire : titre élevé (> 1/160) constant mais peu spécifique, intérêt pour le diagnostic ;
  - Ac anti-ADN natif : moins fréquent (60-85 %) mais très spécifique, indicateur de l'activité du lupus. Recherche par : RIA (FARR), IF (*Crithidia luciliae*), ou ELISA : intérêt pour le suivi ;
  - anticorps anti-Sm peu fréquents (20 %) mais très spécifiques ;
  - autres anti-anticorps : anti-SSA, anti-SSB.
- Complément :
  - activation de la voie classique : chute de CH50, C3 et C4 ;
  - intérêt pour le suivi : consommation = activité du lupus.

C. Diagnostic

- Score 2019 de classification de l'ACR/EULAR (manifestations cliniques + anticorps antinucléaires) et/ou
- Néphropathie lupique démontrée par la PBR + FAN et/ou anti-ADN

D. Évolution

- Chronique, évolue par poussées.
- Survie à 5 ans > 90 % (mortalité : poussée lupique incontrôlée, thrombose (SAPL), infection)
- Survie à 20 ans = 80 % (mortalité cardiovasculaire)
- Risques de complications liées au traitement ++

E. Traitement

- Moyens : AINS, hydroxychloroquine, corticostéroïdes, immunosuppresseurs (cyclophosphamide, MMF, azathioprine), biothérapies (rituximab, belimumab).
- Traitement de fond : hydroxychloroquine
- Traitement d'induction : stéroïdes à forte dose et immunosuppresseurs (cyclophosphamide et MMF)
- Traitement d'entretien : stéroïdes à faible dose et immunosuppresseur (Azathioprine ou MMF)
- Indications :
  - formes mineures : traitement de fond ± AINS ;
  - formes viscérales peu graves (ex : sérite) : traitement de fond + corticothérapie intermédiaire voire à forte dose, transitoire ;
  - formes viscérales graves : traitement de fond + traitement d'attaque puis traitement -d'entretien.

La fiche flash sur les vascularites est à retrouver dans le chapitre néphropathies glomérulaires.

LUPUS SYSTÉMIQUE – ITEM 194

Q1. Une jeune femme de 23 ans consulte pour une asthénie, des rougeurs du visage et du décolleté apparues pendant ses vacances estivales, et des douleurs articulaires touchant les poignets et les inter-phalangiennes sans gonflement articulaire. Quel(s) est(sont), parmi les suivants, le(s) critère(s) diagnostique(s) cliniques de l'ACR qui vous permettraient de retenir le diagnostic de lupus systémique ?

A. Éruption malaire en aile de papillon
B. Ulcération buccales
C. Pneumopathies à germes encapsulés
D. Pancréatite cryptogénétique
E. Polyarthrite érosive

Q2. Quel (s) est(sont), parmi les suivants, la (les) manifestation(s) (s) biologique(s) compatible(s) avec le diagnostic de lupus systémique ?

A. Thrombopénie < 100G/L
B. Hyperlymphocytose > 3000/mm^3
C. Recherche d'anticorps anti-cytoplasme des polynucléaire positive
D. Recherche d'anticorps anti-ADN positive
E. Recherche d'anticorps anticardiolipine positive

Q3. Parmi les éléments suivants lesquels peuvent être liés au déclenchement d'une poussée de lupus systémique ?

A. Antécédents familiaux de sclérose en plaques
B. Exposition au soleil
C. Contraception par oestro-progestatif
D. Hyperthyroïdie
E. Grossesse

Q4. Une patiente âgé de 25 ans a consulté pour un syndrome néphrotique impur. On a détecté des anticorps anti-nucléaires à titre significatifs. Le compte-rendu de sa biopsie rénale indique : « *dans 12 des 21 glomérules, on observe une prolifération endo-capillaire et parfois une prolifération extra-capillaire en regard de points de nécrose de la membrane basale glomérulaire. Des dépôts granuleux sont visibles sur le versant externe de la membrane basale glomérulaire dans la majorité des glomérules. En immunofluorescence, il existe des dépôts d'IgG, d'IgA , d'IgM, de C1q, de C3 dans les tiges mésangiales et dans les anses capillaires et des dépôts granuleux le long des membranes basales glomérulaires* ». Quel(s) diagnostic(s) retenez-vous ?

A. Glomérulonéphrite lupique classe I
B. Glomérulonéphrite lupique classe II
C. Glomérulonéphrite lupique classe IV active + V
D. Glomérulonéphrite post-infectieuse
E. Purpura rhumatoïde

- **Q5. Quel(s) traitement(s) proposez-vous pour traiter une néphropathie lupique de classe IV active ?**
  A. Hydroxychloroquine
  B. Injections de méthylprednisolone intraveineuses : 500 mg/j pendant 3 jours
  C. Prednisone orale à forte dose
  D. Cyclophosphamide séquentiel intraveineux
  E. Méthotrexate sous-cutané

- **Q6. Laquelle(lesquelles) de ces propositions concernant les vascularites est(sont) exacte(s) :**
  A. La panartérite noueuse est une vascularite touchant les viasseaux de moyen calibre
  B. La présence d'une vascularite histologique des petits vaisseaux avec déposition d'IgA et de C3 définit un purpura rhumatoïde
  C. Une vascularite à ANCA s'accompagne de dépôts d'IgG sur les parois vasculaires et glomérulaires
  D. Une vascularite cryoglobulinémique peut compliquer une hépatite C chronique
  E. Une artérite à cellules géantes peut fréquemment atteinte les vaisseaux rénaux.

- **Q7. Parmi ces signes cliniques, lesquels peuvent couramment être observés dans les vascularites à ANCA**
  A. Hypertension artérielle maligne
  B. Hémoptysie
  C. Myalgies
  D. Neuropathie végétative
  E. Perforation de la cloison nasale

Chapitre 13

Item 258

Élévation de la créatininémie

N° 258

OBJECTIFS

- Argumenter les principales hypothèses diagnostiques et justifier les examens complémentaires pertinents

OBJECTIFS ANNEXES

- Connaître l'interprétation d'un dosage de créatininémie, savoir calculer la clairance de la créatinine
- Citez les circonstances au cours desquelles il convient de doser la créatinine
- Citez les arguments en faveur d'une insuffisance rénale chronique et d'une insuffisance rénale aiguë devant une élévation de la créatinine
- Connaître les éléments cliniques (interrogatoire et examen physique) et para-cliniques en faveur de la nature obstructive, fonctionnelle ou parenchymateuse d'une élévation de la créatininémie

Devant une élévation de la créatininémie, il faut :

- savoir reconnaître une élévation significative;
- savoir si cette élévation est ancienne ou récente.

Rang	Rubrique	Intitulé	Descriptif
A	Diagnostic positif	Connaître l'interprétation d'un dosage de créatininémie	
A	Diagnostic positif	Connaître les formules d'estimation du débit de filtration glomérulaire	Savoir utiliser les formules CKD-EPI (et MDRD) chez l'adulte et connaître la formule de Schwartz chez l'enfant,
B	Diagnostic positif	Connaître la formule d'estimation d'une clairance rénale de la créatinine	Cockcroft-Gault chez l'adulte
A	Prise en charge	Citer les circonstances au cours desquelles il convient de doser la créatininémie	
A	Diagnostic positif	Connaître les arguments en faveur d'une Insuffisance rénale chronique	Devant une élévation de la créatinine. Citer les arguments en faveur d'une insuffisance rénale chronique
A	Diagnostic positif	Connaître les arguments en faveur d'une Insuffisance rénale aiguë	Devant une élévation de la créatinine. Citer les arguments en faveur d'une insuffisance rénale aiguë
A	Étiologies	Connaître les arguments en faveur de la nature obstructive d'une élévation de la créatininémie	Connaître les éléments cliniques (interrogatoire et examen physique) en faveur de la nature obstructive d'une élévation de la créatininémie
B	Examens complémentaires	Connaître les examens complémentaires à réaliser devant une élévation de la créatininémie présumée d'origine obstructive	Connaître les éléments para-cliniques en faveur de la nature obstructive d'une élévation de la créatininémie
A	Étiologies	Connaître les arguments en faveur de la nature de nature fonctionnelle d'une élévation de la créatininémie	Connaître les éléments cliniques (interrogatoire et examen physique) en faveur de la nature fonctionnelle d'une élévation de la créatininémie
B	Examens complémentaires	Connaître les examens complémentaires à réaliser devant élévation de la créatininémie présumée d'origine fonctionnelle	Connaître les éléments para-cliniques en faveur de la nature fonctionnelle d'une élévation de la créatininémie
A	Étiologies	Connaître les arguments en faveur de la nature parenchymateuse d'une élévation de la créatininémie	Connaître les éléments cliniques (interrogatoire et examen physique) en faveur de la nature parenchymateuse d'une élévation de la créatininémie
B	Examens complémentaires	Connaître les examens complémentaires à réaliser devant une élévation de la créatininémie présumée d'origine parenchymateuse	Connaître les éléments para-cliniques en faveur de la nature parenchymateuse d'une élévation de la créatininémie

I. Savoir reconnaître une élévation significative d'un dosage isolé de la créatininémie

A. Créatininémie

- La valeur de créatinine dans le plasma est inversement liée au Débit de Filtration Glomérulaire (DFG), donc à la fonction rénale. Ainsi, plus la fonction rénale est altérée, plus la créatininémie augmente.
- La valeur de créatinine dans le plasma dépend aussi de la production musculaire de créatinine. Pour un individu donné, il est donc difficile de déterminer le caractère normal ou anormal d'une valeur de créatininémie.
- La créatininémie en tant que telle est donc un marqueur imparfait de la fonction rénale. Les valeurs considérées comme « normales » sont habituellement situées :
  - entre 50 et 90 µmol/L chez la femme ;
  - entre 80 et 115 µmol/L chez l'homme.
    - Par exemple, un sujet avec une masse musculaire importante peut avoir une valeur de créatininémie élevée sans avoir d'insuffisance rénale. Inversement, une personne âgée dénutrie ou une personne avec anorexie mentale peut avoir une créatininémie normale avec une réelle insuffisance rénale.

B. Formules d'estimation du DFG

- Pour faire de la créatininémie un marqueur spécifique de la fonction rénale, indépendant de la masse musculaire, on utilise la créatininémie dans des formules mathématiques qui estiment la valeur du Débit de Filtration Glomérulaire (DFG). Ces formules incluent, outre la créatininémie, certains paramètres anthropométriques (âge, sexe, poids, ethnie).

1. Chez l'adulte, deux formules estiment directement le DFG (et non la clairance de la créatinine)
   - La **formule MDRD** (*Modification of Diet in Renal Disease Study*) simplifiée (2006) :

$$\text{MDRD (DFG estimé en mL/min/1,73 m}^2\text{)} = 175 \times [\text{Créatininémie (µmol/L)} \times 0{,}885]^{-1{,}154} \times \text{Âge}^{-0{,}203} \times (0{,}742 \text{ si femme}) \times 1{,}21 \text{ si afro-américain}$$

- La **formule CKD-EPI (2009)**:

> CKD-EPI (DFG estimé en mL/min/1,73 m²) = 141 × min (Créatininémie × 0,885/κ, 1) ^{a} × max (Créatininémie × 0,885/κ, 1) $^{-1,209}$ × 0,993^{Âge} × 1,018 si femme × 1,159 si afro-américain
>
> – *κ 0,7 pour les femmes et 0,9 pour les hommes,*
> – *α -0,329 pour les femmes et -0,411 pour les hommes,*
> – *min indique la valeur minimale de Créatininémie × 0,885/κ ou 1, max indique la valeur minimale de Créatininémie × 0,885/κ ou 1*

- Les formules MDRD et CKD-EPI estiment directement le DFG indexé sur la surface corporelle (résultat en ml/min/1,73 m²). Elles incluent le **sexe, l'âge, la créatininémie et l'ethnie, mais pas le poids.**
- Compte tenu de leur complexité d'écriture (ne pas apprendre par cœur la formule !!), elles nécessitent l'utilisation de calculateurs (disponibles facilement par voie électronique : site de la société SFNDT : http://www.sfndt.org/sn/eservice/calcul/eDFG.htm).
- Les performances de ces formules sont nettement supérieures à celles de la formule de Cockcroft (cf. ci-dessous). La formule CKD-EPI est supérieure à la formule MDRD pour les valeurs basses de créatininémie (hyperfiltration, dénutrition). La Haute Autorité de Santé (2012) recommande d'utiliser la formule CKD-EPI à partir d'une créatininémie dosée par méthode enzymatique, à défaut la formule MDRD si la créatininémie est dosée par méthode colorimétrique (méthode dite de Jaffé).
- Ces formules d'estimation restent des estimateurs du DFG, et donc peuvent être mises en défaut.
- De façon générale, on retiendra qu'elles ne peuvent être utilisées :
  - chez l'enfant (utiliser la formule de Schwartz, spécifique de l'enfant),
  - en cas de dénutrition majeure,
  - en cas de variation aiguë de la fonction rénale (car il n'y a pas d'état d'équilibre entre l'élimination rénale et la production musculaire de créatinine),
  - en cas de cirrhose hépatique décompensée,
  - en cas de gabarit hors norme,
  - en cas d'amyotrophie importante (amputation, myopathie, para ou tétraplégie),
  - en cas de grossesse.
- Dans ces situations, l'évaluation de la fonction rénale passe par d'autres méthodes :
  - **Clairance urinaire de la créatinine sur les urines des 24 heures** : elle ne dépend pas de la masse musculaire. La valeur obtenue est proche du DFG, avec une discrète surestimation car la créatinine est également sécrétée par le tubule, en plus d'être filtrée. Elle n'est donc plus recommandée (à l'exception de la grossesse et de l'IRA) ce d'autant que sa fiabilité repose aussi sur la précision du recueil des urines de 24 heures souvent pris en défaut.
  - **Mesure du DFG par calcul de la clairance de substances exogènes** filtrées par le rein. Ce sont les plus précises (**méthodes de référence ou gold-standard**), mais elles sont longues et coûteuses (structures spécialisées hospitalières). Elles sont indispensables lorsqu'il est nécessaire de connaître la valeur exacte du DFG (avant néphrectomie pour don de rein) ou lorsque les formules d'estimation sont trop imprécises pour la prise de décision clinique au cas par cas.
  - Plusieurs traceurs peuvent être utilisés :
    - **Inuline** : cette méthode était le « gold standard » de la mesure du DFG, mais, depuis 2018, elle ne peut plus être réalisée, après la survenue de cas d'hypersensiblité (ANSM) ;

- **EDTA marqué au Chrome-51** : de réalisation plus facile car ne nécessite que des injections en bolus du traceur radioactif ;
- **Iothalamate radioactif** marqué à l'iode-125 ;
- **Iohexol** (produit de contraste iodé).

+ Signification du DFG au cours de l'insuffisance rénale chronique (cf. chapitre 15) :
  - Le DFG est normal entre 90 et 120 ml/min/1,73 m^2 ;
  - Entre 60 à 89 ml/min/1,73 m^2, l'insuffisance rénale chronique est légère. En l'absence de marqueur d'atteinte rénale persistant plus de 3 mois (protéinurie et/ou hématurie, leucocyturie, anomalies morphologiques de l'appareil urinaire), elle est considérée comme non pathologique (absence de maladie rénale chronique) ;
  - **Un DFG inférieur à 60 ml/min/1,73 m^2 suffit à définir une maladie rénale chronique (cf. chapitre 15), que des marqueurs d'atteinte rénale soient ou non présents.**

2. **Chez l'enfant (< 18 ans) le DFG est estimé par la formule de Schwartz**

   [DFG estimé en mL/min/1,73 m^2 = taille (cm) × 36,5/ créatininémie (µmol/l)]

   Les valeurs de créatininémie normales sont plus basses chez l'enfant que chez l'adulte (nourrisson≈ 30 µmol/L).

3. La formule de **Cockcroft et Gault a été établie en 1976**. C'est une **estimation de la clairance de créatinine** qui est elle-même une estimation du DFG. Elle inclut l'âge, le sexe, le poids et la créatininémie. Le résultat obtenu est en ml/min (non indexé à la surface corporelle). Elle s'écrit :
   - **Formule de Cockcroft et Gault :**

$$\text{Ccr} = \frac{[(140 - \text{âge (années)}) \times \text{poids (kg)}] \times k}{\text{Créatininémie } (\mu\text{mol/L})}$$

   - *k = 1,23 chez l'homme*
   - *k = 1,04 chez la femme*

   Cette formule n'est plus appliquée car trop imprécise notamment en cas d'altération de la fonction rénale. Toutefois, elle garde encore une place, car elle a été utilisée pour étudier la pharmacocinétique des médicaments en cas d'insuffisance rénale et peut encore servir à adapter leur posologie.

II. **Circonstances au cours desquelles il convient d'estimer le DFG (ou quand rechercher une insuffisance rénale ou une maladie rénale** (ALD 19 : Maladie Rénale Chronique de l'adulte, HAS 2012)

- Une estimation du DFG est recommandée :
  - anomalie de l'appareil urinaire ;
  - diabète ;
  - HTA traitée ou non ;
  - âge > 60 ans ;
  - obésité (IMC > 30 kg/m^2) ;
  - maladie cardio-vasculaire athéromateuse ;
  - insuffisance cardiaque ;
  - maladie de système ou auto-immune (lupus, vascularite, polyarthrite rhumatoïde) ;
  - affection urologique (uropathie obstructive, infections urinaires récidivantes, etc. ;

- antécédents familiaux de maladie rénale;
- antécédents d'insuffisance rénale aiguë;
- exposition à des toxiques professionnels (plomb, cadmium, mercure);
- traitement néphrotoxique antérieur (médicaments néphrotoxiques, en particulier AINS, exposition aux produits de contraste iodés, chimiothérapie, radiothérapie, etc.).

III. Savoir apprécier le caractère ancien ou récent de l'élévation de la créatininémie (distinguer insuffisance rénale aiguë et chronique)

Devant une élévation de la créatininémie, la première étape consiste à préciser le caractère récent (aigu) ou ancien (chronique) de l'insuffisance rénale.

- En faveur du caractère chronique de l'insuffisance rénale, il existe 3 critères:
  - **critères anamnestiques**:
    - antécédent de maladie rénale,
    - notion de créatininémie augmentée plusieurs mois ou années auparavant,
    - absence de contexte clinique exposant à l'insuffisance rénale aiguë (choc, réanimation, hypovolémie efficace, médicaments...);
  - **critères morphologiques (à l'échographie)**:
    - diminution de la taille des reins: < 10 cm à l'échographie;
  - **critères biologiques**: deux anomalies orientent vers une IRC:
    - anémie normochrome normocytaire arégénérative (défaut de production d'EPO),
    - hypocalcémie par carence en vitamine D active (calcitriol, défaut d'hydroxylation en 1 α).
- **Il existe cependant des exceptions résumées dans le tableau suivant:**

Tableau 1: **Les exceptions**

IRC avec gros reins ou de taille normale	Diabète (++) Hydronéphrose bilatérale Polykystose autosomique dominante Amylose Néphropathie associée au VIH (HIVAN)
IRC sans hypocalcémie	Myélome Sarcoïdose ou autre granulomatose
IRA avec hypocalcémie	Rhabdomyolyse Syndrome de lyse tumorale
IRA avec anémie	Syndrome hémolytique et urémique Choc hémorragique

Une fois cette distinction entre la nature aiguë ou chronique établie, la discussion diagnostique dépend du type d'insuffisance rénale.

IV. Arguments en faveur d'une insuffisance rénale aiguë (IRA)

L'insuffisance rénale est aiguë (reins de taille normale, élévation récente de la créatininémie en quelques jours ou quelques semaines) (voir également chapitre 14 item 348 sur l'insuffisance rénale aiguë).

> Rappelons qu'aucune formule d'estimation du DFG n'est utilisable en cas d'IRA.

Les causes des IRA sont classées en trois grandes catégories: IRA obstructive, IRA fonctionnelle et IRA parenchymateuse.

A. Existe-t-il un obstacle (cause post-rénale)?

- Diagnostic positif:
  - examen clinique: notion de dysurie importante ou de mictions par regorgement à l'interrogatoire, recherche d'un globe vésical à la percussion, un gros rein ou une sensibilité des fosses lombaires à la palpation bi-manuelle;
  - **échographie rénale, réalisée de principe devant toute IRA**: recherche d'une dilatation des cavités pyélo-calicielles.
- Diagnostic étiologique

  Orienté par les touchers pelviens, le contact lombaire, une échographie ou un scanner:
  - obstacle sous-vésical: adénome de prostate, maladie du col vésical;
  - obstacle sus-vésical: cancer de la prostate par envahissement du trigone, du col de l'utérus, lithiase bilatérale, fibrose rétropéritonéale, syndrome de la jonction.

B. Existe-t-il une IRA fonctionnelle (cause pré-rénale)?

- **Correspond à un état d'hypovolémie vraie ou efficace**:
  - situation fréquente ++;

> **+ Attention**: si la situation d'hypovolémie vraie ou efficace se prolonge, l'insuffisance rénale peut devenir organique (nécrose tubulaire aiguë).

- Diagnostic positif:
  - **Contexte clinique:**
    - hypovolémie vraie,
      - hypotension artérielle: déshydratation extracellulaire (perte de poids, pli cutané) ou globale, hémorragie,
      - avant le stade d'hypotension: rechercher une hypotension orthostatique (++);
    - hypovolémie efficace (situations où la pression de perfusion rénale est basse sans hypovolémie vraie):
      - états œdémateux majeurs au cours des hypoprotidémies (syndrome néphrotique, insuffisance hépatocellulaire, dénutrition), cirrhoses en décompensation œdémato-ascitique, insuffisance cardiaque globale ou droite,
      - chocs septique, anaphylactique ou cardiogénique à la phase initiale,
      - médicaments interférant avec la régulation de l'hémodynamique rénale: anti-inflammatoires non stéroïdiens, inhibiteurs de l'enzyme de conversion de l'angiotensine, ou antagonistes du récepteur de l'angiotensine 2…

- **Arguments biologiques**:
  - rapport (1000 × urée plasmatique $_{mmol/L}$/créatininémie $_{\mu mol/L}$) > 100;
  - indices traduisant des urines concentrées:
    - U/P osmolaire > 2,
    - U/P urée > 10,
    - U/P créatinine > 30.
  - Na urinaire < 20 mmol/L, fraction d'excrétion du Na < 1 % (sauf en cas de pertes rénales de sodium, par exemple lors de l'instauration d'un traitement diurétique);
  - fraction excrétée d'urée basse (< 35 %) témoin de l'augmentation de sa réabsorption tubulaire;
  - inversion du rapport Na/K urinaire (hyperaldostéronisme secondaire).

Une fois les étapes A (Obstacle) et B (IRA fonctionnelle) éliminées, l'IRA est probablement organique.

C. L'insuffisance rénale est organique (parenchymateuse)

Le plus souvent, il s'agit d'une nécrose tubulaire aiguë. Les causes moins fréquentes d'IRA sont les causes glomérulaires, interstitielles et vasculaires, pour ces 3 dernières atteintes, le recours à la biopsie rénale sera d'une grande utilité.

Les éléments évocateurs et les principales causes d'IRA parenchymateuses sont indiqués dans le tableau 2 ci-après (l'IRA est détaillée dans le chapitre 14, item 348).

Tableau 2: **Description des IRA parenchymateuses**

Type d'IRA	Diagnostic positif	Étiologies
Nécrose tubulaire aiguë (≈ 80 %)	• Contexte clinique évocateur • Arguments biologiques: – rapport 1000 × urée P mmol/L/ créatinine P µmol/L < 100; – urines peu concentrées: – U/Posm < 1 ‣ U/P urée < 10 ‣ U/P créatinine < 30 – Na U > 40 mmol/L (FE Na > 2 %) • IRA « nue » – Absence de protéinurie – Absence d'anomalie du sédiment urinaire – Absence d'HTA	• Hémodynamique: – États de choc – Toxiques – Rhabdomyolyse – Obstruction intra-tubulaire
IRA glomérulaire (Glomérulonéphrite = GN) (≈ 5 %)	• Protéinurie glomérulaire • Hématurie macroscopique ou microscopique • HTA ±	• GNA post-infectieuse. • GN rapidement progressive • GN membrano-proliférative
Néphrite tubulo-interstitielle aiguë (≈ 5 %)	• Signes allergiques • Hyperéosinophilie • Leucocyturie aseptique • **Éosinophilurie (pathognomonique)** • Hématurie macroscopique • Protéinurie tubulaire	• Infectieuses • Médicamenteuse immuno-allergique • Infiltration tumorale (lymphome)
Néphropathie vasculaire aiguë (≈ 10 %)	• HTA • Protéinurie et hématurie selon la cause • Signes associés en fonction de la cause (anémie hémolytique, orteils pourpres, multinévrite…)	• Hypertension artérielle maligne • Syndrome hémolytique et urémique • Emboles de cristaux de cholestérol • Thrombose de l'artère rénale (rare)

V. L'insuffisance rénale est chronique (IRC)

+ La recherche systématique de l'étiologie d'une insuffisance rénale chronique est indispensable.
+ La prise en charge thérapeutique est :
  - toujours symptomatique : la néphroprotection s'applique quelle que soit la cause
  - et éventuellement étiologique mais il n'existe pas toujours de traitement spécifique.
+ La survenue d'un épisode d'insuffisance rénale aiguë est possible au cours d'une insuffisance rénale chronique.

- **L'interrogatoire** recherche :
  - des antécédents familiaux de maladie rénale, de diabète, des antécédents personnels de diabète, d'obésité, de prématurité, d'hypertension artérielle, d'infections urinaires hautes récidivantes, d'uropathie, de maladie athéromateuse, de lithiase, de maladie systémique ou de maladie auto-immune, de goutte, de protéinurie, d'hématurie ;
  - la prise chronique ou intermittente de médicaments ou de substances potentiellement néphrotoxiques : anti-inflammatoires non stéroïdiens, antalgiques, lithium, anti-calcineurines (ciclosporine, tacrolimus), sels d'or, D-pénicillamine, certaines chimiothérapies, certains antiviraux... ;
  - l'exposition à des toxiques professionnels : plomb, cadmium.
- **L'examen clinique** recherche :
  - une hypertension artérielle, un souffle vasculaire sur les axes artériels, la disparition de pouls périphériques ;
  - des œdèmes ;
  - des reins palpables, un obstacle urologique (globe vésical, touchers pelviens si nécessaire) ;
  - des signes extra-rénaux de maladie systémique ou de maladie génétique (peau, articulations, yeux, audition...) ;
  - à la bandelette urinaire, une hématurie, une protéinurie, une leucocyturie.
- **Les examens paracliniques** recommandés en première intention, pour le diagnostic étiologique sont les suivants :
  - examens biologiques sanguins :
    - électrophorèse des protéines sériques,
    - glycémie à jeun : diabète évoqué si glycémie à jeun > 1,26 g/L (7 mmol/L),
    - uricémie,
    - ionogramme (Na, K, Cl, bicarbonates) ;
  - examens biologiques urinaires :
    - protéinurie des 24 heures, ou rapport protéinurie/créatininurie sur un échantillon d'urines,
    - cytologie urinaire quantitative sur urines fraîches pour détecter une hématurie, une leucocyturie (numération des GR et des GB par mm^3) ;
  - imagerie :
    - échographie rénale pour apprécier la taille des reins, pour rechercher une asymétrie, des contours bosselés, des gros reins polykystiques, une néphrocalcinose, des calculs, une hydronéphrose, la présence de kyste(s) ou de tumeur(s),
    - échographie vésicale à la recherche d'une pathologie du bas appareil, d'un résidu post-mictionnel.

- Les orientations diagnostiques sont résumées dans le tableau 3.

À l'issue de cette démarche, **un avis néphrologique est recommandé pour l'indication d'une biopsie rénale, pour des explorations complémentaires fonctionnelles (tubulopathie, lithiase) ou morphologiques (kystes, dysplasie), des enquêtes génétiques, des examens biologiques ciblés** (électrophorèse des protéines urinaires, une immunofixation des protéines urinaires…).

Tableau 3 : **Orientation diagnostique devant une insuffisance rénale chronique**

	Arguments cliniques	Arguments paracliniques
Néphropathie glomérulaire	• HTA • Œdèmes • ATCD de protéinurie, d'hématurie	• Protéinurie glomérulaire (> 50 % albumine) de débit variable (parfois néphrotique) • Hématurie et/ou cylindres hématiques en fonction de la cause • Reins symétriques, contours réguliers • Atrophie harmonieuse à un stade évolué
Néphropathie tubulo-interstitielle	• HTA absente ou modérée et tardive • ATCD d'infections urinaires récidivantes, uropathie, goutte, maladie métabolique	• Protéinurie de faible débit (< 1 g/j et/ou < 50 % d'albumine) • Leucocyturie sans germes • Cylindres leucocytaires • Atrophie rénale asymétrique, contours bosselés
Atteinte vasculaire parenchymateuse	• HTA ancienne • Facteurs de risque cardio-vasculaire	• Protéinurie faible • Reins de taille symétrique
Atteinte réno-vasculaire	• HTA résistante à une trithérapie incluant un diurétique • OAP flash • Athéromatose	• Protéinurie faible • Reins de taille asymétrique (petit rein du côté de la sténose) • Alcalose hypokaliémique

HTA : hypertension artérielle ; ATCD : antécédent

POUR EN SAVOIR PLUS...

Pourquoi la créatininémie est-elle un marqueur imparfait de la fonction rénale ?

- La créatinine est le produit terminal du catabolisme de la créatine musculaire. Pour un individu donné, la production de créatinine est stable et dépend essentiellement de sa masse musculaire. Celle-ci varie en fonction du poids, de l'état nutritionnel, de l'âge, du sexe, et de l'ethnie du patient. La production, et donc la concentration plasmatique de créatinine, est relativement constante au cours du nycthémère (la fluctuation de concentration plasmatique est inférieure à 10 % sur 24 heures).
- La créatininémie est utilisée en pratique clinique courante pour évaluer le débit de filtration glomérulaire (DFG) car la créatinine est essentiellement éliminée par le rein par filtration glomérulaire et pour une très faible part, par sécrétion tubulaire ; donc, toute élévation de la créatinine plasmatique doit, en principe, correspondre à une diminution de la filtration glomérulaire.
- Il existe une relation hyperbolique inverse entre le DFG et la créatininémie (figure 1). En pratique cela signifie que de faibles variations de la créatininémie (axe des y) dans les valeurs proches de la normale correspondent à une perte importante de DFG. Au contraire des variations importantes de la créatininémie dans des valeurs déjà élevées (insuffisance rénale sévère) correspondent à une baisse relativement faible du DFG. Exemples :
  - un patient dont la créatininémie passe de 100 à 150 µmol/L (+50 µmol/L) a un DFG qui en moyenne diminue de 100 à 40 mL/min (–60 %) ;
  - un patient dont la créatininémie passe de 300 à 500 µmol/L (+200 µmol/L) a un DFG qui ne diminue « que » de 20 à 15 mL/min (–25 %).
- Conclusions : de faibles variations de la créatininémie au début de la maladie rénale chronique témoignent déjà d'une perte importante de fonction rénale (et du nombre de néphrons fonctionnels).

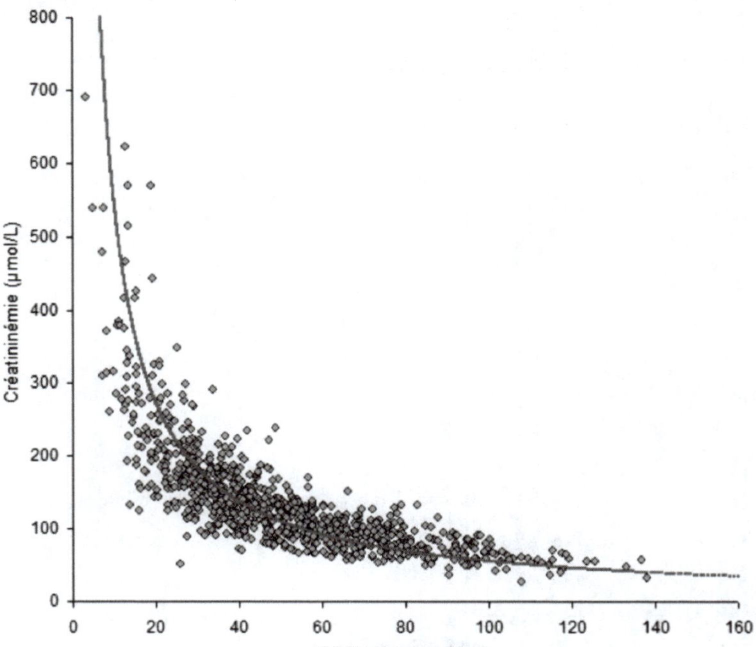

Figure 1. **Relation entre DFG et créatininémie**

- On estime que 85 % des sujets qui ont un DFG < 60 ml/min/1,73 m^2 ont une créatininémie : > 137 µmol/L pour les hommes et > 104 µmol/L pour les femmes.
- Cependant, il existe des circonstances où une élévation aiguë de la créatininémie ne correspond pas à une baisse du DFG :
  - substances interférant avec le dosage de la créatininémie : acide acéto-acétique (acidocétose diabétique), bilirubine, acide ascorbique, céfoxitine, flucytosine... ;
  - production accrue de créatinine : rhabdomyolyse massive, régime très riche en viande bouillie ;
  - médicaments diminuant la sécrétion tubulaire de créatinine : cimétidine, triméthoprime, amiloride, spironolactone.
- En outre, en cas d'insuffisance rénale chronique, la clairance mesurée de la créatinine (avec recueil urinaire des 24 h : (Créat U × Volume U)/Créat P) surestime de façon importante le DFG du fait de l'augmentation de la sécrétion tubulaire de créatinine (en cas d'insuffisance rénale sévère, la créatinine urinaire peut provenir pour près de 30 % d'une sécrétion tubulaire). Cette limite de la clairance urinaire n'existe pas avec les formules d'estimation dérivées de la créatininémie (MDRD et CKD-EPI), qui modélisent le DFG en fonction de la créatininémie, intégrant donc tous les facteurs de variation de la créatininémie autre que le DFG (sécrétion tubulaire, excrétion digestive...)
- La créatininémie ne dépendant pas que du DFG, un dosage dit « normal » pour des normes de laboratoire peut en fait correspondre à une altération sévère de la fonction rénale :
- Pour exemple, une créatininémie à 100 µmol/L peut correspondre à une fonction rénale normale chez un jeune homme de 80 kg, et à une diminution importante de la fonction rénale chez une femme âgée de 40 kg.
- **IL EST DONC ESSENTIEL D'ESTIMER SYSTÉMATIQUEMENT LE DFG (formules MDRD ou CKD-EPI). L'estimation par calcul est suffisante dans la très grande majorité des cas.**

ÉLÉVATION DE LA CRÉATININÉMIE – ITEM 258

Q1. Quelle(s) variable(s) est (sont) commune(s) aux formules Cockcroft et CKD-EPI ?

A. Poids
B. Créatininémie
C. Sexe
D. Ethnie
E. Âge

Q2. Concernant l'insuffisance rénale chronique, quel(s) est (sont) la (les) proposition(s) exacte(s) ?

A. Elle s'accompagne d'une réduction du nombre de néphrons fonctionnels
B. Elle est définie par une baisse du DFG
C. Elle s'accompagne d'une baisse du débit urinaire
D. Elle peut être responsable d'une HTA
E. Elle peut être responsable d'une hypovolémie

Q3. Concernant l'insuffisance rénale aiguë, quel(s) est (sont) la (les) proposition(s) exacte(s) ?

A. Son diagnostic repose sur les variations de la créatininémie et non sur l'estimation du DFG
B. L'association IRA fonctionnelle et œdèmes oriente vers une hypovolémie efficace
C. La présence d'une protéinurie témoigne d'une atteinte parenchymateuse
D. Une excrétion fractionnelle de l'urée basse oriente vers une origine organique
E. L'insuffisance rénale fonctionnelle peut se compliquer d'une nécrose tubulaire aiguë

Q4. Quel(s) est (sont) le (les) élément(s) compatible(s) avec une néphropathie interstitielle chronique diagnostiquée à un stade précoce ?

A. Hypertension artérielle
B. Hématurie
C. Protéinurie > 3 g/24 h
D. Antécédents d'infections urinaires récidivantes dans l'enfance
E. Petits reins bosselés à l'échographie

Q5. Devant une élévation rapide de la créatininémie, quel(s) est (sont) le (les) argument(s) en faveur d'insuffisance rénale aiguë glomérulaire ?

A. Rapport U/P urée > 10
B. Protéinurie majoritairement composée d'albumine
C. Hématurie
D. Leucocyturie aseptique
E. Anémie hémolytique mécanique

Chapitre 14

Item 348

Insuffisance rénale aiguë - anurie

N° 348

OBJECTIFS

- Diagnostiquer une insuffisance rénale aiguë (IRA) et une anurie
- Diagnostiquer une IRA fonctionnelle, obstructive et parenchymateuse
- Connaître les principales causes des IRA
- Connaître les principes du traitement et la surveillance des IRA

Rang	Rubrique	Intitulé	Descriptif
A	Diagnostic positif	Diagnostiquer une IRA et sa sévérité (oligurie, anurie) chez l'adulte et l'enfant	Savoir analyser une élévation de la créatininémie en fonction du contexte clinique, de la notion de créatininémie antérieure et grader la sévérité en tenant compte de la créatininémie et de la diurèse, savoir diagnostiquer une IRA d'une IRC, reconnaitre une IRA sur IRC
B	Éléments physiopathologiques	Connaître les principaux types et mécanismes d'insuffisance rénale aiguë	Connaître les mécanismes d'IRA obstructive, d'IRA fonctionnelle et de d'IRA parenchymateuse. Connaitre le rôle de l'hémodynamique glomérulaire dans les mécanismes de l'IRA
B	Prévalence, épidémiologie	Connaître la prévalence de l'IRA	Connaître la répartition des différents types d'IRA, sa prévalence hospitalière
A	Examens complémentaires	Savoir prescrire et interpréter les résultats des examens complémentaires utiles au diagnostic d'IRA	Savoir prescrire une échographie rénale et pelvienne à la recherche d'un obstacle sur les voies excrétrices, prescrire un ionogramme sanguin et urinaire pour différencier une IRA fonctionnelle d'une IRA par nécrose tubulaire aiguë, savoir interpréter une protéinurie et un sédiment urinaire dans un contexte d'IRA
B	Identifier une urgence	Connaître les situations nécessitant un avis spécialisé dans l'IRA	Savoir demander un avis néphrologique devant une IRA non expliquée et/ou associée à un syndrome glomérulaire ou tubulo-interstitiel aigu
A	Étiologies	Connaître les principales étiologies d'IRA par obstacle	Lithiases, cancer vésical, rétention aiguë d'urines par obstable sous vésical (adénome et cancer de la prostate)
A	Étiologies	Connaître les principales étiologies d'IRA fonctionnelle	Circonstances de déshydratation extracellulaire et d'hypovolémies efficaces, facteurs favorisants des médicaments modifiants l'hémodynamique glomérulaire
B	Étiologies	Connaître les causes d'IRA par nécrose tubulaire aiguë	Connaître les principales circonstances favorisantes : états de choc : sepsis , cardiogénique ; rhabdomyolyse, hémolyse, toxiques, médicaments néphrotoxiques
B	Étiologies	Connaître les principales étiologies d'IRA glomérulaires incluant les vascularites	Connaître les étiologies de glomérulonéphrites rapidement progressives nécessitant un avis et un traitement spécialisé néphrologique urgent
B	Étiologies	Connaître les causes d'IRA liée à une atteinte tubulo-interstitielle aiguë	Connaître les causes liées à un mécanisme toxique direct (notamment médicament et néphropathie à cylindres myélomateux...) ou immunoallergique, infectieux
B	Étiologies	Connaître les principales causes d'IRA vasculaires	Syndrome de microangiopathie thrombotique, HTA maligne, maladie des emboles de cristaux de cholestérol et les causes de SHU chez l'enfant
A	Étiologies	Connaître les principaux médicaments ou produits responsables d'IRA	Aminosides, cisplatine, anticalcineurines, PCI...et connaître les principes de prévention de leur toxicité
A	Étiologies	Connaître les principales causes d'IRA chez l'enfant (SHU, déshydratation, choc, etc.) et les mesures hygiéno-diététiques de prévention des SHU	
A	Identifier une urgence	Connaître les signes cliniques et biologiques imposant une prise en charge urgente en milieu spécialisé d'une IRA	Œdème aigu pulmonaire de surcharge hémodynamique, acidose hyperkaliémique (ECG)
A	Prise en charge	Savoir adapter la prescription des médicaments et des examens complémentaires à la sévérité de l'insuffisance rénale	Principes généraux médicaments à élimination rénale et néphrotoxicité
A	Prise en charge	Connaître le traitement d'une IRA obstructive et la prise en charge d'un syndrome de levée d'obstacle	Savoir les indications et les méthodes de dérivation des urines ainsi que leurs complications, savoir compenser une hyperdiurèse de levée d'obstacle
A	Prise en charge	Connaître la prise en charge d'une IRA fonctionnelle liée à une déshydratation extra-cellulaire	Savoir utiliser les solutés de remplissage (cristalloïde)
B	Prise en charge	Connaître la prise en charge d'une IRA fonctionnelle liée à une insuffisance cardiaque	Connaître les principes de la prise en charge d'un syndrome cardio-rénal (optimisation de l'utilisation des diurétiques)
B	Prise en charge	Connaitre les principes généraux de la dialyse	Savoir que l'épuration extra-rénale permet d'apporter un traitement symptomatique pour passer le cap de L'IRA
B	Prise en charge	Connaitre les indications de la dialyse en urgence	Savoir que la dialyse est requise en cas d'IRA organique , anurique ou non associé à des signes de défaillance viscérale (OAP) et métaboliques (acidose hyperkaliémique)
A	Suivi et/ou pronostic	Savoir qu'un épisode d'insuffisance rénale aiguë parenchymateux expose à une insuffisance rénale chronique à long terme et nécessite un suivi.	
B	Suivi et/ou pronostic	Connaître les différentes évolutions possibles d'une NTA	

I. Définition de l'insuffisance rénale aiguë

- Le diagnostic et la classification en stade de sévérité de l'insuffisance rénale aiguë (IRA) reposent sur une définition qui tient compte de deux paramètres, **l'élévation de la créatinine plasmatique** et le **volume de la diurèse** (cf. tableau 1). En période de fonction rénale instable, ce qui est le cas lors de l'installation de l'IRA, il n'est pas possible d'estimer le débit de filtration glomérulaire (DFG) par les différentes formules de calcul, MDRD, CKD-EPI…
- **L'anurie** est l'absence d'émission d'urines (diurèse inférieure à 200 ml/24 heures) chez un patient ayant une vessie vide témoignant de l'absence de filtration glomérulaire alors que la **rétention urinaire** est secondaire à un obstacle empêchant l'évacuation de l'urine.

Tableau 1 : **Définition de l'IRA selon les K-DIGO 2012 (*Kidney Disease : Improving Global Outcome*)**

Stade de l'IRA	Créatininémie	Diurèse
1	• Augmentation de > 26 μmol/L (3 mg/L) en 48 h **ou** • Augmentation > 50 % en 7 jours	< 0,5 ml/kg/h pendant 6 à 12 h
2	Créatininémie x 2 en 7 jours	< 0,5 ml/kg/h pendant plus de 12 h
3	• Créatininémie × 3 en 7 jours **ou** • Créatininémie > 354 μmol/L (40 mg/L) en l'absence de valeur antérieure **ou** • Nécessité de débuter la dialyse	• < 0,3 ml/kg/h pendant plus de 24 h **ou** • Anurie ≥ 12 h

- Épidémiologie et prévalence de l'IRA. L'IRA est très **fréquente**. Elle est présente chez près de 25 % des patients hospitalisés et concerne plus de 4 millions de patients en France chaque année. La prévalence de l'IRA en médecine ambulatoire est mal connue, elle est très fréquente également. L'IRA survient plus fréquemment chez les **patients âgés** de plus de 65 ans, présentant des **comorbidités**, notamment cardiovasculaire, diabète, hépatopathie, maladie rénale préexistante. La répartition des causes d'IRA est présentée dans la figure 1.

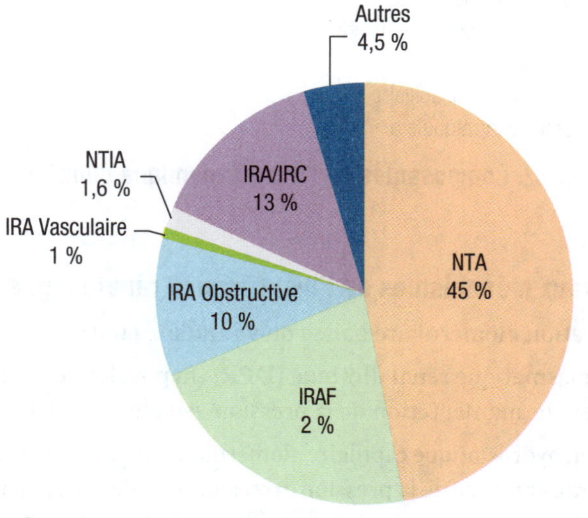

Figure 1. **Épidémiologie hospitalière de l'insuffisance rénale aiguë**

II. Physiopathologie, mécanismes et principaux types d'IRA

A. Les déterminants de la filtration glomérulaire

- Le débit de filtration glomérulaire (DFG) dépend de plusieurs paramètres. Il est modélisé par la formule :

> **$DFG = P_{UF} \times K_f$**
>
> P_{UF} : gradient de pression transcapillaire glomérulaire (pression d'ultrafiltration)
>
> P_{UF} dépend :
>
> – de la différence de pression **hydrostatique** entre le capillaire glomérulaire (P_{cg}, voisine de 45 mmHg) et la chambre urinaire du glomérule (P_u, voisine de 10 mmHg)
>
> – de la différence de pression **oncotique** entre le capillaire glomérulaire (P_{cg}, environ 25 mmHg) et la chambre urinaire (P_u, nulle à l'état normal)
>
> D'où $P_{UF} = (P_{cg} - P_u) - (P_{cg} - P_u)$
>
> K_f : coefficient d'ultrafiltration, dépend de la nature de la membrane de filtration (K) et de sa surface (S)

- Le débit plasmatique rénal (DPR) n'apparaît pas directement dans l'équation du DFG, mais sa diminution entraine une baisse de la P_{UF} et donc une réduction du DFG.

$$P_{UF} = \Delta P - \Delta \Pi = (P_{CG} - Pu) - (\Pi cg - \Pi u)$$

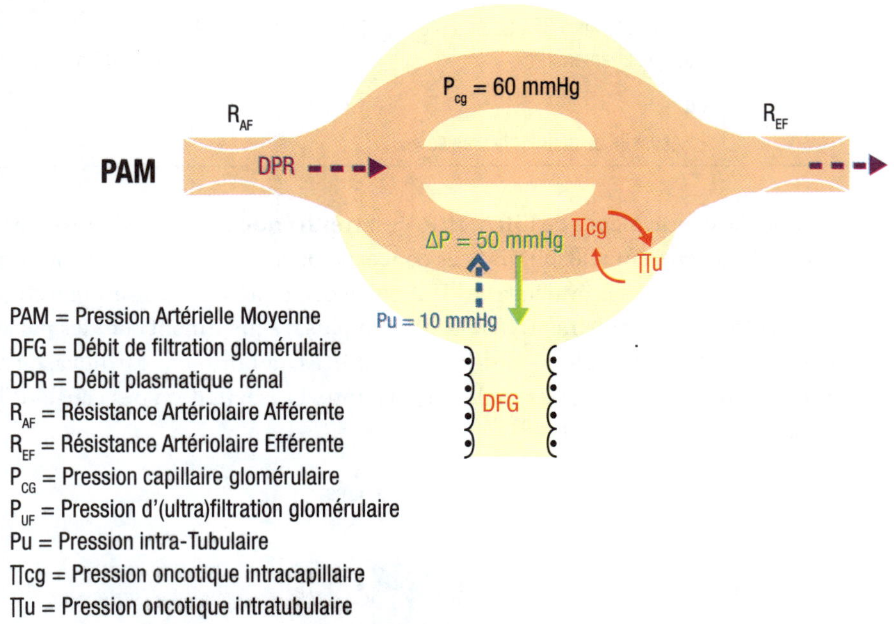

Figure 2. **Composantes de l'hémodynamique glomérulaire**

B. Les principaux mécanismes de l'insuffisance rénale aigue

- Ainsi la filtration glomérulaire baisse ou s'annule quand :
  - le débit plasmatique rénal diminue (**DPR**) (hypovolémie, état de choc, hypoperfusion rénale augmentation de la pression veineuse rénale),
  - la pression hydrostatique capillaire glomérulaire (**P_{cg}**) diminue (hypovolémie, chute importante et rapide de la pression artérielle, état de choc, hypoperfusion rénale),
  - les résistances efférentes (**R_{EF}**) diminuent (vasodilatation des artérioles post-glomérulaires),

- les résistances afférentes ($\mathbf{R_{AF}}$) augmentent (vasoconstriction des artérioles pré-glomérulaires),
- la $\mathbf{P_u}$ augmente (obstacle intra-tubulaire ou sur la voie excrétrice),
- le coefficient d'ultrafiltration $\mathbf{K_f}$ diminue (diminution de la surface capillaire).

C. Principaux types d'IRA

1. L'IRA obstructive, ou post-rénale

- Elle est due à un **obstacle bilatéral** sur les voies excrétrices (ou unilatéral sur rein unique, au niveau de la vessie ou de l'urètre). La pression augmente dans la chambre urinaire du glomérule jusqu'à atteindre la pression du capillaire glomérulaire, ce qui annule la filtration glomérulaire.
- L'obstacle peut être incomplet et n'est donc pas toujours associé à une anurie. Une polyurie hypotonique peut être observée (en effet, l'hyperpression dans les voies urinaires bloque la filtration glomérulaire, entraînant une redistribution du flux sanguin rénal qui empêche la constitution du gradient osmotique cortico-médullaire nécessaire à l'effet de l'ADH).

2. L'IRA « fonctionnelle », pré-rénale

- Elle est liée à une **diminution du débit plasmatique rénal** et de la **pression d'ultrafiltration** en raison d'une **hypovolémie vraie** (hémorragie, déshydratation) ou « **efficace** » (insuffisance cardiaque ou hépatique, sepsis…). Le **parenchyme rénal est intact**.
- L'hypoperfusion rénale stimule la synthèse et la sécrétion de rénine par l'appareil juxta-glomérulaire, et donc la formation d'angiotensine II puis la sécrétion d'aldostérone; le système sympathique périphérique et la sécrétion d'ADH sont également activés.
- Les conséquences rénales sont:
  - dans les **glomérules**: vasoconstriction post-glomérulaire (artériole efférente) qui maintient un temps la pression de filtration malgré la chute du DPR. Au-delà d'une certaine limite, l'adaptation n'est plus possible et la pression de filtration chute: l'IRA fonctionnelle apparaît.
  - dans les **tubules**:
    - réabsorption proximale accrue de sodium sous l'effet de la stimulation α-adrénergique et de l'angiotensine 2 (stimulation de la NaK-ATPase),
    - réabsorption distale accrue de sodium sous l'effet de l'aldostérone et augmentation de l'excrétion urinaire de potassium,
    - réabsorption d'eau liée à la réabsorption proximale de sodium et sous l'effet de l'ADH.
- L'urine excrétée est peu abondante (oligurie), pauvre en sodium, riche en potassium, acide, et très concentrée en osmoles (particulièrement en urée). La réabsorption de sodium et d'eau au niveau du tube proximal (TCP) s'accompagne d'une réabsorption passive d'urée, expliquant l'augmentation plus importante de l'urée plasmatique que de la créatinine au cours des IRA fonctionnelles.
- L'IRA fonctionnelle est particulièrement sévère lorsque la vasoconstriction de l'artériole efférente est empêchée par les bloqueurs du système rénine angiotensine (IEC, ARA2 ou inhibiteur direct de la rénine), ou lorsque la vasodilatation de l'artériole afférente (dépendante de la synthèse de prostaglandines) est rendue impossible par la prise d'anti-inflammatoires non stéroïdiens (AINS).

3. Les IRA parenchymateuses

- Elles sont dues à des **lésions anatomiques des différentes structures du rein**. Les plus fréquentes sont les **nécroses tubulaires aiguës** (NTA), mais une IRA peut aussi compliquer les néphropathies **interstitielles, glomérulaires** ou **vasculaires** aiguës.
- Au cours des NTA, deux mécanismes sont souvent en cause et associés : l'un ischémique, l'autre toxique.
  - Exemple des NTA ischémiques :
    - La baisse du flux sanguin rénal au cours des états de choc est à l'origine d'une ischémie rénale, en particulier dans la zone externe de la médullaire car la PaO_2 y est physiologiquement basse (environ 40 mmHg) alors que les besoins énergétiques sont importants. La nécrose porte généralement sur le troisième segment du TCP (la pars recta). Les vaisseaux, les glomérules et l'interstitium restent normaux. Le flux sanguin rénal est diminué et la filtration glomérulaire est effondrée en raison d'une vasoconstriction intra-rénale pré et post-glomérulaire et d'une augmentation de la pression intra-tubulaire. La vasoconstriction est médiée par l'angiotensine II, l'endothéline 1, les catécholamines, le thromboxane A_2. Le déficit en substances vasodilatatrices, PGE2 et NO, joue un rôle aggravant.
    - Le défaut de réabsorption par un tubule proximal ischémique engendre un afflux de sodium dans la macula densa au niveau du tube distal qui active le « feed-back » tubulo-glomérulaire majorant la vasoconstriction pré-glomérulaire, ce phénomène est médié par l'adénosine.

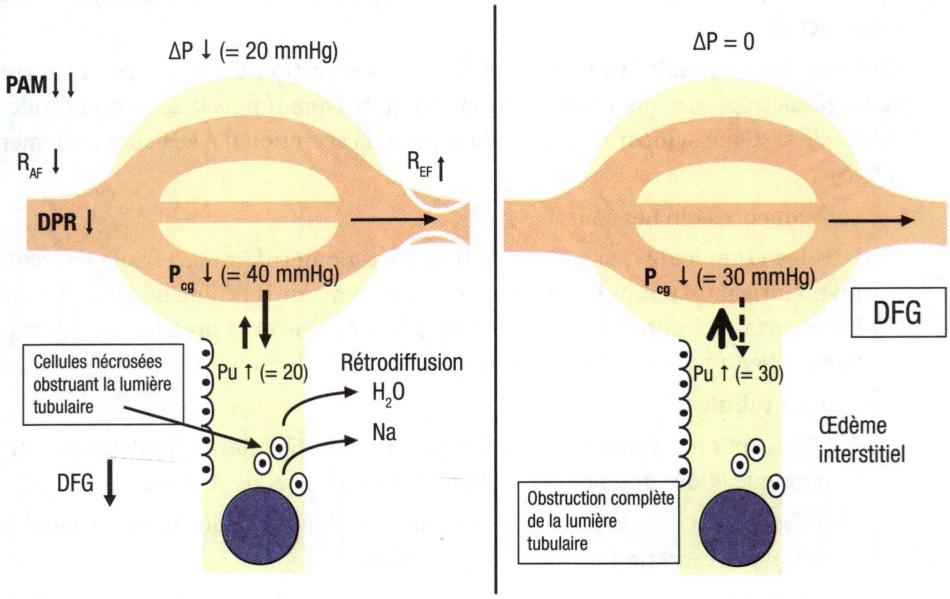

Figure 3. **Mécanismes des nécroses tubulaires ischémiques**

- L'accumulation dans la lumière des tubes de débris cellulaires nécrosés, voire de cellules entières desquamant de la membrane basale tubulaire, augmente la pression intra-tubulaire, ce qui tend à diminuer davantage encore la filtration glomérulaire.
- L'anurie qui accompagne les formes sévères de NTA est due à la baisse importante de la filtration glomérulaire, à l'obstruction intra-tubulaire, et à la rétrodiffusion d'urine à travers l'épithélium lésé.
  - L'IRA des autres formes d'atteintes rénales parenchymateuses obéit à des mécanismes différents :
    - Au cours des néphropathies tubulaires non ischémiques

   - Soit du fait de la précipitation intra-tubulaire de myoglobine (rhabdomyolyse), d'hémoglobine (hémolyses massives), de chaînes légères d'immunoglobulines (myélomes), ou encore de médicaments ;
   - Soit du fait de la toxicité directe sur les cellules tubulaires de médicaments (aminosides, cisplatine...) ou de produits de contraste iodés.
  - Au cours des glomérulonéphrites ou des microangiopathies thombotiques, en raison de la baisse de la surface saine de filtration (baisse du K_f).
  - Au cours des néphrites interstitielles aiguës, l'œdème interstitiel augmente la pression intra-rénale, diminuant ainsi le flux sanguin et la pression de filtration glomérulaire.
- Les IRA fonctionnelles et les IRA organiques sont de loin les plus fréquentes.

III. Diagnostic différentiel entre IRA et insuffisance rénale chronique (IRC)

- Un certain nombre de critères aident à distinguer le caractère aigu ou chronique d'une insuffisance rénale lorsque la fonction rénale antérieure n'est pas connue. De plus, une IRA peut compliquer une IRC sous-jacente, par exemple après injection de produits de contraste iodés, prise d'AINS ou prescription d'un médicament néphrotoxique.
- En faveur du caractère aigu de l'insuffisance rénale, il existe 3 critères :
  - **critères anamnestiques** :
    - absence d'antécédent connu de maladie rénale,
    - notion de créatininémie récente normale,
    - Contexte clinique exposant à l'insuffisance rénale aiguë (état de choc, réanimation, hypovolémie efficace, certains médicaments...) ;
  - **critères morphologiques (à l'échographie)** :
    - Taille des reins normale : > 10 cm à l'échographie ;
  - **critères biologiques** :
    - Absence d'anémie (anémie habituellement normocytaire arégénérative par défaut de production d'EPO au cours de l'IRC),
    - Absence d'hypocalcémie (par carence en vitamine D active).
- **Particularités** :
  - l'IRA peut être associée à une anémie, en cas d'hémolyse aiguë ou de choc hémorragique eux-mêmes à l'origine de l'IRA, ou en cas de syndrome inflammatoire (sepsis, vascularite),
  - une hypocalcémie précoce et parfois profonde peut être présente au cours des IRA secondaires à une rhabdomyolyse ou à un syndrome de lyse tumorale,
  - des reins de taille normale, voire augmentée, peuvent se voir dans certaines formes d'IRC (diabète, myélome et amylose, polykystose). Seule l'atrophie rénale bilatérale permet d'affirmer le caractère chronique de l'IRC, mais cette atrophie n'est retrouvée que dans les IRC avancées.
- Dans le doute, il est préférable de considérer a priori qu'une insuffisance rénale de découverte récente est aiguë. Il est donc nécessaire :
  - d'écarter d'abord un obstacle (IRA obstructive) par la réalisation d'une **imagerie de l'appareil urinaire** (échographie),
  - de considérer la possibilité d'une hypoperfusion rénale (IRA fonctionnelle) et de prescrire un **ionogramme urinaire, un dosage d'urée et de créatinine urinaire**,
  - et d'aboutir enfin par défaut au diagnostic d'IRA organique.

IV. Les insuffisances rénales aiguës obstructives

A. Présentation

- L'IRA obstructive doit être **évoquée** devant :
  - une tumeur prostatique (adénome ou cancer) ou vésicale,
  - des antécédents de lithiase de l'appareil urinaire,
  - un cancer digestif ou pelvien.
- Le début peut être **marqué** par une douleur lombaire uni ou bilatérale ou une hématurie macroscopique avec caillots. Il faut **rechercher des troubles mictionnels,** un globe vésical, un blindage pelvien au toucher vaginal ou rectal.
- Les IRA obstructives sont affirmées sur la mise en évidence d'une **dilatation des cavités pyélo-calicielles à l'échographie rénale**. La dilatation est bilatérale, ou unilatérale sur un rein fonctionnellement ou anatomiquement unique. Une simple hypotonie des cavités pyélo-calicielles, ou l'absence de dilatation des cavités ne permettent pas d'exclure une origine obstructive à l'IRA si l'obstacle s'est s'installé brutalement.
- **La tomodensitométrie rénale** sans injection de produit de contraste peut compléter l'échographie à la recherche d'une lithiase, ou d'une infiltration rétro-péritonéale tumorale ou fibreuse.

En pratique devant toute IRA, une imagerie des voies urinaires est indispensable pour visualiser les cavités pyélo-calicielles et en cas de dilatation, rechercher un obstacle. L'échographie est l'examen à réaliser en première intention.

B. Causes des IRA obstructives

- Les principales causes d'IRA obstructives sont listées dans le tableau 2.
- Chez le sujet jeune, les obstacles sont essentiellement d'origine lithiasique (lithiases oxalo-calciques le plus souvent). La migration calculeuse bilatérale simultanée est exceptionnelle. L'IRA peut survenir en cas d'obstruction sur un rein unique.
- Chez le sujet âgé, les causes tumorales dominent.

Tableau 2 : **Principales causes d'IRA obstructives**

Lithiases urinaires
Calcul unilatéral sur rein fonctionnel unique ou lithiases bilatérales
Pathologie tumorale
Adénome ou cancer de prostate
Cancer du col utérin, du rectum, de l'ovaire, de l'utérus
Tumeur de vessie ou de la voie excrétrice
Métastases rétropéritonéales (rare)
Pathologie inflammatoire : fibrose ou liposclérose rétropéritonéale
Attention, la dilatation peut manquer (les voies urinaires sont enserrées dans la fibrose)

C. Traitement des IRA obstructives

- Toute anurie d'origine obstructive constitue une urgence médico-chirurgicale. Une IRA compliquée de surcharge hydro-sodée et d'hyperkaliémie ou un sepsis surajouté peut rapidement engager le pronostic vital. Il convient de drainer en urgence les urines en amont de l'obstacle.
- L'urgence est grande en cas de rétention purulente des urines (risque de pyonéphrose, et de choc septique).
- Si l'obstacle est bas situé (vessie, urètre, prostate), la dérivation peut être réalisée par **sondage vésical** ou **cathétérisme vésical par voie sus-pubienne** avec les précautions d'usage : contrôle préalable de l'hémostase, évacuation des urines de façon lente et fractionnée (clampage quelques minutes tous les 300 mL) afin de prévenir l'hémorragie vésicale *a vacuo*.
- Si l'obstacle est plus haut situé, deux techniques de dérivation sont possibles : la mise en place **d'une sonde endo-urétérale** par voie vésicale ou une **néphrostomie percutanée** (réalisée sous anesthésie locale après repérage échographique des cavités dilatées, mais à plus haut risque hémorragique).
- Après dérivation des urines, il faut anticiper le risque d'une reprise de diurèse abondante (**polyurie de levée d'obstacle**). La prise en charge du syndrome de levée d'obstacle nécessite :
  - l'administration de solutés par voie orale ou mieux, intraveineuse de façon adaptée aux données de l'examen clinique, au ionogramme sanguin et urinaire, et à la diurèse,
  - une compensation en solutés (soluté salé isotonique et/ou bicarbonate de sodium isotonique) volume pour volume durant les premières heures.
- La compensation doit être progressivement dégressive en quelques jours et la fonction rénale se normalise habituellement.

V. Les insuffisances rénales aiguës fonctionnelles

A. Circonstances de survenue

- Les IRA fonctionnelles surviennent le plus souvent au cours d'une **déshydratation extracellulaire** importante dont le tableau clinico-biologique peut associer :
  - hypotension artérielle, en particulier en position orthostatique,
  - tachycardie,
  - persistance du pli cutané,
  - perte de poids,
  - hémoconcentration (augmentation de l'hématocrite et des protides sanguins).
- Les IRA fonctionnelles peuvent aussi compliquer les hypovolémies efficaces observés lors :
  - de l'insuffisance cardiaque congestive,
  - des décompensations œdémato-ascitiques des cirrhoses,
  - du syndrome néphrotique.

Les principales causes d'IRA fonctionnelles sont listées dans le tableau 3.

Tableau 3 : **Principales causes d'IRA fonctionnelles**

1. Déshydratation extracellulaire
• Pertes cutanées (sudations majeures, brûlure) ou digestives (vomissements, diarrhée, fistules)
• Pertes rénales :
– traitement diurétique excessif
– polyurie osmotique du diabète décompensé et du syndrome de levée d'obstacle
– insuffisance surrénale aiguë
2. Hypovolémie réelle ou « efficace »
• Syndrome néphrotique sévère
• Cirrhose hépatique décompensée
• Insuffisance cardiaque congestive (aiguë ou chronique) : syndrome cardio-rénal
• Hypotension artérielle des états de choc cardiogéniques, septiques, anaphylactiques, hémorragiques
3. IRA par modification de l'hémodynamique rénale (IEC, ARA2, AINS, inhibiteurs de la calcineurine)

- Le point commun à toutes les IRA fonctionnelles est la survenue **d'un bas débit sanguin rénal**. L'IRA fonctionnelle est immédiatement **réversible** quand le flux sanguin rénal est restauré. En revanche si la diminution de la perfusion du rein persiste, une ischémie rénale s'installe et des lésions de **nécrose tubulaire** peuvent apparaître : l'IRA devient alors organique.
- Les bloqueurs du système rénine angiotensine (IEC, ARA2, inhibiteur direct de la rénine) ne sont pas néphrotoxiques mais favorisent, en cas de déshydratation extracellulaire, la survenue d'une IRA et d'une oligo-anurie. Chez le sujet âgé, ces agents, seuls ou associés à un traitement diurétique ou par AINS, peuvent induire un effondrement de la pression de filtration glomérulaire et une IRA « hémodynamique ». Dans ce cas, la recherche d'une sténose de l'artère rénale est recommandée. La récupération de l'IRA est habituellement rapide, en 24 à 48 heures à l'arrêt des bloqueurs du système rénine angiotensine.

B. Les signes distinctifs entre IRA fonctionnelle (IRA F) et IRA organique par nécrose tubulaire aigue (NTA)

- L'IRA fonctionnelle est une situation adaptative à l'hypoperfusion rénale qui conduit à une augmentation de la réabsorption de sodium et d'eau aboutissant à l'émission d'urines concentrées.
- Les indices listés dans le Tableau 4 traduisent ces phénomènes.
- Le diagnostic entre IRA fonctionnelle et organique (par NTA) repose sur un faisceau d'arguments cliniques et biologiques et non sur un seul indice.

Tableau 4 : **Indices plasmatiques et urinaires permettant de distinguer IRA F et IRA organiques (NTA)**

Signes	IRA F	NTA
Urée/Créatinine P (en µmol/L)	> 100	< 50
Na^+ U	< 20 mmol//L (si absence de diurétiques)	> 40 mmol/L
FE Na^+	< 1 % (si absence de diurétiques)	> 1-2 %
FE urée (utile si diurétiques)	< 35 %	> 35-40 %
Na^+/K^+ urinaire	< 1	> 1
U/P urée	> 10	< 10
U/P créatinine	> 30	< 30

FE Na^+ : fraction d'excrétion du sodium : ClNa/Clcr = (UNa/PNa)/(Ucr/Pcr) x 100

FE urée : fraction d'excrétion de l'urée : ClUrée/Clcr = (UUrée/PUrée)/(Ucr/Pcr) x 100

- **Particularités** :
  - Persistance de la natriurèse, au cours des IRA fonctionnelles (rapport Na^+/K^+ urinaire > 1), si la cause de l'hypovolémie est due à une perte rénale de sodium : diurétiques, hypoaldostéronisme, hypercalcémie, diurèse osmotique... Dans ce cas, une FE urée basse (< 35 %) est un meilleur indicateur d'une IRA fonctionnelle.
  - Natriurèse diminuée en cas de glomérulonéphrite aiguë, dans certaines néphropathies interstitielles aiguës, dans la nécrose tubulaire aiguë secondaire à une rhabdomyolyse ou à la toxicité des produits de contraste iodés.
  - De nouveaux biomarqueurs sont en cours d'études (KIM-1, NGAL, ...) afin d'établir plus précocement le diagnostic d'une IRA et de mieux distinguer les différentes formes de la maladie

C. Traitement de l'IRA fonctionnelle

1. Les IRA fonctionnelles par déshydratation extracellulaire

- Le traitement des IRA fonctionnelles repose sur la **restauration d'une volémie normale**.
- En cas de pertes hydro-sodées, on s'aidera pour estimer la quantité de volume perdu :
  - de la variation du poids,
  - de l'échographie cardiaque et de la veine cave qui permet d'estimer le remplissage vasculaire.
- On utilise le plus souvent du soluté salé isotonique (NaCl 9 ‰) par voie intraveineuse. Dans les IRA peu sévères, une réhydratation orale (régime salé et boissons abondantes) peut suffire.
- La surveillance est basée sur la courbe de poids, la fréquence cardiaque, la pression artérielle, la reprise de la diurèse, et le ionogramme urinaire pour observer la disparition des signes d'hyperaldostéronisme secondaire.

2. Cas des insuffisances rénales fonctionnelles avec syndrome œdémateux

- L'IRA du syndrome hépato-rénal est une situation grave, parfois irréversible. L'objectif du traitement est de restaurer une volémie efficace en entraînant une expansion volémique, par de l'albumine (en particulier en cas d'hypo-albuminémie < 20 g/L), associée à un vasoconstricteur, la glypressine ou la noradrénaline. Les diurétiques doivent être interrompus.

- Au cours du syndrome néphrotique, uniquement lorsque l'hypoalbuminémie est profonde, la perfusion d'albumine et l'utilisation de diurétiques de l'anse par voie intraveineuse permettent à la fois de corriger l'hypovolémie efficace et de réduire le syndrome œdémateux.
- Au cours du syndrome cardio-rénal de type 1 (altération de la fonction rénale compliquant une insuffisance cardiaque aiguë) ou de type 2 (retentissement rénal d'une insuffisance cardiaque congestive chronique), l'IRA fonctionnelle est secondaire à la baisse du débit cardiaque et/ou à l'élévation des pressions dans le ventricule droit. La correction des anomalies hémodynamiques permet d'améliorer parallèlement la fonction rénale.

VI. Les insuffisances rénales aiguës organiques

A. Diagnostic syndromique des IRA organiques

- L'analyse syndromique est essentielle pour reconnaître le type d'atteinte rénale et doit prendre en compte les signes cliniques et le syndrome urinaire (Tableau 5).

Tableau 5 : **Diagnostic syndromique des insuffisances rénales aiguës parenchymateuses**

Signes	NTA	NIA	NGA	NVA
HTA	non	non	oui	oui
Œdèmes périphériques	non	non	oui	non
Protéinurie	< 1 g/j	< 1 g/j	> 1 g/j	variable
Hématurie microscopique	non	possible	toujours	non
Hématurie macroscopique	non	possible	possible	possible
Leucocyturie	non	possible	non	non

NTA : nécrose tubulaire aiguë ;

NIA : néphrite interstitielle aiguë ;

NGA : néphropathie glomérulaire aiguë ;

NVA : néphropathie vasculaire aiguë

- Une fois le diagnostic syndromique établi, la recherche de la cause peut être envisagée. Celle-ci repose sur l'analyse des signes cliniques extrarénaux associés, le contexte et les examens complémentaires. ++ L'existence de signes rénaux et extra-rénaux faisant soupçonner une cause glomérulaire, vasculaire ou interstitielle aiguë relevant de l'indication d'une biopsie rénale doit amener à solliciter un avis néphrologique urgent.

B. Procédures diagnostiques

- La **ponction biopsie rénale** (PBR) a des indications précises au cours de l'IRA :
  - elle est réalisée quand le tableau diffère de celui d'une NTA et que sont évoquées une néphropathie glomérulaire, certaines atteintes vasculaires ou interstitielles ;
  - devant un tableau de NTA, la PBR doit aussi être faite précocement lorsque les circonstances d'apparition ne sont pas évidentes, ou plus tardivement lorsque la fonction rénale ne s'améliore pas 3 à 4 semaines après l'apparition de l'IRA.
- Dans tous les cas, la PBR expose au risque d'hémorragie et les précautions habituelles doivent être prises (contrôle de l'hypertension artérielle, absence de trouble d'hémostase, repérage échographique des reins, réalisation par un opérateur entraîné).

C. Causes des IRA parenchymateuses

Les principales causes d'IRA parenchymateuses sont listées dans le tableau 6.

1. Les nécroses tubulaires aiguës

- Elles représentent environ 80 % de toutes les IRA organiques.
- Elles s'observent essentiellement en cas de collapsus, d'état de choc et/ou de prise de médicaments ou de produits néphrotoxiques.
  - Au cours des NTA ischémiques, le tableau est souvent dominé par le collapsus vasculaire. On observe souvent une oligurie initiale ; le profil urinaire est le plus souvent organique.
  - Au cours des NTA toxiques, le profil urinaire est souvent organique (sauf toxicité des produits de contraste iodé au début de l'IRA) mais la diurèse est le plus souvent conservée.

Tableau 6 : **Principales causes d'IRA parenchymateuses**

Nécroses tubulaires aiguës		
• Ischémiques par choc	– Septique – Hypovolémique – Hémorragique	– Anaphylactique – Cardiogénique
• Toxicité tubulaire directe	– Aminosides – Produits de contraste iodés – Anti-inflammatoires non stéroïdiens	– Cisplatine – Amphotéricine B – Céphalosporines (1re génération) – Ciclosporine A et tacrolimus
• Précipitation intratubulaire	– Acyclovir, inhibiteurs des protéases – Méthotrexate – Sulfamides, anti-rétroviraux	– Chaînes légères d'immunoglobulines (myélome) – Myoglobine (rhabdomyolyse) – Hémoglobine (hémolyse) – Syndrome de lyse tumorale
Néphrites interstitielles aiguës		
• Infectieuses	– Ascendantes (pyélonéphrites aiguës bilatérale) – Hématogènes – Leptospiroses, fièvres hémorragiques virales	
• Immuno-allergiques médicamenteuses	– Sulfamides – Ampicilline, méthicilline – Anti-inflammatoires non stéroïdiens	– Fluoroquinolones, rifampicine, fluindione – Inhibiteurs de la pompe à protons – Certaines immunothérapies anti-néoplasiques
Néphropathies glomérulaires aiguës ou rapidement progressives		
• Glomérulonéphrites aiguë post-infectieuses • GNRP endo et extra-capillaire (lupus, cryoglobulinémie, purpura rhumatoïde) • Glomérulonéphrites extracapillaires pures : vascularites à ANCA, maladie de Goodpasture		
Néphropathies vasculaires aiguës		
• Syndrome hémolytique et urémique • Emboles de cristaux de cholestérol • Thromboses et embolies des artères rénales		

GNRP : glomérulonéphrite rapidement progressive

2. Les néphrites interstitielles aiguës (NIA)

- Mode de présentation : **IRA organique**, le plus souvent à diurèse conservée, parfois anurique avec hématurie (parfois macroscopique), leucocyturie (± éosinophilurie dans les causes médicamenteuses), protéinurie (tubulaire) peu abondante < 1 g/L ; des **signes généraux sont associés en fonction de la cause de la NIA +++**. Les deux tableaux les plus fréquents sont :
  - NIA Infectieuses, ascendantes (pyélonéphrites) ou hématogènes (avec septicémie et foyers septiques extra-rénaux). Elles peuvent être peu bruyantes, notamment chez la personne âgée. Elles peuvent à l'inverse être très sévères, avec **choc septique**, surtout s'il existe un obstacle sur la voie excrétrice. La dérivation des urines est alors une urgence. Le scanner (avec injection de produit de contraste) ou l'IRM, montrent des foyers typiques de pyélonéphrite ou des micro-abcès, voire un véritable abcès ou un phlegmon péri-néphrétique.
  - Médicamenteuses : soit toxiques, soit immuno-allergiques et associées alors à une hyperéosinophilie, une fièvre, un rash cutané ou une cytolyse hépatique.

3. Les glomérulonéphrites rapidement progressives

- Elles doivent être reconnues précocement car ce sont des **urgences thérapeutiques**. Typiquement la **protéinurie** est de débit glomérulaire (> 1 g/g), et l'**hématurie** abondante (> 10^5/mL) parfois même macroscopique. La **PBR** est urgente, et il faut pratiquer un bilan immunologique.
- Les trois types de causes sont :
  - Les **glomérulonéphrites pauci-immunes nécrosantes** avec prolifération extra-capillaire. Il s'agit de vascularites associées à des anticorps anti cytoplasme des polynucléaires (**ANCA**) : polyangéite microscopique, granulomatose avec polyangéite, ou granulomatose éosinophilique avec polyangéite ;
  - Les **glomérulonéphrites avec dépôts immuns**, et prolifération endo et extra-capillaire compliquant par exemple un lupus, une cryoglobulinémie mixte, un purpura rhumatoïde, etc. ;
  - La **maladie de Goodpasture**, où l'IRA est souvent associée à une hémoptysie révélant une hémorragie intra-alvéolaire. Il s'agit d'une glomérulonéphrite avec prolifération extracapillaire associée à des dépôts linéaires d'IgG le long de la membrane basale glomérulaire.

4. Les néphropathies vasculaires

- Liées à l'atteinte des artères de petits calibres et des capillaires dans :
  - Le **syndrome hémolytique et urémique** avec insuffisance rénale, anémie hémolytique régénérative de type mécanique (présence de schizocytes), augmentation des LDH, baisse de l'haptoglobine, et thrombopénie sans signe de CIVD (item 263-chapitre 18).
  - La **crise rénale sclérodermique** : hypertension artérielle sévère, sclérodactylie, et insuffisance rénale aiguë rapidement progressive en rapport avec une réduction de la lumière des artères (prolifération myo-intimale et œdème pariétal) avec là aussi microangiopathie thrombotique.
  - La **maladie des emboles de cristaux de cholestérol** : l'IRA est associée à des signes cutanés caractérisés par une nécrose distale péri-unguéale et un livedo. Elle survient chez un sujet athéromateux, après une artériographie ou une manœuvre endo-vasculaire. Ces patients sont souvent traités par anticoagulant.

- Liées à l'atteinte des artères ou des veines rénales principales :
  - Causes : embolies artérielles, thromboses artérielles athéromateuses, dissection des artères rénales ou thrombose veineuse (bilatérale ou sur rein unique) peuvent aussi se compliquer d'IRA ;
  - Signes : douleur lombaire, hématurie macroscopique et fièvre, augmentation des LDH sont évocateurs ; le diagnostic est confirmé par l'écho-doppler, un angio-scanner ou une angio-IRM.

VII. Complications évolutives et pronostic des IRA organiques

A. Mortalité

- La mortalité associée à la mono-défaillance rénale est de l'ordre de 10 %. Cependant, la mortalité des IRA survenant en réanimation (le plus souvent consécutive à un état de choc ou au décours d'une chirurgie lourde) est plus élevée, en moyenne de 40 % toutes causes confondues.
- Elle est liée :
  - à la maladie causale : choc septique ou hémorragique, convulsions, insuffisance respiratoire, grand traumatisme, pancréatite aiguë ;
  - au terrain sur lequel survient l'IRA : âge du patient, maladies coronariennes sous jacentes, insuffisance respiratoire, diabète, cancers ;
  - aux complications secondaires de la réanimation et en particulier aux infections nosocomiales : septicémie sur cathéter, pneumopathie, dénutrition.

B. Principales complications

- Les complications métaboliques propres à l'IRA sont :
  - **Hyperkaliémie** : complication grave, potentiellement mortelle. Elle est due principalement à la baisse de sécrétion tubulaire de potassium et est plus fréquente dans les formes anuriques.
    - Elle est aggravée par le relargage du potassium intracellulaire dans la circulation (acidose métabolique, rhabdomyolyse, hémolyse, syndrome de lyse tumorale) ou par la prise de certains médicaments (anti-aldostérone, IEC, ARA2, triméthoprime-sulfaméthoxazole).
    - La kaliémie doit être dosée systématiquement. Il faut réaliser un ECG à la recherche de modifications électriques, ondes T amples pointues et symétriques, et surtout troubles de conduction. Le risque d'arrêt cardio-circulatoire est alors majeur et le traitement de l'hyperkaliémie doit être débuté immédiatement.
  - **Acidose métabolique** : fréquente et le plus souvent modérée au cours des IRA.
    - Elle est liée à l'accumulation d'acides faibles organiques et minéraux et à la diminution de l'élimination des protons H^+. L'accumulation d'acides faibles (non dosés) explique l'augmentation du trou anionique.
    - Dans certains cas l'acidose peut être plus importante. C'est le cas notamment au cours des IRA toxiques après intoxication à l'éthylène glycol (acidose oxalique), des IRA des états de choc septiques, cardiogéniques ou mixtes (acidose lactique), de l'acidocétose diabétique avec IRA fonctionnelle, des IRA fonctionnelles secondaires à une diarrhée (pertes digestives de bicarbonates) et des IRA obstructives.

- La **surcharge hydro-sodée** est responsable d'une hyperhydradation extracellulaire et se traduit par une HTA et la présence d'œdèmes déclives, éventuellement associés à des épanchements séreux (plèvres, péricarde). Elle peut se compliquer d'œdème aigu pulmonaire;
- Le risque de **dénutrition** par défaut d'anabolisme et souvent un hypercatabolisme azoté;
- Les **infections nosocomiales** sont fréquentes.;
- Les **hémorragies digestives** peuvent être prévenues par un traitement anti-acide prophylactique.

C. Les facteurs pronostiques

- Les facteurs du pronostic rénal sont:
  - Le niveau de fonction rénale antérieure;
  - le type de l'IRA organique: le pronostic des NTA est habituellement bon. Typiquement, après une phase d'IRA de 1 à 3 semaines, la fonction rénale récupère progressivement et revient à l'état antérieur. Cette récupération est le fait de la régénération de l'épithélium tubulaire nécrosé à partir des cellules épithéliales tubulaires ayant survécu à l'agression. Néanmoins, une séquelle (IRC) est possible. Surtout, il est indispensable de surveiller la fonction rénale au cours des mois et des années suivant un épisode même résolutif d'IRA car c'est un facteur de risque établi d'IRC secondaire, pouvant évoluer vers l'insuffisance rénale terminale.
- Les facteurs du pronostic vital sont:
  - l'existence d'un choc septique initial;
  - le nombre de défaillances viscérales associées à l'IRA;
  - la présence de complications déjà citées;
  - le terrain sur lequel survient l'IRA.

VIII. Prévention de l'IRA

Compte tenu de la gravité de l'IRA, les mesures préventives sont extrêmement importantes.

A. Prévention de la NTA chez les sujets à risque

- Dans les situations à risque:
  - patients présentant une infection grave,
  - collapsus ou état de choc,
  - chirurgie lourde notamment cardiaque ou aortique avec circulation extracorporelle, voire clampage de l'aorte sus-rénale,
  - en particulier chez les sujets âgés, diabétiques, athéromateux, ayant déjà une IRC.
- **Le traitement préventif repose sur le maintien d'une volémie et d'une pression de perfusion efficace.** Les apports hydrosodés seront adaptés en fonction:
  - de la courbe de poids,
  - du bilan des entrées et des sorties (diurèse et natriurèse, pertes digestives…).
- On pourra s'aider de l'échographie cardiaque trans-thoracique pour apprécier le remplissage vasculaire.
- Les solutés de remplissage utilisés sont principalement les cristalloïdes, NaCl isotonique en particulier.

B. Prévention de la néphropathie des produits de contraste iodés (NPCI)

- Les sujets à risque sont les patients :
  - **âgés**,
  - **diabétiques**,
  - **ayant une insuffisance rénale sévère (DFGe < 30** mL/min),
  - **insuffisants cardiaques**,
  - ou **ayant un myélome avec excrétion en excès de chaînes légères**,
  - qui reçoivent le PCI par voie artérielle.
- Si l'administration de PCI ne peut être évitée, il est indispensable d'en prévenir la toxicité :
  - **Arrêt préalable des AINS et des diurétiques**,
  - **Hydratation adaptée** soit *per os* (eau de Vichy), soit par perfusion de **soluté de NaCL isotonique à 9 g/L** ou de **bicarbonate de sodium isotonique à 14 ‰** (1 ml/kg/h pendant les 12 h précédant l'examen et les 12 heures suivantes),
  - **Utilisation des PCI de faible osmolarité ou iso-osmolaires** en **limitant le volume administré**.

C. Prévention de la néphrotoxicité médicamenteuse (aminosides, cisplatine, amphotéricine B)

- La posologie journalière des aminosides doit être adaptée à la fonction rénale. En cas de prescription prolongée (plus de 48 h), la **dose** doit être **adaptée** aux **concentrations plasmatiques** résiduelles. La déshydratation et la prise de diurétiques aggravent le risque de néphrotoxicité.
- Les mêmes précautions **d'hydratation**, voire d'hyperhydratation, et **d'adaptation posologique**, doivent être prises pour tous les médicaments néphrotoxiques (amphotéricine B, cisplatine, etc.).

D. Prévention des IRA fonctionnelles médicamenteuses

- Les IEC et les antagonistes des récepteurs de l'angiotensine II :
  - doivent être prescrits avec prudence chez le sujet âgé et chez les patients à risque vasculaire,
  - doivent être transitoirement interrompus en situation de déshydratation (gastro-entérite, canicule),
  - un contrôle de la créatininémie et de la kaliémie après l'introduction chez les patients à risque vasculaire est nécessaire.
- Les AINS sont contre-indiqués en cas d'IRC et ne doivent pas être utilisés en association avec les médicaments bloqueurs du système rénine-angiotensine-aldostérone.

E. Prévention du syndrome de lyse

- Au cours des rhabdomyolyses ou des lyses tumorales importantes (spontanées ou après chimiothérapie des leucémies aiguës, des lymphomes, des cancers anaplasiques à petites cellules), la NTA doit être prévenue par une hydratation importante.
- L'alcalinisation des urines :
  - est recommandée au cours des rhabdomyolyses pour limiter la précipitation de myoglobine et de protéine de Tamm-Horsfall,
  - doit être évitée au cours des syndromes de lyse tumorale car cela augmente le risque de précipitation de cristaux de phosphate de calcium. L'injection précoce d'uricase (Rasburicase) permet d'éviter l'hyperuricémie des syndromes de lyse tumorale.

IX. Traitement symptomatique des IRA organiques

1. Traitement préventif des complications

- De nombreux médicaments sont éliminés par le rein. Il est donc essentiel **d'adapter la posologie** d'une grande majorité de ces produits au niveau de fonction rénale en s'aidant des recommandations disponibles pour chaque médicament.
- La prévention des hémorragies digestives repose sur les inhibiteurs de la pompe à proton.
- Un **apport calorique et azoté** suffisant est nécessaire pour éviter la dénutrition liée au catabolisme azoté, et permet de diminuer le risque de certaines complications (hémorragie digestive, retard de cicatrisation, épisodes infectieux). Pour les patients sédatés, on utilisera de préférence la voie entérale. En pratique, les apports doivent être de 20 à 40 cal/kg/j et 0,2 à 0,3 g/kg/j d'azote.

2. Traitement de l'hyperkaliémie

▸ QS item 267

3. Traitement de l'acidose métabolique

- Dans la majorité des cas, il n'y a pas lieu de traiter l'acidose métabolique à la phase aiguë d'une IRA. D'une part, l'acidose pourrait avoir un effet cytoprotecteur (épargne énergétique), d'autre part, l'alcalinisation présente des risques car l'apport en bicarbonate de sodium augmente la production de CO_2 qui doit être éliminé par le poumon ; enfin, l'alcalinisation relance la glycolyse et la production de lactates par les cellules ce qui peut aggraver l'acidose lactique dans certaines situations. La seule indication reconnue de l'alcalinisation est la perte digestive de bicarbonate.

L'épuration extrarénale est indispensable si l'injection de bicarbonates est impossible (surcharge hydrosodée), au cours des états de choc avec acidose lactique ou en cas d'intoxication (éthylène glycol, méthanol).

4. Traitement de la surcharge hydro-sodée

- **Hyperhydratation extracellulaire.** Le traitement est basé sur l'utilisation de **diurétiques de l'anse**, PO ou IV, en bolus ou en continu. En l'absence de réponse au traitement diurétique, ou en cas d'OAP menaçant, le recours à **l'épuration extrarénale** est nécessaire. Attention, l'indication des diurétiques n'est pas « rénale » : forcer la diurèse n'accélère pas la récupération de la fonction rénale, et peut même la compromettre en induisant une hypovolémie.
- **Hyperhydratation intracellulaire.** Elle est fréquente, souvent modérée et habituellement sans conséquence clinique. Elle est souvent liée à un apport excessif d'eau alimentaire ou parfois iatrogène (apport inapproprié de solutés hypotoniques).

5. Principes généraux et indications de la dialyse

- La dialyse a pour objectif principal **d'épurer les substances accumulées** dans le sang du fait de l'incapacité des reins à assurer leurs fonctions en cas d'IRA. Elle permet également de soustraire l'eau plasmatique en excès et d'apporter des solutés nécessaires au maintien d'une homéostasie satisfaisante.
- Schématiquement, deux techniques de dialyse sont utilisables, **l'hémodialyse** et la **dialyse péritonéale**. Au cours de l'hémodialyse, le sang circule dans un circuit extracorporel avant d'être épuré à travers une membrane semi-perméable contre un bain de dialyse (dialysat) qui circule à contre-courant alors que la dialyse péritonéale (DP) utilise le péritoine comme membrane de dialyse, le dialysat étant introduit dans la cavité péritonéale par un cathéter. La DP est peu utilisée en France dans le cadre de l'IRA, en dehors de la pédiatrie.

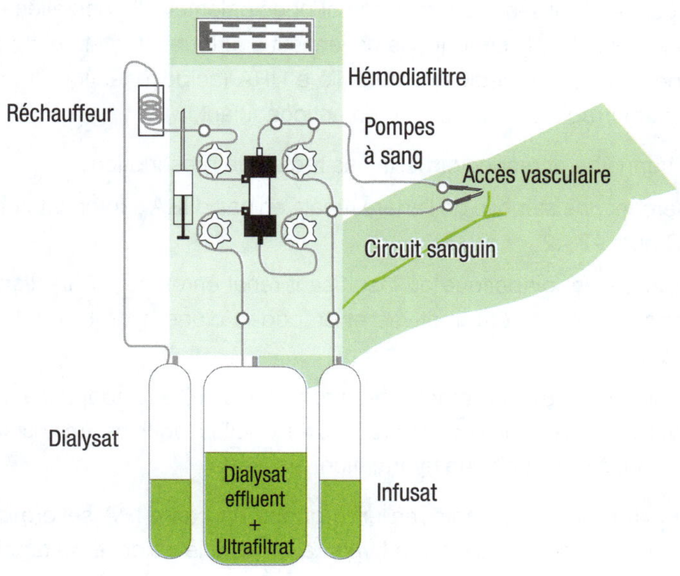

Figure. **Technique d'hémodiafiltration continue veino-veineuse**

- Deux types d'échanges sont utilisés en hémodialyse, les **transferts diffusifs** selon un gradient de concentration entre le sang du patient et le dialysat au travers de la membrane semi-perméable et les **transferts convectifs** par ultrafiltration résultant de l'application d'une pression hydrostatique positive au travers de cette membrane.
- L'hémodialyse peut être **intermittente**, les séances durent entre 4 et 6 heures et sont répétés plusieurs fois par semaine selon les besoins du patient, ou **continue** sur plusieurs jours (hémodiafiltration continue). Ces méthodes nécessitent l'utilisation d'un traitement anticoagulant, soit à base d'héparine soit à base de citrate, pour éviter la coagulation du sang dans le circuit extracorporel, et un abord vasculaire, le plus souvent un cathéter posé dans la veine jugulaire interne ou fémorale.
- La dialyse est indiquée en urgence en cas de complications mettant en jeu le pronostic vital, hyperkaliémie symptomatique (> 6,5 mmol/l en présence de signes électrocardiographiques) associée à une anurie, acidose métabolique sévère (pH < 7,2) et ou une hyperhydratation résistante au traitement diurétique. L'indication est d'autant plus urgente que le patient est anurique.
- Les complications de l'« urémie », péricardite, coma, hémorragie digestive, associées à un taux d'urée > 50 mmol/l, sont rarement à l'origine de l'indication du début en urgence de la dialyse.

Les points à retenir

Devant toute IRA, il est nécessaire, dans un premier temps, d'éliminer un obstacle sur les voies excrétrices en pratiquant systématiquement une imagerie de l'appareil rénal et urinaire (en privilégiant l'échographie), ainsi qu'une IRA fonctionnelle par l'anamnèse, l'examen clinique et l'analyse du ionogramme urinaire.

La nécrose tubulaire aiguë est la principale cause d'IRA organique. Elle peut être d'origine hémodynamique ou ischémique compliquant notamment un état de choc, toxique et médicamenteuse ou secondaire à la précipitation intra-tubulaire de chaines légères d'immunoglobulines ou de myoglobine. Les autres causes d'IRA organique comprennent les néphropathies interstitielles aigues, les glomérulonéphrites rapidement progressives et les néphropathies vasculaires.

Il est nécessaire de rechercher systématiquement des complications qui sont des urgences thérapeutiques et qui doivent motiver l'hospitalisation, éventuellement dans une unité de soins critiques, spécialisées ou non. Ce sont principalement l'hyperkaliémie (faire un ECG systématiquement), l'OAP, surtout si le patient est anurique, et l'état de choc. Il faut penser au risque de surdosage médicamenteux lié à l'IRA (acidose lactique par surdosage en biguanide, hémorragie par surdosage en anticoagulant,...).

Il faut bien connaître et respecter certaines règles de prescription :

- rechercher une sténose de l'artère rénale en cas d'IRA survenant après prescription d'IEC ou d'ARA2 ;
- chez le patient diabétique ou insuffisant rénal chronique, l'injection de produit de contraste iodé doit être motivée et précédée d'une hydratation suffisante par du soluté salé ;
- la prescription de médicaments néphrotoxiques doit être adaptée à l'âge, au poids, à la fonction rénale et aux concentrations résiduelles (pour les aminosides notamment), en veillant à maintenir une hydratation suffisante.

L'épuration extra-rénale est indiquée en urgence en cas d'IRA sévère chez un patient anurique pour prévenir ou traiter une hyperkaliémie, une acidose métabolique et ou une hyperhydratation sévère responsable d'un œdème aigu pulmonaire.

Le choix de la technique, ces modalités et la dose de dialyse à proposer aux patients sont affaires de spécialistes et dépendent de la cause et de la sévérité de l'IRA.

POUR EN SAVOIR PLUS

Cas particulier de l'IRA au cours des rhabdomyolyses

- Les **rhabdomyolyses** sont des affections liées à une souffrance des muscles striés. Les principales causes sont représentées par les traumatismes physiques des muscles, soit par écrasement soit par ischémie. Les autres causes sont l'exercice physique intense, les crises convulsives tonico-cloniques sévères, la consommation excessive d'alcool, certaines intoxications médicamenteuses et infections virales et bactériennes.
- Le diagnostic est relativement simple à faire : il s'agit d'une IRA ayant un profil organique secondaire à une nécrose tubulaire aiguë, survenant dans un contexte particulier, associé à une rhabdomyolyse sévère, avec élévation franche des **CPK** (au moins 10 fois la normale, souvent plus de 100 fois), et de la **myoglobine**. Les patients sont souvent oliguriques et sur le plan biologique, outre l'élévation de l'urée et de la créatinine plasmatique, on observe une **hyperkaliémie** parfois sévère, une **hyperphosphatémie** précoce, une élévation de l'acide urique et une hypocalcémie précoce et parfois sévère liée aux dépôts sur les fibres musculaires lésées de phosphate de calcium.
- L'altération de la fonction rénale est très souvent favorisée par une déplétion volémique elle-même liée à la séquestration musculaire d'un volume plasmatique parfois important et à la réduction des apports hydriques notamment chez les personnes âgées restées allongées sur un plan dur après une chute ou un AVC. Cette déplétion volémique active les systèmes sympathiques et rénine- angiotensine entraînant une vasoconstriction des artérioles afférentes. La libération, par les cellules musculaires lésées, de myoglobine et d'autres fragments cellulaires va entraîner une toxicité épithéliale, notamment au niveau des cellules du tubule proximal, et la formation de cylindres dans les tubules distaux par précipitation de la myoglobine avec la protéine de Tamm-Horsfall, favorisée par l'acidité urinaire.
- Le traitement repose sur le remplissage du secteur extra-cellulaire avec du soluté salé isotonique (NaCl 9 g ‰) voire du bicarbonate isotonique à 14 g ‰ (pour permettre l'obtention d'un pH urinaire > 6). Le recours à l'hémodialyse doit être précoce (épuration de la myoglobine, correction des troubles métaboliques).

Fiche flash

Insuffisance Rénale Aigue - Anurie

1. Définition et prévalence

- L'IRA est classée en 3 stades de sévérité croissante selon deux paramètres, l'élévation de la créatinine plasmatique (PCr) et le volume de la diurèse (V). Une augmentation de PCr de plus de 26 µmol/L et/ou une diurèse < 0,5 ml/kg/h pendant au moins 6 h définissent le stade 1, la persistance d'une réduction de V sur plus de 12 h ou un doublement de PCr en 7 jours caractérisent le stade 2, alors que le stade 3 correspond à un triplement de PCr (ou une valeur > 354 µmol/l) ou une anurie persistante pendant au moins 12 h.
- L'anurie correspond à l'absence d'émission d'urines et donc un Débit de Filtration Glomérulaire nul.
- L'IRA est présente chez 25 % des patients hospitalisés, elle est plus fréquente chez les patients âgés ayant de nombreuses comorbidités.
- La mortalité de l'IRA est importante, de 10 à 40 % selon la cause et le terrain.

2. Physiopathologie et mécanismes

- Le débit de filtration glomérulaire (DFG) dépend du débit plasmatique rénal (DPR), du gradient de pression transcapillaire glomérulaire (pression d'ultrafiltration, P_{UF}) et du coefficient d'ultrafiltration (K_f). La filtration glomérulaire baisse ou s'annule quand :
  - le DPR diminue (hypovolémie notamment),
  - la pression capillaire glomérulaire diminue (hypotension artérielle),
  - les résistances artériolaires efférentes diminuent ou afférentes augmentent,
  - en cas d'obstacle intra-tubulaire ou sur la voie excrétrice.
- Les IRA peuvent schématiquement être classées en 3 groupes :
  - les IRA obstructives liées à un obstacle sur les voies excrétrices,
  - les IRA fonctionnelles liées à une diminution du DPR et de la P_{UF}. Il existe souvent une oligurie et l'urine est pauvre en sodium et très concentrée en urée,
  - les IRA parenchymateuses, dues à des lésions tubulaires, glomérulaires, interstitielles ou vasculaires. Les nécroses tubulaires aiguës (NTA) sont les IRA parenchymateuse les plus fréquentes.

3. IRA vs IRC

- Les critères qui permettent d'établir le diagnostic d'IRA en présence d'une élévation de la créatinine plasmatique sont de trois niveaux :
  - **anamnestiques** : antécédents de maladie rénale, contexte clinique et créatininémie antérieure,
  - **morphologique : taille des reins normale en échographie,**
  - **critères biologiques** : absence d'anémie et d'hypocalcémie.
- Cependant, certaines IRA peuvent s'accompagner d'une anémie (hémolyse, choc hémorragique) ou d'une hypocalcémie (rhabdomyolyse) et la taille des reins peut être normal, voir augmentée, au cours de certaines formes d'IRC (diabète, myélome et amylose, polykystose notamment).

4. Les différentes formes d'IRA

A. ***IRA Obstructives***, secondaires aux maladies lithiasiques (patients jeunes) ou aux pathologies tumorales (sujets âgés). Mise en évidence d'une **dilatation des cavités pyélo-calicielles** lors d'une imagerie de l'appareil urinaire (échographie) et drainage des urines en urgence, en particulier en cas d'anurie ou de syndrome infectieux associé, par sondage vésical si l'obstacle est sur le bas appareil, ou mise en place d'une sonde endo-urétérale ou de néphrostomie si l'obstacle est plus haut situé.

B. ***IRA Fonctionnelles***, au cours d'une déshydratation extracellulaire importante ou d'une hypovolémie compliquant une insuffisance cardiaque, une décompensation œdémato-ascitique d'une cirrhose ou un syndrome néphrotique intense. La prise d'IEC, d'ARA2 ou d'AINS, favorise cette complication. Le point commun à ces IRA est **le bas débit sanguin rénal. Elles sont de ce fait réversibles, mais peuvent, si le processus perdure et** une ischémie rénale s'installe, **évoluer vers une NTA.**

Au cours d'une IRA fonctionnelle, l'hypoperfusion rénale conduit à l'augmentation de la réabsorption de sodium et d'eau, les urines sont concentrées. Les marqueurs permettant de suggérer le diagnostic d'IRA fonctionnelle sont : Na^+ U < 20 mmol/L et Na^+/K^+ U < 1, FE Na^+ < 1 % et FE urée < 35 %, U/P urée > 10 et U/P créatinine > 30.

Le traitement des IRA fonctionnelles repose sur la restauration d'une volémie normale, le plus souvent par du soluté salé isotonique (NaCl 9 ‰) par voie intraveineuse.

C. ***IRA parenchymateuses*** dont la plus fréquente est la NTA (80 %). L'analyse syndromique, qui doit prendre en compte les signes cliniques et le syndrome urinaire, est essentiel pour disséquer l'atteinte rénale. La biopsie rénale est souvent nécessaire pour établir le diagnostic, notamment en cas de suspicion de maladies glomérulaires.

La NTA s'observent essentiellement en cas de collapsus, d'état de choc et/ou de prise de substances néphrotoxiques. Les Néphrites Interstitielles Aiguës (NIA) sont moins fréquentes, principalement d'origine infectieuses ou médicamenteuses, et souvent associés à des signes généraux. Les glomérulonéphrites rapidement progressives sont des urgences thérapeutiques. Le tableau est celui d'une maladie glomérulaire, la protéinurie faite principalement d'albumine est abondante, l'hématurie le plus souvent microscopique est constante. Les patients sont volontiers hypertendus. Il s'agit le plus souvent de maladies générales et systémiques et les tests immunologiques (ANCA, Ac anti-GBM, cryoglobulinémie, Ac anti DNA, fractions du complément) permettent souvent une orientation diagnostic. La biopsie rénale est indispensable au diagnostic précis de la maladie causale. Les néphropathies vasculaires peuvent atteindre la microcirculation (SHU, maladie des emboles de cristaux de cholestérol) ou les vaisseaux de plus gros calibres (embolies, thromboses et dissection).

5. Complications et pronostic

A. Les complications sont métaboliques, hyperkaliémie et acidose métabolique, ou systémiques, surcharges hydro-sodée, dénutrition, hémorragie digestive. Elles expliquent la gravité de la maladie.

B. Le pronostic dépend du niveau de fonction rénale antérieur, du mécanisme de l'IRA, du terrain et des co-morbidités.

6. Traitement et prise en charge

A. Les **mesures préventives** sont essentielles. Dans les situations à risque, maintien d'une volémie et d'une pression de perfusion rénale suffisante et efficace, arrêt transitoire des diurétiques et des médicaments bloqueurs du SRAA, bien peser les indication des PCI ou des médicaments néphrotoxiques dont la posologie devra être strictement adaptée à la fonction rénale.

B. Le traitement de l'hyperkaliémie, de l'acidose métabolique et de la surcharge hydro-sodée, est essentiel. La prévention des autres complications de l'IRA est de mise, et la dialyse est indiquée en urgence en cas de complications mettant en jeu le pronostic vital, hyperkaliémie symptomatique, acidose métabolique sévère et ou OAP résistante au traitement diurétique.

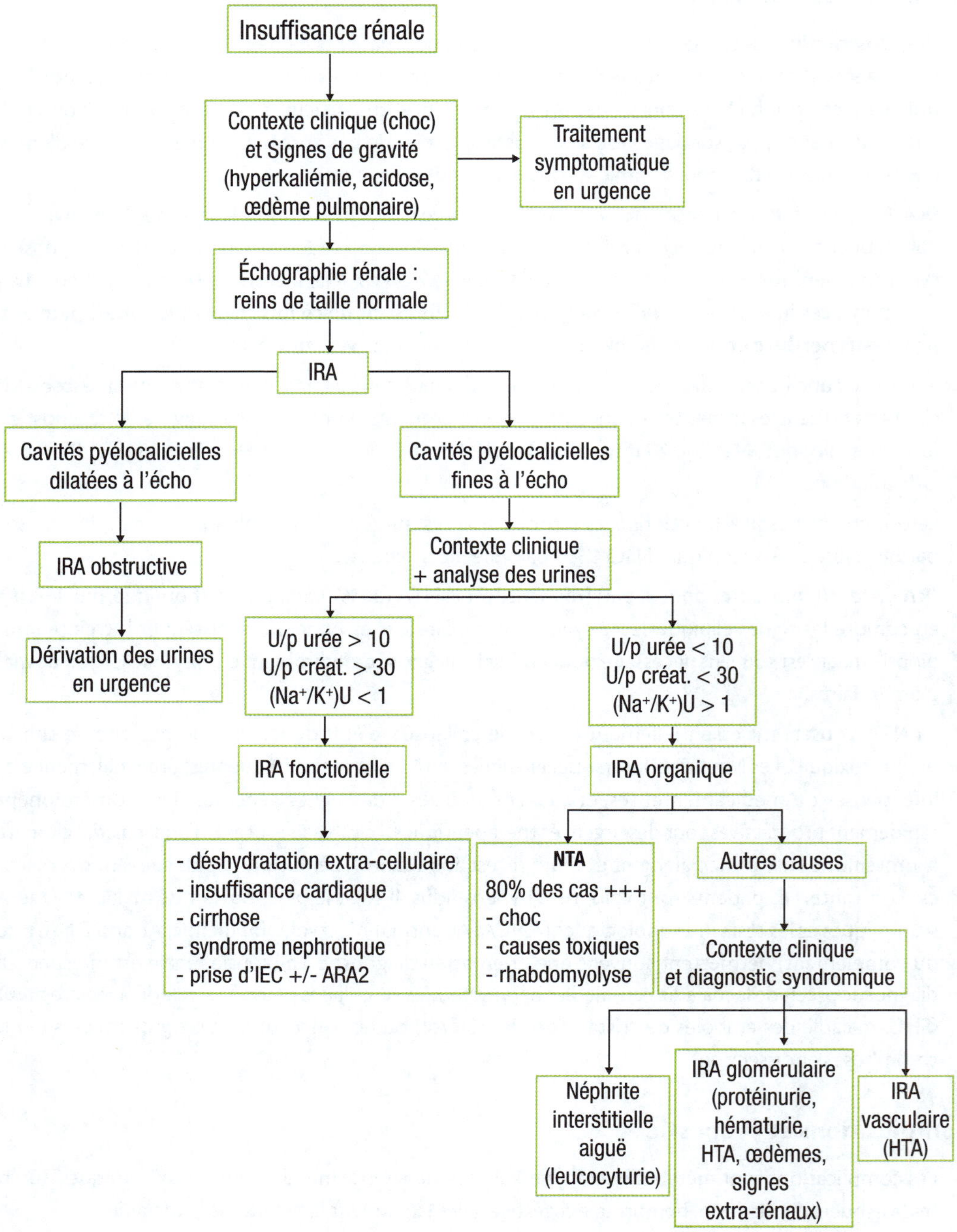

Orientation diagnostique devant une IRA

INSUFFISANCE RÉNALE AIGUË – ITEM 348

Q1. Quelle est la cause d'IRA organique la plus fréquente ? (QRU)

A. Une Glomérulonéphrite Rapidement Progressive secondaire à une vascularite nécrosante à ANCA
B. Une Néphrite Interstitielle Aiguë médicamenteuse
C. Un Syndrome Hémolytique et Urémique
D. Une Nécrose Tubulaire Aiguë
E. Une thrombose bilatérale des artères rénales

Q2. Vous prenez en charge un patient âgé de 65 ans hospitalisé pour une altération de l'état général et des œdèmes des membres inférieurs d'apparition récente. Il n'a pas de fièvre et est traité pour une hypertension artérielle modérée. Les analyses biologiques montrent : Na 128 mmol/l, K 7 mmol/l, Cl 86 mmol/l, CO2 total 14 mmol/l, protides à 65 g/l, créatinine plasmatique à 360 µmol/l, urée à 28 mmol/l, calcémie 2,25 mmol/l, phosphatémie 1,42 mmol/l, leucocytes 12 400/mm^3, hémoglobine 13,4 g/dl, plaquettes 185 000/mm^3. Le ionogramme urinaire vous donne les informations suivantes : Na 50 mmol/l, K 15 mmol/l, chlore 28 mmol/l, urée 210 mmol/l. L'échographie abdomino-pelvienne est normale.
Parmi les propositions suivantes, quelle est celle qu'il faut privilégier ? (QRU)

A. Une insuffisance rénale aiguë obstructive
B. Une insuffisance rénale aiguë fonctionnelle
C. Une insuffisance rénale chronique
D. Une insuffisance rénale aiguë d'origine organique
E. Un syndrome hémolytique et urémique

Q3. En situation d'Insuffisance Rénale Aiguë, l'hémodialyse : (QRM)

A. Doit être débutée dès le diagnostic
B. Permet le maintien de la kaliémie dans des valeurs physiologiques
C. Permet le traitement d'une hyperhydratation extracellulaire
D. Nécessite souvent la création d'une fistule artério-veineuse
E. Doit être débutée en urgence chez un patient anurique ayant une hyperkaliémie symptomatique

Q4. Au cours d'une Insuffisance Rénale Aiguë Fonctionnelle, quelle(s) anomalie(s) biologique(s) retrouve(nt)-t-on habituellement ? (QRM)

A. Na^+ urinaire (natriurèse) > 100 mmol/L
B. Une Fraction d'Excrétion du sodium < 1 %
C. Un rapport Na^+/K^+ urinaire < 1
D. Rapport Urée urinaire/Urée plasmatique > 10
E. Une Fraction d'Excrétion de l'Urée > 70 %

Q5. Chez un patient diabétique de type 2 ayant une fonction rénale altérée (DFG estimé à 40 ml/min/1,73 m^2) et devant bénéficier d'une coronarographie, quelles sont les 2 principales mesures prophylactiques à préconiser pour éviter la néphropathie des produits de contraste iodés ? (QRM)

A. Arrêt d'un traitement diurétique avant l'examen
B. Hydratation *per os* la veille de l'examen par eau de Vichy et par voie intraveineuse 12 heures après
C. Administration de furosémide juste avant et après l'injection d'iode
D. Hémodialyse en urgence après l'administration d'iode
E. Utilisation de produits iodés hyper-osmolaires (650 mOsm/kg H_2O)

Chapitre 15

Item 264

Insuffisance rénale chronique chez l'adulte et chez l'enfant

N° 264. Insuffisance rénale chronique chez l'adulte et l'enfant

OBJECTIFS

- Définir le stade d'une maladie rénale chronique
- Connaître les facteurs de progression des maladies rénales chroniques et les mesures thérapeutiques adaptées
- Connaître les complications des maladies rénales chroniques et connaître le principe de leur traitement
- Expliquer les modalités des traitements de suppléance de l'insuffisance rénale terminale

Rang	Rubrique	Intitulé	Descriptif
A	Définition	Critères définissant la maladie rénale chronique	IRC Terminale et décès
A	Définition	Connaître le risque évolutif de l'IRC	
A	Définition	Savoir quantifier une protéinurie	Ratio albuminurie/créatininurie et protéinurie/créatininurie
B	Prévalence, épidémiologie	Connaître l'incidence et la prévalence d'une IRCT	Population à risque
B	Prévalence, épidémiologie	Principales causes d'IRCT. Principales causes de Néphropathies	
A	Diagnostic positif	Savoir identifier les éléments de retentissement clinique de l'IRC chez l'adulte	Savoir identifier les éléments de retentissement clinique de l'IRC chez l'adulte
B	Diagnostic positif	Connaître les différents stades de la Maladie Rénale Chronique	
B	Diagnostic positif	Estimation de la progression de la maladie rénale	Déclin physiologique, modéré ou rapide
A	Diagnostic positif	Connaître les causes d'aggravation de la maladie rénale chronique	Rechercher une cause d'IRA surajoutée, rupture de la pente de progression
A	Diagnostic positif	Connaître les arguments en faveur d'une origine obstructive d'une MRC	Clinique et radiologique
A	Diagnostic positif	Connaître les arguments en faveur d'une parenchymateuse d'une MRC	Sémiologie rénale, analyse de la protéinurie et du sédiment urinaire, atteinte extrarénale, type de néphropathie parenchymateuse
B	Éléments physiopathologiques	Savoir évoquer une néphropathie héréditaire	Polykystose, Alport
B	Prise en charge	Connaître la conduite à tenir en fonction du stade de la MRC	
A	Prise en charge	Connaître les facteurs de progression de la MRC	En dehors du traitement étiologique : HTA et protéinurie
A	Prise en charge	Connaître les objectifs et les moyens de néphroprotection	PA < 130/80 si albuminurie > 30 mg/24 h (ou équivalent) ; PA < 140/90 sinon et PA > 110 mmHg. Protéinurie < 0,5 g/g - éviter l'injection d'iode et les médicaments néphrotoxiques
B	Prise en charge	Conditions d'introduction, utilisation et surveillance des bloqueurs du Système Rénine Angiotensine	
B	Prise en charge	Connaître les modalités de la restriction protidique	
A	Suivi et/ou pronostic	Connaître les complications cardio-vasculaires	HTA précoce et volodépendate ; athérosclérose et athéromatose accélérées, atteintes cardiaques
A	Suivi et/ou pronostic	Connaître les caractéristiques des troubles du métabolisme phospho-calcique	Hyperparathyroidie secondaire, hypocalcémie, déficit en vitamine D, hyperphosphatémie, acidose métabolique ; ostéodystrophie est une combinaison d'ostéomalacie et d'ostéite fibreuse.
B	Suivi et/ou pronostic	Connaître les Mécanismes de l'acidose métabolique au cours de l'IRC et sa prévention	
B	Suivi et/ou pronostic	Connaître les Conséquences de l'acidose métabolique	
B	Prise en charge	Principes de la dialyse (hémodialyse ou péritonéale) : épuration et échanges au travers d'une membrane synthétique (dialyseur en HD) ou de la membrane péritonéale en DP)	Notion de durée de dialyse nécessaire à la réalisation des échanges et à l'épuration et au contrôle des volumes liquidiens et des anomalies métaboliques induites par l'IRC

I. Définition

L'insuffisance rénale chronique (IRC) est définie par la diminution irréversible du débit de filtration glomérulaire (DFG) qui est le meilleur indicateur du fonctionnement rénal. Elle résulte soit de l'évolution d'une maladie rénale chronique (MRC), soit de la non-récupération après une agression rénale aiguë.

- Conformément à un consensus international, les MRC sont définies par l'existence **depuis plus de 3 mois** :
  - d'une insuffisance rénale définie par un débit de filtration glomérulaire (DFG) inférieur à 60 ml/min/1,73 m^2,
  - et/ou d'une anomalie rénale morphologique ou histologique à condition qu'elle soit « cliniquement significative »,
  - et/ou d'une anomalie dans la composition du sang ou de l'urine secondaire à une atteinte rénale.

Les MRC peuvent aboutir à l'insuffisance rénale terminale (IRT) et au décès. Chez la plupart des patients en France, l'IRT peut être traitée par la transplantation rénale et/ou l'épuration extrarénale (hémodialyse ou dialyse péritonéale).

II. Épidémiologie. Populations exposées

- Quelques données sur l'insuffisance rénale terminale en France :
  - sa prévalence est d'environ 1 200 patients par million d'habitants en métropole dont environ 625 traités par hémodialyse, 43 par dialyse péritonéale et 525 ayant une greffe rénale fonctionnelle.
  - son incidence est d'environ 160 par million d'habitants et par an ;
  - elle est plus fréquente chez l'homme que chez la femme ;
  - les principales causes d'IRT sont :
    - néphropathies vasculaires et hypertensives (25 %),
    - néphropathies diabétiques (22 %, essentiellement diabète type 2),
    - glomérulonéphrites chroniques (11 %),
    - néphropathies héréditaires (8 %, essentiellement polykystose rénale autosomique dominante),
    - autres : néphropathies interstitielles chroniques (moins de 5 %), néphropathies diverses (10 %), néphropathies d'origine indéterminée (16 %).
    - les patients ayant un greffon rénal fonctionnel représentent près de la moitié des patients IRT.
- Le risque de développer une insuffisance rénale chronique est élevé chez certains individus, ce qui justifie un dépistage annuel dans la population à risque par l'estimation du DFG et la mesure de l'albuminurie à partir d'un échantillon d'urine :
  - hypertendus traités ou non ;
  - diabétiques ;
  - âgés de plus de 60 ans ;
  - obèses (IMC > 30 kg/m^2) ;
  - ayant des infections urinaires récidivantes, des lithiases urinaires récidivantes ou un obstacle sur les voies excrétrices ;
  - ayant un rein unique (congénital ou acquis) ;
  - exposés à des substances néphrotoxiques (médicaments ou toxiques) ;
  - ayant des antécédents de néphropathie aiguë ;

- ayant des antécédents familiaux de maladie rénale ;
- ayant une maladie auto-immune ;
- ayant des infections systémiques ;
- maladie cardio-vasculaire athéromateuse ;
- insuffisance cardiaque.

III. Diagnostic d'une maladie rénale chronique

- La démarche diagnostique comprend 6 étapes :
  - affirmer la maladie rénale chronique ;
  - préciser son stade et son rythme évolutif, et éliminer une agression rénale aiguë surajoutée ;
  - faire le diagnostic étiologique ;
  - évaluer et prendre en charge les facteurs de progression ;
  - rechercher le retentissement, si le DFG est inférieur à 60 ml/min/1,73 m^2 ;
  - rechercher les facteurs de risque cardio-vasculaires.

A. Première étape : affirmer la maladie rénale chronique

- Pour savoir s'il existe une maladie rénale, il faut, dans tous les cas déterminer qu'existe depuis plus de trois mois :
  - connaître la créatininémie, et en cas de stabilité estimer le DFG (chapitre 13 ; Q 258) ;
  - savoir s'il existe une protéinurie (ou une albuminurie) ;
  - savoir s'il existe une anomalie du sédiment urinaire (hématurie ou leucocyturie) ;
  - savoir s'il existe une anomalie morphologique des reins ou des voies excrétrices.

  Dans quelques cas très particuliers (certaines tubulopathies), le diagnostic de MRC repose sur l'existence d'anomalies ioniques sanguines.
- Le DFG peut être mesuré (mesure de la clairance de traceurs exogènes qui sont filtrés par le glomérule, mais qui ne sont ni réabsorbés, ni métabolisés, ni sécrétés dans le tubule rénal : inuline, DTPA-Cr^{51}, iothalamate ou iohexol), mais il est le plus souvent estimé à partir de quelques paramètres simples que sont la créatinine sérique, l'âge et éventuellement le poids et l'ethnie. On utilise différentes formules pour estimer le **DFG :**

+ la formule de Cockcroft et Gault n'est plus recommandée pour définir et classer la MRC.
+ la formule MDRD
+ la formule CKD-EPI, actuellement recommandée. Le DFG calculé est directement indexé à la surface corporelle ;

▶ Voir discussion sur l'utilisation et les limites de ces formules dans le chapitre 13.

Le caractère chronique de la maladie rénale est évoqué sur plusieurs critères

- Une maladie rénale chronique est définie comme une maladie évoluant depuis plus de 3 mois. Elle peut être affirmée devant :
  - des critères anamnestiques : antécédent de maladie rénale, nature de la maladie rénale, antériorité de créatininémie élevée, présence ancienne d'une protéinurie ou d'anomalies du sédiment urinaire (hématurie, leucocyturie) ;
  - des critères morphologiques : diminution de la taille des reins (grand axe ≤ 10 cm à l'échographie)

- des critères biologiques présents en cas d'IRC évoluée :
  - anémie normochrome normocytaire arégénérative (secondaire au défaut de production d'érythropoïétine par le tissu rénal normal), pouvant être profonde, mais souvent bien tolérée du fait de son caractère chronique,
  - hypocalcémie.

Mais ces critères peuvent être pris en défaut et ils ne sont pas utilisables en cas d'insuffisance rénale modérée.

Il faut notamment connaître les exceptions qui sont résumées dans le tableau 1.

Tableau 1 : **Particularités diagnostiques**

IRC sans diminution de taille des reins	• Diabète • Amylose • Hydronéphrose bilatérale • Polykystose rénale autosomique dominante
IRC sans hypocalcémie	• Myélome, métastase osseuse • IRC + cause d'hypercalcémie surajoutée
IRC sans anémie	• Polykystose rénale autosomique dominante
IRA avec hypocalcémie	• Lyses cellulaires • En particulier rhabdomyolyse
IRA avec anémie	• Hémorragies ou hémolyses

B. Deuxième étape : préciser le stade de la MRC

Il repose sur la mesure ou l'estimation du DFG (tableau 2) qui permet de définir 5 stades de MRC.

Tableau 2 : **Stades de la Maladie Rénale Chronique**

Stade	Description	DFG (ml/min/1,73 m²)
1	Maladie rénale chronique* avec fonction rénale normale	≥ 90
2	Maladie rénale chronique* avec insuffisance rénale légère**	60-89
3A	Insuffisance rénale légère à modérée	45-59
3B	Insuffisance rénale modérée à sévère	30-44
4	Insuffisance rénale sévère	15-29
5	Insuffisance rénale terminale	< 15

* Avec marqueurs d'atteinte rénale : protéinurie clinique, hématurie, leucocyturie, ou anomalies morphologiques ou histologiques ou marqueurs de dysfonction tubulaire, persistant plus de 3 mois.

** Un DFG compris entre 60 et 89 ml/min peut être normal chez un sujet âgé.

- Le stade 3 a été divisé en stades 3A et 3B, du fait de son hétérogénéité.
- Pour un patient, être au stade 5 d'insuffisance rénale terminale ne signifie pas nécessairement que la dialyse doit être débutée. Attention à l'amalgame « MRC stade 5 = dialyse » que commettent souvent médecins et patients.
- Pour un malade dialysé, on parle de stade 5D. Pour un malade transplanté rénal, le stade est suivi de la lettre T.
- L'intérêt de cette classification en stades est qu'à chaque stade correspond une prise en charge spécifique (tableau 3).

Tableau 3 : **Prise en charge de la MRC en fonction du stade**

Stade	Conduite à tenir
1 et 2	• Diagnostic étiologique et traitement • Ralentissement de la progression de la maladie rénale (détection des facteurs de risque) • Éviction des substances néphrotoxiques • Prise en charge des facteurs de risque cardio-vasculaires • Prise en charge des comorbidités
3A	• Idem stade 1 et 2 • Diagnostic, prévention et traitement des complications de la MRC et des maladies associées
3B	• Idem stade 1, 2 et 3A • Diagnostic, prévention et traitement des complications de la MRC et des maladies associées +++ • Préservation du capital veineux • Vaccination contre l'hépatite B
4	• Idem stade 1, 2 et 3 • Information et préparation au traitement de suppléance
5	• Inscription sur la liste de transplantation rénale lorsqu'elle est possible • Traitement de suppléance par dialyse : le patient doit être informé et préparé à la technique choisie. Le début de la dialyse est indiqué en fonction de la symptomatologie clinique et biologique

- La vitesse de progression de la maladie rénale est appréciée à partir du DFG estimé.
- Le déclin annuel est calculé de la manière suivante :

$$\text{DFG année}_n - \text{DFG année}_{n+1}$$

avec les repères suivants (d'après la HAS) :

- déclin annuel « physiologique » observé après 40 ans : ≤ 1 ml/min/1,73 m²/an ;
- déclin annuel « modéré » : > 1 et < 5 ml/min/1,73 m²/an ;
- déclin annuel « rapide » : ≥ 5 ml/min/1,73 m²/an.

- Par exemple :
  - une néphropathie diabétique mal contrôlée progresse de 1 ml/min/mois, soit 12 ml/min/an ;
  - les polykystoses rénales secondaires aux mutations les plus graves (mutations PKD_1 tronquantes) progressent de 0,5 ml/min/mois, soit 6 ml/min/an.
- En cas d'aggravation de la maladie rénale chronique et de rupture de pente de perte de DFG, il faudra rechercher une cause d'insuffisance rénale aiguë surajoutée, en particulier fonctionnelle (chapitre IRA). +++

C. Troisième étape : faire le diagnostic étiologique

- La cause de la maladie rénale chronique est importante à rechercher, elle peut impliquer une prise en charge thérapeutique spécifique (ex. : immunosuppresseurs et stéroïdes dans les néphropathies glomérulaires).
- Le diagnostic étiologique est d'autant plus possible que la MRC est moins évoluée. Aux stades évolués d'atrophie rénale (traduisant une fibrose rénale), les lésions touchent toutes les structures, empêchant souvent le diagnostic causal.

- La démarche doit être la même que celle adoptée pour l'insuffisance rénale aiguë (cause post-rénale, pré-rénale, rénale). Quelques éléments simples permettent une orientation étiologique :
  - anamnèse et examen clinique ;
  - échographie rénale ;
  - protéinurie :
    - quantifiée sur un recueil d'urine des 24 h, ou avec le rapport protéine/créatinine urinaire sur un échantillon d'urine,
    - composition : électrophorèse ;
  - sédiment urinaire.

+ La protéinurie « clinique » peut-être définie :
- un ratio albuminurie/créatininurie > 300 mg/g ou 30 mg/mmol
- un ratio protéinurie/créatininurie > 500 mg/g ou 50 mg/mmol
- ou une protéinurie des 24 h > 0,5 g

Les questions à formuler pour rechercher une cause à la MRC

1. Y a-t-il un obstacle chronique ?

Toutes les causes d'obstacle chronique négligé peuvent aboutir à une IRC. Plus l'obstacle sera levé tardivement et plus la récupération de la fonction rénale sera incomplète.

L'examen clinique (globe vésical, gros rein et touchers pelviens si nécessaire) et l'échographie vésicale (résidu post-mictionnel) et des reins et des voies excrétrices (dilatation des cavités pyélocalicielles) doivent être systématiques.

2. La néphropathie chronique est-elle d'origine parenchymateuse ?

a. La néphropathie chronique est-elle d'origine glomérulaire ?

- L'interrogatoire recherche :
  - contexte de maladie générale : diabète, lupus et autres maladies dysimmunitaires,
  - antécédents personnels ou familiaux de protéinurie ou d'hématurie (médecine scolaire ou du travail, grossesse).
- Il faudra rechercher un syndrome glomérulaire :
  - une protéinurie faite d'albumine (> 50 %) ou de gammaglobulines polyclonales, avec parfois un syndrome néphrotique,
  - en cas de glomérulonéphrites, une hématurie microscopique avec hématies déformées et parfois des cylindres hématiques, ou même macroscopique totale sans caillots dans les formes graves,
  - l'HTA et la rétention hydrosodée sont particulièrement fréquentes.

b. La néphropathie chronique est-elle d'origine interstitielle ?

- L'interrogatoire recherche :
  - des antécédents urologiques, notamment d'infections urinaires hautes,
  - la prise de médicaments néphrotoxiques, en particulier d'antalgiques ou l'exposition à des toxiques.

- Il faudra rechercher un syndrome de néphropathie interstitielle :
  - une protéinurie généralement modérée (< 1 g/24 h ou un rapport protéinurie/créatininurie < 1 g/g ou < 100 mg/mmol), et surtout de type tubulaire (alpha et bétaglobulines avec moins de 50 % d'albumine),
  - une leucocyturie sans germes,
  - une acidose hyperchlorémique avec trou anionique normal,
  - l'HTA et la rétention hydrosodée sont plus tardives.

Tableau 4 : **Principales causes de NIC**

Infections urinaires hautes	• Favorisées par une malformation urologique ou des lithiases
Causes toxiques	• Analgésiques, AINS, plomb, lithium
Anomalies métaboliques	• Hypokaliémie chronique, goutte, oxalose, cystinose Maladies kystiques héréditaires, néphronophtise

c. La néphropathie chronique est-elle d'origine vasculaire ?

- L'interrogatoire recherche :
  - une HTA ancienne et mal contrôlée,
  - des facteurs de risque vasculaire (tabagisme, diabète, hypercholestérolémie, antécédents familiaux, etc.),
  - des antécédents cardio-vasculaires (accident vasculaire cérébral, coronaropathie, artérite),
  - la dégradation de la fonction rénale sous inhibiteurs de l'enzyme de conversion de l'angiotensine ou antagonistes des récepteurs AT1 de l'angiotensine II en l'absence de déshydratation extracellulaire.
- L'examen clinique recherche :
  - abolition de pouls, souffles sur les trajets vasculaires,
  - anomalies vasculaires au fond d'œil.
- Les examens complémentaires comportent :
  - une échographie +/– Doppler des artères rénales à la recherche de signes directs et indirects de sténoses des artères rénales, avec mesure des index de résistance vasculaire intrarénale,
  - l'évaluation du retentissement de l'HTA (hypertrophie ventriculaire gauche à l'ECG et surtout à l'échographie cardiaque).

Les néphropathies vasculaires associent à des degrés divers, sténoses des artères rénales, néphroangiosclérose.

3. La néphropathie chronique est-elle héréditaire ?

- Les antécédents familiaux de néphropathie doivent être systématiquement recherchés : faire un arbre généalogique.
- Les étiologies les plus fréquentes de MRC génétique chez l'adulte sont :
  - surtout la polykystose rénale autosomique dominante,
  - et le syndrome d'Alport de transmission en général liée à l'X.

D. Quatrième étape : évaluer et prendre en charge les facteurs de progression (mesures de néphroprotection)

- En dehors du traitement étiologique de la maladie rénale chronique, les interventions pour ralentir la progression des maladies rénales chroniques sont :
  - le contrôle strict de la pression artérielle ;
  - la diminution de la protéinurie ;
  - l'utilisation d'inhibiteurs de l'enzyme de conversion ou de bloqueurs des récepteurs de type 1 de l'angiotensine II ;
  - la prévention des épisodes d'insuffisance rénale aiguë et de la néphrotoxicité ;
  - la restriction protidique modérée et adaptée au patient ;
  - le contrôle d'un diabète s'il existe et l'arrêt du tabac.

1. Le contrôle de la pression artérielle et de la protéinurie

Un contrôle strict de la pression artérielle permet de ralentir la progression des maladies rénales et de diminuer le risque de complication cardio-vasculaire.

- **La pression artérielle doit être :**
  - **inférieure à 130/80 mmHg chez les patients ayant une maladie rénale chronique avec une albuminurie ≥ 30 mg/24 h (ou mg/g de créatininurie) qu'ils soient diabétiques ou non ;**
  - **inférieure à 140/90 mmHg chez les patients ayant une MRC avec une albuminurie < 30 mg/24 h (ou mg/g de créatininurie)** ;
  - supérieure à 110 mmHg de systolique dans tous les cas.
- **Les conditions de mesure de la PA sont importantes :**
  - en cas d'asymétrie tensionnelle, la PA sera prise du coté où elle est la plus élevée ;
  - la mesure au cabinet doit rechercher une hypotension orthostatique.
  - l'automesure tensionnelle est la référence et permet d'impliquer le patient dans sa prise en charge. Les valeurs cibles sont inférieures de 5 mmHg aux valeurs de cabinet (PAS < 125 mmHg en automesure pour 130 mmHg au cabinet) ;
  - la MAPA (Mesure Ambulatoire de la Pression Artérielle) permet d'évaluer le profil tensionnel sur 24 heures ;

Une restriction sodée à **100 mmol/j** (6 g de NaCl/j) permet une amélioration du contrôle de la PA chez les patients ayant une MRC. Son suivi peut être vérifié par la mesure de la **natriurèse des 24 heures (1 g d'apport de sel correspondant à 17 mmol de Na urinaire)**.

- **Le blocage du système rénine-angiotensine (SRA)**
  - Un IEC (inhibiteur de l'enzyme de conversion) ou en cas d'intolérance un antagoniste des récepteurs AT1 de l'angiotensine II (ARA2) doit être utilisé en première intention chez le patient diabétique dès que l'albuminurie est ≥ 30 mg/24 h (ou mg/g de créatininurie) et chez le patient non diabétique dès que l'albuminurie est ≥ 300 mg/24 h (correspondant environ à une protéinurie de 0,5 g/24 h) car ils permettent de ralentir la progression des MRC par :
    - la baisse de la pression artérielle ;
    - la baisse de la protéinurie conséquence de la diminution de la pression capillaire glomérulaire.
  - En cas de **protéinurie sans HTA** :
    - un bloqueur du SRA doit être utilisé ;
    - la cible est d'obtenir une protéinurie < 0,5 g/g de créatinine ;
    - avec la dose maximale tolérée pour que la PAS reste > 110 mmHg.

  Les associations IEC-ARA2 et/ou inhibiteur direct de la rénine doivent être évitées en dehors d'un avis spécialisé (par exemple en cas de protéinurie abondante chez un sujet jeune).

- La mise en route d'un traitement par bloqueur du système rénine-angiotensine nécessite des précautions pour éviter :
  - une hypotension ou une insuffisance rénale aiguë à l'introduction du traitement ou lors de l'augmentation des doses, surtout en cas d'hypovolémie ;
  - une hyperkaliémie, surtout chez le diabétique ou en cas d'insuffisance rénale.
- ***Utilisation des bloqueurs du SRA***

  Diminuer éventuellement les doses de diurétiques, et éviter en tout cas l'introduction d'un bloqueur du SRA après une déplétion sodée aiguë (traitement d'un œdème aigu du poumon).

  Débuter par une posologie basse, puis augmenter progressivement par paliers de 2 à 4 semaines, d'autant plus que le patient est âgé et la fonction rénale altérée. L'augmentation des doses se fait jusqu'à atteinte des cibles thérapeutiques ou les doses maximales de l'AMM.

  - Le dosage de la créatininémie et de la kaliémie doit être fait avant la prescription, et après 7 à 15 jours de traitement initial et après chaque modification de la posologie du fait du risque de baisse (fonctionnelle) de la fonction rénale sous antagoniste du système rénine-angiotensine :
    - une augmentation de la créatininémie de 10 à 20 % témoigne de l'efficacité du traitement, elle ne justifie pas de diminution de la posologie,
    - en cas d'augmentation de la créatininémie de plus de 30 %, arrêter temporairement l'IEC ou l'ARA2, qui pourra être réintroduit progressivement après avoir écarté une sténose d'artère rénale, et après une diminution des doses de diurétiques,
    - l'arrêt temporaire du traitement est envisagé pour une hyperkaliémie supérieure à 6 mmol/L. Pour une kaliémie comprise entre 5 et 6 mmol/L, rechercher un écart diététique et débuter éventuellement un traitement diurétique hypokaliémiant ou une résine empêchant l'absorption du potassium alimentaire.
  - Il est souhaitable d'éduquer le patient à l'arrêt des diurétiques et du bloqueur du SRA en cas de déshydratation extracellulaire aiguë (ex. : gastro-entérite virale), pour éviter une insuffisance rénale fonctionnelle sévère.
- ***Stratégie thérapeutique en fonction de l'atteinte ou non des cibles***
  - **Les cibles thérapeutiques sont atteintes :** poursuite du traitement et de la surveillance. En cas d'effets secondaires spécifiques des IEC, notamment une toux gênante, remplacer l'IEC par un ARA2.
  - **Si PA > cibles 130/80 mmHg :** vérifier l'observance du traitement et de la restriction sodée (natriurèse des 24 h). Au besoin, un diurétique thiazidique (si DFG > 30 ml/mn) ou de l'anse (si DFG ≤ 30 ml/mn) peut être prescrit en complément des IEC. En cas d'échec, associer une autre classe thérapeutique (β-bloquant ou calcium-bloqueur) et demander un avis spécialisé néphrologique.
  - **Si protéinurie > 0,5 g/j ou g/g de créatinine :** augmenter progressivement la posologie de l'antagoniste du système rénine-angiotensine prescrit (jusqu'à la dose maximale autorisée par l'AMM) à condition d'une bonne tolérance clinique (PAS > 110 mmHg) et biologique.

2. La prévention des épisodes d'insuffisance rénale aiguë

Devant toute IRC d'aggravation brutale, il faut rechercher un facteur aggravant surajouté. Les principaux facteurs aggravants sont résumés dans le tableau 5.

Tableau 5: **Facteurs aigus aggravant une IRC**

Facteur	Causes	Caractéristiques
Déshydratation extracellulaire	• Diurétiques • Vomissements • Diarrhée	• Réversibilité après diminution des doses de diurétiques et apport de sel et d'eau
Médicaments à effets hémodynamiques	• AINS • IEC ++ • ARA2	• Hypovolémie associée ++ • Sténose des artères rénales, ou lésions vasculaires graves • Réversibilité à l'arrêt
Obstacle	• Toutes les causes d'obstacle	• Réversibilité après lever d'obstacle
Produits toxiques	• Produits de contraste iodés	• Nécessité d'une hydratation ++ • Peser les indications
	• Médicaments néphrotoxiques	• Respecter les règles de prescription
Pathologie surajoutée	• Pyélonéphrite aiguë • Néphropathie vasculaire surajoutée	• Réversibilité après traitement spécifique

3. La restriction protidique

- Une restriction protéique modérée pourrait permettre de ralentir la progression de l'insuffisance rénale chez les patients dont le DFG est inférieur à 60 ml/min/1,73 m^2:
  - apport protéique d'environ 0,8 à 1 g/kg/jour;
  - apport calorique suffisant (30 à 35 kcal/kg/jour) et prise en charge diététique régulière pour éviter le risque de dénutrition.

4. le contrôle métabolique du diabète

- Chez les diabétiques, l'obtention d'un contrôle optimal:
  - permet de ralentir la progression de la protéinurie et peut-être de l'insuffisance rénale;
  - fait le plus longtemps possible appel aux antidiabétiques oraux à doses adaptées à la fonction rénale:
  - MRC stade 3: demi-dose de metformine, inhibiteurs de la dipeptidylpeptidase 4 (iDPP4) et agonistes du « Glucagon-like Peptide 1 » (aGLP1), sulfamide d'action courte, inhibiteurs de l'alpha-glucosidase;
  - MRC stade 4 et 5: iDPP4, repaglinide;
  - à tous les stades, si les cibles ne sont pas atteintes, insuline.
- Les cibles d'HbA1c sont adaptées au profil du patient:
  - cible basse < 6,5 % chez les sujets ayant un diabète récent (moins de 5 ans) non compliqué;
  - cibles moins strictes < 7 % si MRC stade 3, et < 8 % si MRC stade 4 ou 5 ou complications macrovasculaires documentées (HAS 2013).

5. L'arrêt du tabac

Outre ses effets cardiovasculaires, le tabac favorise la progression de la MRC; son arrêt est impératif chez tout patient ayant une MRC.

E. Cinquième étape: rechercher les facteurs de risque cardio-vasculaires associés

Les patients insuffisants rénaux chroniques sont des patients à **très haut risque cardio-vasculaire.** Ainsi, le risque de mortalité cardio-vasculaire d'un patient atteint de MRC est bien supérieur au risque d'insuffisance rénale terminale.

Il est donc fondamental de prendre en charge très scrupuleusement l'ensemble des facteurs de risques cardio-vasculaires chez les patients ayant une maladie rénale chronique et notamment l'hypertension artérielle, les dyslipidémies, le diabète, le tabagisme, l'inactivité physique, l'obésité.

La dernière étape consiste en la prise en charge du retentissement de l'IRC. Elle est détaillée ci-dessous.

IV. Complications de l'IRC et prise en charge

- Les reins ont trois types de fonctions:
  - élimination de toxines, notamment de toxines dérivées du catabolisme azoté;
  - homéostasie (régulation du bilan hydroélectrolytique et de l'équilibre acide-base);
  - fonction endocrine avec synthèse de rénine, d'érythropoïétine et de vitamine D active.
- D'une manière générale, en dehors d'une rétention d'urée et de créatinine, ces fonctions sont assurées tant que le DFG est supérieur ou égal à 60 ml/min/1,73 m^2. Avec la progression de l'IRC, les différentes fonctions s'altèrent et apparaissent:
  - une hypertension artérielle et des troubles cardio-vasculaires;
  - des troubles du métabolisme phosphocalcique;
  - une acidose métabolique;
  - une anémie;
  - une hyperkaliémie;
  - une dénutrition;
  - d'autres complications sont possibles, mais elles sont tardives et ne se voient que chez des patients pour qui le traitement de suppléance est débuté trop tard ou inefficace.

A. Les conséquences cardio-vasculaires de l'IRC

1. Hypertension artérielle

- Elle est précoce, précédant souvent l'insuffisance rénale surtout au cours des néphropathies glomérulaires et vasculaires et de la polykystose.
- Elle est un des facteurs majeurs de progression de l'IRC.
- Elle est essentiellement **volo-dépendante**, justifiant le régime pauvre en sel et l'utilisation des diurétiques dans l'HTA de l'IRC.

2. Lésions artérielles accélérées: athérosclérose et artériosclérose

- Différents facteurs contribuent au développement de ces lésions chez les patients IRC:
  - les **facteurs de risque vasculaire communs**: hypertension artérielle, dyslipidémie (augmentation du LDLc surtout en cas de protéinurie néphrotique), tabagisme, diabète, âge;

- les facteurs **spécifiques** à l'IRC : troubles du métabolisme phosphocalcique (médiacalcose), hyperhomocystéinémie, anémie, insulino-résistance, toxines urémiques.

- Le risque vasculaire des IRC est beaucoup plus élevé que dans la population générale. Plus de 50 % des décès sont liés à un accident vasculaire au sens large :
  - cardiopathie ischémique (infarctus du myocarde 3 fois plus fréquent que dans la population générale) ;
  - accident vasculaire cérébral ;
  - artériopathie des membres inférieurs...

3. Atteinte cardiaque

- Les atteintes cardiaques sont :
  - **l'hypertrophie ventriculaire gauche** secondaire essentiellement à l'HTA et à l'anémie ;
  - les calcifications valvulaires et coronariennes ;
  - une cardiopathie urémique d'étiologie plurifactorielle (ischémie, toxines urémiques...).

B. Les troubles du métabolisme phosphocalcique et osseux

- Les troubles du métabolisme phosphocalcique et osseux sont caractérisés par :
  - une **hyperparathyroïdie secondaire**, précoce ;
  - un **déficit en vitamine D** active secondaire à la diminution de l'activité 1-α hydroxylase rénale ;
  - une **hypocalcémie** ;
  - une **hyperphosphatémie**, liée à la diminution de l'excrétion rénale des phosphates ;
  - **l'acidose métabolique** aggrave les lésions osseuses.
  - Le FGF23, hormone d'origine osseuse a été récemment identifié. Son augmentation permet aux stades précoces de MRC (2 et 3) de maintenir l'excrétion rénale des phosphates malgré la baisse du DFG.

- Deux grands types de lésions osseuses peuvent s'associer à des degrés divers pour constituer **la maladie osseuse rénale (anciennement ostéodystrophie rénale)** :
  - **l'ostéomalacie** (diminution de la formation osseuse) secondaire au déficit en vitamine D :
    - signes cliniques : douleurs osseuses rares,
    - signes radiologiques : déminéralisation, stries de Looser-Milkman tardives,
    - signes biologiques : diminution de la concentration de la 1,25 $(OH)_2^-$ vitamine D_3 n'est pas dosée en pratique, et seule la carence en vitamine D native évaluée par le dosage de la 25 OH vitamine D_3 (due à une moindre exposition solaire) doit être corrigée ;
  - **l'ostéite fibreuse** (destruction osseuse accélérée) secondaire à l'hyperparathyroïdie :
    - signes cliniques : douleurs osseuses, fractures pathologiques tardives,
    - signes radiologiques : résorption des extrémités osseuses (phalanges et clavicules), lacunes au niveau des phalanges des doigts, déminéralisation,
    - signes biologiques : augmentation de la concentration de PTH.

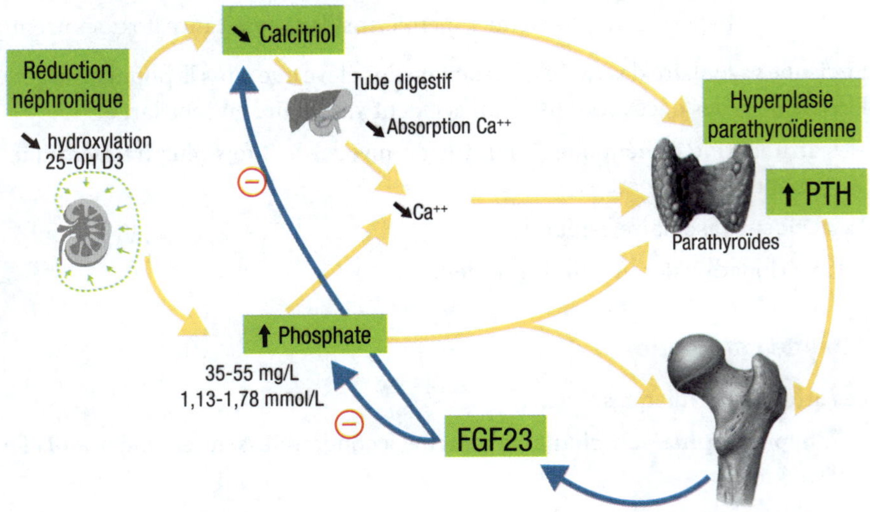

Figure 1. **Physiopathologie de l'hyperparathyroïdie secondaire dans l'IRC**

- **Prévention et traitement des troubles phosphocalciques :**
  - Leur prévention nécessite :
    - Des apports en vitamine D_3 naturelle (ex. Uvedose®) en cas de carence documentée,
    - Une restriction des apports alimentaires en phosphore, par une restriction protéique mais aussi par une limitation des apports en phosphate inorganique de l'industrie alimentaire (conservateurs),
    - Des complexants du phosphore dont les indications dépendent du stade de la MRC : initialement surtout à base de carbonate ou acétate de calcium, puis chélateurs sans calcium (sevelamer…) dont la prescription est rarement nécessaire avant le stade 5.
    - Les gels d'aluminium ne doivent plus être utilisés (toxicité neurologique et osseuse) ;
    - Des apports calciques mais sans excès (entre 1 et 2,5 g/jour en calcium élément),
    - Après avis spécialisé, utilisation de dérivés actifs de la vitamine D, 1-a OH-vitamine D_3 ou 1,25- $(OH)_2$ – vitamine D_3, voire calcimimétiques en cas d'hyperparathyroïdie non contrôlée en dialyse.
  - Les objectifs de traitement sont d'obtenir :
    - une calcémie normale,
    - une phosphatémie inférieure à 1,5 mmol/L,
    - une PTH normale avant le stade de la dialyse, puis entre 2 et 9 fois la borne supérieure de la normale chez le patient traité par dialyse.
  - Exceptionnellement, la parathyroïdectomie est nécessaire avant le stade terminal en cas d'hyperparathyroïdie secondaire échappant au traitement médical.

C. Les troubles de l'équilibre acide-base

- Une **acidose métabolique** survient au cours de l'IRC en raison d'un défaut d'élimination de la charge acide.

  Elle est en règle modérée (sauf lors de certaines tubulopathies), avec :
  - diminution des bicarbonates,
  - augmentation faible du trou anionique,
  - pH conservé jusqu'à un stade évolué des MRC.

- Cette **acidose métabolique chronique** a pour conséquences :
  - un catabolisme protéique musculaire excessif,
  - une aggravation des lésions d'ostéodystrophie rénale,
  - une majoration du risque d'hyperkaliémie.
- ***Prévention et traitement***
  - La correction de l'acidose métabolique :
    - a pour objectif une bicarbonatémie supérieure à 22 mmol/L,
    - nécessite l'utilisation d'alcalinisants type bicarbonate de sodium (ex. : gélules de $NaHCO_3$ à 0,5 ou 1 gramme, 3 à 6 grammes par jour) ou eau de Vichy (0,5 à 1 l/j).

D. Les conséquences métaboliques, endocriniennes et nutritionnelles de l'IRC

1. La dénutrition protéino-énergétique

- **La prise en charge diététique** fait partie du suivi des patients avec MRC, avec comme objectifs :
  - assurer des apports caloriques suffisants (≥ 30 kcal/kg/jour) ;
  - éviter les carences protéiques, notamment dans le cadre de la restriction protéique prescrite pour ralentir la progression de la MRC ;
  - intégrer la correction des troubles phosphocalciques et de l'acidose métabolique.

2. L'hyperuricémie

- L'hyperuricémie est très fréquente au cours de l'IRC mais la plupart des patients hyperuricémiques restent asymptomatiques et ne doivent pas être traités.
- Elle peut parfois entraîner des crises de goutte et doit alors être traitée et prévenue (allopurinol).

3. L'hyperlipidémie

- Il est souhaitable de traiter l'hyperlipidémie, ce qui permet de réduire le risque cardio-vasculaire des IRC. Le régime hypolipémiant et les statines peuvent être utilisés en cas d'IRC, avec les précautions d'usage (surveillance de la toxicité musculaire), pour une cible de LDLc < 1 g/L, comme pour les patients en prévention secondaire. Les fibrates sont indiqués pour les hypertriglycéridémies extrêmes après avis spécialisé.

4. Les modifications des hormones sexuelles

E. Les conséquences hématologiques de l'IRC

1. Anémie normochrome normocytaire arégénérative

Le défaut de synthèse rénale d'érythropoïétine entraîne une anémie.

- Les conséquences de l'anémie sont :
  - l'asthénie, l'incapacité à faire des efforts, l'altération de la qualité de vie ;
  - parfois un angor fonctionnel ;
  - l'augmentation du débit cardiaque avec hypertrophie ventriculaire gauche (HVG).
- L'origine rénale de l'anémie est affirmée sur :
  - le caractère arégénératif : taux de réticulocytes bas ;
  - le caractère normochrome, absence de carence martiale (saturation de la transferrine et ferritinémie) ;

- le caractère normocytaire, absence de carence en folates et vitamine B_{12} ;
- l'absence d'inflammation chronique ou aiguë (CRP).

- **Traitement**:
  - Un bilan à la recherche d'une carence en fer, vitaminique ou d'inflammation doit être réalisé dès que le taux d'hémoglobine devient inférieur à 12 g/dL chez la femme et 13 g/dL chez l'homme, et une supplémentation vitaminique est alors indiquée.
  - Les objectifs de stock martial sont plus élevés que pour la population générale: apports en fer *per os*, ou par voie intra-veineuse pour un **coefficient de saturation de la transferrine > 20 % et une ferritinémie > 200 ng/ml.**
  - Un traitement spécifique doit être envisagé dès que l'hémoglobinémie est ≤ **10 g/dl.**
  - Il repose sur l'administration d'**agents stimulant l'érythropoïèse**, érythropoïétine recombinante (époïétine) ou d'un agent dérivé de l'érythropoïétine mais dont la structure a été un peu modifiée de façon à en augmenter la durée de vie (darbépoïétine, époïétine pegylée) par voie sous-cutanée entre une fois/semaine et une fois/mois.
  - Il a pour objectif l'obtention d'une hémoglobinémie entre **10 et 12 g/dl.**
  - L'indication des transfusions de culots globulaires est rare et doit être limitée aux situations urgentes, en particulier chez les patients pouvant être transplantés (recherche systématique d'anticorps anti-HLA après transfusion).

2. Troubles de l'hémostase primaire

Les hémorragies sont plus fréquentes au cours de l'IRC avancée (saignements digestifs occultes, règles prolongées). Seule l'hémostase primaire est anormale, le TS est allongé, du fait d'un défaut d'agrégation plaquettaire et d'une baisse de l'hématocrite.

> **+ Attention**: les héparines fractionnées de bas poids moléculaire (type énoxaparine – Lovenox® ou nadroparine – Fraxiparine®) sont **contre-indiquées** lorsque le DFG est inférieur à 30 ml/min, du fait de leur élimination rénale qui entraîne un risque d'accumulation. De même, aucun des nouveaux agents anti-agrégants ou anti-coagulants (ticagrelor, dabigatran) ne peut être utilisé en cas de MRC stade 4.

3. Le déficit immunitaire

- Modéré mais indiscutable, il se caractérise notamment par une réponse atténuée aux vaccinations. Il faut vacciner les patients avec MRC:
  - contre la grippe tous les patients;
  - contre le pneumocoque chez les patients dialysés susceptibles d'être transplantés
  - contre l'hépatite B dès le stade 3B.

F. Les troubles hydro-électrolytiques

Les troubles du bilan du sodium, de l'eau, et du potassium sont en général tardifs car les néphrons restants sont capables d'augmenter leur fonction d'excrétion.

1. Le bilan de l'eau et du sodium

- Une rétention hydrosodée contribuant à l'HTA est présente dès les stades précoces de l'IRC, mais cette rétention reste très modérée jusqu'au stade pré-terminal.
- En cas de déplétion ou de surcharge hydrosodée aiguë, la capacité des reins à adapter le bilan hydro-sodé pour maintenir la stabilité de la composition corporelle est diminuée.
- Il existe un défaut de concentration des urines responsable de polyurie (mictions nocturnes).

- Prévention: il faut éviter dans la plupart des néphropathies des apports sodés excessifs (supérieurs à 6 g NaCl/jour),
- sauf dans les rares néphropathies avec perte de sel (Néphropathie interstitielle chronique) et il faut éviter des apports hydriques excessifs source d'hyperhydratation intracellulaire (hyponatrémie).

2. Le bilan du potassium

- L'hyperkaliémie est favorisée par:
  - l'acidose métabolique;
  - la prise de certains médicaments: inhibiteurs de l'enzyme de conversion, antagonistes des récepteurs AT1 de l'angiotensine II, AINS, diurétiques épargneurs de potassium;
  - un diabète souvent associé à un profil hyporéninisme-hypoaldostéronisme.
- Sa prévention repose sur:
  - la limitation des apports en potassium parfois difficile à concilier avec la restriction des apports protéiques;
  - la correction de l'acidose métabolique (voir plus haut);
  - la prise de résines échangeuses d'ions, Kayexalate® (échange le sodium contre du potassium dans la lumière digestive) ou Resikali® (échange le calcium contre du potassium).

Elle ne doit pas remettre en cause l'utilisation de traitement par bloqueur du système rénine angiotensine.

Le traitement d'urgence de l'hyperkaliémie est détaillé dans le chapitre 3.

G. Les autres conséquences tardives de l'IRC évoluée (en cas de suppléance trop tardive ou insuffisante)

- **Les conséquences digestives**:
  - nausées voire vomissements reflètent une intoxication urémique importante et doivent faire envisager le début du traitement de suppléance;
  - gastrite et ulcère majorent l'anémie secondaire à l'IRC et doivent être recherchés en cas de symptomatologie fonctionnelle ou de carence martiale. Les inhibiteurs de la pompe à protons peuvent être utilisés (privilégier doses faibles et traitements courts).
- Les **conséquences neurologiques**:
  - les crampes sont fréquentes. Elles peuvent être liées à des problèmes d'hydratation, ou à des anomalies électrolytiques:
    - acidose métabolique à éliminer en premier,
    - dyskaliémies,
    - hypocalcémie,
    - hypomagnésémie;
  - les troubles du sommeil altèrent la qualité de vie:
    - syndrome des jambes sans repos,
    - insomnie;

- les polynévrites urémiques ne devraient plus être observées si la prise en charge de la MRC est précoce est adaptée. Elles évoluent favorablement avec un traitement de suppléance adapté ;
- l'encéphalopathie urémique survient en cas d'IRC majeure. Elle ne devrait plus exister. Elle est régressive avec la dialyse ;
- l'encéphalopathie hypertensive est en règle régressive avec le contrôle tensionnel.

- **Les conséquences cardiaques : péricardite urémique.**

V. Le traitement de suppléance de la fonction rénale

A. Les techniques de suppléance de la fonction rénale

Trois types de traitement permettent d'assurer la suppléance de la fonction rénale.

1. La transplantation rénale

- Lorsqu'elle est possible, il s'agit de la meilleure méthode de suppléance de l'insuffisance rénale par rapport à l'hémodialyse et à la dialyse péritonéale du fait :
  - d'une meilleure qualité de vie ;
  - d'une morbidité cardio-vasculaire moindre ;
  - d'une espérance de vie supérieure ;
  - d'un coût de traitement inférieur après la première année.

Dans la plupart des cas où elle est possible, elle peut être envisagée au stade 5, avant qu'un traitement par dialyse ne soit institué. La transplantation rénale fait l'objet d'un chapitre spécifique.

2. L'hémodialyse

L'hémodialyse est la technique de dialyse la plus utilisée en France (> 90 %). Elle est le plus souvent réalisée au rythme de 3 séances hebdomadaires de 4 à 6 heures.

- **Principes**
  - Des échanges par **transferts diffusifs** et par **transferts convectifs** sont utilisés pour le traitement par l'hémodialyse
- **Clinique**
  - L'hémodialyse chronique permet, grâce aux 3 séances hebdomadaires :
    - de contrôler les volumes liquidiens en ramenant le patient à un poids idéal théorique – dit « poids sec » – correspondant à un état d'hydratation et une pression artérielle normaux,
    - de soustraire les différentes molécules à élimination urinaire comme l'urée, la créatinine ou d'autres toxines,
    - de corriger les différentes anomalies électrolytiques induites par l'IRC terminale (hyperkaliémie, acidose métabolique, hypocalcémie, dysnatrémies) ;

3. La dialyse péritonéale

- **Généralités**
  - La dialyse péritonéale est une technique de dialyse qui permet le traitement à domicile. L'épuration est continue. Du liquide de dialyse est laissé en permanence dans l'abdomen ; la modalité (manuelle ou automatisée) et la périodicité des échanges sont adaptées selon les besoins.

- **Principes**
  - La membrane péritonéale permet les échanges en dialyse péritonéale par des **transferts diffusifs** et la formation **d'ultrafiltration**,
- **Clinique**
  - Comme l'hémodialyse, la dialyse péritonéale permet, grâce aux échanges réalisés quotidiennement :
    - de contrôler les volumes liquidiens,
    - de soustraire les différentes molécules à élimination urinaire,
    - de corriger les différentes anomalies électrolytiques induites par l'IRC terminale.

Fiche flash

I. Définitions de l'IRC

- Diminution progressive et irréversible du DFG.

II. Épidémiologie de l'irct

- Incidence : environ 160/million et par an en France – 2 × plus fréquente chez l'homme.
- Causes les plus fréquentes : Néphropathies vasculaires, diabétiques, glomérulonéphrites.

III. Diagnostic d'une maladie rénale chronique

A. Diagnostic de l'IRC

- Insuffisance rénale diagnostiquée par estimation du DFG (formule MDRD ou CKD EPI).
- Recherche de signes de néphropathie associée (protéinurie, hématurie…), d'anomalies sur les voies excrétrices (échographie ++).
- Caractère chronique :
  - insuffisance rénale depuis > 3 mois ;
  - taille des reins diminuée ;
  - critères biologiques : anémie, hypocalcémie.

B. Stades de la MRC (cf. tableau 2)

C. Diagnostic étiologique

1. Rechercher un obstacle.
2. Rechercher un syndrome glomérulaire : maladie générale (diabète, amylose, lupus…) + protéinurie > 1 g/j majoritaire en albumine ± hématurie (Biopsie rénale si possible).
3. Rechercher un syndrome interstitiel : antécédents urologiques et/ou infectieux, protéinurie < 1 g/24 h, leucocyturie, acidose, absence d'HTA.
4. Rechercher une néphropathie vasculaire : contexte athéromateux, HTA, syndrome urinaire pauvre (écho-doppler des artères rénales ++).
5. Rechercher une néphropathie héréditaire (polykystose hépato-rénale, syndrome d'Alport).

D. Évaluer et prendre en charge les facteurs de progression

1. Facteurs de progression : protéinurie – HTA.
2. Cibles : protéinurie < 0,5 g/j et PA < 130/80 mmHg si albuminurie ≥ 30 mg/24 h. PA < 140/90 mmHg si albuminurie < 30 mg/24 h.
3. Moyens : blocage du SRA par un IEC – associé à régime restreint en sel (< 6 g NaCl/j) ± diurétiques.
4. Surveillance : clinique (PA) et biologique (créatininémie, K, protéinurie).
5. Autres moyens :
   - restriction protidique modérée (0,8 à 1 g/kg/j) ;
   - éviter les épisodes de néphrotoxicité (PCI, médicaments néphrotoxiques…).

E. Rechercher et prendre en charge les facteurs de RCV associés (++)

- HTA, tabagisme, dyslipidémies, diabète, inactivité physique, obésité…

IV. Complications de l'IRC et prise en charge

A. Les conséquences cardiovasculaires de l'IRC

1. HTA volodépendante (fréquente ++).
2. Lésions artérielles accélérées : 50 % des décès liés à infarctus du myocarde ++, AVC, AOMI.
3. Atteinte cardiaque : HVG (HTA, anémie), calcifications valvulaires et coronariennes ; cardiopathie urémique (ischémie, toxines urémiques...) ; péricardite urémique.

B. Les troubles du métabolisme phospho-calcique et osseux

1. Hyperparathyroïdie, précoce.
2. Hypocalcémie, hyperphosphatémie
3. Maladie osseuse rénale = ostéomalacie (diminution de la formation osseuse 2^aire^ au déficit en vit. D) et ostéite fibreuse (destruction osseuse accélérée 2^aire^ à HPT) ;
   - Acidose métabolique aggravant les lésions osseuses :
     – Prévention et traitement : vitamine D native, apports calciques, complexants du phosphore, dérivés actifs de la vitamine D en l'absence d'hyperphosphatémie ;
     – Objectifs de traitement : calcémie et phosphatémie normales, PTH modérément augmentée.

C. Acidose métabolique

- En règle modérée et liée à un défaut d'élimination de la charge acide
- Conséquences : catabolisme protéique musculaire excessif ; aggravation des lésions osseuses, risque d'hyperkaliémie.
- Prévention : bicarbonatémie > 22 mmol/L ; (bicarbonate de sodium ou eau de Vichy).

D. Les conséquences métaboliques, endocriniennes et nutritionnelles

1. Dénutrition protéino-énergétique : prise en charge diététique indispensable.
2. Hyperuricémie : souvent asymptomatique
3. Hyperlipidémie.
4. Modifications des hormones sexuelles.

E. Les conséquences hématologiques de l'IRC

1. Anémie normochrome normocytaire arégénérative :
   - Traitement : si hémoglobinémie est ≤ 10 g/dl de façon stable ;
   - Corriger une carence martiale (apports en fer *per os*, ou par voie IV pour un coefficient de saturation de la transferrine > 20 % et ferritinémie > 200 ng/ml) ;
   - Administration d'érythropoïétine, voie S/C ;
   - Objectif : hémoglobinémie 10 à 12 g/dl ;
   - Indication des transfusions exceptionnelle.
2. Troubles de l'hémostase primaire.
3. Déficit immunitaire.

F. Les troubles hydro-électrolytiques

1. Rétention hydrosodée (HTA volodépendante) d'où éviter :
   - Apports sodés excessifs (supérieurs à 6 g NaCl/jour)
   - Apports hydriques excessifs source d'hyperhydratation intracellulaire (hyponatrémie).
2. Risque d'hyperkaliémie favorisée par :
   - Acidose métabolique ;
   - Prise de médicaments : IEC, ARA2, AINS, diurétiques épargneurs de K^+ ;
   - Des apports excessifs.

G. Les autres conséquences de l'IRC évoluée

- Digestives : nausées, vomissements, gastrite et ulcère (IPP).
- Neuromusculaires : crampes, troubles du sommeil, polynévrites urémiques, encéphalopathie urémique, encéphalopathie hypertensive.

V. Le traitement de suppléance de la fonction rénale

- Transplantation rénale (préparation du donneur éligible, QS).
- Hémodialyse (création précoce d'un abord vasculaire : fistule artério-veineuse).
- Dialyse péritonéale.
- Adaptation des séances (durée des séances en HD, volume et périodicité des échanges en DP) selon les besoins métaboliques et le contrôle des volumes liquidiens

POUR EN SAVOIR PLUS...

1. Épidémiologie de l'IRC en France

- Le rapport annuel du réseau épidémiologie information en néphrologie est accessible sur le site de l'agence de la biomédecine :
  - http://www.agence-biomedecine.fr/uploads/document/rapport-rein-2017.pdf

2. Prise en charge thérapeutique des maladies rénales chroniques graves

- Un guide explicitant la prise en charge optimale et le parcours de soins d'un malade admis en ALD au titre de l'ALD 19 : néphropathie chronique grave est accessible sur le site de la Haute autorité de santé :
  - http://www.has-sante.fr/portail/upload/docs/application/pdf/guide_ald_19_nephropathie.pdf

3. Guide du parcours de soins : Maladie Rénale Chronique de l'adulte, Haute Autorité de Santé 2012.

4. Évaluation du débit de filtration glomérulaire, et du dosage de la créatininémie dans le diagnostic de la maladie rénale chronique chez l'adulte, Haute Autorité de Santé 2011.

5. Rapport annuel 2017 : Réseau Épidémiologie et Information en Néphrologie, Agence de la Biomédecine 2017.

6. Le traitement de suppléance de la fonction rénale

La transplantation rénale est traitée dans un chapitre séparé

A. Modalités de l'épuration extra-rénale

1. L'hémodialyse

L'hémodialyse est la technique de dialyse la plus utilisée en France (> 90 %). Elle peut être réalisée dans différentes structures :

- centre d'hémodialyse avec présence médicale permanente,
- unité de dialyse médicalisée avec présence médicale intermittente,
- unité d'autodialyse assistée ou non par un infirmier sans présence médicale,
- au domicile par des patients autonomes.

Son coût varie suivant les structures de 25 000 à 50 000 euros/an environ.

- **Principes**
  - Deux types d'échanges sont utilisés pour le traitement par l'hémodialyse :
    - des **transferts diffusifs** selon les gradients de concentration permettent la diffusion des molécules dissoutes, au travers d'une membrane semi-perméable mettant en contact le sang et un bain de dialyse de composition contrôlée,
    - des **transferts convectifs** des molécules dissoutes dans le sang sont réalisés par ultrafiltration résultant de l'application d'une pression hydrostatique positive au travers de la même membrane semi-perméable. Ceci permet d'obtenir une soustraction nette de liquide, nécessaire chez les patients anuriques et l'élimination concomitante par convection des substances dissoutes.

- **Réalisation pratique**
  - Les séances d'hémodialyse sont réalisées en général 3 fois par semaine, et durent chacune 4 à 6 heures.
  - L'hémodialyse nécessite :
    - une circulation extracorporelle,
    - un générateur d'hémodialyse et un dialyseur (membrane) permettant la réalisation des échanges selon les principes définis ci-dessus,
    - une installation de traitement de l'eau ;
  - La circulation extracorporelle nécessite :
    - un abord vasculaire : fistule artério-veineuse de préférence, cathéter tunnellisé ou non (pose en urgence), anse prothétique artério-veineuse,
    - une anticoagulation efficace du circuit extracorporel
    - un circuit extracorporel (à usage unique) ;
  - Les échanges sont réalisés dans un dialyseur (jetable) en fibres capillaires, dont le principe est d'offrir une surface d'échange importante (surface d'échange de 1,5 à > 2 m^2) pour un volume de sang faible (< 100 ml) ;
  - Le générateur d'hémodialyse permet :
    - la réalisation et le contrôle de la circulation extracorporelle,
    - la fabrication du bain de dialyse à partir de l'eau osmosée (voir plus bas),
    - le contrôle du débit et du volume d'ultrafiltrat soustrait au patient ;
  - L'eau osmosée est obtenue à partir de l'eau de ville, par une chaîne de traitement complexe qui permet d'éliminer :
    - bactéries et toxines,
    - métaux toxiques (aluminium, plomb, etc.),
    - calcium et autres ions.
  - Le régime alimentaire des patients hémodialysés comprend :
    - une restriction hydrique de 500 ml + le volume de la diurèse résiduelle,
    - une alimentation peu salée,
    - des apports protéiques de 1,2 g/kg/jour,
    - des apports caloriques de 30 à 35 kcal/kg/jour.

2. La dialyse péritonéale

- **Généralités**
  - La dialyse péritonéale est une technique de dialyse qui permet le traitement à domicile et qui est mieux tolérée au plan hémodynamique que l'hémodialyse,
    - qui a des performances d'épuration moindres que l'hémodialyse (difficultés techniques chez les patients de fort gabarit) et dont la durée d'utilisation chez un patient est limitée à quelques années du fait de l'altération progressive des propriétés du péritoine,
    - moins utilisée et moins coûteuse que l'hémodialyse.
- **Principes**
  - La membrane péritonéale permet les échanges en dialyse péritonéale :
    - les transferts diffusifs selon les gradients de concentration transmembranaires permettent la diffusion des molécules dissoutes,
    - l'ultrafiltration est réalisée avec des solutions de dialyse péritonéale de forte osmolarité (glucose hypertonique) ou à pression colloïde élevée (polymère de glucose type amidon). Ceci permet d'obtenir une soustraction nette de liquide, nécessaire chez les patients anuriques.

- **Réalisation pratique**
  - La dialyse péritonéale nécessite :
    - un cathéter de dialyse péritonéale inséré chirurgicalement, l'extrémité étant dans le cul-de-sac de Douglas, l'autre étant tunnellisée dans un trajet sous cutané latéro-ombilical,
    - un système de connexion qui permet d'assurer les échanges de façon aseptique,
    - des poches de dialysat stérile d'un volume d'environ 1,5 à 2,5 litres ;
  - Les échanges peuvent être réalisés de deux façons :
    - par une technique manuelle permettant 3 à 5 échanges par jour. Une stase de quelques heures (4 en moyenne) permet les échanges diffusifs. Le liquide est ensuite drainé par simple gravité. Le plus souvent 8 à 10 litres d'échanges quotidiens sont nécessaires (technique DPCA ou dialyse péritonéale continue ambulatoire),
    - par une technique automatisée, une machine assurant les échanges la nuit (technique DPA ou dialyse péritonéale automatisée) ;
- **Clinique**
  - Comme l'hémodialyse, la dialyse péritonéale permet, grâce aux échanges réalisés quotidiennement :
    - de contrôler les volumes liquidiens,
    - de soustraire les différentes molécules à élimination urinaire,
    - de corriger les différentes anomalies électrolytiques induites par l'IRC terminale.
  - Le régime alimentaire des patients traités par dialyse péritonéale comprend :
    - une restriction hydrique souvent moins sévère qu'en hémodialyse, la diurèse résiduelle étant conservée plus longtemps,
    - une alimentation peu salée,
    - des apports protéiques importants comme en hémodialyse, soit 1,2 g de protéines/kg/jour, avec le problème supplémentaire d'une déperdition protéique liée à la technique,
    - des apports caloriques de 35 kcal/kg/jour.

B. Planification du traitement de suppléance

1. Information du patient

- Les différentes techniques de suppléance de l'IRC, doivent être expliquées au patient au stade d'IRC sévère ou plus tôt, en tenant compte des contraintes médicales, c'est-à-dire de celles qui sont effectivement réalisables chez lui (voir plus loin) :
  - transplantation rénale (donneur vivant ou décédé) ;
  - hémodialyse ;
  - dialyse péritonéale.
- Les conséquences sociales et psychologiques de l'IRC devront être envisagées :
  - prise en charge à 100 % par la sécurité sociale ;
  - perspective d'un reclassement professionnel éventuel.

2. Précautions

- Chez tous les patients, il faut préserver le réseau veineux d'un membre supérieur (pas de ponction veineuse ou de perfusion), de préférence le non dominant, pour préparer un traitement éventuel par l'hémodialyse.

- La vaccination contre l'hépatite B :
  - est nécessaire pour tous les patients IRC susceptibles d'être traités par hémodialyse pour protéger du risque d'hépatite B nosocomiale en hémodialyse ;
  - est d'autant plus efficace que l'IRC est moins évoluée et doit donc être effectuée dès le stade 3B.

3. Début du traitement de suppléance

- Le stade 5 implique d'envisager le début du traitement de suppléance. La dialyse est en général débutée entre 10 et 5 ml/min/1,73 m^2.
- La fistule artério-veineuse doit être créée plusieurs mois avant l'échéance de l'IRC terminale, alors que le cathéter de dialyse péritonéale est posé environ quinze jours avant le début du traitement.
- L'inscription sur la liste de transplantation rénale peut être réalisée quand le DFGe est ≤ 20 ml/min/1,73 m^2.
  - Le début de l'utilisation de l'hémodialyse ou de la dialyse péritonéale est ensuite une décision qui dépend de :
    - symptômes cliniques :
      - asthénie, altération de la qualité de vie,
      - crampes, insomnie,
      - rétention hydrosodée, hypertension artérielle,
      - nausées, dénutrition et perte de poids ;
    - signes biologiques :
      - toxicité urémique majeure (urée et créatinine très élevées),
      - vitesse de dégradation du DFGe,
      - troubles électrolytiques et acido-basiques majeurs (hyperkaliémie, acidose, hyperphosphorémie, hypocalcémie).

INSUFFISANCE RÉNALE CHRONIQUE CHEZ L'ADULTE ET CHEZ L'ENFANT – ITEM 264

Q1. Quelle(s) est (sont) les données exactes concernant l'insuffisance rénale terminale (IRT) en France ? (rang B)

A. L'incidence de l'IRT est de 1200 patients par million d'habitants en métropole
B. Il y a aujourd'hui deux fois plus de patients transplantés rénaux que de patients hémodialysés en France
C. La prévalence de l'IRT est deux fois plus importante dans les départements d'outre-mer
D. En France, la répartition du nombre de patients traités par hémodialyse et par dialyse péritonéale est d'environ 5 pour 1
E. L'incidence de l'IRT est d'environ 160 patients par million d'habitants en France

Q2. Quel(s) élément(s) permet (tent) d'orienter vers le caractère chronique d'une insuffisance rénale ? (rang A)

A. Une réduction du débit de filtration glomérulaire évoluant depuis au moins 1 mois
B. La présence d'une hyperkaliémie associée à une acidose métabolique
C. La présence de reins dont la taille est significativement réduite
D. La présence d'une anémie normochrome normocytaire et arégénérative au moment du diagnostic
E. L'existence depuis plus de 3 mois d'une protéinurie et d'une anomalie du sédiment urinaire

Q3. À partir de quel stade de la maladie rénale chronique apparaissent les désordres biologiques conséquences de la réduction néphronique ? (rang B)

A. Le Stade 1
B. Le stade 2 (insuffisance rénale légère)
C. Le stade 3B (insuffisance rénale modérée à sévère)
D. Le stade 4 (insuffisance rénale sévère)
E. Le stade 5 (insuffisance rénale terminale)

Q4. Quelle(s) est (sont) la (les) complication(s) habituelle(s) d'une insuffisance rénale chronique sévère ? (rang B)

A. Une dénutrition protéino-énergétique
B. Une alcalose métabolique
C. Une hyperuricémie
D. Une anémie régénérative
E. Une hypocalcémie favorisée par la diminution de production rénale de 1,25 $(OH)_2$ vitamine D

Q5. Quelle(s) est (sont) la (les) mesure(s) de néphroprotection à mettre en place chez un patient qui présente une insuffisance rénale de stade 3 ? (rang A)

A. Contrôle tensionnel optimal avec des cibles de PA < 130/80 mmHg
B. Traitement par bloqueurs calciques dans les néphropathies protéinuriques
C. Mise en place d'une voie d'abord pour la dialyse
D. Traitement par érythropoïétine dès que le taux d'hémoglobine est < 12 g/dL
E. Prescrire un régime hypo-protidique entre 0,4 et 0,6 g/kg/j

Q6. Quelle est la démarche à suivre chez un patient de 55 ans atteint de polykystose rénale pris en charge avec une insuffisance rénale sévère (DFG 20 mL/min) ? (rang B)

A. Proposer d'emblée un bilan pré-transplantation rénale
B. Vacciner contre l'hépatite B
C. Corriger les anomalies phosphocalciques en prescrivant des chélateurs calciques intestinaux du phosphore
D. Corriger l'acidose avec une cible de bicarbonatémie à 27 mmol/L
E. Privilégier les diurétiques de l'anse pour traiter l'HTA

Chapitre 16

Item 320

Atteintes rénales du myélome

N° 320 Myélome multiple des os

- Diagnostiquer un myélome multiple des os
- Connaître la démarche diagnostique en présence d'une gammapathie monoclonale

Et en ce qui concerne le rein:

- Savoir diagnostiquer une atteinte rénale au cours du myélome
- Connaître les principales atteintes rénales au cours du myélome
- Ce chapitre a été volontairement très réduit. L'ensemble des informations antérieurement proposées sont réunies dans la section « Pour en savoir plus » ne relevant pas du programme actuel

Le myélome est une affection liée à une prolifération plasmocytaire monoclonale. Elle se caractérise par une infiltration plasmocytaire de la moelle osseuse responsable de la synthèse d'une immunoglobuline monoclonale complète ou incomplète. **L'atteinte rénale est fréquente** au cours du myélome et la persistance d'une insuffisance rénale impacte fortement la survie des patients.

Rang	Rubrique	Intitulé	Descriptif
A	Définition	Définition du myélome	
A	Définition	Pic d'aspect monoclonal et Gammapathie monoclonale de signification indéterminée, MGUS	
A	Définition	Connaître la présentation clinique d'un myélome multiple - savoir qu'il existe des formes asymptomatiques	
B	Définition	Maladie de Waldentrom	
A	Définition	Connaître les 4 critères CRAB : hypercalcémie, insuf rénale, anémie, lyse osseuse	
A	Diagnostic positif	Connaître les principales circonstances de découverte d'un myélome	
A	Diagnostic positif	Connaître les examens complémentaires permettant de mettre en évidence une gammapathie monoclonale sérique ou urinaire	
A	Identifier une urgence	Connaître les 3 types de complications rénales dans le cadre d'un myélome	Précautions avec produits de contraste iodés
A	Identifier une urgence	Identifier l'urgence thérapeutique de l'hypercalcémie	
A	Contenu multimédia	Connaître la présentation une lésion lytique de myélome à la radio	

I. La néphropathie à cylindres myélomateux (NCM) ou tubulopathie myélomateuse

- La survenue d'une insuffisance rénale est une complication fréquente du myélome, survenant chez environ la moitié des patients au cours de l'évolution de la maladie. Elle est présente chez 30 à 40 % des malades au diagnostic, et jusqu'à 10 % ont d'emblée une insuffisance rénale sévère nécessitant la dialyse.
- La **NCM ou tubulopathie myélomateuse** est la plus fréquente des complications rénales du myélome. Elle est liée à la précipitation intratubulaire de chaînes légères d'immunoglobuline monoclonale (sans surreprésentation d'un isotype particulier de chaîne légère). Elle s'observe plus souvent au cours des myélomes à chaînes légères et des myélomes à IgD.

A. Signes biocliniques

- Le **diagnostic** de NCM se fait le plus souvent au cours de l'exploration d'une **insuffisance rénale aiguë**, volontiers **révélatrice** du myélome.
- Le tableau néphrologique est caractérisé par :
  - une **insuffisance rénale aiguë** souvent sévère et « nue », sans signe d'accompagnement en dehors d'une altération de l'état général ou de douleurs osseuses ;
  - l'absence d'hématurie, d'hypertension artérielle ou d'œdèmes ;
  - une **protéinurie**, souvent de fort débit (supérieure à 2 g/j), constituée essentiellement de chaînes légères d'immunoglobuline ;
  - le dosage pondéral de la protéinurie des 24 heures doit être complété par une **électrophorèse des protides urinaires** qui met en évidence un pic étroit dans la zone des globulines et permet d'évaluer la composition de la protéinurie, l'albuminurie représentant typiquement moins de 10 % des protéines urinaires. La présence d'une albuminurie supérieure à un gramme par jour doit faire remettre en cause le diagnostic et rechercher une atteinte glomérulaire associée (maladie de dépôts de chaînes légères monoclonales de type Randall ou plus rarement amylose AL).
- **Les chaînes légères d'immunoglobulines dans les urines ne sont pas ou mal détectées par les bandelettes urinaires réactives.** La dissociation entre une protéinurie détectée par le dosage pondéral des protéines urinaires et une bandelette réactive négative doit faire évoquer la présence chaînes légères dans les urines.
- **L'immunofixation** des protéines sériques et urinaires est indispensable pour identifier l'immunoglobuline monoclonale sécrétée dans le sérum, confirmer la présence de chaînes légères monoclonales et en préciser l'isotype. Elle doit être complétée par le dosage néphélométrique des chaînes légères libres sériques qui permet d'orienter rapidement le diagnostic et d'évaluer la réponse au traitement. Le diagnostic de NCM est peu probable si le taux de chaînes légères libres sériques est inférieur à 500 mg/L.
- À ce tableau néphrologique s'ajoutent les signes classiques du myélome symptomatique. La NCM est l'un des éléments définissant le caractère symptomatique du myélome multiple [critères CRAB : C = hypercalcémie ; R = insuffisance rénale ; A = anémie ; B = atteinte osseuse (*bone*)]. Les explorations visant à confirmer le diagnostic de myélome et à évaluer son pronostic (médullogramme montrant une plasmocytose médullaire > 10 %, étude cytogénétique de la moelle osseuse, LDH, albuminémie, bilan osseux) sont à réaliser sans délai.

B. Facteurs favorisant la précipitation des chaînes légères

Chez plus de la moitié des malades atteints de myélome et présentant une insuffisance rénale aiguë, on retrouve un ou plusieurs **facteurs favorisant** la précipitation intratubulaire de chaînes légères. Leur connaissance permet la mise en œuvre de mesures préventives efficaces (tableau 1).

Tableau 1 : **Facteurs favorisant la précipitation de chaînes légères**

• Hypercalcémie
• Déshydratation extracellulaire, quelle qu'en soit la cause (fièvre, diarrhée, vomissements, traitement diurétique…)
• Infections
• Prescription de médicaments néphrotoxiques (aminosides) ou de médicaments modifiant l'hémodynamique rénale (anti-inflammatoires non stéroïdiens, inhibiteurs de l'enzyme de conversion ou antagonistes des récepteurs de l'angiotensine II, chez un patient déshydraté)
• Produits de contraste iodés (rare)

- Traitement préventif
  - Assurer une diurèse alcaline, abondante, et éviter d'utiliser des produits néphrotoxiques ou modifiant l'hémodynamique glomérulaire (AINS).

II. Le syndrome de Fanconi associé aux chaînes légères monoclonales

Le syndrome de Fanconi est caractérisé par des anomalies des transports tubulaires proximaux. Si, au cours de l'évolution du myélome, des signes discrets de dysfonctionnement du tube proximal peuvent souvent être détectés, l'existence d'un syndrome de Fanconi associé à un myélome symptomatique est rare.

- Les signes caractéristiques du syndrome de Fanconi sont résumés dans le tableau 2.

Tableau 2 : **Syndrome de Fanconi**

– Glycosurie normoglycémique
– Hypouricémie par fuite urinaire
– Diabète phosphaté source d'ostéomalacie à long terme
– Amino-acidurie généralisée
– Acidose métabolique tubulaire proximale (type 2)
– Hypokaliémie avec kaliurèse inadaptée
– Insuffisance rénale lentement progressive dans un cas sur deux

III. L'insuffisance rénale aiguë fonctionnelle

L'**hypercalcémie aiguë** qui accompagne volontiers les myélomes avec atteinte osseuse sévère peut entraîner un syndrome polyuro-polydipsique sévère, susceptible de se compliquer d'une déshydratation extracellulaire et d'une hypovolémie. Cette hypovolémie peut se compliquer d'une **insuffisance rénale fonctionnelle** parfois révélatrice du myélome.

La correction de la déshydratation extracellulaire et de l'hypercalcémie entraîne le retour à la normale de la fonction rénale.

▸ Voir traitement de l'hypercalcémie aiguë chapitre 6.

IV. L'amylose AL

- Dans moins de 20 % des cas, le myélome est associé à une **amylose dite AL** (pour *Amyloidosis Light-chain*). Dans la majorité des cas, l'amylose AL complique une gammapathie monoclonale dite « bénigne » (MGUS : *monoclonal gammathy of unknown significance*). L'**amylose AL** se caractérise par le dépôt extracellulaire d'un matériel protéique composé de chaînes légères monoclonales (le plus souvent **lambda) et d'autres protéines (composant amyloïde P)**, organisé en feuillets β-plissés formant des fibrilles. Il sagit le plus souvent d'une maladie multi-systémique, pouvant toucher tous les organes à l'exception du cerveau. L'augmentation progressive des dépôts modifie la structure et la fonction des organes atteints, donnant, suivant les cas, une **cardiopathie restrictive, un syndrome néphrotique, une atteinte digestive, hépatique, neurologique, articulaire, musculaire ou cutanée.**
- Il existe également des formes localisées d'amylose AL (sphère ORL, poumons, voies urinaires notamment), liées au dépôt de chaînes légères monoclonales près de leur lieu de synthèse par un clone focal de cellules plasmocytaires ou lymphomateuses. L'évolution vers une amylose systémique est exceptionnelle et le pronostic généralement favorable.

A. Épidémiologie

L'amylose AL systémique est une maladie rare dont l'incidence est estimée entre 6 et 10 cas par million d'habitants et par an. Comme dans le myélome, il existe une prédominance masculine modérée et l'âge moyen au diagnostic est proche de 65 ans.

B. Manifestations cliniques

- Le diagnostic d'amylose AL est souvent retardé du fait des symptômes parfois très divers et souvent peu spécifiques. Il doit cependant être effectué précocement, car sans traitement, la médiane de survie ne dépasse pas 12 mois.
- L'atteinte rénale est la plus fréquente des manifestations de l'amylose AL (environ 70 % des patients). Souvent révélatrice, elle se manifeste généralement par une protéinurie volontiers de rang néphrotique associé à différents signes récapitulés dans le tableau 3.

Tableau 3 : **Signes rénaux de l'amylose AL**

• Protéinurie (composée en majorité d'albumine), généralement abondante, avec dans un tiers des cas environ un syndrome néphrotique
• Insuffisance rénale dans environ la moitié des cas
• Augmentation de taille des reins
• Absence d'hématurie
• Absence d'HTA

POUR EN SAVOIR PLUS

Néphropathie à cylindres myélomateux

A. Histologie rénale

- La **biopsie rénale ne doit pas être systématique** chez un patient présentant une insuffisance rénale aiguë dans le contexte d'un myélome multiple si l'électrophorèse des protides urinaires montre une protéinurie constituée majoritairement de chaînes légères.
- **La biopsie rénale est indiquée** dans les circonstances suivantes :
  - en cas de **suspicion de dépôts tissulaires de chaînes légères monoclonales** (amylose AL ou maladie de dépôts de chaînes légères de type Randall). Ces maladies sont évoquées devant une **albuminurie supérieure à 1 g/j** et la présence de manifestations extrarénales évocatrices. Il est donc recommandé, en cas de suspicion d'une maladie liée au dépôt d'immunoglobuline monoclonale et notamment d'une amylose, de réaliser dans un premier temps la biopsie d'un tissu facilement accessible (glandes salivaires, graisse péri-ombilicale, muqueuse digestive). Si cette biopsie est négative, la biopsie rénale est alors indiquée ;
  - en **l'absence de facteur favorisant** la NCM ou dans les situations pathologiques complexes (administration de produits néphrotoxiques, sepsis…).
- Si elle est réalisée, la biopsie rénale montre (Figure 1)
  - des **cylindres** qui obstruent la lumière des tubes distaux et collecteurs. Ils sont particuliers par leur caractère polychromatophile après coloration au trichrome de Masson, par leur aspect fracturé et par leur association à une réaction giganto-cellulaire de contact ;
  - des altérations de l'épithélium tubulaire ;
  - souvent une **fibrose interstitielle** plus ou moins importante.

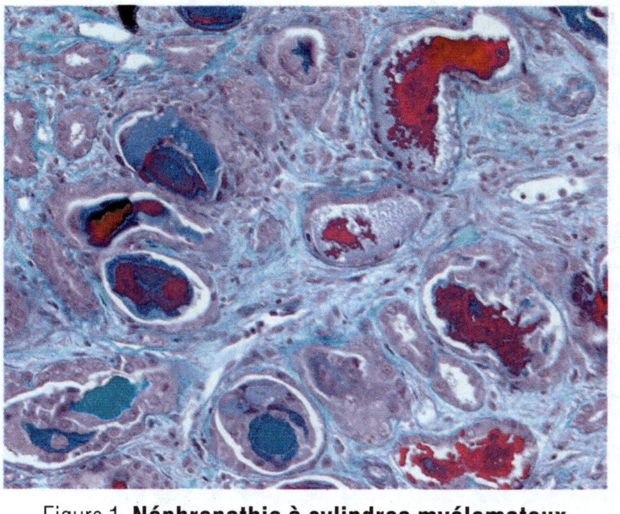

Figure 1. **Néphropathie à cylindres myélomateux**

L'étude de la biopsie rénale en immunofluorescence montre habituellement la fixation, au niveau des cylindres, de l'anticorps reconnaissant la chaîne légère monoclonale (c'est-à-dire anti-kappa ou anti-lambda).

B. Traitement

- Le traitement de la tubulopathie myélomateuse comporte deux grands volets :
  - d'une part des mesures symptomatiques visant à limiter la précipitation des chaînes légères dans les urines ;
  - et d'autre part la réduction rapide de la production des chaînes légères, grâce à la chimiothérapie.
- Les mesures symptomatiques sont une urgence médicale. Pour limiter la précipitation des chaînes légères dans les urines, il faut :
  - rétablir une **volémie normale** ;
  - **supprimer tous les facteurs favorisant** (tableau 1) ;
  - assurer le **maintien d'une diurèse abondante** et **alcaline** (pH urinaire supérieur à 7 sur tout le nycthémère).

Le maintien d'une diurèse abondante permet de diluer les chaînes légères libres présentes dans les urines. L'alcalinisation des urines permet d'augmenter la solubilité de la protéine de Tamm-Horsfall ou uromoduline (protéine synthétisée par les cellules de la branche large ascendante de Henle se liant aux chaînes légères pour former des cylindres myélomateux).

- La **chimiothérapie** doit être débutée aussi précocement que possible, en tenant compte de l'élimination rénale des médicaments :
  - l'utilisation de **dexaméthasone** à forte dose par voie orale, du fait de son action anti-inflammatoire et de sa rapidité d'action sur la production des chaînes légères monoclonales ;
  - associée préférentiellement à un agent qui ne nécessite pas d'adaptation à la fonction rénale : **bortezomib** (action synergique avec la dexamethasone), **thalidomide**. L'utilisation d'un alkylant est possible : le cyclophosphamide doit être préféré au melphalan dont la dose est à adapter à la fonction rénale ;
  - après l'obtention d'une rémission hématologique par le traitement « conventionnel » un traitement intensif par **melphalan haute dose suivi d'une autogreffe de cellules souches hématopoiétiques** est envisageable chez les patients jeunes et dont l'insuffisance rénale a régressé ;
  - la surveillance de la réponse au traitement repose sur l'évaluation du pic sur l'électrophorèse des protéines sériques et **le dosage des chaînes légères libres sériques** par néphélométrie.

Au traitement de la tubulopathie myélomateuse s'ajoute le traitement symptomatique de l'insuffisance rénale. **L'hémodialyse en urgence** est indiquée devant une insuffisance rénale aiguë mal tolérée. L'utilisation de membranes de dialyse de très haute perméabilité, qui permettent d'épurer rapidement les chaînes légères libres circulantes, pourrait améliorer le pronostic rénal. Chez les malades évoluant vers l'insuffisance rénale terminale, le recours à la dialyse chronique doit être envisagé.

C. Évolution - Pronostic

Le pronostic des patients atteints de myélome avec une insuffisance rénale grave s'est nettement amélioré au cours des dernières années même si l'insuffisance rénale contribue à diminuer l'espérance de vie. La persistance d'une insuffisance rénale chronique, a fortiori terminale, demeure cependant un facteur pronostique péjoratif majeur. Pour ce qui est du **pronostic rénal**, une amélioration significative de la fonction rénale est observée **dans 60 % des cas** environ. Elle peut être lente, retardée de plusieurs mois. Elle dépend essentiellement de l'obtention rapide d'une réponse hématologique avec le traitement (appréciée au mieux par la réduction de la concentration sérique des chaînes légères libres), et de la sévérité de l'atteinte rénale initiale.

Syndrome de Fanconi

- La découverte d'un syndrome de Fanconi même incomplet chez un adulte doit faire rechercher une **prolifération plasmocytaire associée** : gammapathie monoclonale isolée (le plus souvent kappa) ou myélome, habituellement de faible masse tumorale. Les douleurs osseuses secondaires à l'ostéomalacie par fuite urinaire de phosphate et l'existence d'une insuffisance rénale chronique lentement évolutive sont les modes de découverte habituels du syndrome de Fanconi.
- Le syndrome de Fanconi révèle habituellement la prolifération plasmocytaire ou précède sa découverte de plusieurs mois ou années.
- Les lésions histologiques affectent essentiellement les cellules tubulaires proximales, site de réabsorption des chaînes légères et de leur dégradation dans les lysosomes. Dans la majorité des cas, le diagnostic histologique est porté devant la mise en évidence de cristaux faits de chaînes légères (le plus souvent kappa) dans le compartiment endo-lysosomal des cellules tubulaires proximales. Le traitement repose sur des mesures symptomatiques (supplémentation en phosphore et vitamine D, correction de l'acidose métabolique) et la chimiothérapie ciblant le clone plasmocytaire sous-jacent.

Amylose

A. Atteintes extra-rénales

- **L'atteinte cardiaque constitue le facteur pronostique majeur**. Elle est présente chez 60 % des patients au moment du diagnostic. Il s'agit d'une cardiomyopathie hypertrophique restrictive, se manifestant initialement par une asthénie et une dyspnée d'effort croissante. Elle évolue vers une insuffisance cardiaque restrictive avec adiastolie. Elle s'accompagne d'anomalies de la conduction et de troubles du rythme auriculaire et ventriculaire qui doivent être recherchés par holter rythmique. Le diagnostic repose sur l'association de signes électrocardiographiques caractéristiques, microvoltage prédominant sur les dérivations périphériques et ondes Q de pseudonécrose dans les dérivations précordiales, et échographiques. Celles-ci se caractérisent typiquement par un aspect brillant, granité du muscle cardiaque et une hypertrophie concentrique des parois (septum interventriculaire), associé à une péricardite et à une dilatation de l'oreillette gauche. Le diagnostic précoce de l'atteinte cardiaque est possible grâce à des techniques sensibles, telles que l'étude de la déformation longitudinale du cœur (2D strain) et l'IRM cardiaque. La mesure des concentrations sériques de troponine et du peptide natriurétique B (BNP) ou de la fraction N terminale de la prohormone (NT-proBNP) permet d'évaluer la gravité et d'établir un score pronostique. Les dépôts amyloïdes intéressent parfois les artères coronaires, se manifestant par des symptômes d'insuffisance coronarienne ou un infarctus myocardique.
- **L'atteinte du tractus gastro-intestinal** est mise en évidence dans plus de 80 % des biopsies de muqueuse gastrique ou rectale. Souvent asymptomatique, elle peut se traduire par des troubles de la motilité digestive (parfois aggravés par une neuropathie autonome), une malabsorption, des perforations, des hémorragies ou une obstruction intestinale. Une macroglossie est présente dans 15 % des cas, parfois suffisamment importante pour gêner l'alimentation et obstruer les voies aériennes.
- L'hépatomégalie est un symptôme initial dans 30 % des cas, fréquemment associée à une élévation isolée des phosphatases alcalines et des gammaGT, sans ictère et sans symptômes d'insuffisance hépatocellulaire. Il existe une forme rare d'atteinte hépatique avec ictère cholestatique de pronostic extrêmement sévère.
- Lorsqu'elle est massive l'infiltration de la rate s'accompagne de signes d'hyposplénisme sur le frottis sanguin (corps de Howell-Joly) et peut être responsable d'une hyperplaquettose.

- L'atteinte pulmonaire est responsable d'une pneumopathie interstitielle, souvent associée à une atteinte cardiaque. Elle peut entraîner une insuffisance respiratoire rapidement progressive. Il existe des formes nodulaires isolées souvent asymptomatiques correspondant à des amyloses AL localisées sans évolution systémique.
- **L'atteinte neurologique** est présente chez environ 20 % des patients. Il s'agit le plus souvent d'une polyneuropathie périphérique sensitivomotrice douloureuse, touchant en premier la sensibilité thermo-algique, d'aggravation progressive et ressemblant à la neuropathie diabétique. L'association à un syndrome du canal carpien est fréquente. Une neuropathie autonome responsable d'hypotension orthostatique souvent extrêmement invalidante, d'une perte de la sudation, de troubles gastro-intestinaux, d'un dysfonctionnement vésical et d'impuissance. Elle peut être isolée ou associée à la neuropathie périphérique.
- L'atteinte cutanée prend la forme d'ecchymoses, de papules, de nodules et de plaques atteignant en général la face et la partie supérieure du tronc, plus rarement de lésions bulleuses. Le purpura périoculaire est fréquent et très évocateur du diagnostic d'amylose AL systémique.
- **Les manifestations articulaires** sont marquées par l'installation progressive d'une polyarthropathie bilatérale et symétrique intéressant poignets, doigts, épaules et genoux. Des déformations digitales par infiltration des gaines tendineuses et la présence de nodosités sous-cutanées périarticulaires, responsables au niveau des épaules de l'aspect en « épaulette », sont évocatrices.
- **L'infiltration des ceintures musculaires**, qui est communément associée à une cardiopathie amyloïde, se traduit par une hypertrophie d'allure « pseudo-athlétique » d'installation progressive.
- **L'infiltration de la muqueuse buccale** entraîne une sécheresse buccale et une modification du goût pouvant aller jusqu'à l'agueusie complète, entraînant alors une limitation de l'alimentation et un amaigrissement.
- L'**atteinte des glandes endocrines** peut se manifester par un goitre, une insuffisance thyroïdienne ou surrénalienne.
- L'amylose AL est associée à un risque de **complications hémorragiques** potentiellement graves, secondaires à l'infiltration vasculaire, à un déficit en facteur X (plus rarement V ou IX) ou encore à une fibrinolyse accrue.

B. Caractéristiques immuno-hématologiques

- **Les fibrilles d'amylose AL** sont constituées de **chaînes légères libres** monoclonales (ou beaucoup plus rarement de chaînes lourdes : amylose AH) produites par une population monoclonale de cellules B. Cette population est dans environ 90 % des cas plasmocytaire, avec une infiltration médullaire faible (en moyenne 7 %), correspondant aux critères de gammapathie monoclonale dite « bénigne ». L'association à un myélome symptomatique au diagnostic ou l'évolution vers un myélome symptomatique au cours de la maladie est rare. Le pronostic est bien davantage dominé par le type et l'importance des atteintes d'organe, en particulier cardiaque, que par la nature de la prolifération responsable de la production des chaînes légères amyloïdogènes. L'hémopathie sous-jacente peut également être une maladie de Waldenström ou un lymphome non hodgkinien B, l'isotype de l'immunoglobuline monoclonale étant alors souvent une IgM. La majorité des patients avec une amylose AL ont un excès de chaînes légères libres sériques (d'isotype lambda dans 2 cas sur 3), associé ou non à une immunoglobuline monoclonale complète.
- Il est important de caractériser au mieux la prolifération monoclonale B responsable de la production des chaînes légères amyloïdogènes : myélogramme et radiographies osseuses si la prolifération est plasmocytaire, ou plus rarement biopsie ganglionnaire et/ou médullaire, imagerie si la prolifération est de nature lymphomateuse. Les examens immunochimiques (électrophorèse sérique et urinaire, immunofixation

sérique et urinaire, dosage des chaînes légères libres sériques) sont nécessaires pour identifier et mesurer la protéine monoclonale. Le dosage des chaînes légères libres sérique par néphélométrie à l'aide d'anticorps reconnaissant uniquement les chaînes légères non liées aux chaînes lourdes est l'examen le plus important, puisqu'il permet une quantification précise du taux de la chaîne légère monoclonale qui va permettre de mesurer l'efficacité du traitement.

C. Diagnostic histologique

- L'étape initiale du diagnostic d'amylose AL repose sur la mise en évidence de la présence de **dépôts extracellulaires amorphes colorés par le Rouge Congo avec dichroïsme et biréfringence jaune-vert caractéristiques en lumière polarisée**. Les prélèvements biopsiques peuvent concerner un organe cliniquement atteint, ou un tissu plus facilement accessible, tel que **glandes salivaires accessoires ou graisse sous-cutanée**, ce qui limite le risque d'accident hémorragique.

> + Cette première étape doit obligatoirement être suivie d'explorations visant à préciser la nature des dépôts amyloïdes, de façon à ne pas traiter une amylose non immunoglobulinique par chimiothérapie. En effet, la présence d'une immunoglobuline monoclonale circulante ou urinaire ne suffit pas à confirmer le diagnostic d'amylose AL, du fait de la fréquence des gammapathies monoclonales de signification indéterminée chez les sujets de plus de 60 ans.

- La caractérisation des dépôts repose essentiellement sur **l'étude en immunofluorescence de fragments congelés**, à l'aide d'anticorps anti-CL kappa et lambda, dont le rendement est supérieur à celui de l'immunohistochimie sur coupes incluses en paraffine. En cas de doute diagnostique, l'analyse histologique en microscopie ou immuno-microscopie électronique, les études génétiques à la recherche d'une mutation amyloïdogène (transthrétine, chaîne alpha du fibrinogène, apolipoprotéine A1…), et la caractérisation des protéines amyloïdes déposées par spectrométrie de masse, doivent être mises en œuvre.
- **La biopsie rénale ne doit pas être réalisée systématiquement** si le diagnostic a été porté par la biopsie d'un tissu plus accessible (glandes salivaires, graisse abdominale…). Elle s'avère parfois nécessaire et permet alors la mise en évidence et le typage des dépôts dans plus de 90 % des cas. Dans le rein, les **dépôts amyloïdes** peuvent intéresser toutes les structures, mais ils prédominent habituellement dans les glomérules (Figure 2). Localisés initialement au niveau du mésangium, ils oblitèrent progressivement l'ensemble du floculus. Il faut noter qu'il n'y a pas de corrélation entre le débit de protéinurie et l'abondance des dépôts. L'étude en immunofluorescence montre dans la majorité des cas la fixation, au niveau des dépôts, de l'anticorps reconnaissant la **chaîne légère monoclonale (le plus souvent lambda).**

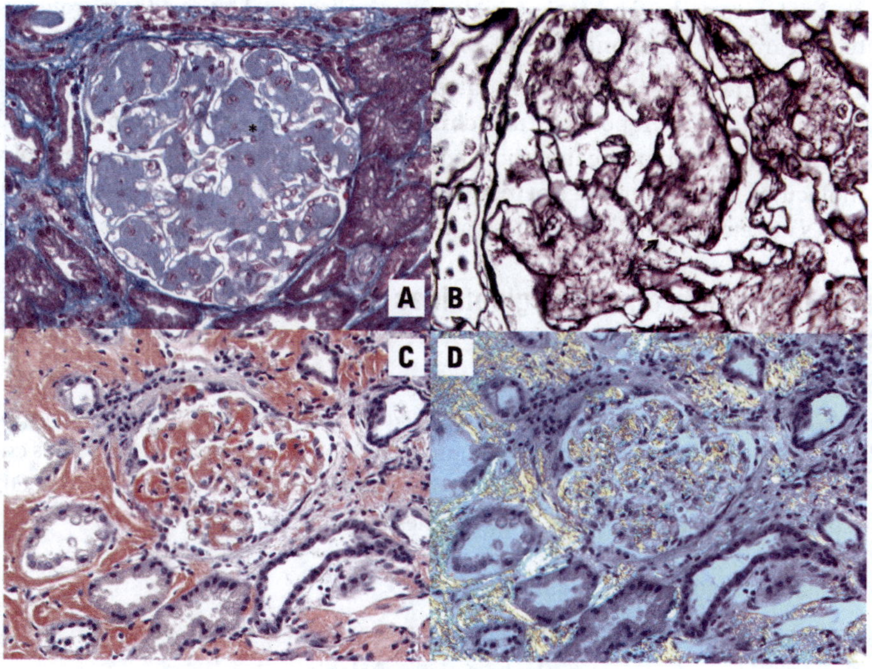

Figure 2. **Amylose AL rénale**

A. Amylose glomérulaire de type AL avec présence de dépôts mésangiaux (*) amorphes anhistes de couleur bleu « ciel d'orage » au trichrome bleu de Masson (x 400)

B. Dépôts amyloïdes extramembraneux (versant externe de la MBG) : images en « feu d'herbe » ou « balai-brosse » (↘) (Coloration argentique × 1000)

C. Distribution mésangiale et interstitielle des dépôts amyloïdes colorés en rouge (Rouge Congo × 200)

D. Dépôts amyloïdes mésangiaux et interstitiels biréfringents et dichroïques jaune-vert en lumière polarisée (Rouge Congo × 200 en lumière polarisée)

D. Pronostic, évolution et traitement

- C'est le nombre et la sévérité des atteintes viscérales, en particulier **cardiaque**, et non la prolifération plasmocytaire sous-jacente, qui conditionnent le pronostic. La médiane de survie sans traitement efficace de l'ensemble des patients est de l'ordre de 12 mois, et de 5 mois en cas d'atteinte cardiaque symptomatique. **L'atteinte cardiaque** est la principale cause de décès, par trouble du rythme ou de la conduction ou par **insuffisance cardiaque** réfractaire.
- Un diagnostic et un traitement précoces sont donc essentiels. Le but du traitement est de réduire à un taux minimum le taux sérique de la protéine monoclonale responsable des dépôts. Il existe un équilibre entre la formation des dépôts d'amylose et leur élimination par l'organisme. La diminution du taux sérique de la protéine amyloïdogène grâce au traitement déplace l'équilibre vers l'élimination des dépôts permettant à terme leur régression, souvent après un délai prolongé.
- **Le traitement est celui de la prolifération plasmocytaire, lympho-plasmocytaire** ou lymphocytaire sous-jacente, responsable de la production de la protéine monoclonale. Tous les traitements ayant démontré une efficacité dans le myélome (quand la prolifération est plasmocytaire) ou dans les lymphomes et les leucémies lymphoïdes chroniques (quand la prolifération est plutôt lymphocytaire ou lympho-plasmocytaire) peuvent être utilisés, en tenant compte de leur toxicité potentielle et des organes atteints.
- La réponse clinique étant souvent lente, **l'efficacité du traitement est régulièrement évaluée par le dosage des chaînes légères sériques** et le traitement modifié chez les non-répondeurs d'autant plus rapidement que la maladie est sévère. La chimiothérapie vise à obtenir une réduction rapide et importante de la concentration sérique de la

chaîne légère pathogène, et si possible sa normalisation. Le suivi des marqueurs d'atteinte cardiaque (**troponine et NT-pro BNP**) est utile pour l'évaluation du pronostic.

- **La stratégie utilisée actuellement en France** (hors programme ECN) pour les amyloses non IgM repose sur une **chimiothérapie classique** (**melphalan – dexamethasone**) en première intention, en l'absence d'atteinte cardiaque. Les nouvelles molécules, notamment le **bortezomib** apparaissent très efficaces et doivent être mises en œuvre d'emblée chez les patients les plus graves (cardiopathie amyloïde).

Maladie des dépôts d'immunoglobulines monoclonales (Syndrome de Randall)

La maladie des dépôts de chaînes d'immunoglobulines monoclonales (ou **MIDD** pour « *monoclonal immunoglobulin deposition disease* ») désigne les affections comportant des **dépôts non amyloïdes** d'immunoglobulines monoclonales, généralement des chaînes légères isolées (LCDD), plus exceptionnellement des chaînes lourdes isolées (HCDD), ou une association de chaînes légères et de chaînes lourdes (LHCDD).

A. Signes cliniques et biologiques de la LCDD

- L'atteinte rénale est **constante** et souvent révélatrice. Elle se traduit :
  - par une insuffisance rénale de sévérité variable ;
  - et une protéinurie de débit variable, souvent de rang néphrotique ;
  - plus rarement, une hématurie microscopique et/ou une hypertension artérielle.
- La LCDD est une maladie systémique. Les atteintes extrarénales, présentes chez environ30 % des patients sont surtout hépatiques, cardiaques et neurologiques. Elles sont souvent moins symptomatiques qu'au cours de l'amylose AL.
- La LCDD peut s'observer au cours de proliférations plasmocytaires de faible masse, ou d'un myélome multiple symptomatique (un cas sur 2), souvent alors associée à une NCM.

B. Histologie rénale

- Le diagnostic de LCDD repose sur la mise en évidence, en immunofluorescence, de dépôts monotypiques de chaînes légères d'immunoglobulines, le plus souvent **kappa**, sur les membranes basales et dans le mésangium.
- L'atteinte tubulaire est constante, caractérisée par un épaississement des membranes basales tubulaires. Les lésions glomérulaires sont plus hétérogènes et parfois réalisent une véritable glomérulosclérose nodulaire (diagnostic différentiel du diabète). Ces dépôts ne prennent pas les colorations de l'amylose.

C. Évolution et traitement

Le pronostic rénal et vital des patients est sombre sans traitement avec souvent une évolution rapide vers l'insuffisance rénale terminale. Le traitement associe les mesures symptomatiques habituelles (bloqueurs du système rénine angiotensine aldostérone) à la suppression de la production de l'Ig monoclonale néphrotoxique par une chimiothérapie adaptée à la prolifération sous jacente (le plus souvent plasmocytaire) qui doit être introduite précocement dans l'évolution de la maladie. L'efficacité du traitement est évaluée par la réponse hématologique, basée sur la réduction des concentrations de la chaîne légère monoclonale impliquée (le plus souvent kappa). Les protocoles à base d'inhibiteur du protéasome (bortezomib) ou le traitement intensif suivi d'autogreffe de cellules souches hématopoïétiques, en induisant des taux élevés de réponse hématologique, apparaissent remarquablement efficaces, avec un pronostic rénal et une survie prolongée des patients.

Fiche flash

- Environ 50 % des patients atteints de myélome ont ou auront une atteinte rénale.
- Le pronostic de la maladie est plus sombre en cas d'insuffisance rénale.
- La biopsie rénale n'est pas toujours nécessaire pour faire le diagnostic étiologique de ces atteintes.
- Le traitement doit souvent tenir compte de la fonction rénale de ces patients.
- L'insuffisance rénale aiguë fonctionnelle est fréquente en cas d'hypercalcémie.
- S'il existe une protéinurie importante l'électrophorèse des protéines urinaires doit être faite pour déterminer la proportion d'albumine qu'elle contient pour orienter soit vers une NCM compliquant un myélome de forte masse tumorale (majorité de chaînes légères), soit vers une atteinte glomérulaire (majorité d'albumine) qui doit alors faire discuter la biopsie rénale

Schématiquement, 3 tableaux d'atteintes rénales spécifiques peuvent être individualisés chez les patients porteurs d'une gammapathie monoclonale :

A. Insuffisance rénale aiguë avec protéinurie faite de chaînes légères d'immunoglobuline

- Néphropathie à cylindres myélomateux (NCM) (ou tubulopathie myélomateuse) :
- Toujours associée à un myélome de forte masse (c'est un des critères CRAB définissant le myélome symptomatique). Il s'agit d'un myélome à chaînes légères dans 50 % des cas
- Complication rénale du myélome la plus fréquente :
  - Présentation : insuffisance rénale aiguë souvent sévère, secondaire à la précipitation de chaînes légères d'immunoglobuline dans la lumière des tubules rénaux associée à une protéinurie abondante faite presque exclusivement de chaînes légères kappa ou lambda (albuminurie : < 10 % des protéines urinaires en électrophorèse) ;
  - Facteurs de risque : déshydratation extracellulaire (troubles digestifs, diurétiques), hypercalcémie, AINS ;
  - Traitement préventif : assurer une diurèse alcaline, abondante, et éviter d'utiliser des produits néphrotoxiques ou modifiant l'hémodynamique glomérulaire (AINS).

B. Protéinurie glomérulaire, constituée principalement d'albumine

- **L'amylose AL** :
  - Associée le plus souvent à une gammapathie monoclonale « bénigne », rarement à un myélome symptomatique
  - Présentation : syndrome néphrotique, souvent intense, associé à une hypotension artérielle et souvent à une cardiopathie hypertrophique (impact pronostique majeur) ;
  - Diagnostic : biopsie des glandes salivaires, de la graisse abdominale ou du rein. Dépôts rouge Congo positifs, constitués majoritairement de chaîne légère lambda

C. Syndrome de Fanconi (Tubulopathie proximale)

- Associé typiquement à une prolifération plasmocytaire de faible masse. Il est lié à la précipitation, sous forme de cristaux, de chaînes légères kappa dans les cellules proximales.
- Présentation : hypophosphatémie (responsable d'ostéomalacie), hypouricémie par fuite urinaire, acidose métabolique, glycosurie en l'absence de diabète et insuffisance rénale chronique lentement évolutive.

ATTEINTES RÉNALES DU MYÉLOME – ITEM 320

- **Q1.** Au cours de l'amylose AL :
  - A. La protéinurie est souvent de rang néphrotique
  - B. L'hématurie microscopique est importante
  - C. La présence d'une HTA sévère est souvent présente d'emblée
  - D. La taille des reins peut être augmentée
  - E. La biopsie rénale est indispensable au diagnostic d'amylose rénale

- **Q2. Quelle(s) est (sont) la (les) proposition(s) exacte(s) concernant la néphropathie à cylindres myélomateux ?**
  - A. Elle est la plus fréquente des complications rénales du myélome
  - B. L'immunoglobuline monoclonale entière précipite et entraine une obstruction tubulaire
  - C. Le tableau clinique est celui d'un syndrome néphrotique
  - D. La protéinurie peut être quantifiée à 5 g/L
  - E. Les chaînes légères d'immunoglobulines urinaires ne sont pas détectées par les bandelettes

- **Q3. Au cours d'une tubulopathie myélomateuse, quel(s) est (sont) le (les) facteur(s) favorisant la précipitation des chaînes légères dans les tubules ?**
  - A. La déshydratation extracellulaire
  - B. L'hyperkaliémie
  - C. L'hypercalcémie
  - D. Les produits de contraste iodés
  - E. Les AINS

- **Q4. Chez un patient atteint de myélome, quel(s) est (sont) le (les) signe(s) biologique(s) qui vont vous faire évoquer un syndrome de Fanconi ?**
  - A. Glycosurie normoglycémique
  - B. Hyperuricémie
  - C. Acidose métabolique à trou anionique plasmatique normal
  - D. Hypophosphatémie
  - E. Hypokaliémie avec kaliurèse < 20 mmol/L

Chapitre 17

Item 266

Polykystose rénale

N° 266. Polykystose rénale

OBJECTIFS

- Diagnostiquer la polykystose rénale autosomique dominante
- Connaître les complications de la polykystose rénale

Rang	Rubrique	Intitulé	Descriptif
B	Épidémiologie	Prévalence	Maladie héréditaire rénale la plus fréquente
B	Diagnostic positif	Mode de transmission	
A	Diagnostic positif	Présentation clinique / Circonstances du diagnostic	
B	Diagnostic positif	Critères diagnostiques	
B	Diagnostic positif	Connaître les principales complications	IRC, Kyste hépatique, Complications des kystes rénaux, HTA, Anévrismes artériels
A	Prise en charge	Traitement non spécifique	Savoir que l'HTA doit être prise en charge précocement, que les cibles tensionnelles sont basses et que le traitement fait appel à un BSRA

I. Épidémiologie. Génétique

- La polykystose rénale autosomique dominante (PKRAD) est une **maladie héréditaire** fréquente : prévalence **1/1 000** dans la population générale.
- C'est la plus fréquente des néphropathies héréditaires : elle est la cause de 8 à 10 % des insuffisances rénales terminales.
- La transmission de la maladie se fait sur le mode **autosomique dominant**. Le risque qu'un parent atteint transmette la maladie est donc de 50 % pour chacun de ses enfants, quel que soit le sexe de celui-ci. Au sein d'une famille atteinte de PKRAD, un sujet non atteint ne transmet pas la maladie.
- La PKRAD est **génétiquement hétérogène** : deux gènes sont impliqués dans la grande majorité des cas, ***PKD_1 et PKD_2***. Les mutations sont « privées ». Environ 5 % des patients ont une mutation *de novo, c'est-à-dire non transmise par un parent.*
- Le tableau 1 résume les principales caractéristiques associées aux mutations des gènes *PKD_1* et *PKD_2*. La maladie est semblable quel que soit le gène muté, à une exception près, l'âge moyen de l'insuffisance rénale terminale, qui est de 15 ans plus tardif dans les familles liées à *PKD_2*.

Tableau 1 : **Caractéristiques des gènes PKD_1 et PKD_2**

	PKD_1	**PKD_2**
Fréquence	85 %	15 %
Protéine mutée	Polycystine 1	Polycystine 2
Âge moyen de l'IRT*	54 ans	69 ans

* IRT : insuffisance rénale terminale

II. Circonstances du diagnostic et critères diagnostiques

A. Circonstances amenant à poser le diagnostic

- Le plus souvent chez un adulte jeune, pour l'un des motifs suivants :
  - **Bilan d'HTA** ;
  - **Complications rénales** :
    - gros rein bilatéral,
    - douleurs ou pesanteur lombaires,
    - hématurie macroscopique,
    - colique néphrétique,
    - infection d'un kyste,
    - insuffisance rénale ;
  - **découverte à l'échographie de kystes rénaux** :
    - fortuitement,
    - ou lors d'une enquête familiale ;
  - parfois **manifestation extrarénale** (kystes hépatiques par exemple).

B. Critères diagnostiques

- Le diagnostic repose généralement sur :
  - **l'histoire familiale** (maladie rénale kystique chez un apparenté du propositus) ;

- et **l'échographie abdominale**.
  - elle montre typiquement deux gros reins dont les contours sont déformés par des kystes multiples et bilatéraux, et souvent une polykystose hépatique (présente chez 30-70 % des patients) ;
  - le nombre et la taille des kystes augmentent avec l'âge : chez l'enfant et l'adulte jeune, le diagnostic peut être incertain si les kystes sont très peu nombreux ou de petite taille, et des critères de diagnostic échographique ont été validés pour établir le diagnostic de PKRAD ou exclure la maladie dans le cadre d'une enquête familiale chez les apparentés d'un sujet atteint (donc des individus « à risque » d'avoir hérité la mutation déterminant la maladie) (tableau 2). Une échographie normale avant l'âge de 40 ans n'exclut donc pas le diagnostic.

Tableau 2 : **Critères diagnostiques de polykystose rénale autosomique dominante à l'échographie chez les apparentés d'un sujet atteint**

Âge	Données de l'échographie chez un individu à risque de PKRAD	Signification
15-39 ans	≥ 3 kystes rénaux (uni ou bilatéraux)	PKRAD (1 ou 2)
≥ 40-59 ans	≥ 2 kystes rénaux dans chaque rein	PKRAD (1 ou 2)
> 60 ans	> 4 kystes dans chaque rein	PKRAD (1 ou 2)

N.B. : Entre 30 et 39 ans, l'absence de kyste exclut l'existence de la maladie à 99 %.

Après l'âge de 40 ans, le constat de 0-1 kyste exclut la maladie.

- Le scanner a une sensibilité supérieure à celle de l'échographie. La figure 1 montre un aspect tomodensitométrique typique.
- Dans tous les cas, un arbre généalogique complet et détaillé est indispensable.
- Il n'est pas actuellement indiqué d'identifier la mutation génétique dans les familles, sauf cas particulier (doute diagnostique en l'absence d'histoire familiale, ou présentation atypique).

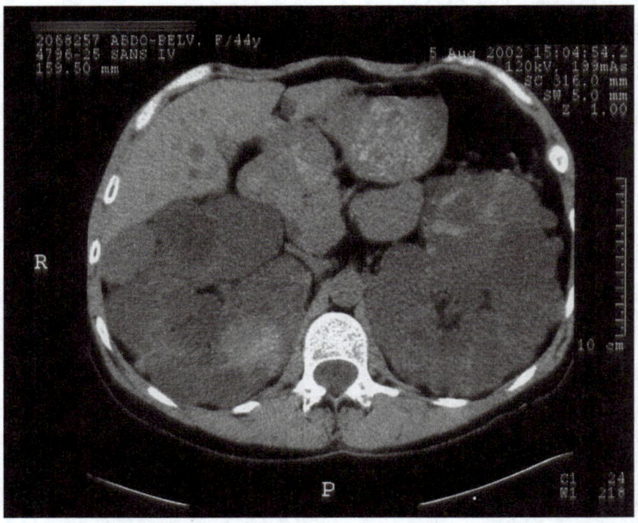

Figure 1. **Polykystose rénale autosomique dominante : tomodensitométrie rénale.**

Noter l'augmentation de taille des reins et la déformation de leurs contours, et dans le foie, quelques kystes de petite taille.

III. Atteinte rénale de la polykystose rénale autosomique dominante

- L'atteinte rénale est secondaire au développement progressif de **multiples kystes** dans les deux reins, responsables d'une compression et d'une fibrose progressive du parenchyme rénal non-kystique. Les kystes sont développés aux dépens de n'importe quel segment des tubules rénaux: la PKRAD est par conséquent une néphropathie tubulo-interstitielle chronique. Chaque kyste est une cavité liquidienne bordée d'un épithélium dérivé des cellules tubulaires rénales. La croissance des kystes résulte d'une prolifération des cellules bordant les kystes, et d'une sécrétion de fluide par ces mêmes cellules. Ces kystes peuvent être responsables de pesanteurs lombaires et abdominales particulièrement invalidantes pour les patients.
- La PKRAD se caractérise en général par une période de 2 à 4 décennies sans anomalie clinique rénale perceptible.
- **L'insuffisance rénale chronique** est la complication sévère la plus fréquente au cours de la PKRAD.
  - L'évolution de la fonction rénale dans la PKRAD est hétérogène d'une famille à l'autre, mais aussi au sein d'une même famille (hétérogénéité phénotypique). Une fois l'insuffisance rénale apparue, le déclin annuel du débit de filtration glomérulaire est de –2 à –5 ml/min.
  - **L'âge habituel de l'insuffisance rénale terminale** se situe entre 50 et 70 ans.
  - Le pronostic rénal de la PKRAD est principalement lié au gène muté (tableau 4), au type de mutation (caractère tronquant ou non tronquant) et au **volume des reins**. Le volume total des reins reflète le volume kystique et permet de prédire le risque d'apparition et la vitesse de progression de l'insuffisance rénale. Le volume rénal peut être mesuré par TDM ou IRM. Le volume rénal total normal est d'environ 300 ml, il peut atteindre 6-7 litres dans les formes les plus marquées.
- Les autres complications rénales sont fréquentes:
  - douleurs lombaires: en l'absence de fièvre, il peut s'agir:
    - d'une **hémorragie intrakystique** (avec distension brutale d'un kyste),
    - ou d'une **migration lithiasique.**

    Le **scanner** peut être nécessaire pour distinguer l'une et l'autre; le calcul peut être constitué d'acide urique (densité: 500 UH environ) ou d'oxalate de calcium (densité: 1 000-1 500 UH):
  - **hématurie macroscopique** associée à des douleurs lombaires: en l'absence de fièvre, il s'agit le plus souvent d'une hémorragie intra-kystique avec rupture secondaire dans la voie urinaire excrétrice; plus rarement d'une migration lithiasique;
  - **infection du rein**: toute fièvre d'origine incertaine au cours de la PKRAD justifie un ECBU et doit faire considérer la possibilité d'une infection rénale. Les signes sont résumés dans le tableau 3; il peut s'agir:
    - d'une pyélonéphrite ascendante,
    - ou d'une infection intrakystique, qui est l'équivalent d'un abcès du rein. Dans ce dernier cas, l'urine est souvent stérile, et la ponction du kyste infecté peut être nécessaire si fièvre et douleurs persistent plus d'une semaine sous antibiothérapie probabiliste, afin d'identifier le germe responsable. Le PET-scan est utile pour confirmer le diagnostic et localiser le kyste infecté.

Le traitement des infections du haut appareil urinaire repose dans tous les cas sur l'usage d'un antibiotique ayant une bonne diffusion intrakystique (fluoroquinolone ou triméthoprime-sulfamétoxazole) poursuivi trois à quatre semaines. Une bithérapie est nécessaire initialement en cas d'infection intra-kystique.

Tableau 3 : **Infection d'un kyste rénal dans la polykystose rénale autosomique dominante**

Signes cliniques	Examens complémentaires
Douleurs lombaires, fièvre, ± frissons	• Hyperleucocytose à PNN • CRP élevée
Signes fonctionnels urinaires rares	ECBU : leucocyturie et hématurie fréquentes, mais bactériurie inconstante
	Imagerie : indication de scanner (± PET-scan)

Tableau 4 : **Probabilité cumulée d'insuffisance rénale terminale**

Âge	Familles PKD_1	Familles PKD_2
< 40 ans	10 %	2 %
50 ans	40 %	10 %
60 ans	80 %	25 %
70 ans	95 %	60 %

IV. Atteintes extrarénales de la polykystose rénale autosomique dominante

1. Les kystes hépatiques

- Ils sont très fréquents, que le gène responsable soit PKD_1 ou PKD_2.
- Ils se développent plus tardivement que les kystes rénaux.
- Ils apparaissent plus précocement chez la femme que chez l'homme.
- L'atteinte hépatique est le plus souvent **asymptomatique** avec tests hépatiques normaux.
- Dans un petit nombre de cas se développe chez la femme une **hépatomégalie massive** responsable de : pesanteur, inconfort, douleurs et compression digestive. Une élévation de la gamma-GT et de la phosphatase alcaline est alors banale. Contrairement à l'insuffisance rénale qui est associée aux gros reins, il n'y a jamais d'insuffisance hépatique dans la polykystose hépatique massive. Un traitement chirurgical (résection hépatique ou transplantation du foie) est exceptionnellement indiqué dans les formes les plus invalidantes. Une autre option consiste à utiliser un analogue de la somatostatine (octréotide ou lanréotide, hors AMM) qui diminue modérément le volume du foie et de ses kystes.

2. Manifestations non kystiques

- Une **HTA** est très fréquente, liée à la fois à l'atteinte vasculaire spécifique de la PKRAD et à l'atteinte rénale. Elle apparaît précocement, avant même le déclin de la fonction rénale, en général avant 40 ans et parfois dans l'enfance.
- Les principales autres manifestations de la PKRAD sont résumées dans le tableau 5.

Tableau 5 : **Principales manifestations extrarénales non kystiques**

Manifestations	Caractéristiques
HTA	• Apparition précoce < 40 ans
Anévrysmes des artères cérébrales	• Associés au gène PKD_1 ou PKD_2 • Prévalence : 8 %*, 16 % en cas d'antécédent familial d'anévrysme • Siège : polygone de Willis • Âge moyen de rupture : 41 ans

* La prévalence est de 1,5 % dans la population générale, et donc 5 fois plus élevée dans la polykystose dominante.

Chez qui et quand rechercher un anévrysme intracrânien asymptomatique dans la polykystose dominante ? En raison d'une prévalence accrue des anévrysmes cérébraux dans certaines familles, une angio-IRM de dépistage doit être proposée avant 50 ans aux **apparentés du premier degré des patients PKRAD ayant rompu un anévrysme cérébral** (ou dans les professions à risque, ex : « pilote de ligne »). En cas de résultat négatif, une imagerie tous les 5 ans est recommandée. Le dépistage d'un anévrysme cérébral n'est pas systématique en l'absence de symptôme ou d'antécédent familial.

V. Prise en charge thérapeutique

- Avant le stade d'insuffisance rénale terminale :
  1. **le traitement non spécifique** (cf. question insuffisance rénale chronique, chapitre 15) avec :
     - **boissons abondantes, environ 2 l/j** pour la prévention des lithiases et des infections ;
     - contrôle tensionnel : l'objectif est d'obtenir une **PA inférieure à 140/90 mmHg**. Une cible plus basse (non consensuelle) peut être discutée au cas par cas. La plupart des médicaments anti-hypertenseurs sont efficaces. En première intention, les deux classes les plus appropriées sont les inhibiteurs de l'enzyme de conversion (IEC) ou les antagonistes des récepteurs de l'angiotensine II (ARA2). Comme pour les autres néphropathies, une surveillance de la créatininémie et de la kaliémie est nécessaire 5 à 10 J après introduction d'un IEC ou d'un ARA2 ;
     - contrôle des troubles hydro-électrolytiques (cf. question insuffisance rénale chronique) ;
     - il n'y a pas de bénéfice démontré à une restriction protidique sévère : environ 0,8-1 g/kg/j est approprié ;
     - le traitement des complications (lithiases, infections de kystes...) a été détaillé plus haut.
- Au stade d'insuffisance rénale terminale :
  - prise en charge en hémodialyse ou en dialyse péritonéale.
  - transplantation rénale, qui est le traitement de choix. Dans ce cadre il est parfois nécessaire de réaliser une néphrectomie d'un des reins polykystiques si ceux-ci atteignent la région iliaque et gènent l'implantation ultérieure du greffon rénal,
  2. **traitement spécifique** : cf. « pour en savoir plus »

VI. Que dire au patient et à sa famille ?

- Surveillance au minimum annuelle de la pression artérielle et de la créatininémie sont nécessaires.
- Conseil génétique : le risque de transmission à un enfant d'un sujet atteint est de 50 % ;
- Dépistage de la PKRAD chez les apparentés à risque :
  - avant l'âge de 18 ans, en l'absence de symptôme rénal, l'intérêt d'une échographie de dépistage est débattu, puisqu'aucun traitement n'est disponible pour s'opposer à la croissance des kystes à cet âge-là. Par contre, il est important d'informer le médecin traitant et le pédiatre de l'existence de la maladie dans la famille, et de mesurer la pression artérielle une fois par an (une élévation modérée de la PA est fréquente dès l'adolescence) ;
  - après l'âge de 18 ans, une échographie peut être proposée, après avoir informé personnellement l'individu des résultats possibles (conséquences thérapeutiques possibles ; impact négatif sur les emprunts financiers ou les assurances).
- La descendance d'un sujet non atteint sera indemne de PKRAD.
- Aborder avec empathie les aspects psychologiques et sociaux en lien avec le caractère héréditaire de la maladie, ses symptômes et son évolution potentielle vers l'insuffisance rénale terminale.

POUR EN SAVOIR PLUS...

A. Diagnostic différentiel : les autres maladies kystiques rénales

1. Maladies kystiques héréditaires à transmission dominante

➤ **Mutation ou délétion de *TCF2/HNF-1*β :**

- prévalence inconnue, vient en fréquence au 2e rang des néphropathies héréditaires à transmission dominante ;
- le gène HNF-1β (hepatocyte nuclear factor-1β) code pour le facteur de transcription TCF2
- phénotype hétérogène :
  - atteinte rénale : kystes rénaux, dysplasie rénale, IRC d'évolution lente, hypomagnésémie
  - pancréas : diabète de type MODY -5, insuffisance pancréatique exocrine et/ou atrophie pancréatique,
  - foie : anomalies des tests hépatiques.

➤ **Maladie kystique de la médullaire rénale ou néphropathie familiale hyperuricémique avec goutte précoce :**

- prévalence inconnue (rare), mutation du gène *UMOD* codant pour l'uromoduline
- caractérisée par une goutte précédant l'insuffisance rénale, dès la 2-3e décennie
- les kystes rénaux sont de petite taille et localisés à la jonction cortico-médullaire
- l'insuffisance rénale terminale survient entre 30 et 50 ans.

➤ **Maladie de von Hippel-Lindau :**

- prévalence 1/35 000 ;
- le gène en cause, *VHL*, est un gène suppresseur de tumeur, responsable d'une prédisposition héréditaire au développement :
  - de kystes et cancers du rein, bilatéraux et multiples,
  - d'hémangioblastomes du système nerveux central (fosse postérieure et moelle) et de la rétine,
  - de kystes et tumeurs solides du pancréas,
  - de phéochromocytomes ;
- chez les sujets porteurs d'une mutation germinale, le dépistage des lésions rénales doit être effectué une fois par an à partir de l'âge de 15 ans. Un traitement est proposé si le diamètre des tumeurs solides dépasse 30 mm.

➤ **Sclérose tubéreuse de Bourneville :**

- prévalence 1/10 000 environ ;
- deux gènes en cause : *TSC1* et *TSC2*, tous deux gènes suppresseurs de tumeur. Les mutations *de novo* concernent environ 50 % des patients, dont les deux parents sont en conséquence indemnes ;
- tableau clinique hétérogène, par pénétrance variable :
  - comitialité grave et retard mental dès l'enfance,
  - fibromes unguéaux, angiofibromes de la face, lésions hypopigmentées ou « café au lait » de la peau,
  - lymphangiomyomatose pulmonaire chez la femme jeune ;

- l'atteinte rénale peut combiner :
  - des angiomyolipomes bilatéraux ou multiples : ce sont des tumeurs bénignes à triple composante (graisseuse, d'où un aspect hyperéchogène en écho et hypodense en TDM ; vasculaire, qui expose à un risque hémorragique ; et musculaire). Le saignement provoque une hématurie ou un tableau d'hématome rétro-péritonéal. Le traitement peut requérir chirurgie ou embolisation, mais aussi parfois un traitement préventif (inhibiteur de mTOR),
  - des kystes,
  - très rarement un cancer du rein.

2. Maladies kystiques héréditaires à transmission récessive

➤ **Polykystose rénale autosomique récessive** :
- prévalence : 1/40000 ; 1 gène identifié (PKHD1)
- pas de kyste rénal chez les parents (hétérozygotes) ;
- diagnostic le plus souvent réalisé chez l'enfant :
  - en période néo-natale, gros reins kystiques, insuffisance respiratoire par hypoplasie pulmonaire,
  - dans l'enfance, hépatomégalie, fibrose hépatique, hypertension portale, angiocholite,
  - insuffisance rénale parvenant au stade terminal entre 10 et 30 ans.

B. Traitement spécifique de la polykystose rénale autosomique dominante

■ Le tolvaptan (Jinarc®), un antagoniste des récepteurs V2 de la vasopressine, a fait la preuve d'une efficacité modeste pour ralentir l'augmentation de taille des reins et la vitesse de progression de l'insuffisance rénale dans la PKRAD (*c'est un « aquarétique » ; il inhibe la production rénale d'AMPc intracellulaire, la prolifération des cellules bordantes et la sécrétion de fluide kystique*). Il sera indiqué chez les patients répondants aux caractéristiques suivantes :

➤ gros reins : hauteur > 17 cm ou volume estimé par IRM > 600 ml/mètre (de taille corporelle) ;

➤ insuffisance rénale progressive (perte > 5 ml/min/an) ou complications rénales (douleurs, hématurie, infection) mais DFG > 30 ml/min/1,73 m^2.

➤ Ce traitement expose à deux complications : une toxicité hépatique rare et réversible, et surtout un syndrome polyuro-polydipsique sans gravité mais parfois gênant (5 à 6 l/24 h), conséquence de son mécanisme d'action.

Fiche flash

Polykystose rénale dominante

1. Épidémiologie et génétique

- Fréquente – Prévalence = 1/1 000.
- Autosomique dominante.
- Deux gènes impliqués : PKD_1 (85 %) et PKD_2 (15 %).

2. Diagnostic

- Circonstances :
  - Bilan d'HTA ;
  - signes rénaux : gros reins, pesanteurs et douleurs lombaires, hématuries macroscopiques (lithiase ou hémorragie kystique), infection de kyste, insuffisance rénale chronique ;
  - échographie rénale (enquête familiale ou découverte fortuite) : gros reins à contours déformés par des kystes multiples et bilatéraux ± polykystose hépatique ;

3. Atteinte rénale de la PKRAD

- Insuffisance rénale progressive sans protéinurie ni hématurie.
- Déclin du DFG : – 2 à 5 ml/min/an à partir de 30-40 ans.
- Âge habituel de l'insuffisance rénale terminale : 50-70 ans.

4. Atteintes extrarénales de la PKRAD

- ***Manifestations kystiques extrarénales :***
  - Kystes hépatiques :
    - fréquents, plus tardifs que les kystes rénaux, plus précoces chez la femme,
    - le plus souvent asymptomatiques, mais parfois hépatomégalie massive.
- ***Manifestations non kystiques extrarénales :***
  - HTA précoce
  - anévrysmes des artères cérébrales (prévalence : 8 %, 16 % si antécédents familiaux), âge moyen de rupture : 41 ans. Dépistage par angio-IRM indiqué si antécédent familial ;

5. Prise en charge thérapeutique non specifique

- Boissons abondantes (prévention des lithiases, et des infections).
- Traitement de l'HTA
- Prise en charge symptomatique de l'IRC.
- Traitement des complications : lithiases, infections kystiques.
- Préparation à la transplantation rénale, l'hémodialyse, et/ou la dialyse péritonéale.
- Intérêt potentiel du tolvaptan pour ralentir la progression de la maladie rénale.

POLYKYSTOSE RÉNALE – ITEM 266

Q1. La polykystose rénale diagnostiquée chez l'adulte :

A. A un mode de transmission lié à l 'X

B. Est liée à des mutations génétiques portant sur les gènes *PKD₁* ou *PKD₂*

C. Est responsable d'environ 10 % des causes d'insuffisance rénale terminale

D. Ne nécessite pas la réalisation d'un arbre généalogique car la majorité des cas sont secondaires à des mutations *de novo*

E. Est une indication formelle à une analyse génétique pour caractériser la mutation en cause

Q2. Parmi les circonstances suivants, laquelle (lesquelles) peut (peuvent) être révélatrice(s) d'une polykystose rénale chez l'adulte ?

A. Hématurie macroscopique

B. Protéinurie à 4 g/24 h

C. Colique néphrétique

D. Cryptorchidie

E. Infection urinaire fébrile

Q3. Quelles sont les causes d'hématurie chez un patient atteint de polykystose rénale autosomique dominante ?

A. Lithiase urinaire radio-transparente

B. Lithiase urinaire radio-opaque

C. Rupture d'anévrysme d'une branche d'artère rénale

D. Infection du rein

E. Hémorragie intra-kystique

Q4. Un patient atteint de polykystose rénale autosomique dominante vous indique que son père a été traité par dialyse à partir de l'âge de 35 ans puis greffé quelques mois avant son décès d'un AVC par rupture prouvée d'un anévrysme d'artère cérébrale. Parmi les affirmations suivantes, indiquez celle(s) qui est ou sont juste(s) :

A. L'âge moyen de l'insuffisance rénale terminale au cours de la PKRAD est de 35-45 ans

B. L'âge moyen de l'insuffisance rénale terminale au cours de la PKRAD est de 50-70 ans

C. Un anévrysme d'artère cérébrale est décelé chez 5-15 % des patients atteints de PKRAD

D. Le dépistage d'un anévrysme d'artère cérébrale est recommandé chez ce patient atteint de PKRAD

E. Un dépistage d'anévrysme d'artère cérébrale est indispensable chez tous les patients PKRAD

Chapitre 18

Item 263

Néphropathies vasculaires

N° 263. Néphropathies vasculaires

OBJECTIFS

- Diagnostiquer une néphroangiosclérose, une sténose de l'artère rénale, une microangiopathie thrombotique, une maladie des emboles de cristaux de cholestérol

Rang	Rubrique	Intitulé	Descriptif
A	Définition	Connaître les différents types de néphropathies vasculaires	
A	Définition	Connaître le syndrome de microangiopathie thrombotique	
B	Étiologies	Connaître les causes de microangiopathie thrombotique	
B	Définition	Connaître la définition du SHU	
B	Diagnostic positif	Diagnostiquer le SHU typique	Connaître les signes de SHU typique notamment chez l'enfant (après diarrhées sanglantes, fatigue, anémie…)
A	Diagnostic positif	Savoir évoquer le diagnostic de sténose de l'artère rénale	
B	Diagnostic positif	Connaître les deux principales causes de sténose de l'artère rénale	Athéromateuse et fibrodysplasique
B	Diagnostic positif	Connaître la démarche diagnostique d'une sténose de l'artère rénale	Écho-doppler : informations hémodynamiques (présence et pourcentage de sténose) et morphologiques (taille des reins) AngioTDM/angioIRM : nombre d'artères rénales, localisation des sténoses, étude morphologique des reins et de l'aorte (état de la paroi) et des axes iliaques ;
A	Définition	Connaître l'infarctus rénal, la sténose de l'artère rénale, la néphroangiosclérose bénigne, la maladie des embols de cristaux de cholestérol	
B	Diagnostic positif	Diagnostiquer l'infarctus rénal, la néphroangiosclérose bénigne, la maladie des embols de cristaux de cholestérol	

I. Introduction

Les néphropathies vasculaires regroupent des maladies hétérogènes caractérisées par une atteinte des vaisseaux rénaux. Certaines maladies impliquent les gros vaisseaux (obstruction des artères rénales), d'autres les petits vaisseaux (néphroangiosclérose, syndrome hémolytique et urémique, et maladies des emboles de cristaux de cholestérol). L'HTA est souvent au premier plan. Elle peut être la cause ou la conséquence de la maladie rénale. Les néphropathies vasculaires peuvent être classées selon leur vitesse d'évolution et la localisation de l'atteinte artérielle rénale (tableau 1 et figure 1).

Tableau 1 : **Classement des néphropathies vasculaires**

1. Les néphropathies vasculaires aiguës ou rapidement progressives
– Syndrome de microangiopathie thrombotique (SHU, PTT...)
– HTA et Néphroangiosclérose malignes (vaisseaux intrarénaux de tous calibres).
– Emboles de cristaux de cholestérol (artérioles intrarénales de petit calibre).
– Occlusion aiguë d'une ou des artères rénales, responsable d'infarctus rénal.
– Périartérite noueuse macroscopique (artérioles de moyen calibre).
– Crise aiguë sclérodermique (vaisseaux intrarénaux de tous calibres).
2. Les néphropathies vasculaires évoluant sur un mode chronique
– La sténose de l'artère rénale.
– La néphroangiosclérose bénigne (vaisseaux intrarénaux de tous calibres).
– Le syndrome des anti-phospholipides.

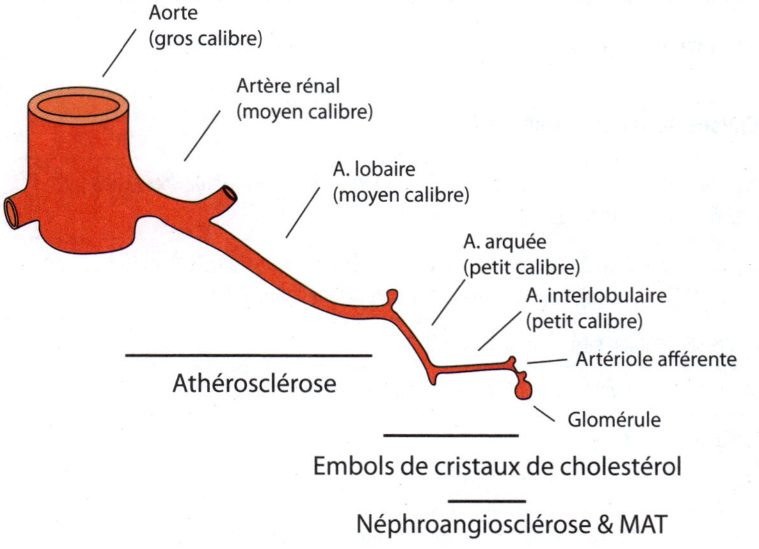

Figure 1. **Arbre vasculaire**

II. Les néphropathies vasculaires aiguës ou rapidement progressives

A. Syndrome de microangiopathie thrombotique (SHU, PTT…)

- **Le syndrome de MAT répond à une définition biologique associant :**
  - **une anémie hémolytique** (haptoglobine effondrée, LDH élevée), de type mécanique (schizocytes sur le frottis sanguin) ;
  - **une thrombopénie** de consommation.

Il correspond sur le plan histologique à la lésion de microangiopathie thrombotique : une occlusion des lumières artériolaires et/ou capillaires par des thrombi fibrineux, avec un remaniement des parois artériolaires et/ou capillaires, un endothélium des capillaires glomérulaires altéré, parfois décollé, une impression d'obstruction des lumières capillaires, des doubles contours et une mésangiolyse.

1. Présentation clinique

- Deux grandes formes cliniques de MAT sont décrites :
  - le **purpura thrombotique thrombocytopénique** (PTT) ou syndrome de Moschowitz : **l'atteinte cérébrale** est au premier plan (confusion, obnubilation, déficit, coma), la thrombopénie profonde, tandis que l'atteinte rénale est absente ou modérée. Cette forme touche préférentiellement les adultes ;
  - le **syndrome hémolytique et urémique** (SHU) : **l'atteinte rénale** est au premier plan avec une insuffisance rénale aiguë, une HTA, avec souvent hématurie et protéinurie parfois abondante. Cette forme touche préférentiellement les enfants.

2. Les causes du syndrome de microangiopathie thrombotique

Elles sont très variées et sont résumées dans le tableau 2.

Tableau 2 : **Causes du syndrome de MAT**

– SHU typique (post-diarrhéique) entérobactéries productrices de « *Shiga-like toxins* » (SLT) : *E. Coli O157 : H7*, Salmonelles, Shigelles…
– SHU atypique : mutation des gènes codant pour les protéines du complément (C3 du complément, facteur H, facteur I, CD46), ou anticorps anti-facteur H, mutation du gène de la thrombomoduline
– Infections : septicémie, virus VIH, grippe H1N1
– Médicaments : mitomycine C, gemcitabine, ciclosporine, tacrolimus
– HTA maligne
– Éclampsie
– Maladie dysimmunitaire : sclérodermie, lupus érythémateux disséminé, syndrome des anti-phospholipides
– Cancers
– Purpura thrombotique thrombocytopénique : auto-anticorps anti-ADAMTS13 (protéase du facteur von Willebrand) ou déficit génétique en ADAMTS13

3. La forme typique : le SHU post-diarrhée de l'enfant

- Le SHU est causé, dans la **forme typique** de l'enfant, par **des toxines « Shiga-like »,** produites par des entérobactéries, qui détruisent l'endothélium. La lésion endothéliale conduit à une agrégation plaquettaire diffuse, puis à l'occlusion de la lumière vasculaire par des thrombi fibrineux.

  Cette forme représente 90 % des SHU de l'enfant.
- Le SHU est la **première cause d'insuffisance rénale aiguë** chez l'enfant âgé de 1 à 3 ans. **Déclaration obligatoire du SHU post-diarrhéique avant l'âge de 15 ans.**
- Il survient souvent l'été, parfois par petites épidémies (viande peu cuite, fromages non pasteurisés, eau contaminée).
- L'agent infectieux le plus souvent responsable est *E. Coli*, en particulier la souche O157 : H7.
- Le début est brutal avec diarrhée parfois sanglante, fièvre, asthénie marquée, insuffisance rénale aiguë souvent anurique.
- La biopsie rénale est le plus souvent **inutile** chez l'enfant.
- L'examen des selles (écouvillonnage rectal) trouve rarement la bactérie en cause, mais l'analyse par PCR permet de mettre en évidence le gène codant pour la toxine pendant les quelques jours qui suivent la diarrhée.
- L'évolution est **spontanément** favorable en une à deux semaines. Le traitement est habituellement limité au traitement symptomatique (contrôle de l'HTA, dialyse...).
- Il n'y a pas de récidive et le pronostic rénal est favorable avec néanmoins 30 % de maladie rénale chronique résiduelle..

4. Les SHU atypiques

- Plus fréquemment rencontrés chez l'adulte.
- Contrairement au SHU typique, ils ne surviennent pas après un épisode diarrhéique

  Ils sont le plus souvent associés à une anomalie de la régulation de la voie alterne du complément (liée à une mutation des gènes codant pour les protéines du complément ou à la présence d'anticorps dirigés contre ces protéines).

  Le risque de récidive est élevé y compris après transplantation, le pronostic rénal est mauvais.
- Si nécessaire au diagnostic, une **biopsie rénale** est habituellement réalisée (après correction de la thrombopénie et de l'HTA).
- Le traitement repose sur les échanges plasmatiques, la biothérapie (anticorps anti-fraction C5 du complément).

B. HTA maligne (néphroangiosclérose maligne)

▶ Voir item 224 : Rang A : reconnaître une urgence hypertensive et une HTA maligne

L'HTA maligne est définie par une **PA « très élevée » avec lésions ischémiques d'organes cibles**. La néphroangiosclérose maligne est la conséquence rénale de l'HTA maligne.

1. Physiopathologie de l'HTA maligne

L'HTA génère une **natriurèse importante dite « de pression »** responsable à la phase initiale d'une hypovolémie paradoxale (en l'absence de néphropathie sous-jacente accompagnée d'insuffisance rénale). Cette hypovolémie induit une activation du système rénine angiotensine (SRA). L'HTA induit des lésions vasculaires rénales responsables en parallèle d'une activation du SRA. L'activation du SRA aggrave à son tour l'HTA. La rénine plasmatique et l'aldostérone sont habituellement très élevées (hyperaldostéronisme secondaire). Cf. figure 2.

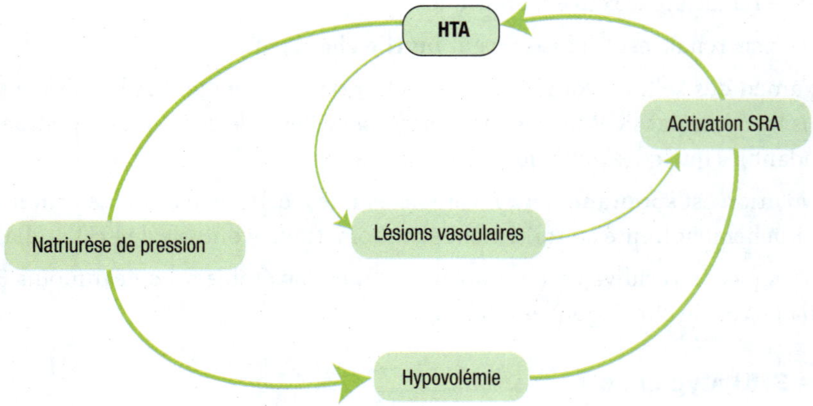

Figure 2. **Physiopathologie de l'HTA maligne**

2. Présentation

- **La définition de l'HTA maligne est clinique (ESH/ESC 2013) :**
  - il faut :
    - **la PA diastolique est généralement supérieure ou égale à 130 mmHg,**
    - associée à des signes de retentissement d'origine ischémique parmi les suivants :
      - **rétinopathie hypertensive** aux stades III ou IV (classification Keith et Wagener) ou stades II ou III de Kirkendall,
      - **encéphalopathie hypertensive,**
      - **insuffisance rénale rapidement progressive,**
      - **insuffisance ventriculaire gauche.**
- Autres signes dans les semaines qui précèdent le diagnostic :
  - signes généraux : asthénie, amaigrissement ;
  - déshydratation extracellulaire ;
  - syndrome polyuro-polydipsique fréquent.
- **Signes biologiques**
  - insuffisance rénale avec protéinurie (parfois de type néphrotique) en cas de néphroangiosclérose maligne ;
  - parfois anémie hémolytique, schizocytes (syndrome de MAT) ;
  - hypokaliémie (hyperaldostéronisme secondaire).

3. Diagnostic étiologique

- Toutes les causes d'HTA peuvent se compliquer d'HTA maligne
- HTA **essentielle**: 2/3 des cas: HTA négligée, arrêt de traitement, prise d'œstro-progestatifs.
- HTA **secondaires**: 1/3 des cas:
  - sténose de l'artère rénale (à rechercher systématiquement ++);
  - glomérulonéphrite chronique (en particulier néphropathie à IgA);
  - sclérodermie.

4. Traitement et pronostic

- **Traitement**

  Le traitement de l'HTA maligne est **une urgence médicale** et nécessite l'hospitalisation dans une unité de soins intensifs. Ce traitement repose sur:

  - **Le contrôle tensionnel.**

    Objectifs tensionnels: **baisse de la PA de 25 % les premières heures** sans chercher à normaliser la PA. Titration par voie IV des anti-hypertenseurs.

    Les traitements les plus utilisés sont:
    - à la phase initiale: Urapidil (Eupressyl®) et/ou Nicardipine IV (Loxen® veino-toxicité, utilisation d'une voie centrale si possible),
    - et après normalisation de la volémie: inhibiteur de l'enzyme de conversion (IEC);
  - **le contrôle de la volémie**: l'évaluation de la volémie est indispensable:
    - en cas d'hypovolémie (perte de poids): elle doit être corrigée rapidement par administration de NaCl 9 g/L IV. Les diurétiques sont contre-indiqués,
    - en cas d'insuffisance ventriculaire gauche: diurétiques de l'anse et dérivés nitrés.

C. La maladie des emboles de cristaux de cholestérol

1. Physiopathologie

- La maladie des emboles de cristaux de cholestérol correspond à la rupture de plaques athéromateuses avec migration de cristaux de cholestérol dans tous les organes, notamment les reins et les membres inférieurs.
- Cette pathologie a une incidence **sous-estimée.**

2. Présentation clinique et Diagnostic

Il repose sur l'association d'un terrain athéromateux, d'un facteur déclenchant et du tableau clinique (tableau 3).

Tableau 3: **Mode de présentation des emboles de cristaux de cholestérol**

Facteurs déclenchants	• **Sur un terrain athéromateux ++:** • Chirurgie aortique. • Artériographie (réalisée quelques jours à plusieurs semaines avant l'apparition des premiers signes). • Traitement anticoagulant ou thrombolytique.
Signes cliniques	• Souvent décalés de quelques jours ou semaines du facteur déclenchant (temps de latence) • Insuffisance rénale aiguë. • **Orteils pourpres**, livedo, gangrène distale. • Asthénie, myalgies. • Signes d'ischémie mésentérique. • Signes neurologiques: AVC, AIT, syndrome confusionnel. • Troubles de la vision.
Signes biologiques	• Syndrome inflammatoire. • Éosinophilie, hypocomplémentémie (ces 2 derniers signes sont inconstants).

- Si le diagnostic doit être confirmé (diagnostic différentiel ou enjeu thérapeutique), un des 3 examens suivants peut mettre en évidence les cristaux:
  - fond d'œil qui visualise les emboles;
  - biopsie cutanée d'un livedo (risque de non-cicatrisation +++);
  - biopsie rénale: elle montre l'occlusion des artérioles de petit calibre par des emboles de cristaux de cholestérol, avec au voisinage, une réaction inflammatoire importante.

3. Traitement

- Il est essentiellement **symptomatique**: arrêt des anticoagulants, contre-indication des gestes intravasculaires, contrôle de l'HTA et des facteurs de risque cardiovasculaires, dialyse, prévention des escarres, support nutritionnel...
- Une corticothérapie peut être proposée; elle semble augmenter la survie.

D. Infarctus rénal

- Une occlusion aiguë d'une artère rénale peut survenir:
  - sur une anomalie de la paroi vasculaire: dissection de l'artère rénale ou de l'aorte étendue aux artères rénales;
  - en l'absence d'anomalie pariétale: il s'agit alors d'une embolie artérielle (fibrillation auriculaire, valve mécanique, végétation mitrale, thrombophilie), ou d'une thrombose in situ (thrombophilie).
- Le tableau est brutal pouvant associer:
  - douleurs lombaires mimant la colique néphrétique ou douleur abdominale;
  - hématurie macroscopique;
  - poussée hypertensive;
  - anurie si l'occlusion est bilatérale ou sur rein unique;
  - fièvre.

- Biologie :
  - **élévation des LDH** ;
  - élévation de la créatinine ;
  - syndrome inflammatoire.
- Le diagnostic est parfois fait à l'échodoppler. Il est confirmé par une tomodensitométrie spiralée, ou une angio-IRM ou une artériographie.
- C'est une **urgence** car la **revascularisation** (par angioplastie intraluminale ou chirurgicale) n'est réalisable qu'au cours des premières heures qui suivent l'occlusion. Les alternatives thérapeutiques sont les fibrinolytiques et les anticoagulants.

E. La périartérite noueuse (PAN)

La PAN est une angéite nécrosante qui touche les artères de moyen calibre.

F. La sclérodermie

- Affection rare touchant essentiellement les femmes entre 30 et 50 ans, la sclérodermie est une maladie systémique qui altère principalement la peau et les artères de petits calibres. Les principaux signes sont :
  - cutanés : sclérodactylie, syndrome de Raynaud, troubles pigmentaires, ulcères digitaux ;
  - œsophagiens : reflux, dysphagie ;
  - pulmonaires : fibrose interstitielle diffuse ;
  - cardiaques : péricardite chronique, myocardite.
- Les signes rénaux sont présents dans 20 à 60 % des cas. Il peut s'agir :
  - d'une **atteinte rénale chronique** lentement progressive : HTA (devant être traitée par IEC), protéinurie modérée, insuffisance rénale d'évolution lente. La biopsie rénale montre des lésions d'endartérite avec fibrose péri-artérielle souvent importante ;
  - ou d'une **atteinte rénale aiguë** (crise aiguë sclérodermique) : HTA maligne avec syndrome de MAT. Le traitement doit être instauré en urgence. Il repose sur les anti-hypertenseurs dont les IEC.

III. Les néphropathies vasculaires évoluant sur le mode chronique

A. La sténose de l'artère rénale

1. Définition

- Il faut distinguer :
  - La sténose athéromateuse de l'artère (SAAR) rénale qui est fréquente et touche le sujet âgé et/ou athéromateux. Elle survient le plus souvent chez des sujets hypertendus. Elle n'est pas la cause de l'HTA. Elle peut parfois l'aggraver et participer à l'insuffisance rénale.
  - La sténose par fibrodysplasie de l'artère rénale (SFAR) qui est rare et touche la femme jeune. La SFAR est la cause de l'HTA.

Tableau 4 : **Les 2 types de sténose de l'artère rénale**

	Sténoses athéromateuses	Fibrodysplasie de la media
Incidence	• 90 % des cas	• 10 % des cas
Terrain	• homme > 45 ans, athéromateux	• femme entre 25 et 40 ans
Facteurs de risque cardio-vasculaires	• multiples (HTA, obésité, diabète de type 2, tabac…)	• absents
Localisation de la sténose	• lésions proximales (près de l'ostium) et souvent bilatérales avec dilatation post-sténotique	• lésions distales avec aspect en « collier de perles » et souvent bilatérales
Risque de thrombose	• élevé	• faible

2. Présentation clinique

- **SAAR**
  - Le plus souvent asymptomatique.
  - Plus rarement :
    - HTA résistante à une trithérapie incluant un diurétique ;
    - OAP flash ;
    - dégradation de la fonction rénale sous IEC ou ARA2 ;
    - insuffisance rénale chronique en cas de sténose bilatérale (néphropathie ischémique).
- **Fibrodysplasie de l'artère rénale**
  - HTA de découverte récente et parfois sévère et symptomatique.
  - parfois hypokaliémie et alcalose métabolique (hyperaldostéronisme secondaire).

3. Diagnostic

Les choix des examens énumérés dans le tableau 5 dépendent des habitudes et des possibilités locales.

Tableau 5 : **Examens utiles au diagnostic**

Examen	Intérêt	Limites
Échographie rénale	• Asymétrie de la taille des reins	
Doppler des artères rénales	• Facilement disponible. • Bonne sensibilité. • Analyse des flux (degré de sténose). • Mesure des index de résistance (valeur prédictive de réponse au traitement).	• Sujets obèses. • Expérience du radiologue.
Tomodensitométrie spiralée	• Visualisation directe des artères rénales (tronc + branches de division). • Mise en évidence des calcifications.	• Fortes quantité de produits de contraste iodés (toxicité rénale). • Irradiation.
Angio-IRM (figure 3)	• Visualisation directe des artères rénales. • Absence de toxicité rénale (gadolinium).	• Accès plus restreint. • Surestimation des lésions.
Artériographie rénale	• Examen de référence. • Intérêt diagnostic et thérapeutique.	• Injection d'iode (toxicité rénale). • Emboles de cristaux de cholestérol.

- L'artériographie rénale est l'examen de référence :

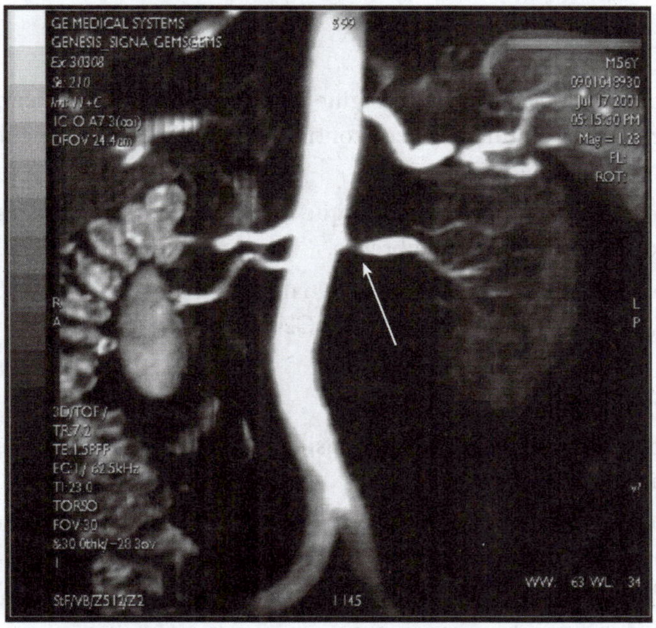

Figure 3. **Sténose juxta-ostiale de l'artère rénale gauche (angio-IRM)**

4. Traitement des sténoses de l'artère rénale

- **Objectifs thérapeutiques**
  - Le but du traitement est :
    - d'améliorer le contrôle tensionnel,
    - de prévenir la dégradation de la fonction rénale
    - de diminuer la morbi-mortalité cardiovasculaire.
- **Méthodes de revascularisation**
  - techniques interventionnelles :
    - angioplastie transluminale percutanée :
      - dilatation par ballonnet,
      - endoprothèse (stent) ;
    - chirurgie : pontage aorto-rénal ou réimplantation artérielle.
  - traitement médical :
    - anti-hypertenseurs.
- **Indications et résultats**
  - **Sténoses fibrodysplasiques**
    - Traitement de choix : angioplastie transluminale de l'artère rénale.
    - Résultats :
      - guérison ou amélioration de l'HTA dans 70 à 90 % des cas ;
  - **Sténoses athéromateuses**
    - **Traitement médical de la SAAR :**
      - le traitement de l'HTA repose sur **les bloqueurs du SRA** ;
      - il est indispensable de **surveiller la kaliémie et la créatininémie** dans les jours et les semaines qui suivent leur prescription. Une élévation importante de la créatininémie fera discuter l'indication d'une revascularisation ;
      - contrôler les facteurs de risque cardio-vasculaire (arrêt du tabac, statines et aspirine à posologie anti-agrégante plaquettaire).

B. La néphroangiosclérose dite « bénigne »

1. Définition et épidémiologie

- Cette néphropathie chronique d'origine vasculaire est la conséquence tardive d'une HTA ancienne et insuffisamment contrôlée. Cette pathologie peut aboutir à une insuffisance rénale terminale.
- Elle correspond sur le plan anatomique à une oblitération progressive des petits vaisseaux par une endartérite fibreuse.
- C'est la seconde cause d'insuffisance rénale terminale. Elle est plus fréquente chez l'homme, les sujets noirs (allèle G1 et/ou G2 de l'apolipoprotéine L1) et les sujets âgés.

2. Diagnostic

- Il s'agit souvent d'un diagnostic d'exclusion, sans éléments spécifiques et qui repose sur un faisceau d'arguments :
  - terrain : antécédents cardiovasculaires, facteurs de risque cardiovasculaires, sujet âgé, sujet noir ;
  - HTA ancienne, souvent mal équilibrée et avec un retentissement (hypertrophie ventriculaire gauche, rétinopathie hypertensive) ;
  - insuffisance rénale chronique lentement progressive ;
  - syndrome urinaire pauvre :
    - pas d'hématurie, ni de leucocyturie
    - protéinurie absente ou modérée ;
  - reins de taille normale ou diminuée selon le degré d'insuffisance rénale, de taille symétrique, de contours harmonieux, sans sténose des artères rénales.

3. Traitement

- Traitement de l'HTA : association de 2 ou plusieurs anti-hypertenseurs, incluant un IEC
- Cible : PA < 130/80 mmHg si albuminurie ≥ 30 mg/24 h ; PA < 140/90 mmHg si albuminurie < 30 mg/24 h.
- Correction des facteurs de risque cardiovasculaires.
- Ralentissement de la progression de l'insuffisance rénale chronique.
- Prise en charge des complications de l'insuffisance rénale chronique.

Fiche flash

Les néphropathies vasculaires

- Signe commun : HTA.
- Maladies hétérogènes caractérisées par une atteinte des vaisseaux rénaux.
- Mode évolutif : aigu ou chronique.

A. Les néphropathies vasculaires aiguës ou rapidement progressives

1. Le syndrome de MAT

- **Définition biologique :**
  - **anémie hémolytique** (haptoglobine effondrée, LDH élevée), de type mécanique (schizocytes sur le frottis sanguin) ;
  - **thrombopénie** de consommation.
- **Définition histologique :** thrombi fibrineux avec un remaniement des parois artériolaires et/ou capillaires.
- **Causes des MAT :**
  - SHU typique : plus souvent chez l'enfant, diarrhée à entérobactérie, insuffisance rénale au premier plan, bon pronostic ;
  - SHU atypique : plus souvent chez l'adulte, anomalie de la voie alterne du complément, mauvais pronostic ;
  - infections : septicémie, virus VIH, grippe H1N1 ;
  - médicaments : mitomycine C, gemcitabine, ciclosporine, tacrolimus ;
  - HTA maligne ;
  - éclampsie ;
  - maladie dysimmunitaire : sclérodermie, lupus érythémateux disséminé, syndrome des anti-phospholipides ;
  - cancers ;
  - purpura thrombotique thrombocytopénique.
- Le **syndrome hémolytique et urémique** (SHU) associe un tableau de MAT biologique et une insuffisance rénale aiguë. Cette forme touche préférentiellement les enfants.

2. HTA maligne

- Clinique : PA diastolique souvent ≥ 130 mmHg + retentissement viscéral ischémique et déshydratation extracellulaire.
- Biologie : hypokaliémie, IR rapidement progressive, protéinurie, syndrome de MAT.
- Étiologie : HTA négligée, sténose de l'artère rénale, glomérulopathies…
  Urgence médicale : anti-hypertenseur par voie intraveineuse.

3. La maladie des emboles de cristaux de cholestérol

- Terrain athéromateux.
  Facteurs déclenchants : anticoagulant, artériographie, chirurgie aortique.
- Clinique : IR rapidement progressive, orteil pourpre, livedo, signes neurologiques, signes digestifs, myalgies… ;
- Diagnostic : clinique +++, mise en évidence des cristaux de cholestérol au fond d'œil ou sur une biopsie cutanée ou rénale ;
- Arrêt des facteurs déclenchant (anticoagulant…), traitement symptomatique.

4. Infarctus rénal

- Douleurs lombaires ou abdominales, HTA, hématurie.
- Étiologie : dissection, cardiopathies emboligènes, thrombophilies.
- Urgence diagnostique (doppler, TDM, artériographie) pour revascularisation.

5. La périartérite noueuse

6. La sclérodermie

B. Les néphropathies vasculaires évoluant sur le mode chronique

1. La sténose de l'artère rénale

- Définitions
  – Sténose athéromateuse (SAAR, 90 %), homme > 45 ans, facteurs de risque cardio-vasculaire multiples, lésions artérielles proximales souvent bilatérales, le plus souvent asymptomatique.
  – Fibrodysplasie des artères rénales (10 %), femme jeune, lésions artérielles distales en « collier de perles », responsable d'HTA rénovasculaire.
- Présentation clinique
  – SAAR :
    - le plus souvent asymptomatique ;
    - rarement :
      - HTA résistante,
      - OAP flash,
      - insuffisance rénale aiguë après initiation d'un IEC ou ARA2,
      - insuffisance rénale chronique en cas de sténose bilatérale (néphropathie ischémique) ;
  – Fibrodysplasie de l'artère rénale :
    - HTA de découverte récente et parfois sévère ;
    - **Hypokaliémie** et alcalose métabolique.
- Diagnostic : doppler artères rénales, angioscanner, artériographie rénale (examen de référence et thérapeutique).
- Traitement des sténoses de l'artère rénale.
  – **Sténoses fibrodysplasiques :**
    - traitement de choix : angioplastie transluminale.
  – **Sténoses athéromateuses :**
    - traitement médical de l'HTA (IEC...) et contrôle des facteurs de risque cardio-vasculaire (arrêt du tabac, statines) et aspirine à posologie anti-aggrégante plaquettaire. Contre-indication aux traitements anti-coagulants. La revascularisation si OAP flash récidivant, sauvetage fonction rénale.

2. La néphroangiosclérose dite « bénigne »

- Conséquence tardive d'une HTA ancienne, mal contrôlée associée à des co-morbidités, peut aboutir à une insuffisance rénale terminale.
- Insuffisance rénale chronique lentement progressive.
- Syndrome urinaire pauvre.
- Reins de taille normale ou diminuée.
- Traitement de l'HTA par une association d'anti-hypertenseurs dont un bloqueur de l'Ang2 et les facteurs de risque cardio-vasculaire.

NÉPHROPATHIES VASCULAIRES – ITEM 263

Q1. Parmi les propositions suivantes concernant les néphropathies vasculaires, quelle(s) est (sont) la (les) proposition(s) vraie(s) ?

A. Elles s'expriment par une HTA
B. Elles peuvent être responsables d'une insuffisance rénale chronique
C. Elles peuvent être responsables d'une insuffisance rénale aiguë
D. Elles s'accompagnent habituellement d'une hématurie
E. Elles ne touchent que les artères de petit calibre

Q2. Parmi les propositions suivantes concernant le Syndrome Hémolytique et Urémique (SHU), quelle(s) est (sont) la (les) proposition(s) exacte(s) ?

A. Le SHU typique est associé à une infection digestive par une entérobactérie productrice de « shiga like toxin »
B. Il est associé à une anémie hémolytique avec test de Coombs positif
C. Il comporte habituellement une atteinte neurologique centrale
D. Le SHU atypique est fréquemment associé à des anomalies de régulation de la voie alterne du complément
E. Il comporte fréquemment une thrombopénie périphérique

Q3. Concernant L'HTA maligne :

A. Elle peut révéler une sclérodermie
B. Elle peut s'associer à une hémolyse mécanique et à une thrombopénie
C. Lors de l'HTA maligne, on ne retrouve pas d'atteinte neurologique centrale
D. Une hypovolémie paradoxale liée à une « natriurèse de pression » peut être observée
E. La pression artérielle diastolique est souvent supérieure à 130 mmHg

Q4. En cas de sténose athéromateuse d'une artère rénale, l' (les) indication(s) d'une angioplastie est (sont) :

A. Une sténose artérielle rénale évaluée à 50 %
B. Une HTA non contrôlée malgré trois antihypertenseurs dont un diurétique
C. Un « OAP flash » récidivant
D. Une dégradation rapide de la fonction rénale sans autre cause
E. Un rein de taille diminuée

Q5. La néphroangiosclérose

A. Est habituellement responsable d'un syndrome néphrotique
B. Est une conséquence tardive de l'HTA
C. Est évoquée devant un tableau d'hypokaliémie associée à une HTA sévère
D. Est un diagnostic souvent posé par excès en l'absence d'histologie rénale
E. Est une cause possible d'insuffisance rénale chronique

Chapitre 19

Item 224

Hypertension artérielle de l'adulte et de l'enfant

N° 224

OBJECTIFS

- Expliquer l'épidémiologie, les principales causes et l'histoire naturelle de l'hypertension artérielle de l'adulte
- Réaliser le bilan inital d'une hypertension artérielle de l'adulte
- Reconnaître une urgence hypertensive et une HTA maligne
- Connaître la stratégie du traitement médicamenteux de l'HTA (voir item dédié)

Rang	Rubrique	Intitulé	Descriptif
A	Définition	Définition de l'HTA	Définitions HAS et SFHTA (seuils : consultation, MAPA, automesure, grades de sévérité)
A	Prévalence, épidémiologie	Épidémiologie de l'HTA, HTA facteur de risque cardio-vasculaire majeur	Prévalence, liens (âge, obésité, diabète…), complications cardio-vasculaires, répartition HTA essentielle et secondaire
B	Éléments physiopathologiques	Physiopathologie de l'HTA	Principaux mécanismes (rénine ou volo-dpendants), facteurs environnementaux
A	Diagnostic positif	Mesure de la pression artérielle	Connaître les méthodes de mesure de la PA (consultation, automesure, MAPA) et interpréter
A	Diagnostic positif	Évaluation initiale d'un patient hypertendu	Circonstances de découverte, interrogatoire, risque cardiovasculaire, examen clinique
A	Examens complémentaires	Examens complémentaires de première intention	Bilan biologique minimal, ECG
A	Suivi et/ou pronostic	Complications de l'HTA, retentissement sur les organes cibles	Neurosensorielles, cardio-vasculaires, rénales
A	Diagnostic positif	Connaître les signes d'orientation en faveur d'une HTA secondaire	Savoir mener l'examen clinique et prescrire les examens complémentaires permettant d'évoquer une HTA secondaire
A	Étiologies	Connaître les principales causes d'HTA secondaire	Néphropathies parenchymateuses, HTA réno-vasculaire, causes endocriniennes, coarctation de l'aorte…
B	Diagnostic positif	Connaître la démarche diagnostique en cas de suspicion d' HTA secondaire	Cinique, biologie, imagerie
A	Identifier une urgence	Reconnaître une urgence hypertensive et une HTA maligne	Définition d'une crise hypertensive et d'une urgence hypertensive
B	Définition	Définition d'une HTA résistante	Connaître les facteurs de résistance (non observance, sel, syndrome d'apnée du sommeil, médicaments ou substances hypertensive…)
A	Prise en charge	Connaître les objectifs de la consultation d'annonce	Intérêts et objectifs de la prise en charge, modification du style de vie, prise en charge des autres facteurs de risque
A	Prise en charge	Connaître la stratégie du traitement médicamenteux de l'HTA	Traitement initial, classes thérapeutiques, adaptation, surveillance, chiffres cible de PA
A	Prise en charge	Connaître les principaux effets indésirables et contre-indications des traitements anti-hypertenseurs	
B	Prise en charge	Connaître les situations cliniques particulières pouvant orienter le choix du traitement anti-hypertenseur	
A	Prise en charge	Connaître les particularités du traitement anti-hypertenseur du sujet âgé de plus de 80 ans	
B	Prise en charge	Prise en charge d'une urgence hypertensive	
B	Suivi et/ou pronostic	Plan de soins à long terme et modalités de suivi d'un patient hypertendu	Savoir évaluer l'efficacité du traitement, la tolérance au traitement et l'observance du patient
B	Prise en charge	Principes de prise en charge d'une HTA secondaire	HTA rénovasculaire et endocriniennes
A	Définition	Connaître la définition de l'HTA chez l'enfant et l'existence de normes pédiatriques	
A	Diagnostic positif	Mesure de la pression artérielle chez l'enfant	Connaître les indications de mesure de la PA chez l'enfant (examen systématique annuel après 3 ans, en cas de FDR) et en connaitre les modalités (brassards adaptés, abaques pour l'âge et le sexe
B	Étiologies	Connaître les principales causes d'HTA chez l'enfant	

I. Épidemiologie de l'HTA

A. Prévalence de l'HTA en France

- En France, environ 12 millions de patients sont traités pour une hypertension artérielle (HTA).
- La pression artérielle (PA) augmente avec l'âge, si bien que la prévalence de l'HTA augmente aussi significativement avec l'âge. Chez les assurés sociaux de plus de 35 ans, la prévalence de l'HTA atteint 30 %. 60 à 70 % des personnes de plus de 70 ans sont traitées pour HTA.
- La prévalence de l'HTA est associée à la consommation d'alcool, à l'index de masse corporelle (IMC), au diabète, au tabagisme et à un niveau socioéconomique plus bas.
- Dans la population, seulement 50 % des hypertendus sont au courant de leur HTA et parmi ceux-ci, 80 % sont traités. Parmi les hypertendus traités, 50 % sont contrôlés par le traitement (à la cible de 140/90 mmHg).

B. HTA et risque cardiovasculaire

- L'HTA est un facteur de risque cardiovasculaire et rénal majeur. Les maladies cardiovasculaires sont responsables d'environ 30 % de la mortalité globale dans les 2 sexes. La mortalité de cause ischémique coronarienne (8,0 %) devance celle des AVC (6,6 %).
- L'augmentation du risque de morbi-mortalité cardiovasculaire est directement corrélée à l'élévation de la PA dans les études épidémiologiques, selon une relation continue au-dessus de 115/75 mmHg.
- Depuis la fin des années 1960, la mortalité cardiovasculaire a progressivement diminué en France et dans l'ensemble des pays occidentaux. Cette diminution de la morbi-mortalité cardiovasculaire serait en partie attribuable aux mesures de prévention primaire (réduction de certains facteurs de risque dont le traitement de l'hypertension artérielle et de l'hypercholestérolémie) et secondaire (interventions thérapeutiques à visée cardiovasculaire).

II. Définition de l'HTA (SFHTA/HAS 2016)

- **L'HTA est définie en consultation par une PA systolique ≥ 140 mmHg et/ou une PA diastolique ≥ 90 mmHg persistant dans le temps. Sur une seule consultation,** une PA ≥ 140/90 mmHg fait suspecter une HTA, mais est donc insuffisante pour l'affirmer.
- Le grade de l'HTA est défini en fonction des valeurs de PA mesurées au cabinet (tableau 1).
- Les valeurs normales de la PA en automesure tensionnelle (AMT) ou en mesure ambulatoire (MAPA) diffèrent de celles mesurées au cabinet médical : **L'HTA sera affirmée si l'AMT (ou la MAPA diurne) montre une PAS ≥ 135 mmHg ou une PAD ≥ 85 mmHg.**

Tableau 1 : **Niveau de PA au cabinet définissant l'HTA et les grades d'HTA**

Définitions	PA systolique	PA diastolique
HTA Grade 1 (légère)	140-159 mmHg	et/ou 90-99 mmHg
HTA Grade 2 (modérée)	160-179 mmHg	et/ou 100-109 mmHg
HTA Grade 3 (sévère)	> 180 mmHg	et/ou > 110 mmHg

III. Mesure de la pression arterielle (SFHTA 2018)

A. Mesure de la PA en consultation

- Pour la mesure au cabinet, il est recommandé de privilégier les **appareils électroniques validés**. Pour ces derniers, un appareil utilisant un brassard est préférable à un appareil au poignet. En cas de rythme cardiaque irrégulier, les valeurs obtenues par mesure automatisée peuvent être sujettes à caution.
- La mesure de la PA peut être réalisée en **position assise ou couchée**, sans parler et sans avoir fumé au préalable. Avant toute mesure de la PA, il est nécessaire d'observer un **repos de plusieurs minutes**. Le brassard doit être en position correcte au niveau du cœur. Il est recommandé de **répéter la mesure au cours de la consultation** (au moins 3 mesures, en retenant la moyenne des 2 dernières mesures).
- La première fois il est recommandé de **mesurer la PA aux 2 bras** pour dépister une asymétrie et de considérer le bras présentant la valeur la plus élevée (risque de sous-estimer la PA en cas de sténose artérielle d'amont).
- La mesure en position debout après 1 et 3 minutes d'orthostatisme dépiste l'**hypotension orthostatique (diminution de la PAS ≥ 20 mmHg et/ou de la PAD ≥ 10 mmHg)** et doit être pratiquée systématiquement lors du diagnostic de l'HTA ou du suivi chez le malade diabétique, âgé, polymédicamenté ou lorsque la clinique est évocatrice.

B. Mesure de la PA en dehors de la consultation (AMT, MAPA)

- Il est recommandé de mesurer la PA en dehors du cabinet médical pour confirmer l'HTA avant le début du traitement anti-hypertenseur médicamenteux sauf en cas d'HTA sévère en consultation (PA ≥ 180/110 mmHg), avant de modifier le traitement, en cas de suspicion d'HTA résistante pour éliminer une HTA blouse blanche, ou avant une consultation de suivi de l'HTA.
- Il existe 2 techniques de mesure de la PA en dehors du cabinet :
  - **L'automesure tensionnelle (AMT)** : les mesures sont recommandées en position assise avec **trois mesures le matin au lever, trois mesures le soir avant le coucher, trois jours de suite (règle des 3)**, les mesures étant espacées de quelques minutes. L'AMT est pratique et particulièrement adaptée à la prise en charge ambulatoire. Elle favorise le suivi et l'implication du patient dans sa prise en charge. Un professionnel de santé doit au préalable faire au patient une démonstration d'AMT. Les valeurs normales de l'AMT sont PAS < 135 mmHg et PAD < 85 mmHg.
  - **La Mesure Ambulatoire de la PA (MAPA) : mesures répétées de la PA par un appareil automatique portable sur 24 heures, à intervalles réguliers**. La **MAPA est utile** dans les situations suivantes : en cas de discordance entre la PA au cabinet médical et en AMT, pour confirmer une HTA en l'absence d'AMT, pour rechercher une HTA nocturne devant la constatation d'une PA normale et d'une atteinte des organes cibles (hypertrophie ventriculaire gauche, albuminurie élevée), en cas de variabilité tensionnelle importante ou de suspicion d'hypotension artérielle. Les valeurs normales de PA moyenne de la MAPA sont : PAS < 130 mmHg et PAD < 80 mmHg sur 24 h, PAS < 135 mmHg et PAD < 85 mmHg le jour et PAS < 120 mmHg et PAD < 70 mmHg la nuit.
- L'AMT et la MAPA permettent de **diagnostiquer l'HTA blouse blanche** (PA élevée au cabinet médical et normale en dehors). Elle ne justifie généralement pas de traitement antihypertenseur mais des règles hygiéno-diététiques compte tenu du risque élevé d'évolution vers une HTA permanente. Une surveillance tensionnelle annuelle sera réalisée dans ce cadre.
- Une **HTA masquée** est définie par une PA normale au cabinet médical associée à une PA élevée en dehors (AMT ou MAPA). Elle est moins fréquente que l'HTA blouse blanche et concerne surtout l'hypertendu traité.

IV. Bases physiopathologiques

- La physiopathologie de l'HTA implique un ou plusieurs mécanismes contribuant ensemble à une élévation de la pression artérielle :
  - Rétention sodée (insuffisance rénale, activation du système rénine angiotensine aldostérone, hypercorticisme,...)
  - Vasoconstriction (activation du système nerveux sympathique, catécholamines, angiotensine,...)
  - Rigidité artérielle (majorée avec l'âge, responsable principalement d'une élévation de la PA systolique)

V. Évaluation initiale d'un patient hypertendu

A. Interrogatoire

- Préciser les circonstances de découverte : découverte fortuite, céphalées, complication aiguë, atteinte d'organe cible,...
- Recherche d'antécédents contribuant au risque cardiovasculaire
- Recherche de symptômes, d'antécédents ou de prise de toxiques orientant vers une HTA secondaire (cf. *infra*)

B. Examen clinique

- **L'examen clinique** recherche les facteurs provoquant ou aggravant une HTA
  - Mesure du p$oids et de la taille pour le calcul de l'IMC et du tour de taille
  - Mesure de la PA (Cf. *supra*)
  - Recherche de signe d'hyperhydratation extracellulaire et d'insuffisance cardiaque,
  - Recherche d'un gros rein au palper bimanuel (hydronéphrose, polykystose),
  - Recherche de signes en faveur d'une anomalie endocrinienne (Cushing, hyperthyroïdie, acromégalie)
  - Palpation des pouls périphériques et recherche d'un souffle péri ombilical ou lombaire (recherche d'une artériopathie périphérique, d'une coarctation de l'aorte et d'une sténose de l'artère rénale).

C. Examens complémentaires de première intention (SFHTA/HAS 2016)

- **Les objectifs de l'évaluation paraclinique** initiale d'un patient hypertendu sont :

1. **Rechercher une étiologie à l'HTA**
   - **Créatininémie** et estimation du débit de filtration glomérulaire (CKD-EPI) ;
   - **Recherche d'une protéinurie, quelle que soit la méthode (bandelette urinaire ou rapport protéinurie/créatininurie, le dosage de l'albuminurie ne se justifiant pas chez l'hypertendu, sauf s'il est diabétique non protéinurique)**.
   - **Kaliémie** (prélèvement sanguin sans serrer le poing et sans garrot prolongé) et natrémie. Une **hypokaliémie**, une insuffisance rénale et/ou une protéinurie doivent faire suspecter une HTA secondaire.
2. **Évaluer le risque cardiovasculaire (Cf. *infra*)**
   - **Glycémie à jeun,**
   - **Anomalie lipidique (EAL) à jeun : cholestérol total et HDL, triglycérides,** avec calcul du cholestérol **LDL** par la formule de Friedewald ;
3. **Évaluer le retentissement cardiaque de l'HTA**
   - **Électrocardiogramme** de repos.

VI. Risque cardiovasculaire et complications de l'HTA

Le risque CV est la probabilité de survenue chez une personne d'un événement CV majeur (décès CV, infarctus, AVC) sur une période donnée. L'évaluation du risque CV prend en compte le niveau de PA, l'association à d'autres facteurs de risque, l'existence d'atteinte infra-clinique des organes cibles, d'une insuffisance rénale chronique indépendamment de sa cause et/ou l'existence d'une complication cardiovasculaire (tableau 2). L'importance du risque CV global permet d'adapter la prise en charge thérapeutique.

Selon les recommandations HAS 2017, entre 40 et 65 ans l'évaluation du niveau de risque CV doit reposer sur l'outil SCORE (tableau 3), mais cette méthode est moins utilisée en pratique que la méthode classique (tableau 2). Le SCORE évalue le risque à 10 ans de décès cardiovasculaire en fonction du sexe, de l'âge (entre 40 et 65 ans), du statut tabagique, de la pression artérielle systolique et de la concentration de cholestérol total. Il est accessible en ligne via *http://www.heartscore.org/fr_FR/access*.

- **Complications de l'HTA : atteinte des organes cibles**
  - hypertrophie ventriculaire gauche. L'échocardiographie est réservée au patient hypertendu symptomatique (douleurs thoraciques, dyspnée d'effort) ou ayant un souffle cardiaque ou encore en cas d'anomalie de l'électrocardiogramme (troubles de la repolarisation, bloc de branche gauche)
  - excrétion urinaire d'albumine anormale (micro-albuminurie : 30-300 mg/j, mais dosage non recommandé en dehors du diabète
  - le fond d'œil n'est généralement pas indiqué en dehors des urgences hypertensives
- **Facteurs de risque classiquement utilisés pour estimer le risque CV global**
  - **âge** (> 50 ans chez l'homme et 60 ans chez la femme)
  - **tabagisme** (en cours ou arrêté depuis moins de 3 ans)
  - **antécédents familiaux d'accident cardiovasculaire précoce**
    - infarctus du myocarde ou de mort subite avant 55 ans chez le père ou un autre parent masculin du 1er degré
    - infarctus du myocarde ou de mort subite avant 65 ans chez la mère ou une parente du 1er degré
    - AVC précoce < 45 ans
  - **diabète** (traité ou pas)
  - **dyslipidémie**
    - LDL cholestérol > 1,60 g/L (4,1 mmol/L)
    - HDL cholestérol ≤ 0,40 g/L (1 mmol/L) quel que soit le sexe
- **Maladies cardiovasculaires et rénales associées**
  - insuffisance rénale (DFG estimé < 60 ml/min), ou protéinurie > 500 mg/j
  - accident vasculaire cérébral (AVC ou AIT)
  - ischémie coronarienne
  - artériopathie oblitérante des membres inférieurs

Tableau 2 : **Stratification classique du risque cardiovasculaire**

	HTA légère	HTA modérée	HTA sévère
0 FR	Risque faible	Risque moyen	Risque élevé
1-2 FR	Risque moyen	Risque moyen	Risque élevé
3 FR ou diabète ou atteinte d'un organe-cible	Risque élevé	Risque élevé	Risque élevé
Maladie CV* ou rénale**	Risque très élevé	Risque très élevé	Risque très élevé

FR = facteur de risque cardiovasculaire.

*maladie CV = ATCD d'AVC, ins. coronaire, artériopathie.

**atteinte rénale = protéinurie > 500 mg/j ou insuffisance rénale (DFG estimé < 60 ml/min/1,73 m²).

Tableau 3 : **Stratification du risque cardiovasculaire selon SCORE (HAS 2017)**

	Risque de décès d'origine cardiovasculaire à 10 ans
Faible	SCORE < 1 %
Modéré	1 % ≤ SCORE ≤ 5 %
	Diabète < 40 ans sans autre FR ni atteinte d'organe cible
Élevé	5 % ≤ SCORE ≤ 10 %
	Diabète < 40 ans avec au moins un FR ou atteinte d'organe cible ≥ 40 ans sans FR ni atteinte d'organe cible
	Insuffisance rénale chronique stade 3
	HTA ≥ 180/110 mmHg
Très élevé	SCORE ≥ 10 %
	Diabète ≥ 40 ans avec au moins un FR ou atteinte d'organe cible
	Insuffisance rénale chronique ≥ stade 4
	Maladie CV documentée (prévention secondaire)

FR = facteur de risque cardiovasculaire.

SCORE calculable en ligne ou par application disponible via *http://www.heartscore.org/fr_FR/access*

VII. Recherche d'une HTA secondaire (SFHTA/HAS 2016)

- La liste des causes identifiables d'HTA est longue mais leur fréquence dans la population générale des patients hypertendus est faible, inférieure à 10 %.
- Eléments orientant vers une HTA secondaire :
  - L'interrogatoire, l'examen clinique ou les examens systématiques recommandés apportent une **orientation étiologique** (tableau 4),
  - HTA du **sujet jeune**,
  - Association HTA + **hypokaliémie** (ou kaliémie limite basse à plusieurs reprises),
  - **HTA d'emblée sévère** (PAS > 180 ou PAS > 110 mmHg),
  - **HTA résistante** (PA ≥ 140/90 malgré une trithérapie comportant un diurétique thiazidique),

- ***Principales causes d'HTA secondaires (liste non exhaustive) :***
  - **obésité** (index de masse corporelle > 30 kg/m²) abdominale (périmètre > 102 cm chez l'homme, 88 cm chez la femme),
  - **syndrome d'apnées du sommeil,**
  - **consommation excessive d'alcool** (plus de 3 verres de vin par jour chez l'homme et 2 verres par jour chez la femme),
  - **HTA médicamenteuses** (contraception, glucocorticoïdes, AINS, sympathomimétiques, anticalcineurines,...) ;
  - **maladies rénales et insuffisance rénale,**
  - **sténose de l'artère rénale** athéromateuse ou par dysplasie fibromusculaire,
  - **HTA toxique** (réglisse, ectasy, amphétamine, cocaïne, AINS,...)
  - **hyperminéralocorticisme** et syndromes apparentés : une hypokaliémie d'origine rénale peut être observée (avec kaliurèse supérieure à 30 mmol/24 h). L'association HTA + hypokaliémie est alors la conséquence de l'activation conjointe de la réabsorption de Na (HTA) et de la sécrétion de K (hypokaliémie) par la cellule principale du canal collecteur. Les causes de ce tableau spécifique peuvent être :
    - hyperminéralocorticisme primaire (aldostérone élevée, rénine basse) : adénome de Conn ou hyperplasie bilatérale des surrénales,
    - hyperaldostéronisme secondaire (aldostérone et rénine élevées) : sténose des artères rénales, HTA maligne,
    - pseudohyperaldostéronisme (aldostérone et rénine basses) : Cushing, prise de réglisse (glycyrrhizine)
  - **coarctation de l'aorte**
  - **phéochromocytome**

Tableau 4 : **Principales situations orientant vers une cause spécifique d'HTA**

Contexte	Causes potentielles
HTA chez l'adulte jeune, ou l'adolescent, protéinurie, hématurie, insuffisance rénale	Néphropathies
• HTA chez l'adulte jeune ou l'adolescent, HTA résistante, OAP flash, athéromatose diffuse, asymétrie de taille des reins, IRA sous IEC ou ARA2 • Hypokaliémie d'origine rénale	Sténose de l'artère rénale
Hypokaliémie spontanée ou induite d'origine rénale, HTA résistante	Hyperminéralocorticisme (hyperaldostéronisme primitif surtout)
Hypersomnie diurne, asthénie matinale, élévation nocturne de la PA, céphalées, surpoids, ronchopathie, pauses respiratoires nocturnes. HTA résistante	Syndrome d'apnées obstructives du sommeil
Triade « céphalées + sueurs + palpitations »	Phéochromocytome

VIII. Urgences hypertensives, HTA maligne

A. **Définition** (selon ESH/ESC 2013)

- **Urgences hypertensives : PAS > 180 ou PAD > 120 avec atteinte d'organe cible**
- **HTA maligne : PA « très élevée » avec lésion ischémique d'organes cibles**

B. Raisonnement devant une PAS > 180 mmHg et principes de prise en charge

1. En l'absence de souffrance viscérale

Repos, surveillance, majoration traitement PO

2. En cas de signes neurologiques focaux

- Une imagerie par TDM ou IRM doit être obtenue en urgence :
  - si l'imagerie documente un AVC hémorragique : faire baisser la PA
  - si l'imagerie documente un AVC ischémique : baisser la PA si > 220/120 (15-25 % en 24 h), ou si PA > 185/110 et une thrombolyse est envisagée

3. Certaines souffrances viscérales imposent un transfert en unité spécialisée

- Dissection aortique : chirurgie cardiovasculaire
- Éclampsie : maternité de niveau 3
- Syndrome coronarien aigu : USIC

4. HTA maligne

- En cas d'œdème aigu pulmonaire : furosémide et nitrés IV
- En cas d'insuffisance rénale aiguë, et/ou encéphalopathie modérée, et/ou FO III/IV : réhydratation salé isotonique et antihypertenseur IV avec comme objectif une baisse de la PA de 25 % les 1res heures.

IX. HTA résistante

A. Définition (selon SFHTA 2016)

- Une HTA est définie comme résistante en cas de persistance de la PA ≥ 140/90 mmHg (PAS ≥ 140 et/ou PAD ≥ 90), malgré un traitement pharmacologique associant au moins 3 classes thérapeutiques à dose optimisée dont 1 diurétique thiazidique (ou diurétique de l'anse si altération marquée de la fonction rénale), un bloqueurs du SRA et un inhibiteur calcique associés à des mesures hygiéno-diététiques et confirmation par une mesure en ambulatoire (AMT ou MAPA).

B. Facteurs de résistance

- Mauvaise observance des traitements : mettre en place des stratégies adaptées à chacun permettant d'évaluer et d'améliorer l'observance (simplification du schéma thérapeutique, arrêt des traitements mal tolérés, usage de piluliers, favoriser l'usage de l'automesure tensionnelle, l'éducation thérapeutique).
- Cause iatrogène (stéroïdes, anti-inflammatoires, contraceptifs oraux, etc.) ;
- Consommation d'alcool excessive ;
- Syndrome d'apnées obstructives du sommeil ;
- Surcharge volémique, rétention hydrosodée liée à une insuffisance rénale, une consommation de sel excessive, des doses de diurétiques inadaptées ;
- Doses inadéquates des anti-hypertenseurs ou combinaison non synergiques ;
- Erreur de mesure de la PA, par exemple brassard non adapté à la taille du bras du patient (pseudo résistance).

X. Consultation d'information et d'annonce de l'HTA (SFHTA/HAS 2016)

- La consultation d'annonce a pour objectifs d'informer le patient sur sa maladie hypertensive et sa prise en charge, en abordant successivement 10 points suivants:
  1. Définition de l'HTA
  2. Origine de l'HTA
  3. Conséquences de l'HTA
  4. Réversibilité du risque attribuable à l'HTA
  5. Moyens thérapeutiques médicamenteux et non médicamenteux
  6. Schémas thérapeutiques
  7. Temporalité des traitements
  8. Objectifs du traitement
  9. Balance décisionnelle du patient
  10. Approfondissement de points mal compris
- La modification du style de vie par des mesures hygiéno-diététiques est recommandée chez tous les patients hypertendus, quel que soit le niveau tensionnel, avec ou sans traitement pharmacologique associé. Ces mesures permettent de réduire la valeur de la PAS de 5 à 15 mmHg et la PAD de 3 à 7 mmHg. Ces mesures hygiéno-diététiques doivent être abordées au cours de la consultation d'annonce et comprennent:
  - **l'arrêt du tabac** associé si besoin à un accompagnement au sevrage tabagique (ne réduit pas la PA, mais réduit le risque cardiovasculaire);
  - **une réduction du poids** en cas de surcharge pondérale ou d'obésité, de façon à maintenir l'IMC en dessous de 25 kg/m^2;
  - la pratique d'une **activité physique** régulière d'au moins 30 minutes/jour 3 fois par semaine;
  - la normalisation de la **consommation en chlorure de sodium** aux alentours de 6 g/jour de NaCl (soit une natriurèse de 100 mmol/24 heures, 1 g de NaCl = 17 mmol de Na);
  - la limitation de la consommation d'alcool à moins de 3 verres de vin ou équivalent par jour chez l'homme et 2 verres de vin ou équivalent par jour chez la femme;
  - un **régime alimentaire de type méditerranéen** riche en fruits et légumes (fibres) et pauvre en graisses totales et saturées.

XI. Stratégie de traitement medicamenteux (SFHTA/HAS 2016)

A. Traitement initial

- Privilégier les classes d'antihypertenseurs qui ont démontré une prévention des complications cardiovasculaires chez les hypertendus (Cf. item dédié) (RANG A)
  - Par ordre d'ancienneté, il s'agit des diurétiques thiazidiques, des antagonistes calciques, des inhibiteurs de l'enzyme de conversion (IEC) et des antagonistes des récepteurs AT1 de l'angiotensine II (ARA2).
  - Les bétabloquants peuvent être utilisés comme antihypertenseurs mais ils apparaissent moins efficaces que les autres classes pour la prévention des accidents vasculaires cérébraux.

- Individualiser le choix du premier traitement antihypertenseur
  - Le choix d'une classe thérapeutique ou d'une association thérapeutique, sera adapté à chaque patient en fonction :
    - de l'existence de comorbidité pouvant justifier (indications préférentielles, tableau 5) ou contre-indiquer certains antihypertenseurs ;
    - de l'efficacité de la tolérance des médicaments déjà pris par le patient ;
    - du coût du traitement et de sa surveillance.
  - L'initiation du traitement antihypertenseur par un ARA2 ou un IEC est associée à une persistance plus élevée que l'initiation du traitement par un diurétique ou par un bétabloquant, pour des raisons à la fois d'efficacité et de tolérance ; les antagonistes calciques étant en position intermédiaire.
  - Chez le patient diabétique à partir du stade de micro-albuminurie et l'hypertendu non diabétique avec protéinurie, débuter au choix par un IEC ou un ARA2.
  - Chez les patients noirs et chez le sujet âgé, l'HTA apparaît plus sensible aux diurétiques et aux bloqueurs des canaux calciques, qu'aux bloqueurs du système rénine angiotensine ou aux β-bloqueurs.
  - Au sein d'une même classe, il existe des différences pharmacologiques entre les médicaments qui ont des conséquences sur l'efficacité et la tolérance.
  - Privilégier les médicaments dont la durée d'action permet une prise par jour.
  - Les médicaments antihypertenseurs génériques commercialisés en France ont une efficacité antihypertensive comparable aux produits princeps.

Tableau 5 : **Indications préférentielles du traitement anti-hypertenseur en cas d'HTA compliquée (SFHTA/HAS 2016)**

Contexte	Indications préférentielles
Diabète à partir du stade microalbuminurie	IEC ou ARA2
Insuffisance rénale et/ou protéinurie	IEC ou ARA2
Coronaropathie	IEC, Béta bloquant
Insuffisance cardiaque	IEC (ARA2 si intolérance), BB ayant l'AMM dans cette indication, Diurétiques
ATCD d'AVC	Diurétique thiazidique, IEC (ARA2 si intolérance), Inhibiturs calciques

B. Surveillance et adaptation du traitement

- Les visites au cabinet médical doivent être mensuelles, jusqu'à l'obtention de l'objectif tensionnel.
- **L'objectif tensionnel, y compris chez les diabétiques et les patients avec maladies rénales, est d'obtenir une pression artérielle systolique en consultation comprise entre 130 et 139 mmHg et une pression artérielle diastolique inférieure à 90 mmHg,** confirmées par une mesure de la PA en dehors du cabinet médical (automesure tensionnelle ou MAPA diurne < 135/85 mmHg).
- En cas de réponse tensionnelle insuffisante à une monothérapie à dose optimale, une association d'anti-hypertenseurs avec un 2e médicament sera instaurée après un délai d'au moins 4 à 6 semaines. L'association d'anti-hypertenseurs pourra être instaurée dans un délai plus court chez les patients avec une :
  - PA > 180/110 mmHg, quel que soit le nombre de facteurs de risque cardiovasculaire associé ;
  - PA à 140-179/90-109 mmHg, et un risque cardiovasculaire élevé.

- Les associations préférentielles sont (figure 2) :
  - **diurétiques thiazidiques avec tous les autres (bloqueurs du système rénine angiotensine, inhibiteurs calciques ; β-bloquants à partir d'une trithérapie)** ;
  - **calcium-bloqueurs avec tous les autres (bloqueurs du système rénine angiotensine, diurétiques thiazidiques ; β-bloquants à partir d'une trithérapie)**.
  - Préférentiellement en un seul comprimé (**bithérapie fixe**), si la monothérapie ne permet pas le contrôle de la pression artérielle après un mois de traitement.
  - L'association IEC-ARA2 **est contre-indiquée**.
  - L'association bétabloquant-diurétique augmente le risque de diabète.
- Les autres classes d'anti-hypertenseurs (α-bloqueurs, anti-hypertenseurs centraux) n'ont pas démontré leur efficacité sur la morbi-mortalité cardiovasculaire dans des essais contrôlés et ne sont donc pas recommandées dans les phases initiales du traitement. Ces classes peuvent cependant aider à atteindre l'objectif tensionnel en cas d'effets indésirables des médicaments appartenant aux classes d'anti-hypertenseurs de première intention ou après le stade de quadrithérapie.
- Les médicaments antihypertenseurs peuvent parfois s'accompagner d'effets secondaires (Cf. item dédié). Ces effets secondaires sont réversibles à l'arrêt du traitement, et un autre antihypertenseur doit être prescrit.
- S'assurer de l'absence d'**hypotension orthostatique**, en particulier chez le sujet âgé, le patient insuffisant rénal ou le patient diabétique.
- Après chaque introduction ou adaptation posologique des bloqueurs du système rénine angiotensine et/ou des diurétiques, ou après un événement intercurrent, il est recommandé de réaliser un **ionogramme sanguin avec créatininémie** et débit de filtration glomérulaire estimé.
- **Les diurétiques, IEC et ARA2 doivent être arrêtés transitoirement en cas de situation de déshydratation.**

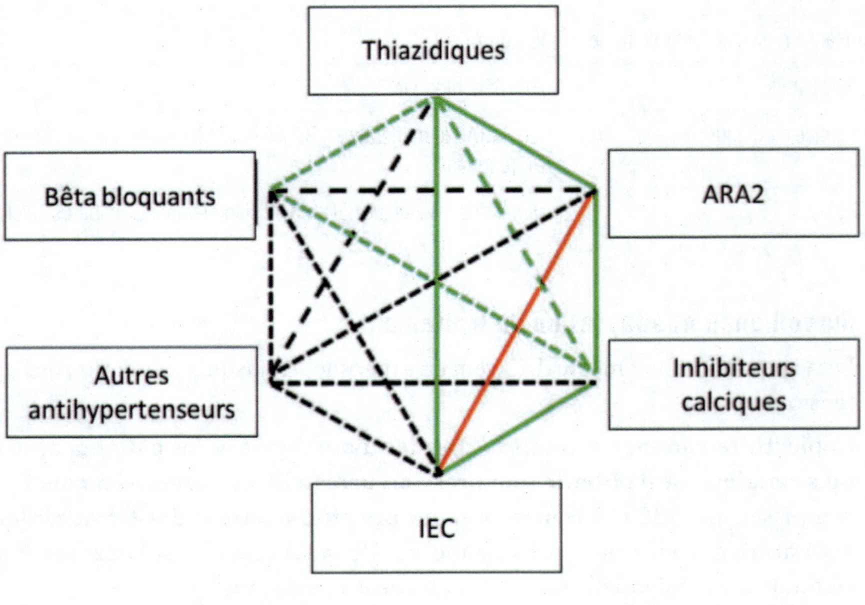

Figure 1. **Associations possibles d'anti-hypertenseurs**

En trait vert continu les associations préférentielles, en rouge l'association contre-indiquée (d'après ESH 2013).

C. Particularités chez le patient âgé de plus de 80 ans (SFHTA/HAS 2016)

- Fixer un objectif de pression artérielle systolique < 150 mmHg, sans hypotension orthostatique,
- Ne pas dépasser la prescription de plus de trois antihypertenseurs,
- Évaluer les fonctions cognitives (au moyen du test MMSE) qui peuvent impacter, en outre, l'adhésion thérapeutique.

XII. Plan de soin a long terme après 6 mois (SFHTA/HAS 2016)

A. En cas d'HTA non contrôlée à 6 mois

1. **Vérifier la prescription d'une trithérapie antihypertensive à posologie optimale : bloqueur du système rénine-angiotensine + diurétique thiazidique + antagoniste calcique**
2. **Dépister les facteurs de résistance (Cf. *supra*)**
3. **Favoriser la pratique de l'automesure tensionnelle (systématique en cas de PA non contrôlée à 6 mois)**
   - Réaliser 3 mesures en position assise, le matin au petit-déjeuner, le soir avant le coucher, 3 jours de suite, les mesures étant espacées de quelques minutes.
   - Réaliser une série d'automesure à présenter au médecin lors de la consultation.
   - Le bon usage de l'automesure favorise l'alliance thérapeutique.
4. **Après vérification de tous ces éléments, demander un avis auprès d'un spécialiste de l'HTA afin de rechercher une HTA secondaire et/ou de proposer d'autres associations de médicaments antihypertenseurs**

B. En cas d'HTA contrôlée

- Prévoir une visite auprès du médecin traitant tous les 3 à 6 mois,
  - évaluant le niveau tensionnel (favoriser l'automesure tensionnelle), les symptômes, et recherchant une complication cardiovasculaire,
  - rappelant les buts du traitement,
  - fixant les objectifs personnalisés et atteignables à moyen terme,
  - encourageant le suivi des traitements (renforcement positif) et évaluant leur tolérance,
  - assurant le dépistage et le suivi médical des comorbidités, notamment chez les diabétiques et les insuffisants rénaux,
  - comportant un contrôle biologique annuel, avec ionogramme sanguin, créatininémie et débit de filtration glomérulaire estimé, ou plus fréquemment en cas de comorbidités, en particulier d'insuffisance rénale ou d'événement la favorisant (en particulier déshydratation).

XIII. Principes de prise en charge d'une hta secondaire renovasculaire ou endocrinienne

A. HTA rénovasculaires

- La sténose de l'artère rénale est fréquente en particulier chez **les sujets âgés et/ou athéromateux** ou encore **diabétiques de type 2**. La sténose de l'artère rénale doit être suspectée dans les situations suivantes :
  - **HTA de début précoce** avant 30 ans notamment chez la jeune femme (évocatrice de dysplasie fibromusculaire) ;
  - **HTA résistante** au traitement ;
  - **HTA associée à une hypokaliémie d'origine rénale (avec kaliurèse supérieure à 30 mmol/24 h)** ;
  - **un contexte athéromateux symptomatique** (carotide, coronaire, membres inférieurs) et/ou un souffle abdominal ;
  - OAP récidivant avec fonction ventriculaire gauche préservée (définissant « ***l'OAP flash*** ») ;
  - **insuffisance rénale chronique** même modérée sans syndrome urinaire ou insuffisance rénale aiguë précipitée par un traitement bloqueur du système rénine angiotensine.

Les examens utiles au diagnostic de sténose de l'artère rénale et leur traitement (angioplastie +/– stent, chirurgie) sont détaillés dans l'item dédié (Néphropathies vasculaires).

B. Hyperminéralocorticisme primitif

- Il s'agit le plus souvent d'un hyperaldostéronisme primaire, lié à une hyperproduction d'aldostérone à partir de la zone glomérulée de la corticosurrénale. Dans 1/3 des cas, on retrouve au scanner un **adénome surrénalien**, dans 1/3 des cas une **hyperplasie uni ou bilatérale** des surrénales et dans 1/3 des cas, le scanner est normal
- Le diagnostic est généralement évoqué devant :
  - une **hypokaliémie** (K+ < 3,9 mmol/L sans diurétique ou < 3,6 chez un patient traité par diurétique) avec une kaliurèse conservée (> 30 mmol/24 h) ;
  - une HTA chez un sujet jeune (< 40 ans) ;
  - une HTA sévère ou résistante malgré une thérapeutique bien conduite.
  - un retentissement disproportionné sur les organes cibles
  - un incidentalome surrénalien
- Il est nécessaire de doser la kaliémie chez tout hypertendu avant l'institution du traitement. On insiste sur la fréquence des formes normokaliémiques (50 %) ou démasquées par un traitement diurétique.
- Les manifestations cliniques sont pauvres et peu spécifiques : asthénie, crampes musculaires, tétanie, polyurie, plutôt évocatrices d'une hypokaliémie sévère et prolongée.
- Le diagnostic d'hyperaldostéronisme primaire est biologique et repose en premier lieu sur l'élévation du rapport aldostérone plasmatique / rénine plasmatique associé à une aldostérone plasmatique augmentée. Ces dosages doivent être réalisés en conditions standardisées : le matin, plus de 2 h après le lever, en en position assise depuis 5 à 15 minutes, en régime normosodé, en normo-kaliémie et sous traitement anti-hypertenseur n'interférant pas avec le système rénine angiotensine aldostérone (sont privilégiés les alpha bloquants et les inhibiteurs calciques, idéalement non dihydropyridiniques). Chez les patients dont les résultats sont équivoques un test dynamique de confirmation est nécessaire (mesure de la freination de l'aldostérone après charge sodée intraveineuse) (Consensus SFE/SFHTA 2016).

- S'il existe un hyperaldostéronisme primaire mis en évidence, alors l'imagerie surrénalienne est justifiée : la recherche d'un adénome repose sur **l'imagerie par scanner ou IRM**. Il existe des faux négatifs, tous les adénomes n'étant pas hypodenses. Un tableau biologique typique associé à une image typique d'adénome latéralisé chez un sujet jeune (< 35 ans) doit faire proposer une surrénalectomie unilatérale. En cas d'imagerie atypique chez un sujet de moins de 35 ans ou d'une image surrénalienne unilatérale suggestive d'un adénome chez un patient de plus de 35 ans chez qui la chirurgie est possible (pas de contre-indication) et envisagée **un cathétérisme veineux sélectif** des veines surrénales pour rechercher une asymétrie sécrétoire (rapport aldostérone/cortisol dans les veines surrénales) est souvent nécessaire avant chirurgie. **L'adénome**, lésion unilatérale, bénéficie habituellement d'une **exérèse chirurgicale**, surrénalectomie par laparoscopie. Les autres cas sont traités médicalement, en première intention par un **antagoniste de l'aldostérone** (spironolactone, Aldactone® parfois à forte dose). Un diurétique épargneur potassique (amiloride) ou un antagoniste plus sélectif de l'aldostérone (éplérénone) peuvent être utilisés.

C. Syndrome de Cushing

- Le diagnostic est habituellement évident devant la présence d'autres signes cliniques évocateurs d'excès en cortisol. Il est plus difficile dans les hypercortisolismes frustes et repose sur le test de freination à la dexaméthasone et le dosage du cortisol libre urinaire des 24 heures.

D. Phéochromocytome

- Le phéochromocytome est une tumeur **très rare** (bénigne ou maligne) qui se développe dans la médullo-surrénale et libère des concentrations élevées d'adrénaline ou de noradrénaline.
- L'HTA typiquement évolue par paroxysmes, accompagnée de signes suggestifs d'orage adrénergique : **sueurs abondantes, céphalées pulsatiles, tachycardie** constituent une **triade symptomatique** hautement spécifique. Parfois s'y ajoutent des signes moins spécifiques : bouffées de chaleur, flush ou au contraire pâleur subite du visage, hypotension orthostatique ou encore sensation de striction thoracique. Une hyperglycémie, une hémoconcentration sont possibles.
- Le diagnostic repose sur le dosage des **métanéphrines** (provenant du métabolisme des catécholamines) **plasmatiques** ou **urinaires** des 24 heures. Les métanéphrines qui ont des demi-vies plus longues sont plus spécifiques que les catécholamines ou l'acide vanyl-mandilique urinaires (VMA). L'absence d'élévation des métanéphrines urinaires au décours d'une poussée tensionnelle permet d'exclure le diagnostic (Valeur prédictive négative 99 %).
- La tumeur surrénalienne est localisée par **l'imagerie scanner ou IRM ou** parfois la **scintigraphie au MIBG** (méthyl-iodo-benzyl-guanidine) se fixant électivement sur le tissu médullo-surrénalien.
- Le phéochromocytome peut parfois être en position ectopique, extrasurrénalienne (para-gangliome) (intérêt de la scintigraphie au MIBG) et/ou s'associer à d'autres tumeurs par exemple thyroïdienne ou parathyroïdienne dans le cadre d'un syndrome de néoplasie endocrinienne multiple (NEM) ou rénales et rétiniennes au cours d'une maladie de Von-Hippel-Lindau.
- Le traitement est chirurgical mais les phéochromocytomes en particulier malins peuvent récidiver.

XIV. HTA de l'enfant (collège de pédiatrie)

A. Définitions de l'HTA de l'enfant

- La pression artérielle augmente normalement avec l'âge. Des **abaques** en ligne (notamment celles du Baylor College of Medicine) permettent de calculer rapidement le percentile de la pression artérielle systolique et diastolique en fonction du sexe, de l'âge et de la taille. La **pression artérielle normale** est inférieure au 90e percentile.
- L'**hypertension artérielle** (HTA) chez l'enfant est définie par une mesure de pression artérielle (PA) **supérieure au 95e percentile (p)**, pour le sexe, l'âge et la taille de l'enfant

Tableau 6 : **Repères tensionnels simplifiés pour la détection d'une éventuelle HTA en fonction de l'âge (ordre d'idée pour information)**

Âge (années)	Pression artérielle (mm Hg)			
	Garçons		Filles	
	PAS	PAD	PAS	PAD
1	98	52	98	54
5	103	63	104	64
10	108	72	109	72
≥13	120	80	120	80

B. Mesure de la PA chez l'enfant

- **La PA doit être mesurée annuellement chez tout enfant à partir de l'âge de 3 ans** et à chaque consultation chez les enfants à risque (maladie rénale chronique, antécédent de coarctation de l'aorte, diabète, obésité, prise de traitement augmentant la PA) **ou en cas de signes d'appel cliniques tels que des céphalées, épistaxis, myodésopsies**, acouphènes, syndrome polyuro-polydipsique, cassure staturo-pondérale,....
- **Le brassard doit être adapté** au bras de l'enfant. Les appareils d'auto mesure peuvent être utilisés s'ils sont adaptés à la taille du poignet, ou du bras de l'enfant et calibrés régulièrement. La MAPA peut être utile pour évaluer la PA sur 24 heures.

C. Épidémiologie et causes de l'HTA chez l'enfant

- La **prévalence** de l'HTA chez l'enfant est estimée à 3,5 %. Contrairement à la population adulte, en pédiatrie, l'HTA est en règle secondaire et ce d'autant plus que l'enfant est jeune et l'HTA élevée (> 80 % de causes identifiées) et doit conduire à la réalisation d'un bilan étiologique extensif.
- Les étiologies principales sont :
  - **Rénales** (80 %) : **anomalies parenchymateuses** (glomérulopathies, polykystoses, toute maladie rénale chronique) et plus rarement réno-vasculaires (sténose de l'artère rénale...).
  - **Endocriniennes et tumorales** : obésité ++, hyperthyroïdie, neuroblastome, phéochromocytome...
  - **Toxique** : corticoïdes +++.
- Il y a lieu de demander chez tous les enfants et adolescents quelles que soient les données de l'examen clinique un ionogramme sanguin (kaliémie), une créatininémie, une analyse du sédiment urinaire sur 1res urines du matin (hématurie), un rapport protéinurie/créatininurie.
- L'échocardiographie est systématique notamment pour rechercher une HVG et dépister une coarctation isthmique de l'aorte ; l'écho-Doppler des artères rénales est en pratique assez systématiquement demandé car non invasif et non irradiant
- Une fois ces premiers examens demandés, la poursuite des explorations requiert l'avis du pédiatre.

Fiche flash - Synthèse

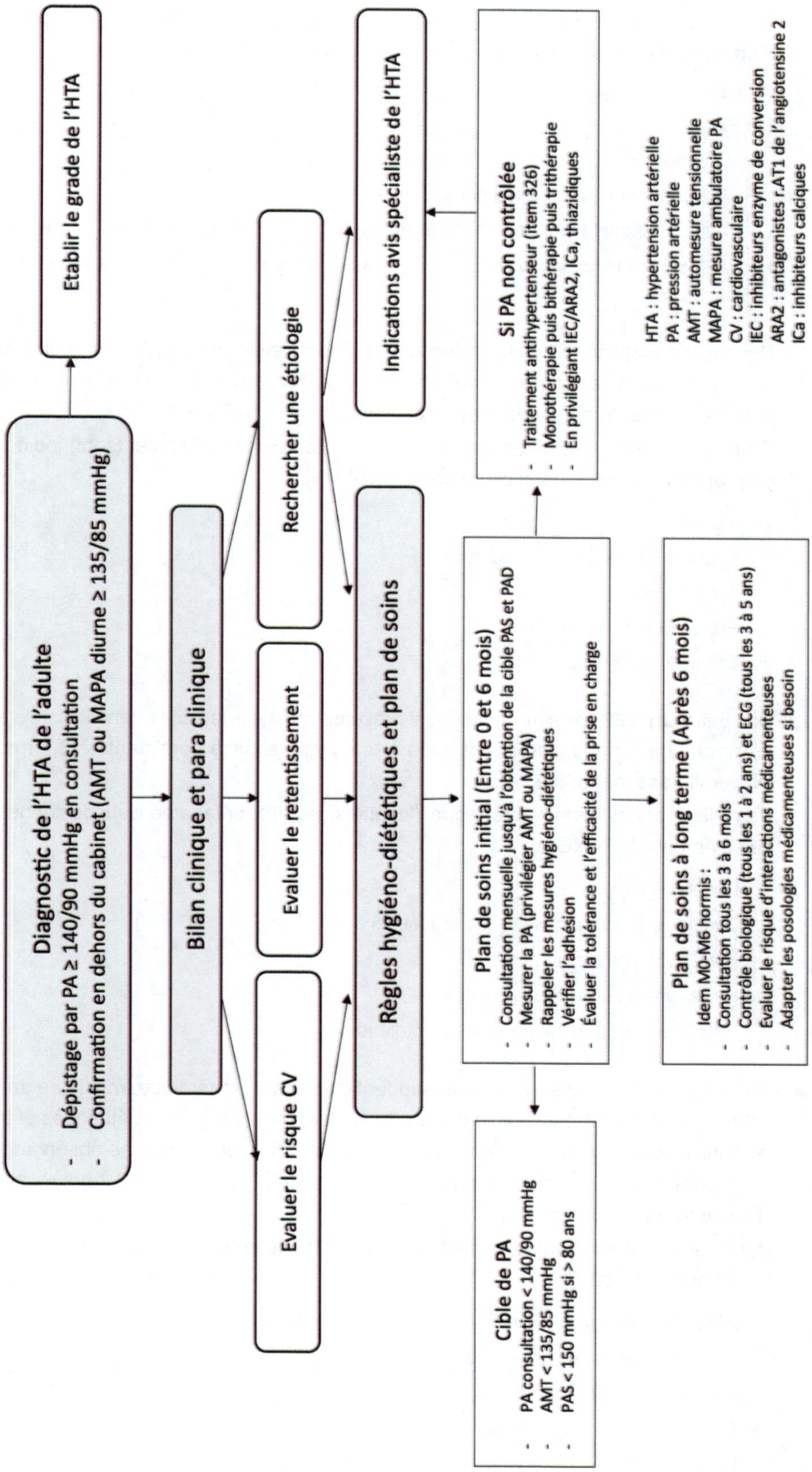

HTA DE L'ADULTE ET DE L'ENFANT – ITEM 224

▸ **Q1.** Suite à un déménagement vous êtes amené(e) à prendre en charge un patient de 60 ans, sans antécédent connu et qui ne prend aucun traitement. Lors de cette première consultation vous mesurez la pression artérielle dans des conditions conformes aux recommandations.

Parmi les propositions suivantes, laquelle (lesquelles) vous autorise (nt) à poser le diagnostic d'hypertension artérielle chez ce patient ? (RANG A)

A. PA 176/92 mmHg lors de la consultation
B. PA 158/82 mmHg lors de la consultation puis 134/82 mmHg en automesure tensionelle sur 3 jours
C. PA 142/98 mmHg lors de la consultation
D. PA 162/82 mmHg lors de la consultation puis 134/78 mmHg sur une MAPA des 24 h
E. PA 138/86 mmHg lors de la consultation puis 138/86 mmHg en automesure tensionelle sur 3 jours

▸ **Q2.** Devant une suspicion d'hypertension artérielle dépistée en consultation chez un patient de 52 ans vous recevez à nouveau le patient après réalisation d'un relevé d'automesure tensionnelle sur 3 jours montrant le résultat suivant : 156/96 mmHg.

Parmi les examens complémentaires suivants, lequel (lesquels) est (sont) indiqué(s) en première intention dans ce contexte ? (RANG A)

A. Kaliémie
B. Exploration d'anomalie lipidique
C. Échocardiographie
D. Recherche d'une protéinurie
E. Créatininémie

▸ **Q3.** Une patiente de 28 ans sans antécédent présente une hypertension artérielle persistante de grade 2 asymptomatique associée à une hypokaliémie persistante à 3,3 mmol/l avec kaliurèse inadaptée.

Parmi les diagnostics suivants, lequel (lesquels) faut-il prioritairement suspecter devant ces éléments ? (RANG A)

A. Phéochromocytome
B. Dysplasie fibromusculaire des artères rénales
C. Hyperaldostéronisme primaire
D. Hypertension artérielle essentielle
E. Prise d'anti-inflammatoires non stéroïdiens

▸ **Q4.** Une patiente de 55 ans avec un antécédent d'accident ischémique transitoire ancien est traitée pour HTA essentielle depuis 3 mois par règles hygiéno-diététiques et trandolapril 4 mg/j (inhibiteur de l'enzyme de conversion), avec une bonne observance et une bonne tolérance. Son automesure tensionnelle de contrôle sur 3 jours montre le résultat suivant : 138/86 mmHg.

Parmi les options suivantes, quelle(s) attitude(s) thérapeutique(s) est (sont) possible(s) à ce stade : (RANG A)

A. Ajout d'un antagoniste du récepteur AT1 de l'angiotensine 2
B. Ajout d'un diurétique de l'anse
C. Ajout d'un bêta bloquant
D. Ajout d'un inhibiteur calcique
E. Remplacement du trandolapril par un diurétique thiazidique

Chapitre 20

Items 23, 24 et 344

Grossesse normale - Complications vasculo-rénales de la grossesse

N° 23 Grossesse normale

N° 24 Principales complications de la grossesse

N° 344 Prise en charge d'une patiente atteinte de pré-éclampsie

OBJECTIFS

- Diagnostiquer une grossesse et connaître les modifications physiologiques l'accompagnant = connaître l'adaptation rénale physiologique (hémodynamique rénale, fonctions tubulaires, volémie et équilibre tensionnel) au cours de la grossesse normale
- Diagnostiquer et connaître les principes de prévention et de prise en charge des principales complications de la grossesse = HTA gravidique
- Diagnostiquer une pré-éclampsie, principes thérapeutiques (posologies) (et surveillance)
- Connaître et prévenir les complications de la pré-éclampsie (dont les causes d'insuffisance rénale aiguë compliquant une grossesse)

Chapitre consensuel avec collège de Gynécologie-Obstétrique

Le néphrologue est parfois consulté à la demande des obstétriciens pour la prise en charge de l'hypertension artérielle (HTA) au cours de la grossesse, ou pour une complication rénale (insuffisance rénale aiguë par exemple), et surtout pour la consultation du post-partum d'une grossesse compliquée de pré-éclampsie.

L'HTA gravidique est une complication fréquente puisqu'elle survient chez 10 à 15 % des femmes nullipares et chez 2 à 5 % des femmes multipares. La pré-éclampsie, elle, touche environ 2 % des femmes en France (4 % des primipares).

Rang	Rubrique	Intitulé	Descriptif
Item 23	**Grossesse normale**		
A	Éléments physiopathologiques	Connaître les modifications physiologiques au cours de la grossesse	Connaître les modifications anatomiques, physiologiques et biologiques dues à la grossesse
A	Diagnostic positif	Savoir reconnaître les principales complication de la grossesses et savoir orienter les femmes vers le recours adapté	Métrorragies, HTA, Diabète gesta, protéinurie, oedeme, CU, RCIU, absence de MA
Item 24	**Principales complications de la grossesse**		
A	Définition	Connaître la définition de l'HTA gravidique	Savoir les seuils de Pression artérielle et de protéinurie
B	Prévalence, épidémiologie	Connaître la fréquence de l'HTAg	
B	Examens complémentaires	Savoir prescrire et interpréter les examens complémentaires en cas d'HTA gravidique	Savoir interpréter un ratio Albumine/créatinine urinaire pour éliminer une pré-éclampsie, une élévation de la créatinine chez une femme enceinte, savoir demander des exemns obstétriocaux visant à évaluer le développement fœtal
A	Suivi et/ou pronostic	Connaître les complications de l'HTAg	Complications associées à l'HTAg
A	Suivi et/ou pronostic	Connaître les éléments de sevérité	Critères de sévérité
B	Prise en charge	Savoir prescrire les mesures de repos et le traitement antihypertenseur chez une femme enceinte	Connaître les règles de prescription d'un traitement antihypertenseur en cas d'HTAg / connaître les cibles du traitement antihypertenseur chez une femme enceinte
B	Suivi et/ou pronostic	Savoir surveiller une HTAg	
B	Prise en charge	Conduite à tenir après l'accouchement en cas d'HTAg	
A	Prise en charge	Prévention lors des grossesses ultérieures	
B	Diagnostic positif	Connaître les complications à long terme de l'HTAg	
Item 344	**Prise en charge d'une patiente atteinte de pré-éclampsie**		
A	Définition	Connaître la définition de la pré-éclampsie	Savoir mesurer la PA artérielle chez la femme enceinte et connaîtres les éléments diagnostic de la pré-éclampsie
B	Éléments physiopathologiques	Connaître l'évolution naturelle et les complications maternelle et fœtales associées à la pré-éclampsie	Éclampsie, Complications hépatiques, Complications rénales, complications cardiovasculaires, troubles de l'hémostase, retard de croissance intra-utérin, prématurité, mort fœtale in utero
B	Prévalence, épidémiologie	Connaître l'incidence et les facteurs de risques de pré-éclampsie	Avant et en début de grossesse reprére les facteurs de risque de pré-éclampsie, Facteurs génétiques, immunologiques, physiologiques, pathologiques maternels, environnementaux et liés à la grossesse
A	Diagnostic positif	Connaître les complications de la pré-éclampsie	
A	Diagnostic	Connaître les éléments du bilan clinique d'une pré-éclampsie	
B	Examens complémentaires	Connaître les examens complémentaires à réaliser en première intention	En cas de pré-éclampsie, savoir prescrire les examens complémentaires à visée diagnostique
A	Identifier une urgence	Connaître les élements d'anamnèse permettant d'identifier un retentissement foetal de la pré-éclampsie	
B	Prise en charge	Connaître les principes de prise en charge de la pré-éclampsie	Hospitalisation dans une structure adaptée, modalités et objectifs du traitement anti-hypertenseurs, corticothérapie de maturation foetale
B	Prise en charge	Connaître les principes de prévention des complications de la pré-éclampsie	Modalité du traitement par sulfate de magnésium, surveillance de l'efficacité et de la tolérance du sulfate de magnésium
B	Suivi et/ou pronostic	Connaître les principes de la surveillance de la pré-éclampsie	Nécessité d'une surveillance rapprochée après l'extraction (OAP, HELLP, éclampsie), Suivi et/ou pronostic à court terme, Surveillance immédiatement après la naissance et dans les semaines qui suivent
B	Suivi et/ou pronostic	Connaître les éléments de prévention pour la grossesse suivante	Règles hygiéno-diététiques de prévention de la pré-éclampsie et traitements à proposer, Récidive fréquente de pré-éclampsie au cours des grossesses ultérieures, Aspirine 75 à 160 mg débutée entre 12 et 14 SA

I. Modifications physiologiques au cours de la grossesse normale

A. Modifications de la fonction rénale

- Au cours de la grossesse normale, le débit sanguin rénal et le débit de filtration glomérulaire (DFG) augmentent d'environ 40 %.
- Cette augmentation du DFG s'accompagne d'une baisse de la créatininémie et de l'uricémie.
- Une augmentation modérée de la protéinurie (< 300 mg/24 h) est également observée, liée à l'hyperfiltration dès le premier trimestre, et à la sécrétion du facteur anti-angiogénique sFlt1 après la 20e semaine d'aménorrhée.

B. Métabolisme rénal du sodium et de l'eau

- La grossesse est caractérisée par une rétention de sodium et d'eau.
- À la fin de la grossesse :
  - le bilan sodé est positif (+ 500 à 900 mmoles de sodium) ;
  - le bilan hydrique est positif (+ 6 à 8 litres d'eau) ;
  - la prise de poids totale incluant le fœtus est de 12 à 14 kg.

C. Effets de la grossesse sur la pression artérielle

- Au cours d'une grossesse normale le débit cardiaque augmente et la pression artérielle diminue.
- Cette diminution est liée à une vasodilatation périphérique.
- La baisse de la pression artérielle est constante au cours des 6 premiers mois. Au troisième trimestre, la pression artérielle remonte pour atteindre des valeurs identiques à celles observées avant la grossesse.

II. Les HTA de la grossesse

Définitions et physiopathologie

- Les critères d'HTA au cours de la grossesse sont les mêmes qu'en dehors de la grossesse : **PAS ≥ 140 mmHg et/ou PAD ≥ 90 mmHg**, à deux reprises, la femme étant en décubitus latéral gauche.
- L'HTA gravidique est définie par une HTA apparaissant après 20 semaines d'aménorrhée, sans protéinurie.
- La pré-éclampsie est définie par une HTA gravidique associée à une protéinurie > 300 mg/24 h, ou 30 mg/mmol de créatinine sur un échantillon urinaire (ou 300 mg/g de créatinine). La protéinurie est de profil glomérulaire, mais la définition de la protéinurie repose sur un seuil de protéinurie, et non d'albuminurie.
- La pré-éclampsie surajoutée est définie par une pré-éclampsie survenant chez une femme dont l'HTA préexistait à la grossesse (et qui développe une protéinurie après 20 SA).

Tableau 1 : **HTA au cours de la grossesse**

	Protéinurie ≤ 300 mg/24 h Ou < 30 mg/mmol de créatinine	**Protéinurie > 300 mg/24 h Ou > 30 mg/mmol de créatinine**
Pression artérielle normale avant la grossesse, élevée après 20 SA	HTA gravidique	Pré-éclampsie
HTA avant la grossesse	HTA chronique	Pré-éclampsie surajoutée

III. Les complications de la pré-éclampsie

A. Complications maternelles

1. L'éclampsie

- L'éclampsie se manifeste par des crises convulsives généralisées. Elle est souvent précédée des signes suivants :
  - céphalées rebelles aux traitements usuels
  - troubles visuels, comme un flash
  - ascension tensionnelle rapide et sévère (> 160/110 mmHg) ;

L'eclampsie peut survenir avant l'accouchement (seul stade où le traitement curatif est à instaurer en urgence), pendant l'accouchement, ou quelques heures ou jours après l'accouchement, justifiant une surveillance prolongée des pré-éclampsies.

2. Le syndrome HELLP

- C'est une microangiopathie thrombotique intra-hépatique, qui est définie par l'association suivante :
  - hémolyse (= **H** pour hemolysis) aiguë avec schizocytose ;
  - élévation des transaminases sans ictère (= **EL** pour « *elevated liver enzymes* »). Il s'y associe la survenue de douleurs en barre, épigastriques, ou de l'hypochondre droit, traduisant parfois la présence d'un hématome sous-capsulaire du foie ;
  - thrombopénie périphérique (= **LP** pour « *low platelet count* »), sans CIVD.

3. La CIVD (coagulation intra-vasculaire disséminée)

Une CIVD peut être présente dans les formes graves de pré-éclampsie, mais elle est rare, et souvent associée à une hémorragie (hématome rétro-placentaire, hémorragie du post-partum).

4. L'œdème pulmonaire

L'hyperhydratation extracellulaire peut être sévère (œdème pulmonaire) *a fortiori* en cas d'insuffisance rénale aiguë, d'hypertension artérielle sévère, ou de cardiopathie sous-jacente.

5. L'insuffisance rénale aiguë

- Elle aggrave le pronostic maternel.
- L'œdème pulmonaire est très fréquemment associé (50 % des cas).
- La biopsie rénale est rarement pratiquée. Les anomalies histologiques sont de deux types : nécrose tubulaire aiguë et lésions glomérulaires d'endothéliose (turgescence du cytoplasme endothélial). Des dépôts sous-endothéliaux de fibrine s'observent dans les cas les plus sévères, mais il n'y a pas de lésions de micro-angiopathie thrombotique (même au cours du HELLP : la microangiopathie thrombotique ne siège que dans le foie). Ces lésions sont réversibles.

6. L'hématome rétro-placentaire : douleur pelvienne, hémorragie, CIVD, état de choc,

B. Complications fœtales

- Les plus fréquentes sont :
  - le retard de croissance intra-utérine ;
  - la prématurité ;
  - la mort fœtale in utero.
- Elles sont recherchées systématiquement par :
  - échographie obstétricale : biométrie, score de Manning qui permet d'évaluer le bien-être fœtal : mouvements fœtaux, mouvements respiratoires fœtaux, tonus fœtal, rythme cardiaque fœtal, quantité de liquide amniotique ;
  - enregistrement Doppler explorant l'artère ombilicale, les artères cérébrales du fœtus, et les artères utérines
  - enregistrement du rythme cardiaque fœtal après 26 semaines.

IV. Traitement de l'HTA au cours de la grossesse

A. Traitement de l'HTA chronique chez une femme enceinte

Le tableau 3 indique les traitements anti-hypertenseurs autorisés pendant la grossesse. **Les inhibiteurs de l'enzyme de conversion et les antagonistes des récepteurs de l'angiotensine II sont formellement contre-indiqués** (malformations cardiaques et neurologiques, et toxicité fœtale : altération de la fonction rénale, oligo-amnios ; toxicité néonatale : hypotension, hyperkaliémie). Les diurétiques sont également contre-indiqués (aggravation de l'ischémie utéro-placentaire), sauf en cas d'insuffisance cardiaque.

Tableau 3 : **Traitements anti-hypertenseurs utilisables au cours de la grossesse**

Molécule	Posologie		Particularité
	Initiale	Maximale	
Alpha-methyldopa (Aldomet®, cp 250 mg et 500 mg)	2 × 250 mg/j	3 g/j	• Donné en première intention, depuis 50 ans • Innocuité fœtale +++
Labetalol (Trandate®, cp 200 mg)	2 × 200 mg/j	800 mg/j	• α et β-bloquant • Risque de bradycardie chronique fœtale
Nicardipine (Loxen®, cp 50 mg)	2 × 50 mg/j	150 mg/j	• Inhibiteur calcique • Risque de diminution brutale de la PA • Inhibiteur du travail
Clonidine (Catapressan®, cp 0,15 mg)	2 à 4 × 0,15 mg/j	1 mg/j	• Anti-hypertenseur central peu utilisé

B. Traitement de l'HTA gravidique et de la pré-éclampsie non compliquée

- Le traitement de l'HTA a pour seul objectif d'éviter les complications graves chez la mère ; il ne modifie pas la mortalité périnatale.
- Les traitements symptomatiques s'imposent dans tous les cas, mais **le seul traitement curatif reste la délivrance**, par voie basse ou par césarienne, en cas de pré-éclampsie.

La conférence de consensus de la Société Française d'Hypertension Artérielle a défini en 2015 des objectifs tensionnels modérés : PAS < 160 mmHg et PAD entre 85 et 100 mmHg, objectifs à atteindre progressivement ; attention, une baisse de pression artérielle trop rapide **peut causer une mort fœtale.**

- Mesures non médicamenteuses : repos, décubitus latéral gauche, régime normalement salé.
- Mesures médicamenteuses (tableau 3) : un carnet de suivi est recommandé pour optimiser la coordination des soins entre les différents soignants.

C. Traitement des formes graves de pré-éclampsie

1. Mesures urgentes

- Du fait du risque d'éclampsie et de la sévérité de l'HTA, il faut :
  - hospitaliser la patiente ;
  - débuter un traitement anti-hypertenseur par voie intraveineuse lorsque la pression artérielle systolique est supérieure à 160 et/ou la diastolique supérieure à 110 mmHg : nicardipine (1 à 6 mg/h) ou labétalol (0,1 mg/kg/h).

2. Surveillance du fœtus

Il faut rechercher les effets néonataux des anti-hypertenseurs (RCIU, hypotension artérielle, bradycardie), qui expliquent qu'on ne cherche pas à obtenir un « trop bon » contrôle de la PA chez une femme enceinte, mais seulement à l'abaisser sous le seuil de 160 mmHg pour la systolique et atteindre 85-100 mmHg pour la diastolique, pour mettre la mère à l'abri des complications citées plus haut, tout en prolongeant la grossesse (attitude « expectative »). Mais le **véritable traitement est l'extraction fœto-placentaire**, dont la décision finale revient à l'obstétricien. L'administration parentérale de betamethasone chez la mère (12 mg) à l'admission et 24 h après accélère la maturation pulmonaire fœtale.

3. Traitement de l'éclampsie

- Il repose sur :
  - l'hospitalisation en unité de soins intensifs ;
  - l'administration d'anti-convulsivants : sulfate de magnésium (1 à 2 g par heure en IVSE) ou Diazépam (Valium® 10 mg en IV lente, puis 5 mg/h) ;
  - la ventilation assistée si besoin ;
  - les anti-hypertenseurs par voie veineuse ;
  - et l'extraction de l'enfant par césarienne.

D. La consultation du post-partum

Trois mois après l'accouchement, une consultation de néphrologie doit être envisagée si l'HTA et la protéinurie n'ont pas disparu, trois mois après la délivrance. afin de rechercher une néphropathie sous-jacente qui justifierait une biopsie rénale, ou de faire le diagnostic d'HTA chronique sous-jacente.

Les femmes ayant accouché précocement (avant 34 SA) ou d'un enfant hypotrophe dans un contexte de pré-éclampsie ont une augmentation de leur risque cardiovasculaire au long cours (à titre indicatif, elles rejoignent le risque cardiovasculaire des hommes pour le risque de cardiopathie ischémique, d'artérite oblitérante, et d'accident vasculaire cérébral). Il faut donc préconiser chez elles des mesures hygiéno-diététiques (proscription du tabagisme, prévention de l'obésité et de la sédentarité, apports modérés en sodium) et un dépistage régulier des facteurs de risque traditionnels connus (HTA, diabète, dyslipidémie).

L'aspirine à faible dose (100 à 160 mg/j, le soir) permet limiter le risque de pré-éclampsie et le retard de croissance intra-utérin si elle est débutée avant la 12e semaine chez des femmes ayant des antécédents de pré-éclampsie. Elle est poursuivie jusqu'à 35 SA.

V. Les autres insuffisances rénales aiguës spécifiques de la grossesse

- IRA fonctionnelle par déshydratation extracellulaire pouvant compliquer les vomissements parfois abondants du premier trimestre (*hyperemesis gravidarum*).
- IRA parenchymateuse compliquant :
  - une hémorragie post-partum (perte sanguine > 500 mL) à l'origine d'une nécrose tubulaire aiguë, voire d'une nécrose corticale (*a fortiori* si des agents pro-coagulants ou anti-fibrinolytiques ont été utilisés) ;
  - une stéatose aiguë gravidique à l'origine d'une nécrose tubulaire aiguë avec accumulation intra-tubulaire de lipides ;
  - une embolie pulmonaire de matériel amniotique (collapsus majeur, CIVD et/ou fibrinolyse massive, et nécrose tubulaire aiguë) ;
  - un avortement réalisé en conditions septiques (situation devenue exceptionnelle depuis la loi Veil votée en 1975) à l'origine d'un choc septique à *Clostridium perfringens* : fibrinolyse, nécrose corticale ;
  - une poussée de microangiopathie thrombotique :
    - purpura thrombotique thrombocytopénique en cas de déficit congénital ou acquis en ADAM-TS13 (typiquement lors de la première moitié de la grossesse) ;
    - syndrome hémolytique et urémique atypique en cas de variation génétique sur la voie alterne du complément (typiquement dans les jours ou les semaines qui suivent l'accouchement après une grossesse au déroulement normal).

POUR EN SAVOIR PLUS...

1. Modifications physiologiques au cours de la grossesse normale

- Le débit cardiaque augmente progressivement au cours du premier trimestre de la grossesse, tandis que les résistances vasculaires périphériques diminuent par 1) l'ouverture de la circulation utéro-placentaire, 2) une résistance aux hormones vasoconstrictrices induite par la circulation de facteurs anti-angiogéniques placentaires et 3) la vasodilatation artériolaire, elle-même expliquée par la production de substances vasodilatatrices (relaxine, prostaglandines E2 et I2, monoxyde d'azote, VEGF, etc.. La pression artérielle baisse.
- L'augmentation du débit cardiaque s'accompagne d'une augmentation importante de la filtration glomérulaire (+ 50 % au maximum). C'est ainsi que s'explique la baisse de l'urée et de la créatininémie et de l'uricémie par augmentation de la charge filtrée. La baisse de l'uricémie s'explique aussi par la diminution de la réabsorption tubulaire de l'acide urique, liée à l'état d'hypervolémie.
- La capacité de réabsorption tubulaire du glucose (Tm) et des acides aminés peut être dépassée, expliquant alors l'apparition d'une glycosurie normoglycémique ou d'une aminoacidurie.
- Le bilan hydrosodé est positif, avec rétention progressive de 6 à 8 litres d'eau et 500 à 900 mmoles de sodium. L'hypervolémie est nécessaire au maintien de la pression artérielle, en regard de la grande vasodilatation.
- Au cours du dernier trimestre de la grossesse, la pression artérielle remonte progressivement vers les valeurs pré-grossesse.

2. Physiopathologie de la pré-éclampsie

- La pré-éclampsie est une dysfonction endothéliale systémique aiguë.
- Paradoxalement, l'HTA au cours de la pré-éclampsie s'accompagne d'une hypovolémie relative (par rapport à la grossesse normale), alors qu'il existe une rétention hydrosodée parfois majeure avec apparition d'œdèmes périphériques, et diminution de l'activité rénine plasmatique.
- La grossesse est une allogreffe semi-identique parfaitement tolérée habituellement. Il s'agit d'une tolérance immunologique active et spécifique dont les mécanismes ne sont pas complètement connus. Le rôle de la molécule HLA G, fortement exprimée au niveau du placenta, pourrait être prédominant en induisant une tolérance vis-à-vis des antigènes paternels. Curieusement, une forte similarité entre groupes HLA du père et de la mère est un facteur de risque de pré-éclampsie, de même qu'un défaut d'immunisation anti-HLA paternels chez la mère.
- Le *primum movens* de la pré-éclampsie est un défaut d'invasion de l'utérus maternel par le placenta (et en particulier des cellules de son épithélium : les cytotrophoblastes extra-villeux). La cause de ce défaut d'invasion reste inconnue. Il en résulte la production placentaire excessive, à partir de 20 SA, de protéines aux propriétés anti-angiogéniques, qui passent la barrière placentaire et donnent le syndrome maternel.

- L'analyse par microarray des transcrits du placenta normal ou pré-eclamptique a révélé que la pré-éclampsie était caractérisée par une forte surexpression par le placenta de la forme soluble du récepteur de type 1 du VEGF, sFlt1. Cette surexpression, sûrement médiée par l'ischémie, précède de plusieurs semaines les symptômes cliniques. Le sFlt1 placentaire est soluble et traverse la barrière materno-placentaire. Dans la circulation maternelle, il capte le VEGF, lequel exerce physiologiquement un effet vasodilatateur. De plus, le VEGF est essentiel à l'intégrité de l'endothélium fenestré glomérulaire. C'est pourquoi le syndrome maternel de la pré-éclampsie (HTA et protéinurie) peut se résumer à une dysfonction endothéliale systémique provoquée par la circulation d'un (en fait de plusieurs) facteurs anti-angiogéniques dont la source est placentaire. Ceci explique l'effet thérapeutique de la délivrance.
- L'insuffisance placentaire est responsable d'un retard de croissance intra-utérin et d'une hypotrophie fœtale d'autant plus sévère que l'ischémie utéro-placentaire est précoce et importante.
- La figure 1 résume les principales modifications physiopathologiques observées au cours de la grossesse normale et pathologique.

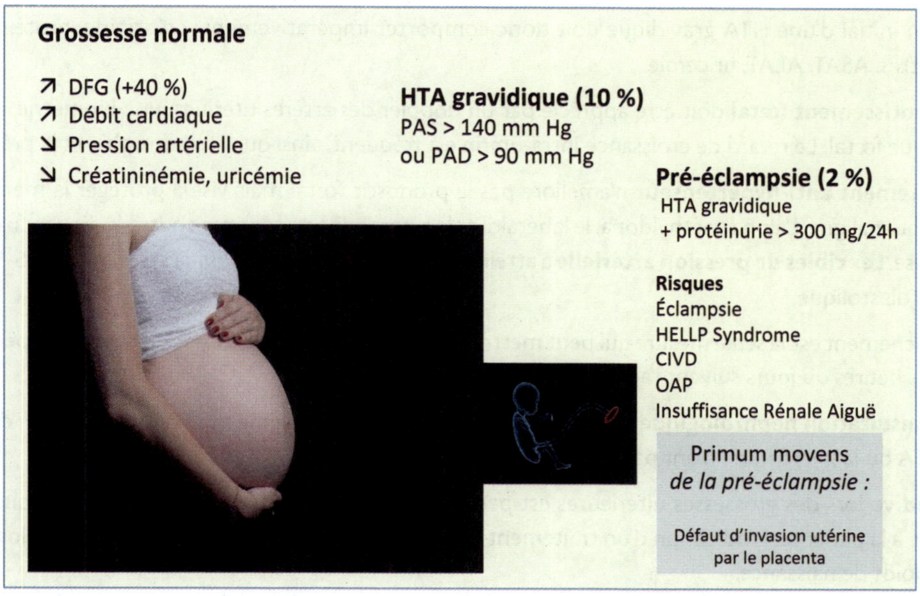

Figure 1.

Fiche flash

1. L'**HTA au cours de la grossesse** est potentiellement grave, d'autant plus qu'elle est associée à une protéinurie (pré-éclampsie, définie par l'association après 20 SA d'une HTA gravidique à une protéinurie > 300 mg/24 h ou > 300 mg/g de créatinine urinaire).
2. La pré-éclampsie entraîne un risque de morbidité et de mortalité pour la mère et le fœtus.
3. La **pré-éclampsie sévère** est définie par une PA diastolique > 110 mmHg, une protéinurie > 3 g/24 h, une insuffisance rénale aiguë, une encéphalopathie hypertensive, une cytolyse hépatique, une CIVD ou un OAP. Elle précède l'apparition de l'éclampsie (crises convulsives généralisées).
4. Le **HELLP** syndrome est défini par une hémolyse mécanique de type microangiopathique, une cytolyse hépatique, et une thrombopénie.
5. Le bilan initial d'une HTA gravidique doit donc comporter impérativement : créatinine, protéinurie, NFS, plaquettes, ASAT, ALAT, uricémie.
6. Le **retentissement fœtal** doit être apprécié par un doppler des artères utérines, une biométrie, un rythme cardiaque fœtal. Le retard de croissance intra-utérin est fréquent, ainsi que l'hypotrophie et la prématurité.
7. Le **traitement anti-hypertenseur** n'améliore pas le pronostic fœtal mais vise à protéger la mère de l'HTA sévère ou maligne. L'alpha-méthyldopa, le labétalol et la nicardipine ne sont pas contre-indiqués au cours de la grossesse. **Les cibles de pression artérielle** à atteindre sont : < 160 mmHg pour la systolique et 85-100 mmHg pour la diastolique.
8. L'accouchement est la seule mesure qui peut mettre fin à la pré-éclampsie. La **crise éclamptique** peut survenir dans les heures ou jours suivant l'accouchement.
9. Une **consultation néphrologique ou cardiologique** est utile au troisième mois du post-partum dans les cas où l'HTA ou la protéinurie n'ont pas disparu.
10. La **récidive** lors des grossesses ultérieures est peu fréquente, mais une information sur ce risque doit être délivrée à la patiente. L'indication d'un traitement préventif par de l'aspirine est discuté en fonction du terme et du poids de naissance.
11. Une pré-éclampsie précoce et compliquée de RCIU est associée à une **augmentation du risque cardiovasculaire**, et nécessite un suivi au long cours.
12. Préeclampsie mise à part, la grossesse peut se compliquer d'**insuffisance rénale aiguë fonctionnelle** en cas de vomissements incoercibles du premier trimestre, et d'**insuffisance rénale aiguë organique** au troisième trimestre, en cas d'état de choc hémorragique lors de la délivrance, ou beaucoup plus rarement lors d'une poussée de microangiopathie thrombotique.

COMPLICATIONS VASCULO-RÉNALES DE LA GROSSESSE – ITEMS 23, 24 ET 344

Q1. La grossesse physiologique :

A. Induit une augmentation de la volémie
B. Augmente la filtration glomérulaire dès le premier trimestre
C. Abaisse la pression artérielle dès le premier trimestre
D. Expose la mère à des facteurs anti-angiogéniques produits par le placenta
E. Nécessite une surveillance mensuelle de la protéinurie

Q2. La pré-éclampsie :

A. Peut être diagnostiquée dès la 15e semaine d'aménorrhée
B. Son diagnostic repose sur l'élévation de la pression artérielle ≥ 140/90 mmHg et de la protéinurie > 30 mg/mmol de créatinine
C. Peut se compliquer de retard de croissance intra-utérin
D. N'est pas une cause d'insuffisance rénale aiguë
E. Se traite par la délivrance

Q3. Les objectifs tensionnels chez la femme enceinte hypertendue sont :

A. PAS < 180 mmHg
B. PAS < 160 mmHg
C. PAD < 110 mmHg
D. PAD < 100 mmHg
E. PAD < 85 mmHg

Q4. Parmi les signes biologiques suivants, lequel (lesquels) est (sont) évocateur(s) de syndrome HELPP ?

A. Anémie
B. Réticulocytes à 25 000/mm^3
C. Bilirubinémie à 50 fois la normale
D. Élévation des transaminases
E. Thrombopénie périphérique

Q5. Une jeune femme atteinte d'un lupus est traitée par hydroxychloroquine (Plaquénil®) et prednisone (Cortancyl®). Elle garde une protéinurie à 1 g/24 h et a une fonction rénale normale. Elle exprime un désir de grossesse. Que lui dites-vous ?

A. La dernière poussée de lupus remontant à 2 ans, il n'y a aucune complication à craindre
B. Le risque de poussée de la maladie lupique est augmenté au cours de la grossesse et dans le post-partum
C. Le risque d'accouchement prématuré est augmenté du fait du lupus
D. Le risque de pré-éclampsie est augmenté du fait du lupus et de la protéinurie persistante
E. Le traitement actuel doit être modifié

Chapitre 21

Item 161

Infections urinaires de l'adulte et de l'enfant

N° 161. Infections urinaires de l'enfant et de l'adulte

OBJECTIFS

- Interpréter les résultats des bandelettes urinaires et des examens cytobactériologiques des urines
- Diagnostiquer et traiter une cystite aiguë
- Connaître la conduite à tenir face à une cystite récidivante
- Diagnostiquer et traiter une pyélonéphrite aiguë, identifier les situations nécessitant une hospitalisation
- Diagnostiquer et traiter une infection urinaire masculine, identifier les situations nécessitant une hospitalisation
- Expliquer la place de l'antibiothérapie chez un patient porteur d'une sonde urinaire

Ce chapitre s'appuie sur les recommandations de la Société de Pathologie Infectieuse de Langue Française (SPILF) :

- « Recommandations pour la prise en charge des infections urinaires communautaires de l'adulte » (2018)
- « prise en charge des infections urinaires de l'enfant » (recommandations conjointes avec le Groupe de Pathologie Infectieuse Pédiatrique de la Société Française de Pédiatrie, 2015)
- « recommandations de bonnes pratiques : infections urinaires au cours de la grossesse » (2015)
- « recommandations de bonne pratique pour la prise en charge et la prévention des infections urinaires associées aux soins de l'adulte » (2015)

Rang	Rubrique	Intitulé	Descriptif
A	Définition	Savoir définir les différents types d'infections des voies urinaires simple ou à risque de complication et leur fréquence respective	Distinguer cystite, pyélonéphrite, infections urinaires simple (femme jeune sans facteur de risque), graves et infections urinaires à risque de complication, infections urinaires masculines, cystites récidivantes et recherche de facteurs de risque de complication
A	Étiologies	Connaître les principaux agents pathogènes à l'origine des infections urinaires et les principaux mécanismes de résistance aux antibiotiques	Connaître les résistances aux antibiotiques de *E. coli* communautaire, connaître les facteurs de risque de résistances aux fluoroquinolones et aux β-lactamines
A	Examens complémentaires	Indications des examens complémentaires de première intention en fonction du type d'infection urinaire	BU, ECBU, Échographie
B	Examens complémentaires	Indications des examens complémentaires de deuxième intention en fonction du type d'infection urinaire	Scanner, IRM, cystographie, cystoscopie, scintigraphie
A	Examens complémentaires	Connaître les principes de réalisation de la bandelette urinaire et son interprétation	
A	Examens complémentaires	Connaître les principes de réalisation et l'interprétation de l'ECBU	L'interprétation des résultats, dont les seuils significatifs des bactériuries, les indications et quand ne pas faire d'ECBU systématique, connaître les causes de leucocyturie aseptique
A	Définition	Connaître la définition d'une colonisation urinaire	Connaître les mécanismes des colonisations urinaires, dont colonisation de sonde urinaire
A	Diagnostic positif	Connaître les critères diagnostiques des cystites aigues (simple, à risque de complication)	Connaître le potentiel évolutif des cystites aiguës simples ; savoir éliminer les diagnostics différentiels
A	Diagnostic positif	Connaître les critères diagnostiques des pyélonéphrites aigues (clinique, biologiques, radiologique) avec ou sans signe de gravité (algorithme)	Connaître la différence entre une pyélonéphrite simple et à risque de complication, savoir reconnaître les risques de complications d'une pyélonéphrite, connaître les examens complémentaires à réaliser au cours d'une pyélonéphrite, en urgence, en différé, savoir poser l'indication d'un recours ; savoir éliminer les diagnostics différentiels
A	Prise en charge	Connaître le traitement des cystites aiguës simple dont suivi et prévention des récidives	
A	Prise en charge	Connaître le traitement des pyélonéphrites aigues simple	
B	Prise en charge	Connaître le principe de la prise en charge des pyélonéphrites aigues compliquées	
A	Diagnostic positif	COnnaitre les critères diagnostiques des infections urinaires masculines (clinique, biologiques, radiologique)	Savoir poser les indications des examens complémentaires des infections urinaires masculines, connaître les complications des infections urinaires masculines, savoir éliminer les diagnostics différentiels
A	Prise en charge	Connaître le traitement des infections urinaires masculines et connaitre les modalités de leur prévention	Connaître les conditions de prise en charge urologique des infections urinaires masculines
A	Prise en charge	Connaître le traitement des infections urinaires au cours de la grossesse et son suivi	Connaître les modalités de suivi des infections urinaires au cours de la grossesse ; savoir éliminer les diagnostics différentiels
A	Prise en charge	Connaître les spécificités de l'infection urinaire de la personnes âgée	Indications ECBU, observance
A	Diagnostic positif	Savoir évoquer une infection urinaire de l'enfant : enquête clinique	Situations et symptomes devant faire évoquer le diagnostic, Critères diagnostics d'une infection urinaire de l'enfant (haute, basse), savoir éliminer les diagnostics différentiels
A	Examens complémentaires	Savoir prescrire le ou les examens complémentaires chez l'enfant	Particularités du recueil des urines, indications de la bandelette urinaire, de l'ECBU, de l'échographie rénale, Critères diagnostics d'une infection urinaire de l'enfant (haute, basse)
A	Prise en charge	Prise en charge thérapeutique d'une infection urinaire de l'enfant	
B	Examens complémentaires	Connaître les examens complémentaires à réaliser dans les infections urinaires récidivantes	Connaître les étiologies, les facteurs favorisants, et les examens complémentaires, (cystographie, cystoscpie, scanner) à réaliser
B	Prise en charge	Connaître les principes du traitement des cystites récidivantes (curatif médical, préventif)	Dont cystites post-coïtales, mesures hygièno-diététique, indication et surveillance des traitements prolongés
B	Prévalence, épidémiologie	Infections urinaires de l'enfant : épidémiologie	

I. Outils permettant la détection d'une bactérie dans l'urine

A. La bandelette urinaire (BU)

1. Principe et seuils de détection

- Il s'agit d'une languette comportant plusieurs carrés de papier buvard imprégnés de réactifs changeant de couleur en fonction de la présence de certains composants dans l'urine. La bandelette doit être trempée dans l'urine fraîchement émise, dans un récipient propre mais pas nécessairement stérile.
- Les bandelettes réactives détectent :
  - la **leucocyte estérase** produite par les polynucléaires neutrophiles présents dans l'urine. Le seuil de sensibilité est de **10^4 leucocytes/ml** ;
  - les nitrites qui témoignent de la présence de bactéries, essentiellement les entérobactéries, qui expriment une nitrate réductase capable de transformer les nitrates en nitrites. Le seuil de détection des nitrites est assez élevé, correspondant très approximativement à **10^5 unités formant colonie** (UFC) ml (plus bas sur certaines BU). Ceci explique donc que les nitrites puissent être absents en cas de faible bactériurie.

2. Interprétation de la BU

- Une bandelette est dite « négative » si elle ne montre ni leucocytes, ni nitrites. Chez la femme, en l'absence d'immunodépression (neutropénie en particulier), une BU négative a une très bonne valeur prédictive négative (> 95 %). Chez l'homme au contraire, une BU positive a une très bonne valeur prédictive positive (> 90 %) et est en faveur d'une infection urinaire. Une BU négative chez l'homme n'élimine pas le diagnostic.
- La bandelette est positive si elle détecte des nitrites et/ou des leucocytes. Chez une femme symptomatique, une BU positive suffit au diagnostic de cystite aiguë simple. Chez l'homme, une BU positive conforte le diagnostic d'infection urinaire mais doit être confirmée par un ECBU.
- Les causes de faux négatifs sont résumées dans le tableau 1.

Tableau 1 : **Causes de faux-négatifs de la bandelette urinaire**

Absence de nitrites	Absence de leucocytes
• Bactéries n'exprimant pas de nitrate réductase : – *Staphylococcus saprophyticus* – Streptocoques et entérocoques – *Acinetobacter*	• Immunodépression, neutropénie • Infections urinaires masculines
• Faible bactériurie	
• pH urinaire acide	
• Diurétiques et urines diluées	
• Infections urinaires masculines	

B. L'examen cytobactériologique des urines (l'ECBU)

1. Technique de recueil

- L'ECBU a pour objectif de recueillir l'urine vésicale en limitant sa contamination lors de la miction par la flore commensale qui colonise l'urètre et la région périnéale.
- **L'ECBU est indiqué devant toute suspicion d'infection urinaire, sauf en cas de cystite aiguë simple.**

- **Les deux indications de l'ECBU systématique (c'est-à-dire en l'absence de symptôme) sont :**
  - **la femme enceinte : ECBU mensuel systématique à partir du 4e mois de grossesse**
  - **la chirurgie programmée sur les voies urinaires**
- **Il n'y a pas lieu de faire un ECBU systématique dans les situations suivantes :**
  - **présence de matériel endo-urinaire à demeure : sonde vésicale même avant pose ou ablation, stent uréthral (prothèse de « Fabian »), sonde urétérale**
  - **contrôle de la guérison d'une infection urinaire dont l'évolution clinique a été favorable (sauf chez la femme enceinte : ECBU une semaine après un épisode d'IU et mensuels)**
- Les conditions de recueil de l'urine doivent être optimales pour que le résultat de l'ECBU soit fiable :
  - nettoyage du méat urinaire avec un antiseptique ;
  - élimination du premier jet de la miction et récolte du milieu de la miction ;
  - acheminement rapide de l'échantillon au laboratoire ou conservation à 4 °C jusqu'à son acheminement.
- Lorsque le patient ne peut coopérer, l'urine peut être récoltée par sondage « aller-retour » chez la femme ou par mise en place d'un collecteur pénien chez l'homme. Lorsqu'une sonde vésicale est en place, celle-ci doit être clampée une dizaine de minutes et l'urine est récupérée par ponction de l'opercule de la sonde après l'avoir désinfecté.

2. Interprétation de l'ECBU

- L'ECBU comprend :
  - le compte cytologique : nombre de leucocytes et d'hématies par ml ou mm^{3}, aussi appelé « sédiment urinaire ». La leucocyturie est considérée comme significative lorsqu'elle est ≥ 10^4/ml (ou 10/mm^3).
  - l'analyse bactériologique :
    - Comporte dans un premier temps un examen microscopique direct urinaire après coloration de Gram. **Le seuil de détection des bactéries par l'examen direct est élevé : de l'ordre de 10^5 UFC/ml. Un examen direct négatif n'élimine donc pas une IU.**
    - Puis l'urine est mise en culture. L'analyse inclut l'identification et le compte des bactéries présentes dans l'urine exprimé en UFC/ml.
    - L'identification bactérienne est systématiquement couplée à un antibiogramme lorsqu'une bactérie dominante a été identifiée (les flores polymicrobiennes reflètent en général une contamination de l'ECBU) et que cette bactérie est potentiellement uropathogène (les bactéries commensales de la peau ou de la flore vaginale de type bacille à Gram positif de Döderlein ne font pas l'objet d'un antibiogramme).
- Chez un patient avec leucocyturie significative, **les seuils de bactériurie significative dépendent du sexe, de l'espèce bactérienne et de la situation clinique** (tableau 2).

Tableau 2 : **Seuils de bactériurie significative selon le contexte clinique**

Situation clinique	Seuil
Recueil urinaire directement dans la vessie ou le bassinet*	10^2 UFC/ml
Miction spontanée chez l'homme quelle que soit la bactérie	10^3 UFC/ml
Miction spontanée chez la femme, isolement *d'E. coli* ou de *S. Saprophyticus*	
Miction spontanée chez la femme, autres bactéries	10^4 UFC/ml
Bactériurie asymptomatique chez la femme enceinte	10^5 UFC/ml
Recueil urinaire sur sonde vésicale	

* recueil urinaire par sondage aller-retour, ponction sus-pubienne, ou ponction pyélique.

Dans ces cas, toute bactériurie doit être considérée comme significative.

Le seuil de détection des laboratoires de microbiologie est habituellement de 10^2-10^3 UFC/ml.

- Les causes de leucocyturie sans identification de bactérie sont résumées dans le tableau 3.

Tableau 3 : **Leucocyturie sans bactérie détectée par l'ECBU**

Causes infectieuses	Leucocyturies aseptiques
Bactéries non détectées par les techniques de culture habituelles* : Mycobacteries du complexe tuberculosis, Chlamydia trachomatis, Mycoplasma hominis	Contamination urinaire par des leucocytes vaginaux
Infections décapitées par une antibiothérapie	Néphropathies interstitielles
	Tumeurs urothéliales
	Cystites non infectieuses : calculs, cystite radique, cystite interstitielle
	Néo-vessies iléales ou coliques

* les mycobactéries nécessitent un milieu de composition spéciale pour être cultivées. Les *Chlamydia* et les mycoplasmes sont des bactéries intracellulaires qui ne poussent donc pas dans les milieux acellulaires.

II. Étiologie

A. Les agents pathogènes

- De nombreux micro-organismes peuvent être responsables d'infections urinaires, mais les **bacilles à Gram négatif de la famille des entérobactéries — avec en premier lieu *Escherichia coli*** — sont de loin les plus courants.
- Le réservoir bactérien des infections urinaires est le plus souvent le tube digestif. Le tableau 4 énumère les agents infectieux le plus souvent responsables d'infections urinaires.

Tableau 4 : **Agents pathogènes**

Microorganisme	Population	Particularités
*Escherichia coli**	50 à 90 % de toutes les IU	• Importance de l'antibiorésistance (cf. *infra*)
*Proteus mirabilis**	10 % des cas communautaires	• Bactéries à uréase, favorise les lithiases
Staphylococcus saprophyticus	3 à 7 % des cas communautaires	• Femme jeune après rapport sexuel
Entérocoques		• **Résistance naturelle à toutes les céphalosporines et aux quinolones** • Peut accompagner une entérobactérie sans être obligatoirement pathogène
*Klebsiella**, *Pseudomonas aeruginosa*, *Serratia marcescens**	Infections hospitalières	• Bactéries souvent résistantes Sonde à demeure, sujets diabétiques ou immunodéprimés
Staphylocoque doré	Infections hospitalières	• Septicémie
Tuberculose	Populations migrantes	• Leucocyturie sans bactériurie. La tuberculose urinaire est exceptionnelle.
Candida albicans, *Candida tropicalis*	Infections hospitalières	• Sonde à demeure • Sujets diabétiques • Après antibiothérapie à large spectre • La candidurie n'est pas toujours pathogène et ne nécessite pas obilgatoirement de traitement

* entérobactéries

B. Principaux mécanismes de résistance aux antibiotiques d'*Escherichia coli*

Fréquence	Antibiotique	Mécanisme	Remarque
< 5 %	Fosfomycine, nitrofurantoine, aminosides		
5 %	C3G	Expression d'une BLSE principalement	FDR : voir ci-dessous
10 %	Fluoroquinolone	Mutation dans les gènes des topoisomérases	FDR : prise de quinolone dans les 6 mois précédents
	Pivmecillinam		Possiblement efficace sur les souches BLSE Cystites uniquement
10-20 %	Amoxicilline + acide clavulanique	Variés : pénicillinase fortement exprimée, pénicillinase insensible à l'acide clavulanique, céphalosporinase, BLSE	
	Triméthoprime et cotrimoxazole		
> 20 %	Amoxicilline	Sécrétion d'une pénicillinase	

- **Facteurs de risque d'infection à *Escherichia coli* exprimant une BLSE :**
  - colonisation urinaire ou IU à EBLSE dans les 6 mois précédents,
  - antibiothérapie par pénicilline et inhibiteur de pénicillinase, céphalosporine de 2e ou 3e génération, ou fluoroquinolone dans les 6 mois précédents,
  - voyage récent en zone d'endémie d'EBLSE : Asie du sud-Est (Inde en particulier), Moyen Orient (Israël), Afrique, Italie, Grèce, Portugal,
  - hospitalisation dans les 3 mois précédents ou vie en établissement de long-séjour.

III. Nomenclature

A. Infection à risque de complication

- Une infection urinaire est dite à risque de complication si elle comporte au moins un des facteurs de risque pouvant rendre l'infection plus grave ou le traitement plus compliqué (tableau 5).

Tableau 5 : **Facteurs de risque de complication des infections urinaires**

Facteur de risque	Complément d'information
Anomalie anatomique ou fonctionnelle de l'arbre urinaire	Reflux vésico-urétéral, syndrome de la jonction urétéro-pyélique, polykystose rénale, résidu post-mictionnel, antécédent de chirurgie urologique (dont transplantation rénale), tumeur, lithiase ou corps étranger dans les voies urinaires
Sexe masculin	
Sujet âgé de plus de 75 ans	
Sujet de plus de 65 ans avec au moins 3 critères de fragilité (Fried) ci-contre	• Amaigrissement récent involontaire • Marche lente • Faible endurance • Faiblesse, asthénie • Activité physique réduite
Immunodépression (critères HAS ci-contre)	• Transplanté d'organe solide • Greffé de cellules souches hématopoïétiques • Traitement par immunosuppresseur ou par biothérapie • Traitement par chimiothérapie anti-cancéreuse dans les 6 mois précédents • Déficit immunitaire héréditaire • VIH avec un nombre de CD4 < 200 /mm^3
Insuffisance rénale chronique sévère	Débit de filtration glomérulaire < 30 ml/min/1,73 m^2
Femme enceinte	

N.B. : le diabète a été retiré des facteurs de risque de complication dans ces dernières recommandations de la SPILF. En effet, bien que tous les types d'IU semblent plus fréquents chez les patients diabétiques, la littérature est discordante quant à l'impact du diabète sur la gravité des IU. La plupart des recommandations d'autres pays gardent cependant fréquemment le diabète comme facteur de risque de complication ou de gravité.

B. Définition selon la gravité

1. Sévérité du sepsis

- Les critères de gravité septique des infections urinaires ne sont pas spécifiques. Ils sont identiques à ceux de toutes les infections : qSOFA > 2 (anciennement « sepsis sévère ») et choc septique.
- Les cystites ne sont jamais graves.

2. Nécessité d'un drainage

Une infection urinaire est aussi qualifiée de grave dans toute situation clinique où un drainage (chirurgical ou par radiologie interventionnelle) **est nécessaire** : rétention purulente sur lithiase, abcès, pyélonéphrite emphysémateuse…

IV. Présentations cliniques chez la femme

Il existe peu de différences sur les antibiotiques utilisables dans chaque situation clinique. **C'est seulement l'ordre de préférence des antibiothérapies qui dépend du caractère simple, à risque de complication ou grave de l'IU. Le niveau de preuve pour préférer un antibiotique à un autre selon la situation clinique est rarement élevé.**

A. Colonisation urinaire

- Une colonisation urinaire est l'isolement d'une bactérie dans l'urine, quelle que soit sa quantité (sauf chez la femme enceinte où le seuil de significativité est fixé à 10^5 UFC/ml sur deux ECBU consécutifs ; voir paragraphe dédié), **qu'il y ait une leucocyturie associée ou non, et en l'absence de tout signe fonctionnel urinaire, de fièvre et de syndrome inflammatoire biologique.**
- **La colonisation urinaire n'est pas une infection urinaire. Il s'agit d'une situation de commensalisme extra-intestinal.**
- Seule la **qualité du recueil urinaire** permet donc de distinguer une colonisation urinaire d'une contamination de l'ECBU. Si l'on pense que le recueil urinaire a pu être contaminé, il semble raisonnable de refaire le prélèvement avant de considérer qu'il s'agit d'une colonisation, notamment lorsqu'il n'y a pas de leucocyturie associée.
- Il n'y a lieu de traiter une colonisation urinaire **qu'avant un geste invasif sur les voies urinaires** et chez la **femme enceinte** (voir paragraphe dédié).

B. Cystite aiguë

1. Cystite aiguë simple

- Le diagnostic est clinique et repose sur l'association :
  - d'un ou plusieurs signes fonctionnels urinaires parmi :
    - brûlures mictionnelles, gène ou douleur sus-pubienne,
    - pollakiurie, impériosités (« urgenturie »),
    - urines troubles, parfois hématurie,
  - d'une BU montrant la présence de nitrites et/ou de leucocytes ;
  - **sans fièvre, ni douleur lombaire, ni syndrome inflammatoire.**
- Aucun examen complémentaire ne doit alors être réalisé. Si la BU est négative, un autre diagnostic doit être envisagé.

- Le traitement antibiotique est prescrit pour améliorer les symptômes :
  - mais **un tiers des cystites aiguës simples peuvent guérir spontanément,**
  - et **l'évolution naturelle d'une cystite aiguë simple vers une pyélonéphrite aiguë est très rare**, même en l'absence de traitement.
- **Les antibiotiques recommandés** sont par ordre décroissant de préférence :
  - **1re intention : fosfomycine-trométamol en dose unique,**
  - **2e intention : pivmécillinam, 5 jours** (prodrogue d'un antibiotique apparenté aux β-lactamines, actif principalement sur les bacilles à Gram négatif, n'est pas utilisable dans les infections parenchymateuses),
  - **Ne sont pas indiqués** :
    - L'amoxicilline, l'association amoxicilline-acide clavulanique et le cotrimoxazole **ne sont pas indiqués** du fait du risque élevé de résistance. Les céphalosporines de 3e génération (C3G) orales ne sont pas recommandées du fait de leur impact important sur le microbiote intestinal. Les fluoroquinolones ne sont plus recommandées en raison du fort risque de sélection associé à leur utilisation : entérobactéries sécrétrices de BLSE, pyocyanique, entérocoques. La nitrofurantoïne (5 jours, contre-indiquée si Cockcroft < 40 ml/min) n'est plus recommandée du fait de son risque de toxicité très rare mais grave.
- **Aucun suivi clinique ni paraclinique n'est nécessaire en cas d'évolution favorable.** En cas de persistance des symptômes 3 jours après le début du traitement, un ECBU doit être réalisé.

2. La cystite aiguë à risque de complication

- Les éléments du diagnostic clinique sont les mêmes que pour une cystite simple mais elle survient chez une patiente aillant des facteurs de risque de complication. Chez les sujets âgés, la cystite peut être révélée par un épisode d'incontinence urinaire aiguë inexpliquée, des chutes, des troubles de l'appétit, une augmentation de la dépendance, un syndrome confusionnel ou d'agitation.
- Une BU est recommandée, mais **un ECBU doit être systématiquement réalisé afin d'obtenir un antibiogramme**. D'autres examens complémentaires peuvent être discutés en fonction du facteur de risque de complication.
- En cas de **cystite peu symptomatique, il est recommandé de différer le traitement jusqu'à l'obtention de l'antibiogramme de façon à limiter l'apparition de résistances bactériennes chez ces patientes qui reçoivent souvent des traitements antibiotiques répétés.** En fonction des résultats, les molécules à privilégier sont :
  - amoxicilline 7 jours,
  - pivmécillinam 7 jours,
  - nitrofurantoïne 7 jours,
  - fosfomycine trométamol (3 doses espacées chacune de 48 h)
  - triméthoprime 5 jours,
- Lorsque la clinique nécessite un traitement immédiat, le traitement probabiliste reposera sur la nitrofurantoïne ou la fosfomycine (selon les mêmes modalités)
- Céfixime et fluoroquinolone ne sont plus recommandées du fait de leur impact sur le microbiote intestinal.
- **Aucun suivi clinique ni paraclinique n'est nécessaire en cas d'évolution favorable.** En cas de persistance des symptômes 3 jours après le début du traitement, un ECBU devra être réalisé.

3. Cystites aiguës récidivantes

- Des cystites aiguës sont qualifiées de récidivantes lorsque **4 épisodes ou plus surviennent en moins de 12 mois**.
- Un ECBU est recommandé lors des premiers épisodes (donc à partir du 4e épisode s'il s'agit de cystites récidivantes sans facteur de risque de complication puisque l'on ne fait pas d'ECBU mais seulement une BU habituellement pour ces cystites) pour connaître l'épidémiologie.
- **Examens complémentaires**:
  - Chez la femme non-ménopausée sans facteur de risque de complication: examen clinique uniquement: urologique (vérifier l'absence de troubles mictionnels par le biais d'un calendrier mictionnel) et gynécologique.
  - Dans les autres cas: les étiologies sont possibles sont très variées: mauvaise trophicité de la muqueuse vaginale, vessie neurologique, prolapsus pelviens, diurèse insuffisante. Il est donc nécessaire de discuter selon le cas avec des spécialistes (néphrologues, urologues, gynécologues, gériatres). Le bilan minimum comporte une échographie des voies urinaires et pelvienne avec mesure du résidu post-mictionnel. On peut y ajouter au cas par cas: débitmétrie urinaire, bilan urodynamique, uroscanner, cystoscopie, cystographie.
- **Traitement:**
  - **Cystites sans FDR de complication récidivantes: chaque épisode est traité comme une cystite simple, éventuellement en auto-traitement, après avoir réalisé une bandelette urinaire**, et après avoir réalisé quelques ECBU de façon à connaître les antibiotiques efficaces sur toutes les bactéries isolées. La nitrofurantoïne ne peut être utilisée dans cette indication.
  - Cystites avec FDR de complication récidivantes: pas de recommandation générale. Le traitement doit être décidé après une concertation pluridisciplinaire.
- **Les mesures préventives non médicamenteuses** sont résumées dans le tableau 6.
- Enfin, **si les cystites sont très fréquentes** (au moins une fois par mois), **on peut discuter une antibioprophylaxie continue** à base de fosfomycine-trométamol (une prise par semaine), de triméthoprime ou de cotrimoxazole (une prise quotidienne). Cependant ces deux dernières molécules ont été étudiées dans les années 80, lorsque l'antibiorésistance était bien inférieure à celle d'aujourd'hui. La durée est de 6 mois puis une interruption doit être essayée.
- Lorsque les cystites sont liées aux rapports sexuels (**cystites post-coïtales**), on peut proposer une **antibiothérapie systématique avec les mêmes molécules, à prendre dans les 2 h précédant ou suivant le rapport sexuel**, sans dépasser la posologie de l'antibioprophylaxie continue.
- Il n'y a pas lieu de faire d'ECBU systématique lors de la surveillance. **L'objectif** de la prise en charge globale **est la réduction des épisodes symptomatiques et non la stérilité permanente des urines.**

Tableau 6 : **Règles hygiéno-diététiques visant à réduire l'incidence des cystites aiguës récidivantes**

• Diurèse abondante
• **Mictions fréquentes, non retenues en cas d'envie et en position assise**
• **Régularisation du transit intestinal**
• **Une toilette intime par jour au maximum avec un savon doux, pH neutre**
• **Miction après chaque rapport sexuel en cas de cystites post-coïtales**
• **Arrêt des spermicides éventuels**
• Canneberge (efficacité encore incertaine et non remboursé)
• Œstrogènes locaux si ménopause et trophicité vaginale insuffisante

C. Pyélonéphrite aiguë chez la femme

Les pyélonéphrites aiguës sont distinguées selon qu'elles sont simples ou à risque de complication et selon leur gravité. Les facteurs de risque de complication sont ceux évoqués dans le tableau 5 et les complications sont celles décrites au paragraphe B. Ils doivent être systématiquement recherchés.

- Devant une PNA, on évalue les critères suivants dans cet ordre :
  1. Sexe → IU Masculines si homme
  2. Grossesse → PNA gravidique si femme enceinte
  3. Gravité → PNA grave si qSOFA > 2 (voir § 5)
  4. Facteur de risque de complication → PNA avec FDR de complication si présents (voir § 4), PNA simple sinon (voir § 3)

1. Pyélonéphrite aiguë (PNA) simple sans critère de gravité

- Le tableau clinique de la **PNA simple** associe :
  - un début brutal,
  - une **fièvre** élevée (supérieure à 38,5 °C) avec frissons,
  - une **douleur lombaire** le plus souvent **unilatérale localisée, avec parfois** irradiation vers les organes génitaux externes évoquant alors une colite néphrétique, exacerbée par palpation de la fosse lombaire,
  - des signes inconstants de cystite.
  - Il ne s'agit presque jamais d'une cystite qui aurait été laissée sans traitement depuis plusieurs jours. Cystite et pyélonéphrite sont deux maladies urinaires différentes.
- Les signes de localisation (douleur lombaire) et les signes urinaires peuvent manquer **en particulier chez les sujets diabétiques et les personnes âgées. Il peut donc s'agir d'une fièvre isolée.**
- **Les diagnostics différentiels à envisager sont les causes de douleur lombaire fébrile : angiocholite, cholécystite, sigmoïdite, pneumopathie d'une base pulmonaire, infarctus rénal ou de la rate.**

2. Examens complémentaires

a. Examens biologiques

La réalisation d'une BU est souhaitable. Si elle est négative, il est recommandé de rechercher un autre diagnostic.

- **L'ECBU est le seul examen biologique nécessaire**. Il doit être réalisé avant tout traitement antibiotique
- **La présence d'une bactériémie ne modifie pas le pronostic ni la prise en charge des pyélonéphrites aiguës simples sans gravité**. Le prélèvement systématique d'hémocultures n'est donc pas nécessaire devant un tableau clinique typique, mais seulement en cas de doute diagnostique.
- De même, en cas de PNA simple, les autres examens biologiques tels que la NFS (hyperleucocytose à polynucléaires neutrophiles), la CRP (élevée) et la créatininémie (normale en cas de PNA unilatérale simple) ne modifient pas la prise en charge et ne doivent donc pas être effectués de façon systématique.

b. Examens d'imagerie

- **L'échographie rénale** et des voies excrétrices n'est indiquée qu'en cas de **PNA hyper-algique**. Elle est alors **réalisée dans les 24 h** pour rechercher une complication : lithiase, dilatation des voies urinaires en amont d'un obstacle, suppuration intra- ou péri-rénale. Elle est peu sensible pour détecter un foyer de pyélonéphrite.
- En cas d'**évolution défavorable (fièvre après 72 h d'antibiothérapie efficace)**, il est recommandé d'effectuer une échographie rénale (en cas de suspicion de lithiase) ou un uroscanner (en cas de suspicion d'abcès rénal).
- **Aucun autre examen de radiologie n'est nécessaire en cas de PNA simple :**
  - L'urographie intraveineuse (UIV) n'a plus d'indication en cas d'infection urinaire.
  - L'urétro-cystographie rétrograde peut être envisagée chez le petit garçon ou après plus de 2 épisodes de pyélonéphrite aiguë, à la recherche d'un reflux vésico-urétéral. Elle sera réalisée après vérification de la stérilisation des urines.

3. Traitement de la pyélonéphrite aiguë simple

- **Le traitement de la PNA simple est ambulatoire**. Cependant, une hospitalisation doit être envisagée dans les circonstances suivantes :
  - forme hyperalgique,
  - doute diagnostique,
  - vomissements rendant impossible un traitement par voie orale,
  - conditions socio-économiques défavorables,
  - doutes concernant l'observance du traitement.
- **Avant les résultats de l'antibiogramme**, on recommande :
  - la prescription d'une fluoroquinolone *per os* : ciprofloxacine ou lévofloxacine, sauf en cas d'utilisation dans les 6 mois précédents. Dans ce cas, on prescrira une **C3G par voie intraveineuse (céftriaxone ou cefotaxime)**.
  - En cas d'allergie sévère documentée à la pénicilline, on peut proposer l'aztreonam ou un aminoside.
- **Après obtention de l'antibiogramme à 48 h et après évolution favorable**, il est recommandé de modifier l'antibiothérapie pour en restreindre le spectre. Les molécules qui peuvent être utilisées en relai sont l'amoxicilline, l'association amoxicilline et acide clavulanique, le céfixime, les fluoroquinolones et le cotrimoxazole.

- **La durée du traitement est de 7 jours si l'on n'utilise que les C3G injectables ou les fluoroquinolones et de 10 jours si on utilise une autre molécule en relai.**
- Évolution :
  - favorable : **le suivi est uniquement clinique**, l'ECBU de contrôle est inutile sous et après traitement,
  - défavorable (fièvre après 72 heures d'antibiothérapie efficace) : ECBU de contrôle avec antibiogramme sous traitement et uroscanner (ou échographie en cas de contre-indication).

4. La PNA à risque de complication, sans signe de gravité

- Les signes cliniques sont ceux de la PNA mais s'y associent des **facteurs de risque de complication (cf. tableau 5)**.
- Il est alors recommandé de doser la **CRP** et la **créatininémie, de prélever une NFS** ainsi que d'effectuer un **uroscanner** dans les 24 h. En cas de contre-indication (insuffisance rénale chronique), une échographie doit être réalisée.
- Les critères d'hospitalisations et les traitements sont les mêmes que dans la PNA simple.
- Les principes de la prise en charge sont ceux des PNA simples avec les nuances suivantes :
  - Les **C3G injectables sont à préférer aux fluoroquinolone *per os*** avant la réception de l'antibiogramme du fait d'une résistance plus fréquente aux fluoroquinolones en cas de FDR de complication.
  - La durée du traitement est de 10 jours si l'évolution est immédiatement favorable et de 14 jours sinon.

5. La PNA grave (avec ou sans risque de complication)

- Les examens complémentaires doivent comporter : NFS, CRP, urée, créatininémie, hémocultures, uroscanner en urgence (ou au plus tard dans les 24 h), ou échographie rénale en cas de contre-indication.
- L'hospitalisation est systématique.
- **Le traitement antibiotique empirique initial repose sur :**
  - **l'association C3G et amikacine par voie intraveineuse,**
  - en cas de sepsis sévère ou de PNA nécessitant un drainage chez une patiente ayant présenté une IU à entérobactérie sécrétant une BLSE dans les 6 mois précédents : utiliser la bétalactamine au spectre le plus étroit active sur l'entérobactérie connue + amikacine,
  - en cas de choc septique et d'un facteur de risque d'infection à entérobactérie sécrétant une BLSE : association carbapénème et amikacine.
- En relai, les mêmes molécules que pour le traitement des PNA sans gravité peuvent être utilisées après évolution favorable.
- **La durée du traitement est de 10 à 14 j mais peut être prolongée en fonction de la situation clinique, en particulier lorsque la gravité repose sur la présence d'une collection suppurée qui nécessite un drainage**.
- Le suivi est clinique. L'ECBU de contrôle pendant ou après le traitement n'est pas systématique mais seulement en cas d'évolution défavorable ou situation particulière (lithiase).
- Le tableau 7 résume le traitement des PNA.

Tableau 7 : **Résumé de la prise en charge des PNA**

Diagnostic	Traitement initial empirique	Relai	Durée
PNA simple	• Fluoroquinolone *per os* ou C3G injectable	• Amoxicilline • Amoxicilline – acide clavulanique • Fluoroquinolone • Céfixime • Cotrimoxazole	• 7 j si C3G ou FQ • 10 j si autre ATB de relai
PNA à risque de complication	C3G injectable (ou fluoroquinolone *per os*)		10-14 j
PNA grave sans FDR d'EBLSE	C3G injectable + amikacine		10-14 j (+ si collection)
PNA grave (qSOFA > 2 ou drainage) et antécédent d'IU à EBLSE dans les 6 mois précédents	β-lactamtine active sur l'EBLSE connue + amikacine		
Choc septique et risque d'EBLSE quel qu'il soit	Carbapénème + amikacine		10-14 j (+ si collection)

EBLSE : Entérobactérie productrice de BLSE

V. Infections urinaires masculines

A. Présentation clinique

- En cas d'infection urinaire chez l'homme, **aucun examen clinique** (palpation des fosses lombaires, examen scrotal, toucher rectal), ni d'imagerie (échographie, IRM) **ne permet d'exclure avec certitude une atteinte bactérienne de la prostate. Les différents tableaux cliniques** d'infection urinaire chez l'homme (prostatite, orchiépididymite et pyélonéphrite aiguës) **ont donc été regroupés sous le terme générique d'infection urinaire masculine et doivent tous être pris en charge de la même façon.**
- Par définition, les IU masculines ne peuvent pas être simples, puisque le sexe masculin est un facteur de risque de complication. Elles peuvent donc être sans gravité, ou grave.
- **Les signes cliniques sont extrêmement variés**, allant des simples signes fonctionnels urinaires, au choc septique, en incluant une fièvre isolée. Les signes peuvent associer :
  - signes fonctionnels urinaires (comme pour les cystites),
  - fièvre, frissons,
  - rétention aiguë d'urine (**la survenue d'une rétention aiguë d'urine en contexte fébrile doit faire évoquer le diagnostic d'infection urinaire masculine en première intention**),
  - parfois, des signes de localisation qui ne changent pas la prise en charge et qui n'éliminent pas une atteinte possible associée de la prostate : douleur à l'ébranlement d'une fosse lombaire évoquant une PNA (la PNA est rare chez l'homme en l'absence d'anomalie du tractus urinaire. Par ailleurs, un tiers des prostatites aiguës sont accompagnées d'une douleur lombaire, même en l'absence de PNA associée), bourse chaude rouge et douloureuse évoquant le diagnostic d'orchiépididymite.
- L'interrogatoire recherchera des **antécédents de maladie vésico-prostatique préexistante** : pollakiurie, miction impérieuse, diminution de la force du jet, nycturie, dysurie, ou anomalie au toucher rectal.

B. Examens complémentaires

- La BU est conseillée lors de la présentation du patient, elle est très évocatrice du diagnostic si elle est positive. Dans tous les cas, un ECBU doit être réalisé avant de débuter le traitement (une BU négative n'élimine pas le diagnostic).
- Les hémocultures ne sont à prélever qu'en cas de fièvre associée.
- **Le dosage du PSA n'est pas recommandé.**
- Une échographie de l'appareil urinaire par voie sus-pubienne doit être réalisée dans les 24 h lorsque l'on suspecte une obstruction (lithiase, douleur lombaire, rétention aiguë d'urine) ou de sepsis grave. À la phase aiguë, l'échographie endo-rectale est douloureuse et n'est pas recommandée.
- **En cas d'évolution défavorable après 72 h de traitement :**
  - **échographie par voie endo-rectale** pour l'exploration de la prostate,
  - **uroscanner pour l'exploration des reins et des uretères.**

C. Traitement des infections urinaires masculines

- **Les indications de l'hospitalisation** sont les mêmes qu'en cas de PNA (voir paragraphe IV. C. 3.),
- **Le traitement antibiotique empirique** avant les résultats de l'ECBU :
  - n'est pas systématique : en cas d'IU pauci symptomatique, il peut être différé jusqu'au résultat de l'antibiogramme
  - pour les IU masculines symptomatiques sans signe de gravité : identique aux PNA à risque de complication : C3G injectable ou fluoroquinolone,
  - pour les IU masculines graves : identique aux PNA graves : C3G injectable (ou carbapénème) + aminoside.
- Après réception de l'antibiogramme à 48 h, les deux molécules à privilégier sont :
  - **1re intention : Fluoroquinolone** : contrairement à la prescription chez la femme où les fluoroquinolones doivent être évitées du fait du risque de résistance des bactéries urinaires à cette classe antibiotique, elles constituent le traitement de 1er choix en cas d'IU masculine à bactérie sensible en raison de leur excellente diffusion prostatique,
  - **2e intention : Cotrimoxazole**
- Selon l'antibiogramme les C3G injectables constituent une alternative en cas de bactérie résistante au fluoroquinolone et au bactrim.
- Les molécules suivantes **ne doivent pas être utilisées** même en cas d'IU masculine avec une bactérie sensible du fait de leur diffusion prostatique insuffisante : céfixime, association amoxicilline-ac. clavulanique, nitrofurantoïne, fosfomycine-trométamol, pivmécillinam (traitement des cystites uniquement, pour ces trois dernières molécules).
- **La durée de l'antibiothérapie est de 14 jours en cas d'IU masculine aiguë traitée par fluoroquinolone, cotrimoxazole ou C3G injectable. Le traitement peut être prolongé à 21 jours si une autre molécule est utilisée ou si une uropathie sous-jacente n'est pas corrigée, voire plus en cas de drainage nécessaire.**
- **En cas de rétention aiguë d'urine, le drainage urinaire peut être assuré par cathétérisme sus-pubien, mais aussi par sondage vésical** (ce n'est plus une contre-indication).
- **Bilan au décours** :
  - Après un 1er épisode d'IU masculine, le suivi est clinique essentiellement. Aucun examen complémentaire n'est nécessaire en cas d'évolution favorable et en l'absence d'antécédent de maladie vésico-prostatique préexistante (pollakiurie, miction impérieuse, diminution de la force du jet, nycturie, dysurie, ou anomalie au toucher rectal).

- Après un 2e épisode, la recherche d'anomalie vésico-prostatique sera complétée par une échographie des voies urinaires avec quantification du résidu post-mictionnel, une débimétrie urinaire et une consultation d'urologie.

VI. IU gravidiques

Les IU sont fréquentes au cours de la grossesse. Elles peuvent avoir des conséquences graves pour la mère et le fœtus. C'est pourquoi le dépistage d'une colonisation urinaire est recommandé chez toutes les femmes enceintes une fois par mois à partir du 4e mois.

A. Colonisation urinaire gravidique

- Elle est définie par l'isolement d'**une seule bactérie en quantité ≥ 10^5 UFC/ml en l'absence totale de symptôme urinaire.**
- **Elle est recherchée** par BU (femmes sans antécédent particulier) ou par ECBU (femmes aux antécédents d'IU, d'uropathie ou de diabète) **tous les mois à partir du 4e mois**. Lorsque la BU est positive, un ECBU doit systématiquement être réalisé.
- **Le traitement systématique des colonisations urinaires gravidiques est justifié par le fait qu'il diminue l'incidence des PNA gravidiques.** Les molécules utilisables pour le traitement sont identiques à celles préconisées pour le traitement des cystites aiguës à risque de complication après le résultat de l'ECBU, en privilégiant la **fosfomycine-trométamol en prise unique**.
- Un ECBU sera réalisé une semaine après la fin du traitement, puis tous les mois jusqu'à l'accouchement.

B. Cystite gravidique

- **Le traitement empirique doit être débuté après réalisation d'un ECBU sans en attendre le résultat**. Les antibiotiques conseillés sont les mêmes que ceux utilisés pour traiter les cystites aiguës sans facteur de risque de complication : 1re intention : fosfomycine-trométamol en prise unique, 2e intention : pivmécillinam. L'ECBU sert à vérifier que ces antibiotiques sont actifs et à guider le traitement en cas d'évolution défavorable ou de complication.
- Il est conseillé de réaliser un ECBU une semaine après la fin du traitement antibiotique puis une fois par mois jusqu'à l'accouchement.

C. PNA gravidique

- Elle est fréquente et présente quelques spécificités :
  - plus souvent droite que gauche (pression de l'utérus sur l'uretère droit),
  - seule imagerie autorisée : échographie,
  - comporte un risque maternel (septicémie, sepsis grave) et fœtal (prématurité).
- Examens biologiques : l'ECBU est systématique, les hémocultures sont indispensables en cas de PNA grave
- **Une échographie** sera effectuée en urgence (dans les 24 h) en cas de PNA hyperalgique ou de doute sur un obstacle urétéral. L'échographie doit être interprétée en tenant compte de la dilatation habituelle des cavités pyélocalicielles au cours de la grossesse (pression de l'utérus sur les uretères, effets myorelaxant de la progestérone diminuant le péristaltisme urétéral).
- **Un examen obstétrical est systématique, quel que soit le terme de la grossesse.**
- **Le traitement doit être débuté dès les prélèvements faits, sans attendre les résultats de l'ECBU.** Il suit les principes du traitement des PNA à risque de complication (grave ou non), en privilégiant **une hospitalisation dans la majorité des cas.**

Celle-ci sera courte (48-72 h) en l'absence de gravité et d'élément pouvant interférer avec l'efficacité du traitement (vomissement, inobservance, risque de complication, gravité, examen obstétrical normal...),

- Un ECBU est conseillé une semaine après la fin du traitement, puis tous les mois jusqu'à l'accouchement.

VII. IU de l'enfant

A. Épidémiologie

- Les bactéries rencontrées et le mode de contamination sont identiques chez l'enfant et l'adulte. *E. coli* est responsable de 70 à 90 % des IU de l'enfant, suivi de *Proteus mirabilis*, les Klebsielles et les entérocoques.
- L'émergence d'IU communautaires dues à des bactéries produisant une BLSE nécessite une réévaluation permanente de ces recommandations.

B. Prélèvement d'urine chez l'enfant

- Difficultés du recueil urinaire chez l'enfant avant l'acquisition de la propreté :
- **Bandelette urinaire :**
  - **valeur prédictive négative > 90 % dès l'âge d'un mois** lorsqu'elle ne montre **ni leucocytes ni nitrites,**
  - **bonne valeur prédictive positive en cas de présence de leucocytes ET de nitrites.** La valeur prédictive positive en cas de leucocyturie isolée est insuffisante.
- **Possible faux positif après recueil urinaire par poche stérile** du fait de la contamination par les bactéries commensales périnéales, même lorsque les conditions de recueil urinaire optimales ont été respectées (bonne désinfection périnéale avant pose de la poche, faible durée du recueil, acheminement rapide au laboratoire). Ce type de recueil reste tout de même intéressant lorsque la probabilité d'IU est élevée, c'est-à-dire quand la BU montre leucocytes et nitrites en grande quantité.
- En conséquence en dehors des situations d'urgence ou graves (sepsis sévère, neutropénie...), il est recommandé, dès l'âge d'un mois :
  - d'**effectuer une BU avant d'envisager un ECBU,**
  - **en cas de BU positive pour les leucocytes et/ou les nitrites, d'effectuer un ECBU** en privilégiant le prélèvement au jet, le cathétérisme urétral ou la ponction sus-pubienne (le recueil par poche reste envisageable si la BU montre une leucocyturie et des nitrites en grande quantité),
  - de prélever en plus une hémoculture dans les formes graves ou les sujets à risque (uropathie, âge < 3 mois...).

C. Particularités cliniques

1. La cystite

- Chez le nourrisson :
  - pauvreté des signes fonctionnels,
  - diagnostic souvent au stade de PNA.
- Chez l'enfant plus grand : après l'acquisition de la propreté :
  - signes urinaires identiques à ceux de l'adulte,
  - énurésie avec pollakiurie diurne parfois révélatrice.

- Traitement : **amoxicilline et acide clavulanique, ou cotrimoxazole, ou céfixime dès l'ECBU prélevé**. Adaptation secondaire à l'antibiogramme si besoin.
- La durée totale du traitement est de 5 jours.
- Ces options thérapeutiques sont reprises dans le tableau 8.

2. Infections urinaires fébriles

- **Ce terme est actuellement préféré à celui de PNA**, car en cas de fièvre avec des urines infectées, une atteinte du parenchyme rénal n'a pas toujours pu être démontrée.
- Présentation clinique :
  - chez l'enfant de moins de 3 mois, le tableau peut être celui d'une septicémie qui peut mettre en jeu le pronostic vital,
  - chez l'enfant plus grand, fièvre, douleurs lombaires et signes urinaires,
  - **à tous les âges, le tableau peut être atypique** : fièvre prolongée isolée, vagues douleurs abdominales, asthénie,
  - chez le nourrisson, il faut rechercher des anomalies de la région périnéale (hypo ou épispadias, malposition anale...).
- **Les possibilités thérapeutiques sont limitées chez l'enfant** : quinolones, fosfomycine, nitrofuradoïne et pivmécilinam sont contre-indiquées, n'ont pas d'AMM, ou encore ne sont pas commercialisées avec une galénique pédiatrique (tableau 8).
  - **En cas de situation grave : âge < 3 mois, sepsis sévère, uropathie sous-jacente :**
    - Hospitalisation,
    - C3G injectable + amikacine.
  - **En l'absence de gravité :**
    - Traitement ambulatoire,
    - C3G injectable (par voie IV ou IM) ou aminoside IV seul, voire C3G orale dans les situations les moins sévères.
- **Dans tous les cas, après réception de l'antibiogramme, on envisage un relai par :**
  - Amoxicilline (sauf pour *E. coli* qui présente des concentrations minimales inhibitrices à l'amoxicilline élevées même lorsqu'il est sensible),
  - Cotrimoxazole chez l'enfant de plus de 1 an,
  - Céfixime,
  - (Ciprofloxacine : contre-indiquée chez l'enfant avant la fin de la croissance du fait d'un risque d'atteinte articulaire grave).
- **La durée totale du traitement est de 10 jours** (sauf en cas de traitement par ciprofloxacine où le traitement peut être diminué à 7 jours).
- Le reflux vésico-urétéral est fréquent surtout en cas d'IU récidivantes. Cependant, il s'agit le plus souvent de reflux de bas grade, guérissant spontanément avec l'âge et pour lesquels aucun traitement ne doit être envisagé. **En cas d'UTI récidivantes, une échographie rénale (recherche d'hypoplasie ou de dysplasie rénales) et une cystographie rétrograde seront envisagées au cas par cas.**

Tableau 8 : **Résumé du traitement des IU de l'enfant**

Situation clinique	Antibiothérapie initiale	Relai	Durée
Cystite aiguë	• Amoxicilline- acide clavulanique • Cotrimoxazole • Céfixime		5 jours
IU fébrile non grave	• C3G IV ou IM • Aminoside seul IV • Céfixime (forme peu sévère)	• Amoxilline (sauf *E. coli*) • Cotrimoxazole • Cefixime • Ciprofloxacine (après croissance)	10 j (sauf FQ, 7 j)
IU fébrile grave	• C3G IV + aminoside		

VIII. Infections urinaires chez les patients porteurs d'une sonde vésicale

A. Critères diagnostiques

- **Le diagnostic d'IU sur sonde est surtout un diagnostic d'élimination.** Les signes locaux (impériosité, pollakyurie, brulures mictionnelles) sont non spécifiques : souvent absents du fait de l'écoulement continu des urines, ou au contraire présents sans infection en particulier peu après sa mise en place.
- On évoque une IU sur sonde vésicale devant les signes cliniques suivants, **lorsque les autres causes ont été éliminées** :
  - fièvre ou hypothermie,
  - hypotension,
  - malaise général, léthargie, altération de l'état mental.
- La BU est inutile. **Un ECBU sera directement prélevé sur l'opercule de prélèvement de la sonde urinaire, sans la changer.**
- Une IU sur sonde est évoquée en cas d'association des signes cliniques précédents à une **bactériurie ≥ 10^5 UFC/ml, quelle que soit la leucocyturie** (tableau 2). **La leucocyturie** est très fréquente en cas de sondage vésical et **n'a donc pas de valeur dans le diagnostic.**

B. Traitement

1. Indications

- **Il n'y a pas lieu de dépister systématiquement ni de traiter une colonisation urinaire sur sonde** (absence totale de symptôme) sauf avant une intervention chirurgicale au contact de l'urine.
- En particulier, **il n'y a pas lieu de rechercher ni de traiter une colonisation urinaire avant l'ablation d'une sonde vésicale.**

2. Modalités du traitement

- **Le traitement doit être débuté dès les prélèvements en cas de fièvre et en urgence en cas de sepsis sévère.**
- Avant les résultats de l'ECBU :
  - **pipéracilline – tazobactam ou C3G injectable + aminoside (amikacine) si sepsis sévère,**
  - en cas d'allergie : aminoside seul chez la femme et fluoroquinolone ou cotrimoxazole chez l'homme.
- **Il est recommandé de retirer ou de changer la sonde vésicale 24 h après le début du traitement.**
- Après les résultats de l'antibiogramme à 48 h, voir les modalités du traitement de relai des PNA pour les femmes et celles des infections urinaires masculines pour les hommes.
- **En cas de colonisation urinaire sur sonde vésicale avant une chirurgie au contact de l'urine il faut** :
  - débuter une antibiothérapie selon les données de l'antibiogramme,
  - changer la sonde vésicale après 24 h de traitement adapté,
  - traiter au moins 48 h avant de débuter la chirurgie,
  - traiter jusqu'à l'ablation de la sonde vésicale, ou pour 7 jours lorsque cette sonde ne peut être retirée après chirurgie.

IX. Quelques spécificités chez les sujets âgés

- Présentation souvent atypique rendant le diagnostic difficile : fièvre absente dans 30 % des cas, douleurs abdominales plutôt que lombaires dans 20 % des cas, altération de l'état général, confusion,
- Septicémie plus fréquente,
- Complications des sondages vésicaux à demeure,

POUR EN SAVOIR PLUS...

I. Épidémiologie et physiopathologie

A. Épidémilogie

- Les infections des voies urinaires sont une pathologie **très fréquente**, notamment chez la femme, puisque l'on estime que près de 50 % des femmes présenteront au moins une infection urinaire dans leur vie.
- Les facteurs favorisant les cystites et les pyélonéphrites sont identiques. L'épidémiologie des infections urinaires est résumée dans le tableau 1.
- La prostatite aiguë est exceptionnelle chez l'enfant, sa fréquence augmente avec l'âge.
- La colonisation urinaire gravidique est observée au cours d'environ 5 % des grossesses. Contrairement à ce qui est observé chez les femmes qui ne sont pas enceintes, elle a tendance à persister en l'absence de traitement et se complique de PNA gravidique dans 1/3 des cas environ. **Le traitement systématique des colonisations urinaires gravidiques diminue l'incidence des PNA gravidiques.** La cystite gravidique affecterait environ 1 % des femmes enceintes.

Tableau 1 : **Épidémiologie**

Sexe féminin	• Tout âge, mais en particulier : – en période d'activité sexuelle – pendant les grossesses – à partir de la ménopause
Sexe masculin	• Âge < 10 ans ou > 50 ans
Facteurs favorisants	• Diabète • Mictions rares, retenues, incomplètes, boissons insuffisantes • Anomalie de l'arbre urinaire anatomique ou fonctionnelle, congénitale ou acquise • Transplantation rénale

B. Dissémination bactérienne dans l'arbre urinaire

- **La voie ascendante** est la plus fréquente (95 % des cas). L'infection se fait donc le plus souvent par l'urètre. La prolifération des bactéries dans la vessie est favorisée par :
  - la stase urinaire : mictions peu fréquentes ou incomplètes (résidu post-mictionnel), boissons insuffisantes,
  - un corps étranger : calcul ou sonde vésicale,
  - la présence de glucose dans l'urine,
  - la présence de facteurs de virulence spécifiques des bactéries uropathogènes.
- **La voie hématogène (localisation rénale d'une septicémie)** est donc très rare. Les principaux micro-organismes impliqués sont :
  - staphylocoques blancs et dorés,
  - salmonelles,
  - *Pseudomonas,*
  - *Candida Albicans.*

II. Entérobactéries productrices de β-lactamase à spectre étendu (EBLSE)

- Épidémiologie :
  - Depuis le début des années 2000, on assiste à une **pandémie mondiale de bactéries produisant une BLSE.**
  - Il s'agit surtout d'entérobactéries (EBLSE) au premier rang desquelles *E. coli* et *Klebsiella pneumoniae*, et principalement d'infections nosocomiales. Cependant, la diffusion communautaire des EBLSE progresse.
- **Caractéristiques bactériologiques :**
  - Les BLSE sont des enzymes qui hydrolysent potentiellement toutes les β-lactamines à l'exclusion des carbapénèmes et des céphamycines (sous-famille de C2G comportant la céfoxitine). Les différentes BLSE hydrolysent cependant les β-lactamines avec des fréquences différentes :
    - pénicillines, amoxicilline-acide clavulanique, C1G, C2G (sauf céphamycines) et C3G sont hydrolysées par > 90 % des BLSE : ces antibiotiques ne sont donc pas utilisables le plus souvent
    - pipéracilline-tazobactam n'est pas toujours hydrolysé par les BLSE. Cet antibiotique est donc parfois utilisable en relai.
  - Les EBLSE expriment souvent des résistances à d'autres classes d'antibiotique. En particulier **elles sont souvent aussi résistantes aux fluoroquinolones et au cotrimoxazole.**
  - Les BLSE sont souvent portées par des plasmides qui peuvent facilement se transmettre d'une entérobactérie à une autre au sein du tube digestif. **Les mesures d'isolement prophylactique et d'hygiène des mains sont donc fondamentales pour limiter la propagation des EBLSE à l'hôpital.**
- **Facteurs de risque d'infection avec une EBLSE :**
  - colonisation urinaire ou IU à EBLSE dans les 6 mois précédents,
  - antibiothérapie par pénicilline et inhibiteur de pénicillinase, céphalosporine de 2e ou 3e génération, ou fluoroquinolone dans les 6 mois précédents,
  - voyage récent en zone d'endémie d'EBLSE : Asie du sud-Est (Inde en particulier), Moyen Orient (Israël), Afrique, Italie, Grèce, Portugal,
  - hospitalisation dans les 3 mois précédents ou vie en établissement de long-séjour.
- **Conséquences thérapeutiques :**
  - **Le risque d'infection à EBLSE doit être pris en compte pour le choix de l'antibiothérapie empirique** (avant réception de l'antibiogramme) **en cas d'IU grave : carbapénème et amikacine**.
  - Après réception de l'antibiogramme, **l'antibiothérapie doit systématiquement être modifiée pour réduire son spectre et en particulier éviter l'utilisation des carbapénèmes chaque fois que cela est possible (pipéracilline et tazobactam, lorsque la bactérie est sensible).**
  - **La durée de l'antibiothérapie ne doit pas être modifiée**. En effet, **les IU dues à EBLSE ne sont pas intrinsèquement plus graves**, les options thérapeutiques sont juste plus limitées (moins d'antibiotiques efficaces).

INFECTIONS URINAIRES DE L'ADULTE ET DE L'ENFANT – ITEM 161

- **Q1.** Quelle(s) est (sont) la (les) proposition(s) exacte(s) concernant les seuils de bactériurie à considérer comme significatif(s) après ECBU ?
  - A. Un seuil unique supérieur ou égal à 10^5 UFC/mLest nécessaire dans tous les cas pour porter le diagnostic d'infection urinaire
  - B. Un seuil à 10^5 UFC/mLest nécessaire au diagnostic de prostatite aiguë
  - C. Un seuil à 10^3 UFC/mLest significatif en cas d'infection urinaire chez l'homme
  - D. Un seuil à 10^2 UFC/mLaprès sondage urinaire aller-retour est considéré comme significatif
  - E. Un seuil à 10^2 UFC/mLest considéré comme significatif pour porter le diagnostic d'infection urinaire chez la femme enceinte

- **Q2.** Parmi les causes de leucocyturie sans germes, vous retenez :
  - A. Les néphropathies interstitielles
  - B. La polykystose rénale
  - C. L'adénome prostatique non compliqué
  - D. Une infection urinaire décapitée par une antibiothérapie
  - E. Un cancer du rectum

- **Q3.** Concernant la cystite simple de la femme :
  - A. La réalisation d'un ECBU est recommandée
  - B. La guérison spontanée peut survenir
  - C. La fosfomycine-trométamol (Monuril®) est le traitement de choix en première intention
  - D. Le cotrimoxazole est le traitement de choix en première intention
  - E. Un suivi clinique et biologique est recommandé 5 jours après le début du traitement

- **Q4.** En cas de pyélonéphrite aiguë simple chez une jeune femme sans antécédents :
  - A. L'ECBU est le seul examen biologique nécessaire
  - B. L'échographie rénale est systématique
  - C. Le traitement est ambulatoire
  - D. L'amoxicilline-acide clavulanique est le traitement de première intention
  - E. La durée de traitement est de 7 jours si le traitement initial comportait du céfotaxime et le relais par de la ciprofloxacine

- **Q5.** Au cours de la grossesse, la pyélonéphrite aiguë :
  - A. Est un événement fréquent
  - B. Est plus souvent gauche que droite
  - C. Expose au risque de prématurité fœtale
  - D. Nécessite la réalisation dans les 24 heures d'une échographie rénale
  - E. Doit être traitée 21 jours

Chapitre 22

Item 265

Lithiases urinaires

N° 265

OBJECTIFS

- Diagnostiquer une lithiase urinaire
- Connaître les principes de la prise en charge de la lithiase urinaire

Rang	Rubrique	Intitulé	Descriptif
A	Définitions	Lithiase et calcul	Lithiase : maladie dont la conséquence est la formation de calculs
B	Prévalence, épidémiologie	Épidémiologie de la lithiase urinaire	Épidémiologie et répartition des calculs
B	Prévalence, épidémiologie	Fréquence des différents types de calculs	Tableau avec la fréquence des différents calculs
B	Eléments physiopathologiques	Connaître les principaux facteurs lithogènes	
A	Diagnostic positif	Définition de la colique néphrétique	Douleur brutale par mise en tension de la voie excrétrice supérieure
A	Diagnostic positif	Connaître les facteurs favorisants de la colique néphrétique	Voyage, chaleur, déshydratation, activité physique, écarts de régime
A	Diagnostic positif	Connaître les aspects cliniques de la colique néphrétique simple	Douleur, irradiations, nausées…
A	Diagnostic positif	Connaître les aspects cliniques de la colique néphrétique compliquée	Tableaux récapitulatifs : selon la clinique (fièvre, anurie, douleur) et le terrain (grossesse, rein unique, VIH, etc.)
B	Diagnostic positif	Connaître les autres aspects cliniques des calculs urinaires	Hématurie, insuffisance rénale, infection, fortuit
B	Examens complémentaires	Indication des examens d'imagerie devant une lithiase urinaire	Couple échographie-abdomen sans préparation, TDM
A	Examens complémentaires	Examens biologiques en urgence pour colique néphrétique	(Bandelette urinaire), NFS, ionogramme, créatininémie, CRP
B	Examens complémentaires	Examens pour le diagnostic étiologique de la lithiase urinaire	Bilan métabolique de première intention selon les recommandations du comité lithiase
B	Étiologies	Connaître les principales anomalies métaboliques associées à des lithiases calciques	Hyperparathyroïdie primaire, hypercalcémie chronique, hypercalciurie idiopathique
A	Prise en charge	Connaître les principes de la prise en charge de la lithiase urinaire	

I. Introduction

- La lithiase urinaire est définit par la présence de calculs dans les voies urinaires (cavités rénales, uretères, vessie, urètre).
- La lithiase urinaire est une affection très fréquente puisqu'elle touche 5 % à 10 % de la population dans les pays industrialisés. De plus, elle peut récidiver dans 50 % des cas à 5 ans en l'absence de traitement préventif.
- La lithiase calcique représente plus de 80 % des lithiases urinaires. Les autres types de lithiase urinaire sont les calculs d'acide urique (10 %), les calculs infectieux (5 %) et des calculs rares (cystine, xanthine, médicamenteuses…) (cf. tableau 1).
- Le traitement curatif des calculs urinaires a fait de grands progrès avec l'avènement ces 20 dernières années de techniques urologiques efficaces et moins invasives.
- La lithiase calcique, idiopathique dans 90 % des cas, est favorisée par des facteurs métaboliques comme l'hypercalciurie. La correction de ces facteurs métaboliques est à la base du traitement médical préventif.

II. Diagnostic de la lithiase urinaire

A. Diagnostic clinique

1. Manifestations cliniques d'une lithiase urinaire compliquée

La lithiase urinaire compliquée se manifeste habituellement par une colique néphrétique (CN).

a. La colique néphrétique (CN)

- La CN résulte de l'**obstruction aiguë** plus ou moins complète de la voie excrétrice par engagement d'un calcul dans le bassinet ou l'uretère. Certains facteurs favorisent la survenue d'une CN: voyage de longue durée, immobilisation, chaleur, boissons insuffisantes…
- **La douleur de la CN** a les caractéristiques suivantes:
  - à type de torsion
  - de début brutal, souvent très intense
  - paroxystique
  - de siège lombaire ou à l'angle costo-vertébral avec une irradiation vers la racine de la cuisse et les organes génitaux externes.
- **Les signes associés sont**:
  - agitation du fait de l'impossibilité pour le malade de trouver une position antalgique
  - digestifs: nausées, vomissements, constipation du fait de l'iléus réflexe
  - urinaires: pollakiurie, impériosités, dysurie.
- Les facteurs favorisants la survenue d'une crise de colique néphrétique doivent être recherchés: Voyage, chaleur, déshydratation, activité physique, écarts de régime…
- Il n'y a pas de fièvre et l'examen clinique est normal avec un abdomen souple et des touchers pelviens normaux.

- **Les signes de gravité à rechercher** :

  Les formes compliquées sont rares (moins de 6 %) et caractérisées soit par le terrain sur lequel survient la colique néphrétique (grossesse, insuffisance rénale chronique, rein transplanté, rein unique, uropathie connue, patient VIH sous indinavir) soit par l'existence d'emblée ou secondairement de signes de gravité :
  - fièvre > 38 °C. Elle traduit une rétention d'urine purulente au-dessus de l'obstacle (pyélonéphrite obstructive). Les risques sont l'abcès du rein et la septicémie d'origine urinaire.
  - anurie. Elle traduit un obstacle bilatéral ou le plus souvent unilatéral chez un patient ayant un rein unique anatomique ou fonctionnel. Il s'agit d'une insuffisance rénale aiguë obstructive.

Ces signes de gravité nécessitent une prise en charge urologique avec dérivation urinaire en urgence.

- **Autres situations** pouvant justifier une dérivation des urines
  - Résistance à un traitement médical bien conduit ;
  - Répétition des crises ;
  - Rupture de la voie excrétrice.
  - Formes hyperalgiques résistant au traitement antalgique
- **Les diagnostics différentiels** de la CN sur lithiase sont :
  - Parmi les affections rénales :
    - Obstructives : syndrome de la jonction pyélo-urétérale, fibrose rétropéritonéale, endométriose, nécrose papillaire, caillot
    - Non obstructives : infarctus rénal, pyélonéphrite aiguë, loin pain syndrome
  - Parmi les affections extrarénales :
    - affections génitales : torsion du cordon spermatique, torsion ovarienne, grossesse extra-utérine et salpingite
    - affections digestives : appendicite aiguë, occlusion digestive, colite, pancréatite aiguë, colique hépatique
    - affections neurologiques : sciatalgie, névralgie lombaire, zona
- En cas de doute diagnostique, les examens radiologiques (scanner abdomino-pelvien) permettront d'affirmer le diagnostic.

b. Autres manifestations de la lithiase urinaire compliquée

- Infection des urines.
- Insuffisance rénale chronique par néphropathie interstitielle chronique
  - C'est une complication rare de la maladie lithiasique en rapport avec une obstruction prolongée et souvent silencieuse de la voie excrétrice associée à une infection plus ou moins permanente des urines.

2. Manifestations cliniques de la lithiase urinaire non compliquée

La lithiase urinaire peut être asymptomatique et découverte fortuitement sur des examens radiologiques (échographie, scanner) demandés pour une autre cause. Cette latence clinique peut être accompagnée de l'émission spontanée de calculs. Le calcul peut être responsable de signes minimes, tels douleurs ou hématurie microscopique ou leucocyturie.

B. Diagnostic radiologique (en première intention : ASP – échographie voies urinaires)

1. Abdomen sans préparation (ASP) face couché

- Il fait le diagnostic des calculs radio-opaques :
  - calculs calciques (les plus radio-opaques)
  - struvite
  - cystinique (faiblement radio-opaques)
- Le diagnostic différentiel comporte les calcifications de l'appareil urinaire non lithiasiques (tuberculose, bilharziose, parois de kystes…) et les calcifications extra-urinaires : adénopathies, lithiase vésiculaire, calcifications pancréatiques, kystes hydatiques…

2. Échographie de l'appareil urinaire

- L'échographie du rein et des voies excrétrices urinaires est l'examen de première intention.
  - **Avantages** :
    - performante (sensible et spécifique) et non invasive
    - visualise tous les calculs, même radio-transparents et la dilatation en amont d'une lithiase obstructive
  - **Limites** :
    - non visualisation des calculs situés dans l'uretère lombaire ou iliaque.
    - Opérateur dépendant
  - **Diagnostic positif de calcul** :
    - image hyperéchogène
    - cône d'ombre postérieur
    - aliazing au doppler couleur

3. La tomodensitométrie de l'appareil urinaire (uroscanner)

- L'uroscanner hélicoïdal sans injection est très performant car il détecte tous les calculs (même les radio-transparents) en particulier les calculs urétéraux non visualisés par l'échographie.
- Il est surtout indiqué
  - en urgence en cas de doute diagnostique avec une pathologie abdominale ;
  - à distance, pour le bilan de lithiases récidivantes à la recherche d'une anomalie urologique (maladie de Cacchi-Ricci, syndrome de jonction, duplicité…) ;
  - avant le traitement urologique des calculs pour apprécier l'état de la voie excrétrice.

C. Diagnostic de la nature du calcul (tableau 1)

- La détermination de la nature du calcul (morphologique et chimique) est très importante car oriente le bilan étiologique et le traitement. L'étude de la cristallurie au microscope optique ± spectroscopie infrarouge représente la technique de choix. Les composés sont minéraux (Ca, Ph, Mg) et/ou organiques (oxalate, acide urique, cystine). Les calculs peuvent comporter un seul composé (ex : cystine) ou plusieurs (ex : oxalate de calcium).

- On distingue
  - **Les calculs calciques**
    - Oxalate de calcium
    - Phosphate de calcium
    - Hydroxyapatite
  - **Les calculs non calciques**
    - Acide urique
    - Cystine
    - Struvite (phospho-ammoniaco-magnésien)
- L'aspect radiologique est important :
  - les lithiases radio-opaques sont habituellement calciques ;
  - les lithiases radio-transparentes sont de nature urique ;
  - les lithiases cystinique et de struvite sont faiblement radio-opaques ;
  - les lithiases coralliformes (moulant les cavités rénales) sont habituellement de struvite (infectieux), plus rarement de cystine ou d'oxalate de calcium ;
  - Des microlithiases calicielles multiples évoquent une maladie de Cacchi-Ricci ;

+ **Attention**, certaines lithiases calciques de petite taille ne sont pas visibles à l'ASP et peuvent faire porter à tort le diagnostic de lithiase radio-transparente.

Tableau 1 : **Fréquence (%) des composants majoritaires identifiés dans les calculs urinaires en France** *(Source site AFU)*

Nature des cristaux	Prévalence
Oxalate de calcium	70 %
Phosphate de calcium	10-15 %
Acide urique	10 %
Struvite	1 %
Cystine	1-2 %

D. Facteurs étiologiques favorisants les lithiases et démarche diagnostique (= bilan initial et spécialisé)

1. La lithiase calcique est constituée d'oxalate de calcium pur ou assez souvent d'un mélange d'oxalate et de phosphate de calcium.

a. Physiopathologie de la lithiase calcique

- Les examens biologiques à **effectuer en 1re intention** (1re épisode) et en **2e intention** (pour les lithiases récidivantes) sont indiqués dans les tableaux 3 et 4. Ces examens ont pour objectif de rechercher une étiologie (forme secondaire) à la lithiase calcique. Elles sont plus rares que les formes primaires (ou idiopathiques) et doivent être évoquées dans les situations suivantes :
  - Âge jeune ;
  - Forme récidivante ;
  - Forme familiale marquée ;
  - Antécédent médical évocateur (granulomatose, MICI…) ;
  - Composition particulière (ex : la présence de brushite évoque l'hyperparathyroïdie primaire) ;
  - Anomalie métabolique (hypercalcémie).

- La cause la plus fréquente est l'**hyperparathyroïdie primaire (cf. chapitre 6 Hypercalcémie)**. D'autres affections peuvent se compliquer d'une lithiase calcique : sarcoïdose, acidose tubulaire distale, ostéolyse maligne, hyperoxalurie primaire… (voir tableaux 2 et 3)
- La **lithiase calcique idiopathique** est la plus fréquente, elle survient préférentiellement chez l'homme après 40 ans, et est favorisée par :
  - Des anomalies urologiques responsables de la stagnation des urines
    - Elles sont multiples : rein en fer à cheval, diverticules caliciels ou pyéliques, urétérocèle, duplicité pyélique ou urétérale… L'ectasie canaliculaire précalicielle ou maladie de Cacchi-Ricci est une affection congénitale bénigne à l'origine d'une dilatation des tubes collecteurs d'une ou plusieurs papilles sur 1 ou 2 reins. Le diagnostic est fait au TDM. Cette anomalie est chez certains patients le seul facteur de risque de lithiase.
  - Facteurs de sursaturation urinaire en **oxalate de calcium** (Figure 1) :
    - **urines concentrées** (diurèse insuffisante)
      - c'est le principal facteur de risque de lithiase. Une diurèse trop faible favorise la lithiase car elle augmente la concentration urinaire de l'oxalate de calcium. Elle est le plus souvent liée à un volume de boissons insuffisant mais peut également être la conséquence de pertes extra-rénales. La deshydratation peut être favorisée par les voyages, la chaleur, une activité physique.
    - **hypercalciurie**
      - elle est définie par une calciurie > 0,1 mmol/kg/j. C'est une anomalie très fréquente affectant environ 50 % des sujets lithiasiques. Une hypercalciurie peut relever de différentes causes (tableau 5), mais elle est le plus souvent idiopathique. Il existe malgré tout souvent des facteurs nutritionnels d'hypercalciurie « idiopathique » ; apport calcique élevé > 1 g/j), apports sodés élevés (> 150 mmol/j) et apports protidiques élevés (> 1,2 g/kg/j).

+ À noter que le pH n'a aucun rôle dans la lithiase d'oxalate de calcium.

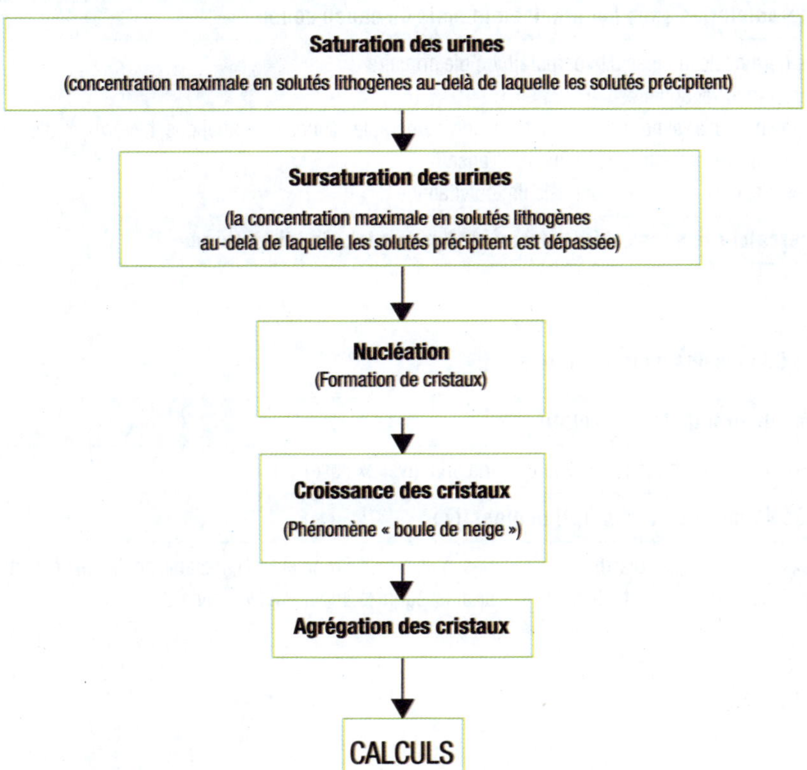

Figure 1. **Facteurs de sursaturation urinaire en oxalate de calcium**

b. Facteurs de risque métaboliques

- **Dilution insuffisante des urines**

  C'est le principal facteur de risque de lithiase calcique. Une diurèse trop faible témoin favorise la lithiase car elle augmente la concentration urinaire de l'oxalate de calcium.

- **L'hyperoxalurie**: est définie par une oxalurie > 0,5 mmol/j.

  Elle est le plus souvent idiopathique (tableau 6) mais associée à des facteurs nutritionnels, aliments riches en oxalate (thé noir, chocolat, oseille, rhubarbe, vitamine C, fruits secs...) et en protéines animales.

  Plus rarement, elle est en rapport avec une cause organique. On distingue l'hyperoxalurie primaire (d'origine génétique par anomalie du métabolisme de l'oxalate) des formes secondaires (hyperoxalurie entérique en cas de MICI ou de résection intestinale).

- **L'hyperuricurie**: est définie par une uricurie > 5 mmol/j.

  L'hyperuricurie est un facteur de lithiase calcique car elle augmente la précipitation de l'oxalate de calcium.

- **L'hypocitraturie**: est définie par une citraturie < 1,5 mmol/j.

  L'hypocitraturie est un facteur de risque de lithiase calcique car le citrate augmente la solubilité du calcium en formant avec le calcium un complexe très soluble (le citrate est un inhibiteur de cristallisation). Une hypocitraturie est observée en cas d'acidose métabolique ou respiratoire, d'hypokaliémie, et de régimes riches en protéine ou en sodium.

Tableau 2: **Principales anomalies métaboliques associées à des lithiases calciques (hypercalciurie > 0,1 mmol/kg/J)**

1. Hypercalciuries secondaires à une hypercalcémie
• Hyperparathyroïdie primaire, sarcoïdose et autres granulomatoses, hypervitaminose D, ostéolyse maligne.
2. Hypercalciuries sans hypercalcémie mais de cause connue
• Formes normocalcémiques d'hyperparathyroïdie primaire • Hypercalciuries secondaires: – origine osseuse: syndrome de Cushing, corticothérapie, acidose métabolique, hyperthyroïdie. – fuite rénale de calcium: diurétiques de l'anse – excès d'apport: traitement par calcium ou vitamine D
3. Hypercalciurie sans cause retrouvée: hypercalciurie idiopathique

Tableau 3: **Causes des hyperoxaluries**

1. Excès de production d'oxalate
• Déficit enzymatique congénital: hyperoxalurie primitive (oxalose)
2. Excès d'apport ou d'absorption digestive
• Hyperoxalurie entérique: diarrhées chroniques, maladie de Crohn et RCH, maladie coeliaque, résection iléale • Régime riche en oxalate (café, thé, cacao, certains légumes, moutarde, vitamine C)

2. La lithiase urique représente environ 10 % des calculs urinaires. Elle est radio transparente.

- On distingue deux grandes situations :
  - **Lithiase urique associée à une hyperuricurie ± hyperuricémie**
    - **maladie goutteuse**
    - **affections hématologiques** (syndrome de lyse spontanée ou post traitement) ou cancers : lymphome, syndromes myléo-prolifératifs, cancers solides
    - **Lithiase urique primitive.** Elle survient essentiellement dans un contexte de syndrome métabolique avec diabète, et résulte alors d'un pH urinaire excessivement acide (pH ≤ 5) alors que l'uricémie et l'uricurie sont normales.

E. Explorations biologiques des lithiases

On distingue les explorations faites lors d'un épisode de colique néphrétique, notamment en urgence (tableau 4) et le bilan étiologique de lithiase nécessaire à la prise en charge thérapeutique, systématique en cas de colique néphrétique récidivante (tableau 5).

Tableau 4 : **Examens de 1re intention devant une colique néphrétique**

– **Sang** : NFS, CRP, urée, créatinine, ionogramme, calcium, phosphore, acide urique, réserve alcaline, β-HCG chez la femme
– **Urines** : bandelette urinaire, ECBU si BU positive

Tableau 5 : **Schéma d'explorations approfondies des lithiases récidivantes**

En plus des examens cités dans le Tableau 4
– **Sang** : glycémie, magnésium, PTH, 25-OH-D3, 1-25 (OH) $_2$-vit D3,
– **Urines des 24 heures** : volume total, créatinine, urée, calcium, phosphore, acide urique, sodium, potassium, Oxalate*, citrates*, protéinurie, microalbuminurie – **Urines au réveil** : cristallurie, pH, densité, ECBU * : dosages non remboursés par la sécurité social
– **Enquête diététique** (par diététicienne spécialisée)

III. Attitude thérapeutique et suivi du patient

- La prise en charge thérapeutique de la lithiase urinaire comporte deux volets :
  - le traitement urologique des calculs urinaires en place
  - le traitement médical préventif de la récidive, plus rarement le traitement médical curatif (calculs uriques).

A. Traitement urologique des calculs urinaires en place

1. Traitement de la CN

- Une CN sans signe de gravité ne nécessite pas l'hospitalisation. Cependant l'intensité de la douleur conduit souvent le médecin à adresser le malade aux urgences pour faciliter le traitement antalgique.
- Le traitement de la CN repose surtout sur les **anti-inflammatoires non stéroïdiens** (AINS). La morphine et ses dérivés peuvent être utilisés en cas de contre-indication aux AINS (grossesse, insuffisance rénale, allergie).

- Le traitement de la CN comporte :
  - AINS par voie parentérale (par exemple kétoprofène, Profénid® 1 à 3 ampoules par jour en IM ou IV) avec relais *per os* après sédation ;
  - Restriction hydrique. Elle doit être poursuivie tant que le calcul n'a pas été éliminé, même si les douleurs ont cédé ;
  - Antalgiques de niveau 1 et de niveau 3 avec ou sans antispasmodiques (absence de recommandation particulière pour ces derniers) sont indiqués en cas de contre-indication ou en complément aux AINS.
- Il faut surveiller la diurèse et la température. Les urines sont tamisées pour récupérer le calcul en cas d'émission. L'ASP face couché et l'échographie rénale et rétro-vésicale permettent de visualiser le calcul et de suivre sa migration.

2. Traitement curatif des calculs urinaires

Le traitement curatif d'un calcul urinaire fait appel à différentes techniques urologiques.

a. Techniques urologiques (tableau 6)

- **La lithotritie extra-corporelle (LEC)**

  La LEC utilise des ondes de choc créées par un générateur extracorporel pour fragmenter le calcul. Le repérage du calcul se fait par échographie.

- **Les techniques endoscopiques**
  - L'urétéroscopie est l'introduction dans l'uretère par les voies naturelles d'un urétéroscope. Elle est réalisée par voie rétrograde après intubation du méat urétéral vésical. L'urétéroscope permet l'emploi de matériels pour fragmenter les calculs.
  - La néphrolithotomie per-cutanée (NLPC). Elle permet par voie endoscopique l'extraction des calculs des cavités rénales. Elle est réalisée au bloc opératoire. L'intervention consiste, après ponction des cavités rénales par voie lombaire, à extraire les calculs sous contrôle de la vue. à dilater le trajet de ponction pour permettre l'introduction du matériel de chirurgie endoscopique. Les calculs sont alors extraits sous contrôle de la vue.
  - **La chirurgie conventionnelle** est de moins en moins utilisée. Les calculs rénaux sont extraits après ouverture du bassinet (pyélotomie) ou du parenchyme rénal (néphrotomie). Les calculs urétéraux sont extraits par incision urétérale (urétérotomie).

- **Autres traitements endo-urologiques**

  Il s'agit de traitements complémentaires qui peuvent optimiser les résultats du traitement urologique des calculs urinaires :
  - Les sondes double JJ sont des sondes urétérales qui s'arriment dans l'uretère. Elles sont mises en place et enlevées par voie endoscopique.
  - La néphrostomie per-cutanée est un drainage antérograde des cavités rénales. Elle consiste en la mise en place d'un drain de petit diamètre en salle de radiologie sous anesthésie locale et sous contrôle échographique après ponction per-cutanée des cavités rénales. Elle permet le drainage des urines dans certaines situations (échec de montée de sonde JJ, infection sur obstacle). Elle permet également l'instillation de produits pour dissoudre in situ certains calculs (alcalinisation des calculs d'acide urique par exemple).

Tableau 6 : **Principales indications et complications des techniques urologiques**

	Indication	Complications
LEC	• Calculs rénaux < 20 mm sauf calice inférieur • Urétéraux < 10 mm	• CN (migration de fragments) • Hématurie macroscopique
Urétéroscopie	• Calculs urétéraux et rénaux de taille moyenne (< 15 mm).	• Traumatismes urétéraux (plaies, sténoses) • Infections urinaires.
NLPC	• Calculs rénaux volumineux (> 20 mm)	• Hémorragie • Infection • Plaie d'un organe de voisinage
Chirurgie conventionnelle	• Calculs coralliformes du rein • Calculs volumineux enclavés dans l'uretère • Échecs des autres techniques • Cas pédiatriques souvent	• Pariétales (infection, hématome) • Thrombo-emboliques • Urologiques (sténoses urétérales)
Néphrostomie percutanée	• Échec de drainage par voie endoscopique • Rétention d'urines infectées	
Montée de sonde JJ	• Drainage en cas de calcul urétéral obstructif • Avant LEC pour faciliter l'élimination des fragments de calcul	

b. Indications du traitement urologique

- Les indications du traitement urologique dépendent :
  - du nombre, de la taille, de la localisation et surtout de la nature chimique (connue ou supposée) du ou des calculs
  - des manifestations cliniques (patient asymptomatique, douleurs...)
  - des caractéristiques du patient (âge, comorbidités, activité professionnelle...)
- **En urgence**
  - Un traitement urologique en urgence est indiqué dans 2 situations cliniques :
    - la CN fébrile
    - la CN anurique.
  - Il existe 2 possibilités thérapeutiques :
    - la montée d'une sonde dans l'uretère par voie rétrograde (voie basse). Ce geste se fait au bloc opératoire sous anesthésie générale.
    - la néphrostomie percutanée (voir *supra*).
- **En dehors de l'urgence**
  - Avant tout traitement urologique, il faut rechercher :
    - une anomalie urologique de la voie excrétrice (sténose) afin d'éviter les complications du traitement et la récidive du calcul
    - une infection urinaire
    - un trouble de l'hémostase.
- **Traitement urologique des calculs radio-opaques**

  Le traitement des calculs rénaux dépend de leur taille (tableau 7) :

Tableau 7 : **Indications du traitement urologique des calculs radio-opaques en fonction de leur taille**

Taille du calcul	≤ 6 mm	de 7 à 15 mm	15 à 20 mm	> 20 mm
Traitement de 1re intention	• Surveillance si asymptomatique • Urétéroscopie ou LEC en cas de symptôme	Urétéroscopie ou LEC	LEC ou NLPC	NLPC

La chirurgie ouverte est limitée aux calculs coralliformes avec de nombreuses ramifications. Les calculs urétéraux de moins de 6 mm sont traités médicalement car ils sont spontanément émis dans près de 80 % des cas. Les calculs de plus de 6 mm se traitent par urétéroscopie ou LEC.

- **Traitement des calculs radio-transparents**
  - Il s'agit en principe de calculs d'acide urique qui peuvent se dissoudre avec l'alcalinisation des urines. En cas d'échec ou d'impossibilité de l'alcalinisation, le traitement urologique est équivalent à celui des calculs radio-opaques.
  - Quel que soit le traitement, la surveillance avant et après traitement urologique se fait par l'ASP et l'échographie rénale tous les 6 mois.
- **Cas particuliers**
  - Chez la femme enceinte, les calculs sont traités après l'accouchement. En attendant, les urines sont dérivées par sonde JJ ou néphrostomie per-cutanée.
  - Chez l'enfant, les indications de la LEC doivent être prudentes pour minimiser d'éventuels lésions rénales sur un parenchyme fragile. La NLPC est rarement possible car le matériel est peu adapté aux tailles pédiatriques. La chirurgie conventionnelle est donc souvent indiquée.

B. Traitement médical préventif de la récidive

1. Traitement médical préventif de la lithiase oxalo-calcique

Lorsque le bilan étiologique d'une lithiase calcique a mis en évidence une étiologie, le traitement de la lithiase est celui de sa cause (cure chirurgicale d'une hyperparathyroïdie primaire, corticothérapie en cas de sarcoïdose, traitement d'une hyperoxalurie entérique...)

En cas de lithiase idiopathique, le traitement vise à normaliser les facteurs nutritionnels.

- **Dilution des urines**

  La dilution des urines est la mesure symptomatique principale et commune à toutes les formes de lithiase. Elle diminue le risque de lithiase surtout au delà de 2 litres/j de diurèse. Cet objectif est atteint par 2 litres de boissons en situations climatiques moyennes (les pertes insensibles étant équivalentes aux entrées d'eau non quantifiables), mais par un volume bien supérieur en cas de pertes extra-rénales augmentées (travail en atmosphère chaude, activités physiques intenses). Les boissons doivent être réparties régulièrement sur toute la journée pour maintenir l'effet préventif sur la lithogénèse.

- **Traitement de l'hypercalciurie idiopathique**
  - Le traitement de l'hypercalciurie repose en premier lieu sur les mesures diététiques suivantes :
    - apports calciques entre 800 et 1 000 mg/j (2 laitages)
    - limitation des apports sodés (≤ 6 g/jour)
    - réduction de l'apport en protéines animales (≤ 1 gr/kg/jour).
  - En cas d'échec des mesures diététiques, on peut avoir recours aux diurétiques thiazidiques qui ont un effet hypocalciuriant. Les effets secondaires (hyperuricémie, asthénie, dysérection, hypokaliémie) limitent leur utilisation.
  - Traitement de l'hyperoxalurie : réduire la consommation des aliments riches en oxalate
- **Traitement de l'hyperuricurie** : réduction des aliments riches en purines (abats, protéines animales) et allopurinol (Zyloric®) si hyperuricémie associée.
- **Traitement de l'hypocitraturie** : régime riches en fruits (agrumes surtout) et légumes et réduction des protéines animales puis augmentation de l'apport en citrate sous forme médicamenteuse (citrate tripotassique officinal).

Le suivi est essentiellement clinique. Le suivi biologique dépendra des constatations initiales.

Les résultats du traitement préventif sont excellents puisque, s'il est bien conduit, environ 90 % des malades voit leur maladie s'éteindre.

2. Traitement médical préventif de la lithiase urique

En cas d'affection hématologiques, la prévention repose sur l'hyperdiurèse alcaline et sur l'allopurinol (Zyloric®).

Le traitement préventif de la lithiase urique primitive repose sur la dilution et l'alcalinisation des urines, l'acide urique devenant très soluble à pH > 6 (sous forme d'urate). L'alcalinisation des urines peut être obtenue par différents moyens : eau de Vichy ou bicarbonates de Na ou de K, citrate de K^+. Le malade doit assumer une autosurveillance de son pH urinaire à l'aide de bandelettes réactives. L'objectif est de maintenir le pH urinaire entre 6 et 7, car au-delà l'urate est transformé en urate d'ammonium, insoluble.

POUR EN SAVOIR PLUS

Traitement médical préventif des autres lithiases plus rares

1. Physiopathologie et traitement médical préventif de la lithiase de struvite (lithiase d'infection ou lithiase phospho-ammoniaco-magnésienne)

- Toujours en rapport avec une infection urinaire
  - par un germe uréasique (Protéus, Klebsielles etc.). Ces germes sécrètent une uréase qui va favoriser la précipitation du phosphate, de l'ammoniaque et du magnésium sous l'effet du pH alcalin.
- Le traitement est essentiellement chirurgical. Il vise à éradiquer complètement les calculs en place et sur l'antibiothérapie préventive et curative des infections urinaires. Cet objectif n'est pas toujours atteint car les calculs de struvite sont souvent coralliformes. Le traitement médical repose sur la dilution des urines et sur l'antibiothérapie préventive et curative des infections urinaires. L'antibiothérapie doit être prolongée afin d'obtenir une éradication pérenne de l'infection.

2. Physiopathologie et traitement médical préventif de la lithiase cystinique

- La lithiase cystinique est une maladie héréditaire à transmission autosomique récessive se traduisant par un défaut de réabsorption tubulaire rénal de la cystine.
- Les calculs de cystine sont faiblement radio-opaques, souvent multiples et volumineux. La maladie commence dans l'enfance ou chez l'adulte jeune. La fréquence des accidents lithiasiques peut entrainer une insuffisance rénale chronique. Le diagnostic repose sur l'analyse d'un calcul ou sur le dosage urinaire de la cystine.
- Le traitement préventif de la lithiase cystinique vise à diminuer la concentration des urines en cystine par la dilution des urines, un régime hypoprotidique, hyposodé et restreint en méthionine (précurseur de la cystine), et l'alcalinisation des urines (pH > 7,5). Si ces mesures sont insuffisantes, un traitement par sulfhydrile (Trolovol®, Acadione®) peut être proposé.

Fiche Flash : lithiase urinaire

Données épidémiologiques :

- La lithiase urinaire est une affection très fréquente puisque sa prévalence est d'environ 5 % à 10 % dans les pays industrialisés.
- La maladie récidive dans 50 % des cas dans les 5 ans en l'absence de traitement préventif.
- La lithiase calcique représente plus de 80 % des lithiases urinaires. Les autres lithiases urinaires sont constituées d'acide urique (10 %), de struvite (lithiase d'infection, 5 %) ou de composés rares (cystine, xanthine, médicamenteuses…).

Données physiopathologiques :

1. La formation d'un calcul dans l'appareil urinaire est toujours la conséquence d'une augmentation de la concentration des composés (sels de calcium, acide urique, cystine…) au-dessus du seuil de solubilité du sel dans l'urine (on parle de sursaturation).
2. La lithiase calcique est idiopathique dans 90 % des cas. Un bilan biologique sanguin et urinaire simple permet d'éliminer les causes secondaires (hyperparathyroïdisme, acidoses tubulaires, hyperoxalurie primaire…)

Diagnostic d'une lithiase urinaire :

1. La principale manifestation d'une lithiase urinaire est la colique néphrétique.
2. Une prise en charge urologique en urgence (dérivation des urines) est justifiée en cas de colique néphrétique (i) fébrile ou (ii) anurique
3. Le diagnostic radiologique de la lithiase repose sur l'ASP (calculs radio-opaques), l'échographie et la tomodensitométrie urinaire sans injection (calculs radio-opaques ou radio-clairs).
4. Les calculs radio-opaques sont constitués de calcium (oxalate et phosphate de calcium, struvite) ou de cystine (même si moins radio-opaques). Les calculs radio-transparents sont de nature urique.

Traitement de la colique néphrétique et des calculs urinaires en place :

1. Les AINS sont le traitement de référence de la colique néphrétique.
2. Les moyens urologiques de traitement curatif des calculs sont :
   - la lithotritie extracorporelle
   - les techniques endoscopiques : urétéroscopie et néphrolithotomie percutanée
   - la chirurgie conventionnelle (calculs coralliformes, échecs des autres techniques)
3. Les calculs d'acide urique peuvent être traités par alcalinisation

Facteurs de risque de lithiase :

1. Trois types de facteurs de risque ont été identifiés :
   - les facteurs génétiques (fréquence des cas familiaux de la maladie)
   - les facteurs urologiques (stagnation des urines) au premier rang en particulier l'ectasie canaliculaire précalicielle (Cacchi-Ricci)
   - les facteurs diététiques et métaboliques : volume de diurèse insuffisant, hypercalciurie, hyperoxalurie, hyperuricurie et hypocitraturie.
2. L'hypercalciurie (> 0,1 mmol/kg/j) peut être secondaire à une hypercalcémie (hyperparathyroïdie primaire…) ou avoir une cause connue (diurétiques de l'anse…) mais le plus souvent elle est idiopathique. L'hypercalciurie idiopathique est favorisée par des apports alimentaires trop élevés de calcium et/ou de NaCl et/ou de protéine.

3. L'hyperoxalurie est le plus souvent idiopathique
4. L'hyperuricurie favorise la lithiase de calcium en diminuant la solubilité de l'oxalate de calcium.
5. L'hypocitraturie favorise la lithiase car le citrate est un inhibiteur de la lithiase calcique.

Traitement médical préventif de la lithiase calcique idiopathique :

1. Principes généraux du traitement :
   - le principal traitement est l'hyperdiurèse (+++)
   - il doit être adapté à l'intensité de la maladie lithiasique (diurèse et régime dans un 1er temps puis médicaments)
2. Le traitement associe :
   - cure de diurèse avec boissons réparties sur le nycthémère
   - en cas d'hypercalciurie : régime apportant 1 g/j de calcium, restreint en NaCl et en protéines ; diurétique thiazidique si maladie évolutive et hypercalciurie résistante
   - en cas d'hyperoxalurie : régime pauvre en oxalate
   - en cas d'hyperuricurie : régime pauvre en purine ; allopurinol en cas d'échec
   - en cas d'hypocitraturie : régime riche en alcalins (fruits et légumes), citrate médicinal en cas d'échec.

Physiopathologie et traitement de la lithiase urique :

1. La lithiase urique est le plus souvent idiopathique en rapport avec une hyperacidité des urines sans hyperuricémie ou hyperuricurie.
2. Les formes secondaires sont rares et en rapport avec une goutte primitive ou des maladies hématologiques (leucémies…). Elles s'accompagnent d'hyperuricémie et d'hyperuricurie.
3. Le diagnostic des calculs (qui sont radioclairs) repose sur l'échographie ou la tomodensitométrie.
4. L'acide urique est très soluble dès que le pH des urines est > à 6.
5. Le traitement préventif de la lithiase urique primitive repose sur :
   - la cure de diurèse
   - l'alcalinisation des urines (eau de Vichy, HCO_3, citrate)

Physiopathologie et traitement de la lithiase cystinique :

1. La lithiase cystinique (1 % des lithiases urinaires) est la seule manifestation d'une maladie héréditaire autosomique récessive se traduisant par une élévation de la concentration urinaire de cystine à l'origine de calculs urinaires récidivants.
2. Les calculs sont faiblement radio-opaques ; le diagnostic est posé par l'analyse des calculs et le dosage de la cystine urinaire.
3. Le risque d'insuffisance rénale chronique est réel du fait des complications des calculs (obstacle, infections) et des interventions urologiques.
4. Le traitement de première intention repose sur la dilution et l'alcalinisation des urines, le régime hypoprotidique, désodé et pauvre en méthionine. La prise en charge se fait en milieu spécialisé.

Physiopathologie et traitement de la lithiase de struvite (phosphate ammoniaco-magnésien) :

1. La physiopathologie de cette lithiase est sous la dépendance d'infections urinaires à germes uréasiques (Protéus, Klebsiella…) à l'origine d'un pH urinaire très alcalin favorisant la précipitation du NH_4 avec le phosphate et le magnésium. Avec le temps, les calculs de struvite se chargent en calcium et deviennent radio-opaques.
2. Ces calculs sont souvent très volumineux et moulent les calices (d'où leur appellation corraliforme).
3. Le traitement repose sur l'ablation complète des calculs par les techniques urologiques et par la stérilisation des urines.

LITHIASE URINAIRE – ITEM 265

Q1. La lithiase urinaire est le plus souvent majoritairement composée de :
A. Acide urique
B. Oxalate de calcium
C. Phosphate de calcium
D. Cystine
E. Struvite

Q2. Un jeune homme vient aux urgences pour douleurs en rapport avec une colique néphrétique droite. Vous prescrivez :
A. Des anti-inflammatoires non-stéroïdiens par voie parentérale
B. De la morphine en première intention
C. Des boissons abondantes pour faciliter l'élimination du calcul
D. Une surveillance de la température
E. Un tamisage des urines

Q3. Parmi les facteurs suivants, lequel (lesquels) est (sont) un (des) facteur(s) favorisant la survenue de lithiases calciques ?
A. La maladie de Cacchi-Ricci
B. Des urines concentrées
C. Des apports sodés élevés
D. La sarcoïdose
E. L'insuffisance rénale chronique avancée

Q4. La lithiase urique :
A. Représente 40 % des calculs urinaires
B. Est radio-transparente
C. Survient souvent chez un patient atteint d'un syndrome métabolique
D. Survient quand le pH urinaire est voisin de 7-8
E. Peut être prévenue par la prise de citrate de potassium

Q5. Une femme de 50 ans consulte pour colique néphrétique. Les premiers examens mettent en évidence une lithiase de tonalité calcique au niveau de l'uretère pelvien gauche. Vous disposez des examens suivants :
- calcémie = 2,75 mmol/L
- phosphatémie = 1,30 mmol/L
- albuminémie = 40 g/L
- PTH = 12 ng/L (Nle : 15-65) ;
- créatininémie = 65 µmol/L
- Vous concluez :

A. Le tableau est compatible avec le diagnostic d'hyperparathyroïdie primaire
B. Le tableau est compatible avec le diagnostic de granulomatose
C. Le taux de PTH est adapté à la calcémie
D. Il faut prescrire un dosage de 1-25 $(OH)_2$- vitamine D
E. Il faut chercher une prise occulte de furosémide

Chapitre 23

Item 262

Néphropathies interstitielles chroniques

N° 262 Néphropathies interstitielles

OBJECTIFS

- Connaître le syndrome de néphropathie interstitielle chronique
- Connaître les principales causes de néphropathies interstitielles chroniques

Les néphropathies interstitielles chroniques (NIC) regroupent une large variété de pathologies. Elles sont caractérisées par un syndrome néphrologique pauvre avec de possibles manifestations de dysfonction tubulaire et ont une évolution relativement lente.

Rang	Rubrique	Intitulé	Descriptif
A	Diagnostic positif	Connaître la présentation clinique d'une NIC	
A	Examens complémentaires	Reconnaître les signes biologiques évocateurs de NIC	
A	Étiologies	Connaître les principaux mécanismes de NIC	Causes urologiques, médicamenteuses, toxiques, génétiques, dysimmunitaires, métaboliques, hématologiques, infectieuses,
B	Diagnostic positif	Connaître les principales causes des NIC urologiques, médicamenteuses et métaboliques	

I. Présentation clinique

- Les signes qui permettent d'aboutir au diagnostic de NIC peuvent être :
  - des données de **l'interrogatoire** (notion d'uropathie, antécédents répétés d'infections urinaires, prises médicamenteuses...) ;
  - des signes extra-rénaux liés **à la cause** de la néphropathie (signes évoquant une sarcoïdose, un syndrome de Sjögren, une drépanocytose) ;
  - des signes liés à la découverte d'une **insuffisance rénale chronique** ou d'une anomalie telle que protéinurie de faible débit, hématurie microscopique, leucocyturie ;
  - une fréquente **polyurie** avec nycturie ;
  - Absence d'HTA ou apparition d'une HTA plus **tardive et moins sévère** que dans les autres néphropathies chroniques (stade 4 et 5).

En général, l'insuffisance rénale évolue très **lentement** (perte de 1 à 3 ml/min par an). Celle-ci peut être la seule anomalie biologique présente.

Les principaux signes rénaux évoquant une atteinte interstitielle chronique sont résumés dans le tableau 1.

Tableau 1 : **Syndrome clinico-biologique de NIC**

- Leucocyturie ++.
- Absence d'hématurie le plus souvent (ou microscopique).
- Altération des fonctions tubulaires :
  - polyurie ;
  - natriurèse obligatoire entraînant une perte de sel ;
  - protéinurie de faible débit (< 1 g/24 h) et composée majoritairement de protéines de bas poids moléculaire (moins de 50 % d'albumine à l'électrophorèse)
  - acidose tubulaire : proximale, distale ou hyperkaliémique secondaire à un hyporéninisme-hypoaldostéronisme.
- Nécrose papillaire avec hématurie macroscopique isolée (ou associée à une symptomatologie de colique néphrétique)
- HTA tardive.
- Insuffisance rénale chronique.

- L'échographie rénale montre des reins de taille diminuée. Selon les causes, on peut également voir :
  - des reins **bosselés** avec des encoches ;
  - des reins de taille asymétrique ;
  - une réduction de l'épaisseur corticale ;
  - des **calcifications** intra-rénales évoquant une néphrocalcinose.

II. Signes histologiques

- La biopsie rénale n'est habituellement pas réalisée, à cause de la petite taille des reins et du contexte clinique permettant souvent de poser le diagnostic sans histologie.
- L'histologie est non spécifique de la cause de la NIC. On observe :
  - des lésions des **cellules tubulaires** : souffrance cellulaire, atrophie ;
  - une infiltration interstitielle par des **cellules mononucléées**, parfois la présence de granulomes (comme par exemple dans la sarcoïdose) ;
  - et le développement d'une **fibrose interstitielle**.

- Les glomérules et les vaisseaux sont le plus souvent préservés aux stades initiaux. Aux stades avancés, des lésions vasculaires et des lésions de glomérulosclérose apparaissent au sein de la fibrose.

III. Principales causes

Elles sont nombreuses. Les principales sont énumérées dans le tableau 2 et les leurs conséquences rénales illustrées dans la figure 1.

Tableau 2 : **Causes de néphropathie interstitielle chronique**

Causes urologiques	• Uropathies obstructives ou malformatives • Reflux vésico-urétéral (parfois compliqué de HSF) • Lithiases • L'infection urinaire joue un rôle important dans ce contexte
Causes médicamenteuses	• Analgésiques, AINS, aspirine au long cours • Lithium • Antinéoplasiques (cisplatine++) • Anticalcineurines
Causes toxiques	• Plomb • Cadmium • Irradiation • Herbes chinoises/Néphropathie endémique des Balkans
Causes génétiques	• Maladies génétiques avec ou sans kystes (mutations de l'uromoduline…)
Causes dysimmunitaires	• Syndrome de Sjögren • Sarcoïdose • Syndrome NITU • Maladie associée à Hyper-IgG4
Causes métaboliques	• Néphrocalcinose (hypercalcémie chronique) • Hypokaliémie chronique • Hyperuricémie
Causes hématologiques	• Immunoglobuline monoclonale, avec ou sans myélome • Drépanocytose
Causes infectieuses	• Tuberculose • Pyélonéphrite xanthogranulomateuse

HSF = Hyalinose Segmentaire et Focale

NITU = Néphropathie Interstitielle et Tubulaire avec Uvéite

Si la biopsie rénale permet de poser le diagnostic de NIC, elle permet rarement d'identifier son étiologie. Des explorations supplémentaires sont nécessaires et doivent être orientées par le recueil des ATCD, les traitements reçus, les manifestations extra-rénales…

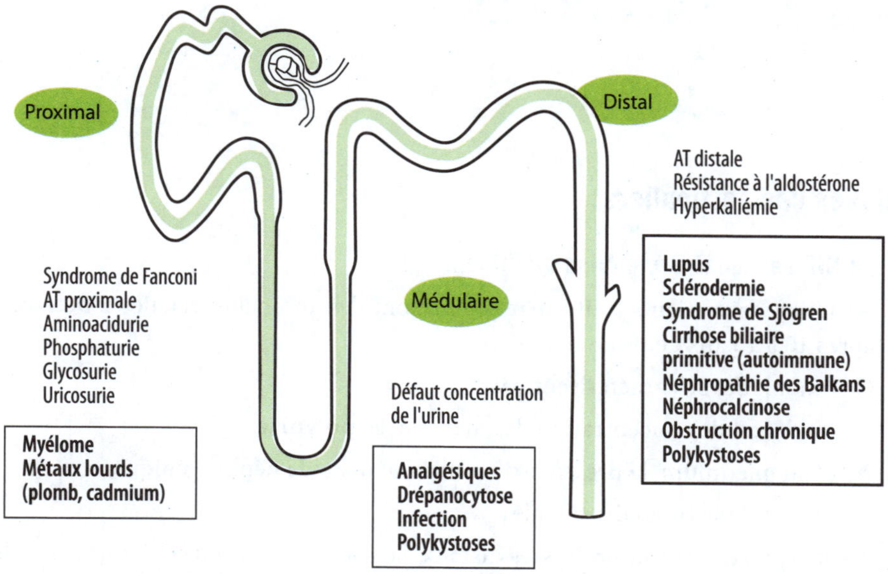

Figure 1. **Les principales pathologies entraînant des NIC.**

IV. Traitement et évolution clinique

- Le traitement **étiologique** doit toujours être envisagé (sarcoïdose, arrêt du lithium, etc.). Si les lésions fibreuses sont étendues, les séquelles sont la règle. Dans les causes obstructives par exemple, la levée de l'obstacle chronique n'est bénéfique que si l'obstacle est relativement récent avec un cortex rénal d'épaisseur conservée.
- Le traitement repose souvent surtout sur les **mesures symptomatiques** nécessaires à la prise en charge de l'insuffisance rénale chronique (cf. chapitre IRC).
- L'évolution de ces néphropathies est en général **lentement progressive.**

POUR EN SAVOIR PLUS

Quelques cas particuliers :

A. La NIC secondaire à la prise de lithium

- 30 à 45 % des patients traités par lithium ont des anomalies rénales fonctionnelles après 10 à 15 ans de traitement.
- Ces anomalies se caractérisent par :
  - un défaut de concentration des urines avec **polyurie** ;
  - et au maximum, la présence d'un diabète insipide néphrogénique ;
  - une **acidose** tubulaire distale ;
  - et la présence de **microkystes** distaux dans les rares cas où la biopsie est réalisée, aussi visibles en IRM.
- L'évolution est très lentement progressive, et les bénéfices et les risques de la poursuite du traitement doivent être discutés avec le psychiatre.

B. La sarcoïdose

- L'atteinte rénale la plus fréquente est secondaire à **l'hypercalcémie** (activité 1-alpha hydroxylase des macrophages activés) et à l'hypercalciurie, avec parfois des lithiases.
- Cependant, chez 15 à 30 % des patients, il existe une néphrite interstitielle **granulomateuse**, associée à une atteinte **extrarénale** de la maladie (atteinte pulmonaire, adénopathies, élévation des taux sériques de l'enzyme de conversion et de la 1-25-$(OH)_2$-D_3).
- La **corticothérapie** est indiquée (1 mg/kg/jour) pendant plusieurs mois, mais la guérison est souvent incomplète du fait de la fibrose séquellaire.
- L'insuffisance rénale terminale est cependant rare.

C. La néphropathie causée par les herbes chinoises

- Il s'agit d'une forme **rapidement progressive.**
- Elle est secondaire à la prise d'herbes chinoises dans un but d'amaigrissement.
- La néphrotoxine est **l'acide aristocholique**, dérivé de *Aristocholia Fangchi* (retiré du marché).
- L'évolution est sévère malgré l'arrêt de la consommation, avec une progression rapide, en moins de 2 ans, vers l'insuffisance rénale chronique terminale.
- Cette intoxication favorise la survenue de **tumeurs urothéliales**.
- L'acide aristocholique est également l'agent toxique impliqué dans la néphropathie des Balkans.

D. Le syndrome NITU (Néphropathie Interstitielle et Tubulaire avec Uvéite)

- Syndrome rare, plus fréquent chez l'enfant que chez l'adulte.
- Possible origine auto-immune.
- Néphrite interstitielle associée à une uvéite. L'atteinte rénale peut précéder, suivre, être synchrone à l'uvéite.
- Efficacité inconstante des corticoïdes.

En conclusion, de nombreuses causes sont impliquées dans la physiopathologie des NIC. La figure 1 les résume et souligne la spécificité de l'atteinte tubulaire pour certaines d'entre elles.

NÉPHROPATHIES INTERSTITIELLES CHRONIQUES – ITEM 262

- **Q1. Parmi les éléments suivants quel(s) est(sont) celui(ceux) évocateur(s) d'une néphropathie interstitielle ?**
  - A. Protéinurie à 2 g/j avec 70 % d'albumine
  - B. Hypocalcémie
  - C. Leucocyturie
  - D. Hématurie macroscopique
  - E. Acidose métabolique hyperchlorémique

- **Q2. Parmi les données échographiques suivantes, quelle(s) est(sont) celle(s) évocatrice(s) d'une néphropathie interstitielle ?**
  - A. Reins de taille augmentée
  - B. Reins bosselés
  - C. Asymétrie de taille des reins
  - D. Macrokystes
  - E. Calcifications de la médullaire

- **Q3. Parmi les troubles hydroélectrolytiques suivants, quel(s) est(sont) celui(ceux) pouvant être à l'origine d'une néphropathie interstitielle chronique métabolique ?**
  - A. Hyperkaliémie
  - B. Hypokaliémie
  - C. Hyponatrémie
  - D. Hypocalcémie
  - E. Hypercalcémie

- **Q4. Parmi les médicaments suivants, quel(s) est(sont) celui(ceux) pouvant être à l'origine d'une néphropathie interstitielle chronique ?**
  - A. Anti-inflammatoire non stéroïdiens
  - B. Digitaline
  - C. Cyclosporine A
  - D. Lithium
  - E. Furosémide

- **Q5. Parmi les éléments suivants, quel(s) est(sont) celui(ceux) présents au cours de la sarcoïdose ?**
  - A. Taux sérique élevé de 25 OH vitamine D_3
  - B. Hypercalcémie
  - C. Hypocalciurie
  - D. Lithiases uriques
  - E. Granulomes interstitiels

Chapitre 24

Item 201

Transplantation d'organes

N° 201 **Transplantation d'organes** : aspects épidémiologiques et immunologiques ; principes de traitement ; complications et pronostic ; aspects éthiques et légaux. Prélèvements d'organes et législation

Rang	Rubrique	Intitulé	Descriptif
A	Définition	Donneurs potentiels	
A	Définition	Tissus et organes transplantés	
B	Eléments physiopathologiques	Connaître les principales règles de compatibilité immunologique nécessaire pour envisager une transplantation d'organe : groupe sanguin et tissulaire (HLA)	
B	Prévalence, épidémiologie	Connaître les aspects épidémiologiques, les résultats des transplantations d'organe et l'organisation administrative	Notion de pénurie d'organes (ratio Greffes/receveurs en attente), savoir le rôle de l'agence de biomédecine
A	Définition	Connaître les grands principes de la loi de bio-éthique concernant le don d'organe	Savoir les trois grands principes éthiques du don d'organe : Consentement/gratuité/anonymat
A	Définition	Connaître la définition de la mort encéphalique	
B	Diagnostic positif	Connaître les critères de mort encéphalique	
B	Prise en charge	Connaître les principales classes d'immunosuppresseurs utilisés en transplantation d'organe	
B	Diagnostic positif	Connaître les particularités diagnostiques de la mort encéphalique. Le donneur à coeur arrêté	
A	Définition	Connaître les principes éthiques et légaux en matière de don d'organes	
A	Prise en charge	Donneur vivant : principes	

I. Tissus et organes transplantés : définitions

- La transplantation est indiquée en cas de défaillance vitale d'un organe.
- Le tableau 1 résume les principales situations au cours desquelles une transplantation est envisagée.

Tableau 1 : **Principales indications des transplantations**

Organe transplanté	Indication
Rein	• Insuffisance rénale terminale (DFG < 15 ml/min) • Transplantation avant (transplantation préemptive) ou après mise en dialyse
Foie	• Cirrhose avec insuffisance hépatocellulaire de grade Child C • Hépatocarcinome en fonction du nombre et de la taille des tumeurs • Hépatite fulminante • Correction d'un déficit enzymatique
Cœur	• Myocardiopathies sévères • Cardiopathies primitives ou ischémiques avec insuffisance cardiaque de stade fonctionnel NYHA à 4.
Pancréas	Diabète type 1 (souvent pancréas +rein)
Poumons	• Mucoviscidose • Fibroses pulmonaires • Hypertension pulmonaire primitive • Emphysème, BPCO
Intestins	Insuffisance intestinale (maladie constitutionnelle, malformation congénitale, syndrome du grêle court, maladies inflammatoires)

II. Connaître les principales règles de compatibilité immunologiques nécessaire pour envisager une transplantation d'organe : groupe sanguin et tissulaire (hla)

- Les transplantations d'organes sont faites en tenant compte de :
  - la compatibilité dans le système des **groupes sanguins ABO** (des transplantations dites ABO-incompatibles sont néanmoins envisageables dans certaines circonstances)
  - la compatibilité dans le système des **groupes tissulaires HLA**
  - Le groupe rhésus n'est quant à lui pas pris en compte
- La compatibilité tissulaire s'évalue par :
  - le **typage HLA** du donneur et du receveur
  - la recherche d'**anticorps anti-HLA** chez le receveur (qui peuvent être développés après une grossesse, une transfusion ou une transplantation antérieure). La présence de ces anticorps définit le caractère immunisé du patient. L'importance de l'immunisation peut retarder l'accès à la greffe ; la recherche d'anticorps anti-HLA est recommandée tous les 3 mois pendant la période d'attente de greffe. L'immunisation anti-HLA du patient candidat à une greffe est un facteur de risque majeur de rejet en post-transplantation.

> Le test du **cross-match** juste avant la transplantation. Le test du cross-match réalisé de façon systématique avant la transplantation, identifie dans le sérum du receveur la présence d'anticorps cytotoxiques dirigés contre les antigènes du donneur. Ce test consiste à incuber en présence de complément les lymphocytes du donneur (prélèvement de ganglion) et le sérum du receveur. En cas de lyse des cellules, le cross-match est positif et contre indique la transplantation rénale ; en l'absence de lyse cellulaire, le test est négatif, rendant possible la transplantation rénale.

- Les acteurs principaux de la réaction allo-immune sont :
  - chez le donneur : le **complexe Majeur d'Histocompatibilité** à la surface des cellules du greffon ;
  - chez le receveur : les **lymphocytes T** (qui jouent un rôle majeur dans le rejet cellulaire au cours duquel les lymphocytes T activés infiltrent le greffon et attaquent l'épithélium tubulaire) ; **lymphocytes B** (qui jouent un rôle majeur dans le rejet humoral où les anticorps anti-HLA ciblent l'endothélium des capillaires péri-tubulaires et glomérulaires).

III. Aspects épidémiologiques, résultats des transplantations d'organes et organisation administrative

A. Aspects épidémiologiques

- Il y a en France une **pénurie d'organes**. Les besoins excèdent largement les possibilités de transplantation. Un patient sur 4 pourra espérer être transplanté dans l'année.
- L'évolution du nombre total de candidats inscrits dans l'année donne une idée de la progression des inscriptions pour une transplantation d'organes : 14 537 en 2009, 24 791 en 2018, soit un gain de 70 % en 10 ans.
- Le nombre d'organes transplantés peut être utilisé comme indicateur d'activité de greffe (tableau 2). L'**augmentation** de cette activité se confirme puisqu'il y a eu 5 805 transplantations d'organes en 2018, alors qu'il y en avait eu 4 580 en 2009, soit un gain de 27 % en 10 ans.

Tableau 2 : **Accès à la transplantation des principaux organes (2018)**

Transplantation	Rein	Foie	Cœur	Pancréas	Poumon	Cœur – Poumon	Intestin	TOTAL
Nombre d'inscrits au 1re janvier 2018	14 356	1 423	315	236	126	9	4	16 469
Nouveaux inscrits dans l'année 2018	5 269	1 883	626	103	419	9	2	8 322
Nombre total de candidats dans l'année 2018	19 625	3 306	941	339	545	29	6	24 791
Nombre de patients transplantés en 2018 (dont donneurs vivants)	3 567 (541)	1 325 (14)	450	78	373	9	3	5 805 (555)
Nombre de patients décédés en liste d'attente en 2018	396	193	67	6	14	2	0	678

Source : Rapport médical et scientifique pour l'année 2018 de l'Agence de la Biomédecine

B. Résultats

- La transplantation **prolonge** et **améliore la vie** d'un nombre croissant de patients qui présentent une défaillance terminale d'un ou de plusieurs organes.
- Les résultats de la transplantation d'organes sont exprimés en **survie actuarielle,** calculée pour la survie de l'organe transplanté (tableau 3) et pour la survie du receveur (tableau 4).
- La survie actuarielle varie selon les organes transplantés.

Tableau 3 : **Survie des greffons (arrêt de fonction et/ou décès)**

Survie du greffon	Rein (2007-2017)	Foie (2007-2017)	Cœur (2004-2017)	Poumon Bi (2004-2017)	Cœur – Poumons (2004-2017)	Pancréas – Rein (2007-2017)	Pancréas isolé 2007-2017)
à : 1 an (%)	91,8	83,5	76,6	79,9	64,7	78,3	73,9
à : 10 ans (%)	59,2	NO	56,2	NO	NO	NO	NO

NO : non observable

Source : Rapport médical et scientifique pour l'année 2018 de l'Agence de la Biomédecine

Tableau 4 : **Survie des receveurs**

Survie des receveurs	Rein* (2007-2017)	Foie (2007-2017)	Cœur (2004-2017)	Poumon Bi (2004-2017)	Cœur – Poumons (2004-2017)
à : 1 an (%)	96,4	86,6	76,7	80,2	65,1
à : 10 ans (%)	73,6	NO	56,8	NO	39,9

* Greffe de rein avec donneur décédé ; NO : non observable

Source : Rapport médical et scientifique pour l'année 2018 de l'Agence de la Biomédecine

C. Organisation administrative

- L'organisation administrative de l'activité de transplantation d'organe repose sur l'**Agence de la Biomédecine** dont les missions sont :
  - de gérer la liste nationale des malades en attente de transplantation
  - de coordonner les prélèvements d'organes, la répartition et l'attribution des organes prélevés
  - d'assurer l'évaluation des activités médicales des équipes de transplantation
  - de gérer le registre national des refus (RNR) au prélèvement
  - de promouvoir la recherche en transplantation
  - de promouvoir le don d'organes
- L'Agence de la Biomédecine assure la gestion de la liste des patients inscrits sur la liste d'attente de transplantation, la répartition et l'attribution des greffons selon un système de scores.

- Règles d'attribution :
  - Les principes d'appariement suivent des critères médicaux (exemple : groupe sanguin ABO, compatibilité HLA, temps d'ischémie froide le plus court possible) ou des critères d'équité (exemple : durée d'attente). Ces principes varient en fonction des organes : ainsi les critères de taille du donneur et du receveur sont importants en transplantation d'organes thoraciques ou de foie.
  - L'attribution des organes obéit à des **règles** qui répondent aux deux principes d'**utilité** (efficacité) et de **justice** (équité). Le patient doit être **inscrit sur la liste nationale d'attente** gérée par l'Agence de la Biomédecine pour se voir attribuer un greffon.
  - S'y associent des critères de **priorités** qui dépendent de l'urgence de la transplantation (ex : hépatite fulminante) et de la difficulté à trouver un receveur compatible (ex : receveur hyperimmunisé).
  - Un système de score, intégrant les paramètres d'appariement entre donneur et receveur potentiel, est calculé à chaque greffon disponible et permet d'attribuer le greffon.

IV. Grands principes de la loi de bioéthique concernant le don d'organe : définition

- Le don d'organe est encadré par **3 grands principes éthiques** inscrits dans la loi de bioéthique :
  - **le consentement présumé** ;
  - **la gratuité du don** ;
  - **l'anonymat entre le donneur et le receveur**.
- **Les prélèvements d'organes de donneurs en état de mort encéphalique** sont actuellement régis par les lois de bioéthique de 1994, qui repose sur **le principe du consentement présumé** ainsi formulé : « le prélèvement d'organes peut être envisagé dès lors que la personne n'a pas fait connaître de son vivant, son refus d'un tel prélèvement » (tableau 5). Toutefois, il est stipulé que « si le médecin n'a pas directement connaissance de la volonté du défunt, **il doit s'efforcer de recueillir le témoignage de ses proches** ».
- De plus, il existe un **registre national des refus** géré par l'Agence de la Biomédecine dans lequel les personnes opposées au prélèvement d'organes peuvent signifier leur refus de leur vivant, registre qui sera automatiquement interrogé avant toute procédure de prélèvement.
- **Depuis le 1er janvier 2017, tous les défunts diagnostiqués en mort encéphalique sont considérés comme donneurs par défaut**. Si une personne s'oppose de son vivant au prélèvement, elle doit s'inscrire sur le registre national des refus ou transmettre à ses proches un témoignage oral ou écrit. Les proches peuvent témoigner du refus, mais ils doivent signer un document officiel certifiant le refus du défunt.
- **Le taux d'opposition au prélèvement en France est estimé à 32 %.**

Tableau 5 : **Les lois importantes régissant l'activité de transplantation**

Texte	Contenu
Circulaire Jeanneney (1968)	Définition des critères de mort cérébrale
Loi Caillavet (1976)	Consentement présumé pour le donneur décédé Choix librement et expressément consenti pour le donneur vivant
Loi de bioéthique (1994)	Donneurs vivants majeurs et apparentés (père/mère, fils/fille, frère/sœur) Donneurs décédés non-inscrits au registre national des refus (consentement implicite, témoignage demandé à la famille) Création de l'Établissement français des Greffes (EfG).
1re révision de la loi de bioéthique (2004)	Élargissement du cercle des donneurs vivants : son père, sa mère, son conjoint, son frère ou sa sœur, son fils ou sa fille, un grand-parent, son oncle ou sa tante, son cousin germain ou sa cousine germaine, le conjoint de son père ou de sa mère, toute personne apportant la preuve d'une vie commune d'au **moins 2 ans** avec le receveur Comités donneurs vivants avant la greffe Suivi annuel des donneurs vivants après la greffe
2e révision de la loi de bioéthique (2011)	Élargissement du cercle des donneurs vivants : toute personne apportant la preuve d'un lien affectif étroit et stable **depuis au moins 2 ans** avec le receveur ; dons croisés de reins limités à deux couples donneurs-receveurs. protection sociale des donneurs vivants

V. Les différents types de donneurs

- Il existe 3 catégories de donneurs d'organe :
  - les donneurs en **état de mort encéphalique** qui représentent la majorité des donneurs (tableau 6)
  - les donneurs décédés **après arrêt circulatoire (DDAC)**. Cette source de donneurs, très utilisée dans certains pays et depuis de nombreuses années est plus récente en France. L'activité de transplantation à partir de donneurs ayant présenté un arrêt circulatoire survenant en réanimation dans les suites d'une décision d'arrêt des thérapeutiques actives est néanmoins en augmentation. Actuellement, seuls les reins et les foies sont pour prélevés à partir de ces donneurs.
  - Les donneurs **vivants**

A. Le donneur en état de mort encéphalique

- **La principale source de donneurs** d'organes solides est constituée des donneurs en état de mort encéphalique. La France a été le premier pays à encadrer la définition de la mort encéphalique (tableau 6).
- **Les critères de la mort encéphalique** sont très rigoureux et ont été encore renforcés et précisés par un décret du 2 décembre 1996 (tableau 6). Les médecins établissant le constat de la mort cérébrale et ceux qui effectuent le prélèvement ne peuvent appartenir à la même équipe et doivent faire partie de services distincts.

Tableau 6 : **Définition de la mort encéphalique (Rang A) et critères diagnostiques (Rang B)**

Définition	Destruction définitive et irréversible de l'encéphale
Critères cliniques	• Absence totale de conscience et d'activité motrice spontanée • Abolition de tous les réflexes du tronc cérébral • Absence totale de ventilation spontanée vérifiée par une épreuve d'hypercapnie
Critères paracliniques	• **2 électro-encéphalogrammes** nuls et aréactifs pendant **30 minutes** réalisés à **4 heures d'intervalle** • **ou bien angiographie cérébrale** objectivant l'arrêt de la circulation encéphalique.

B. Le donneur à cœur arrêté

- **La loi française** permet depuis le 2 août 2005 **le recours à des donneurs décédés après arrêt circulatoire (DDAC)**. Le décret n° 2005-949 relatif aux conditions de prélèvement des organes, des tissus et des cellules autorise en effet les prélèvements « sur une personne décédée présentant un arrêt cardiaque et respiratoire persistant ».
- En France, cette nouvelle autorisation a d'abord conduit en 2005 au prélèvement de reins de donneurs ayant présenté un arrêt cardiaque extra-hospitalier dit « non-contrôlé », puis récemment, en 2014, aux donneurs DDAC ayant présenté un arrêt circulatoire survenant en réanimation dans les suites d'une décision d'arrêt des thérapeutiques actives.
- Une fois la preuve du décès obtenue par l'enregistrement d'une durée de 5 mn d'un électrocardiogramme sans complexes QRS ou avec des complexes agoniques < 5 par mn, un procès-verbal de décès est établi, permettant l'interrogation immédiate du registre national de refus (RNR) obligatoire avant de débuter toute procédure de prélèvement d'organes.

C. Le donneur vivant : principes de prise en charge

- La pénurie d'organes a conduit progressivement à élargir le cercle des donneurs vivants dont le cadre réglementaire est régi par les lois de Bioéthique (tableau 5).
- Le cercle de donneurs vivants potentiels comporte : apparenté (famille élargie), conjoint, toute personne apportant la preuve d'une vie commune d'au moins 2 ans avec le receveur, toute personne apportant la preuve d'un lien affectif étroit et stable depuis au moins 2 ans avec le receveur ; don croisé.
- La transplantation à donneur est essentiellement développée en transplantation rénale (15,2 % en 2018) et à en moindre degré en transplantation hépatique (1 % en 2018).
- Le projet de transplantation rénale avec donneur vivant comporte plusieurs avantages :
  - Il rend possible la réalisation de transplantations imposant une préparation spécifique du receveur avant la greffe comme les transplantations ABO-incompatibles entre donneur et receveur ou la désensibilisation du receveur portant un anticorps anti-HLA dirigé contre un antigène HLA du donneur
  - Il offre une meilleure survie à long terme de l'organe transplanté
  - Il constitue un moyen puissant de lutte contre la pénurie de greffons
  - Il réduit l'attente du receveur
  - Le projet de transplantation rénale avec donneur vivant rend possible la réalisation d'une transplantation préemptive, c'est-à-dire réalisée avant que le receveur n'ait dû débuter l'épuration extra-rénale.
- L'évaluation médicale pré-don s'assure de l'absence de pathologies sous-jacentes et cherche à minimiser les risques encourus par le donneur

- En amont de la transplantation, la protection des futurs donneurs est assurée par :
  - le comité donneurs vivants qui autorise ou non le prélèvement et s'assure que le donneur vivant est libre de sa décision.
  - le Président du Tribunal de Grande Instance qui vérifie que le consentement est libre et éclairé et qui s'assure que le don est conforme aux conditions fixées par la loi.

VI. Les principales classes d'immunosuppresseurs utilisées en transplantation d'organe

- L'immunosuppression est destinée à :
  - **prévenir** le rejet aigu à la phase initiale (traitement d'induction) ;
  - **prévenir** les rejets après la phase initiale (traitement d'entretien) ;
  - **traiter** les rejets aigus (traitement curatif).
- En l'absence de traitement immunosuppresseur, le rejet d'un organe allogénique est **inéluctable**. Toute la difficulté consiste à donner la **dose adéquate** de façon à prévenir le rejet tout en évitant les complications toxiques, infectieuses et néoplasiques liées à un excès d'immunosuppression.
- Certaines **règles** doivent être observées :
  - **ne jamais arrêter le traitement immunosuppresseur** ;
  - utiliser un **monitoring pharmacologique** pour les immunosuppresseurs à marge thérapeutique étroite pour les maintenir dans la fourchette thérapeutique par le dosage de la concentration sanguine
  - prendre en compte les **interférences médicamenteuses**, en particulier avec les inhibiteurs et les inducteurs enzymatiques du cytochrome P450 3A4
- Les immunosuppresseurs ont pour principales cibles **l'activation et la prolifération lymphocytaire T** selon différents niveaux d'action résumés dans le tableau 7. Dans de rares cas, en particulier au cours de la prévention ou du traitement des rejets humoraux, des immunosuppresseurs ciblant le lymphocyte B y sont associés.
- Les protocoles d'immunosuppression sont variés et sont **adaptés** au risque immunologique, à l'âge du receveur, à la qualité du greffon, au risque infectieux…
- **Traitement d'induction :**
  - Il permet d'instaurer une immunosuppression forte au cours des premiers jours de la transplantation où le risque de rejet est le plus élevé. Les molécules utilisées sont les anticorps polyclonaux déplétants (patients à haut risque immunologique), ou un anticorps monoclonal non déplétant.
- **Traitement d'entretien**
  - L'objectif est de prévenir sur le long terme la survenue d'un épisode de rejet aigu avec la plus faible iatrogénie possible.
  - Le schéma de référence actuel associe un inhibiteur de la calcineurine (tacrolimus ou ciclosporine), un anti-prolifératif (mycophénolate), et des corticoïdes.
  - Des schémas alternatifs sont parfois initiés pour limiter les effets secondaires des corticoïdes (arrêt secondaire ou protocole sans corticoïdes) ou pour limiter la néphrotoxicité des inhibiteurs de la calcineurine (inhibiteurs de m-TOR ou bélatacept).

Tableau 7 : **Principales classes d'immunosuppresseurs ciblant les lymphocytes T**

Mécanismes d'action	Classe thérapeutique	Molécules
Déplétion des lymphocytes T circulants	Ac anti-lymphocytaires	Anticorps polyclonaux anti-lymphocytaires
Inhibiteurs de l'activation lymphocytaire (signal 1 et signal 2)	Inhibiteurs du signal 1 d'engagement du récepteur T	Inhibiteurs de la calcineurine (ciclosporine et tacrolimus)
	Inhibiteurs du signal 2 (inhibition de la costimulation)	Belatacept
Inhibiteurs de la prolifération lymphocytaire (signal 3)	par inhibition de l'action de l'IL-2 sur son récepteur	Anticorps dirigés contre la chaine CD25 du récepteur de l'IL-2 (basiliximab)
	par inhibition de la prolifération cellulaire	Inhibiteurs de mTOR (sirolimus, éverolimus)
	Par inhibition des bases puriques	Azathioprine Acide mycophénolique
Anti-inflammatoire et immunosuppresseur	Corticostéroïdes	Corticostéroïdes

POUR EN SAVOIR PLUS...

Bases immunologiques du rejet d'allogreffe

- En transplantation d'organes, les molécules étrangères (non-soi) du **complexe majeur d'histocompatibilité** (CMH) du donneur exprimé à la surface des cellules du greffon sont la principale cible du système immunitaire. Les lymphocytes T (LT) du receveur jouent un rôle majeur dans cette réaction allogénique qui est à la base du rejet aigu à médiation lymphocytaire T.
- La reconnaissance de l'alloantigène se fait entre le récepteur du LT (TCR) et les molécules du CMH. Cette interaction transmet un **premier signal d'activation lymphocytaire** qui ne suffit pas à lui seul pour activer totalement la cellule. Il faut un **deuxième signal, dit de co-stimulation** pour obtenir une activation complète (cf. figure 1).
- L'action conjointe des signaux 1 et 2 aboutit à la production par le lymphocyte T activé de cytokines, dont l'IL-2. L'IL-2, par une action paracrine mais également autocrine en se fixant sur le récepteur de l'IL-2 présent à la surface du LT, délivre un troisième signal de prolifération cellulaire. Ce troisième signal passe par la voie intracellulaire mTOR (mammalian target of rapamycine) qui fait entrer le LT en phase de prolifération cellulaire qui requiert la synthèse des bases puriques et pyrimidiques.

Action des immunosuppresseurs

- La déplétion des LT peut être obtenue par des anticorps polyclonaux (Thymoglobuline®, Grafalon®).
- Le signal 1 est bloqué par les inhibiteurs de la calcineurine, la ciclosporine (NEORAL®, SANDIMMUM®) et le tacrolimus (PROGRAF®, ADOPORT®, ADVAGRAF®, ENVARSUS®).
- Le signal 2 de co-stimulation est bloqué par une protéine de fusion, le bélatacept (NULOJIX®).
- Le signal 3 d'activation de la prolifération est bloqué par l'anticorps anti-CD25 basiliximab (SIMULECT®), les molécules inhibitrices de mTOR, le sirolimus (RAPAMUNE®) et l'évérolimus (CERTICAN®) et les anti-métabolites, l'acide mycophénolique (CELLCEPT®, MYFORTIC®) et l'azathioprine (IMUREL®).

Mécanismes de la réponse allo-immune. Reconnaissance de l'alloantigène (Figure 1)

- Schématiquement, la reconnaissance de l'antigène du donneur est directe (le lymphocyte T du receveur reconnaît directement le complexe majeur d'histocompatibilité (CMH) d'une cellule du donneur) ou indirecte (un peptide antigènique du complexe CMH du donneur est présenté par le complexe CMH du receveur au lymphocyte T du receveur). C'est le premier signal (interaction CMH/TCR), qui n'active les lymphocytes T que si les molécules de co-stimulation entrent en contact (signal 2, interaction CD80/CD86 avec CD28). La calcineurine est alors activée et déphosphoryle le facteur transcriptionnel NFAT (Nuclear Factor of Activated T cells) qui sera alors transloqué dans le noyau. NFAT se fixe alors sur des éléments de réponse de l'ADN et induit la transcription de gènes impliqués dans l'activation et la prolifération lymphocytaire, en particulier l'IL2. L'IL2 sera secrétée et pourra activer son récepteur à la surface du LT. L'activation du récepteur de l'IL2 délivre à la cellule un signal de prolifération (troisième signal) qui, par l'intermédaire de mTOR, conduit à l'entrée de la cellule dans le cycle cellulaire et la prolifération clonale des lymphocytes T. La cellule utilise des bases puriques et pyrimidiques pour proliférer.

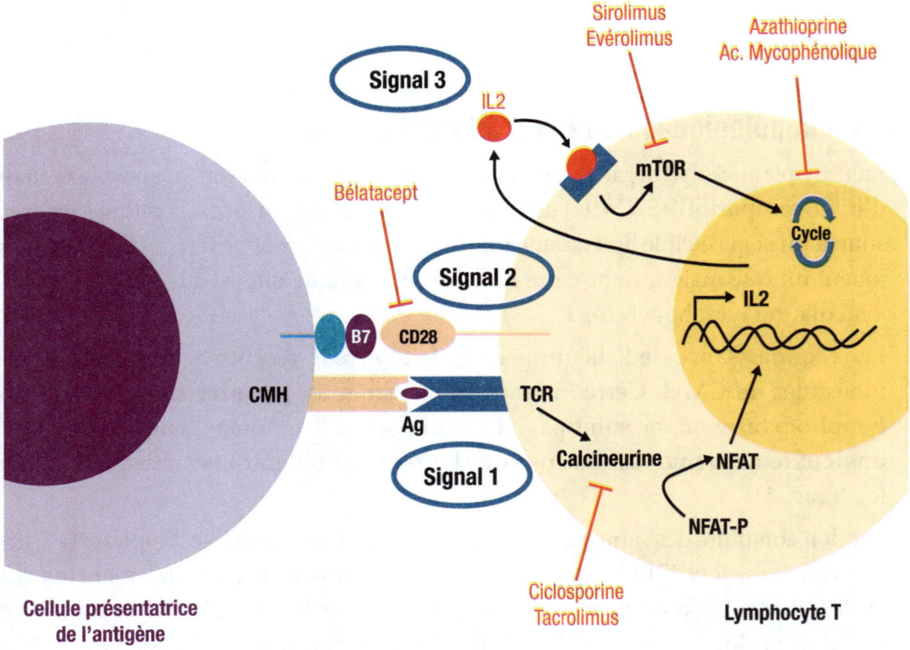

Figure 1.

Fiche flash

1. Épidémiologie et résultats de la transplantation d'organes

- La transplantation est indiquée en cas de défaillance vitale d'un organe
- 5805 transplantations d'organes en 2018 (pour 24791 candidats à la greffe dans l'année 2018).
- Survie actuarielle à 10 ans:
  - À 10 ans en rein (donneur décédé): survie patient 73,6 %, greffon 57,5 %;
  - À 10 ans en rein (donneur vivant): survie patient 88,6 %, greffon 74,4 %;
  - À 5 ans en foie: survie patient 74,5 %; greffon 70,6 %.
  - À 10 ans en cœur: survie patient 56,8 %; greffon 56,2 %.

2. Aspects éthiques des transplantations d'organes solides

- 3 grands principes éthiques inscrits dans la loi de bioéthique:
  - le consentement présumé;
  - la gratuité du don;
  - l'anonymat entre le donneur et le receveur.

3. Aspects légaux

a. Prélèvement chez un donneur décédé

- Deux types de donneurs décédés: donneurs en mort encéphalique et donneurs décédés après arrêt circulatoire.
- Règles de sécurité sanitaire: évaluation du risque de transmission d'une maladie infectieuse, traçabilité.

b. Prélèvement chez un donneur vivant (organes concernés: rein, foie)

- Sujet majeur informé et consentant.
- Consentement vérifié par: Comité Donneurs vivants; Président du Tribunal judiciaire.
- Personne concernée: apparenté (famille élargie), conjoint, toute personne apportant la preuve d'une vie commune d'au moins 2 ans avec le receveur, toute personne apportant la preuve d'un lien affectif étroit et stable depuis au moins 2 ans avec le receveur; don croisé.

4. L'agence de la biomédecine

- Gestion de la liste des patients inscrits sur la liste d'attente de transplantation, répartition et attribution des greffons selon un système de scores auxquels s'ajoutent éventuellement des critères de priorité.

5. Règles de compatibilité et bases immunologiques du rejet d'allogreffe

- La transplantation se fait dans la grande majorité des cas en situation ABO et HLA compatible.
- Trois acteurs principaux de la réaction de rejet:
  - chez le donneur: Complexe Majeur d'Histocompatibilité à la surface des cellules du greffon;
  - chez le receveur: **lymphocytes T** (rôle majeur dans le rejet cellulaire au cours duquel les lymphocytes T activés infiltrent le greffon et attaquent l'épithélium tubulaire); **lymphocytes B** (rôle majeur dans le rejet humoral où les anticorps anti-HLA ciblent l'endothélium des capillaires péri-tubulaires et glomérulaires).
- Le **test du cross match** est nécessaire avant toute transplantation rénale.

6. Principes du traitement immunosuppresseur

- Cibles : activation et prolifération lymphocytaire :
  - Déplétion des lymphocytes T circulants (Ac anti-lymphocytaires)
  - Inhibition du 1er signal d'engagement du récepteur T (ciclosporine, tacrolimus, corticoïdes)
  - Inhibition du deuxième signal (bélatacept)
  - Inhibition du troisième signal :
    - Inhibition de l'action de l'IL-2 sur son récepteur (basiliximab)
    - Inhibiteurs de mTOR (sirolimus, évérolimus)
    - Inhibition de la prolifération cellulaire (acide mycophénolique, azathioprine)
- Nécessité d'un traitement d'induction et d'un traitement d'entretien qui associe deux à trois immunosuppresseurs de classe différente.

TRANSPLANTATION D'ORGANES – ITEM 201

Q1. Parmi les propositions suivantes, quelles sont les conditions requises pour effectuer un prélèvement d'organes sur une personne en état de mort encéphalique?

A. Absence totale de conscience et d'activité motrice spontanée
B. Absence de tous les réflexes du tronc cérébral
C. Absence totale de ventilation spontanée vérifiée par une épreuve d'hypercapnie
D. Un électroencéphalogramme nul et aréactif enregistré pendant 30 min à 12 h d'intervalle
E. Nécessité de l'autorisation des proches pour le prélèvement

Q2. Parmi les propositions suivantes, la (les) quelle(s) est (sont) exacte(s)?

A. Le taux d'opposition au don d'organes est estimé actuellement en France à 45 %
B. Il est possible de prélever un donneur décédé après arrêt circulatoire
C. La transplantation nécessite une compatibilité entre le donneur et le receveur dans les systèmes ABO, rhésus et HLA
D. L'interrogation du registre national des refus est systématique avant tout prélèvement d'organe sur donneur décédé
E. tous les sujets en mort encéphalique sont considérés par défaut comme donneurs potentiel en France

Q3. Parmi les propositions suivantes, la (les) quelle(s) est (sont) exacte(s)?

A. Les immunosuppresseurs ont pour principales cibles l'activation et la prolifération lymphocytaire T
B. Les inhibiteurs de mTOR (sirolimus, éverolimus) sont des inhibiteurs de l'activation lymphocytaire
C. Les globulines anti-lymphocytes induisent une lymphopénie
D. Les inhibiteurs de base purique inhibent la prolifération lymphocytaire
E. Le traitement immunosuppresseur d'entretien peut généralement être arrêté après la première année de transplantation

Q4. Parmi les propositions suivantes, la (les) quelle(s) est (sont) exacte(s)?

A. Le test du cross match est obligatoire avant toute transplantation rénale
B. L'immunisation anti-HLA du patient candidat à une transplantation est un facteur de risque majeur de rejet en post-transplantation
C. Le test du cross match consiste à mettre en présence les lymphocytes du donneur et le sérum du receveur
D. Le test du cross match consiste à mettre en présence le sérum du donneur et les lymphocytes du receveur
E. Pour les transplantations rénales à partir de donneur vivant, donneur et receveur doivent avoir le même groupe sanguin

Chapitre 25

Synthèse : la classification des néphropathies

Le mode de classification le plus répandu est anatomo-clinique

Il utilise comme fil conducteur ***la lésion initiale et prédominante*** de l'un des quatre éléments du parenchyme rénal :

- le glomérule ;
- les tubules ;
- le tissu interstitiel ;
- les vaisseaux.

On distingue donc :

- les néphropathies **glomérulaires** ;
- les néphropathies **tubulaires** ;
- les néphropathies **interstitielles** ;
- les néphropathies **vasculaires**.

Suivant la vitesse et la durée d'évolution de la maladie rénale, on distingue les néphropathies **aiguës** des néphropathies **chroniques.**

Avec le temps, les néphropathies tubulaires chroniques s'accompagnent toujours d'un retentissement interstitiel et les néphropathies interstitielles chroniques s'accompagnent toujours d'un retentissement tubulaire. On les a donc regroupées sous le nom de néphropathies **tubulo-interstitielles chroniques.**

On distingue donc :

- les néphropathies glomérulaires (aiguës et chroniques) ;
- les néphropathies tubulaires aiguës ;
- les néphropathies interstitielles aiguës ;
- les néphropathies tubulo-interstitielles chroniques ;
- les néphropathies vasculaires (aiguës ou chroniques).

Définition des néphropathies

A. Les néphropathies glomérulaires

- Elles peuvent être classées selon leur caractère aigu ou chronique (cf. tableau 1). Elles peuvent aussi être classées selon leur caractère primitif ou secondaire (cf. chapitres 8, 10, 11, 12 et 13).

B. Les néphropathies tubulaires aiguës

- L'atteinte prédominante est la **nécrose des cellules tubulaires** ± associée à un œdème interstitiel et à une infiltration cellulaire interstitielle (leucocytes).

C. Les néphropathies interstitielles aiguës

- Il y a atteinte prédominante de l'interstitium avec un œdème interstitiel et surtout une **infiltration cellulaire interstitielle** (leucocytes) ± associée à de la nécrose tubulaire.

D. Les néphropathies tubulo-interstitielles chroniques

- L'atteinte de l'interstitium se caractérise par la présence d'une **fibrose interstitielle** et d'une atrophie tubulaire, ± associées à une infiltration cellulaire interstitielle (leucocytes).

E. Les néphropathies vasculaires (cf. chapitre 18).

Tableau 1 : **Classification des néphropathies**

	Aiguës	Chroniques
• Néphropathies glomérulaires	• GNA post-infectieuse • GNRP • Néphropathies lupiques	• Néphrose lipoïdique (LGM) • HSF • GEM • GNMP • Néphropathie à IgA • Néphropathie diabétique • Amylose (AA et AL) • Syndrome d'Alport
• Néphropathies tubulo-interstitielles	• Nécrose tubulaire aiguë • Tubulopathie myélomateuse • Néphropathies interstitielles aiguës	• Néphropathies tubulo-interstitielles chroniques
• Néphropathies vasculaires	• Néphroangiosclérose maligne • Microangiopathie thrombotique • Thrombose aiguë (PAN, syndrome des anti-phospholipides) • Maladies des emboles de cristaux de cholestérol • Crise sclérodermique	• Néphroangiosclérose bénigne • Néphropathies ischémiques • Sclérodermie

GNA = glomérulonéphrite aiguë,
GNRP = glomérulonéphrite rapidement progressive,
LGM = lésion glomérulaire minime,
HSF = hyalinose segmentaire et focale,
GEM = glomérulonéphrite extra-membraneuse,
GNMP = glomérulonéphrite membrano-proliférative,
PAN = périartérite noueuse.

QRM SUPPLÉMENTAIRES : CHAPITRE 13 (ÉLÉVATION DE LA CRÉATININÉMIE)

Q1. Les formules MDRD et CKD-EPI :
- A. Nécessitent le poids du patient
- B. Estiment directement le DFG indexé sur la surface corporelle
- C. Sont utilisées chez l'enfant
- D. Ne doivent pas être utilisées au cours de la grossesse
- E. Restent valides en cas de dénutrition

Q2. Une hypocalcémie sévère peut être observée au cours de certaines insuffisances rénales aiguës. Laquelle ou lesquelles ?
- A. Tubulopathie myélomateuse
- B. Rhabdomyolyse
- C. Insuffisance rénale aiguë induite par les produits de contraste iodés
- D. Lyse tumorale
- E. Surdosage en aminosides

Q3. Devant une élévation rapide de la créatininémie, quel(s) est(sont) le(les) argument(s) en faveur d'insuffisance rénale aiguë glomérulaire ?
- A. Rapport U/P urée > 10
- B. Protéinurie majoritairement composée d'albumine
- C. Hématurie microscopique
- D. Leucocyturie aseptique
- E. Anémie hémolytique mécanique

Q4. Lors du diagnostic d'une insuffisance rénale chronique :
- A. La recherche d'une étiologie est inutile car les lésions rénales sont non réversibles
- B. La réalisation d'une échographie rénale est recommandée
- C. L'échographie vésico-prostatique a peu d'intérêt dans ce contexte chronique
- D. La réalisation d'une électrophorèse des protéines plasmatiques est recommandée
- E. La réalisation d'un dosage d'HbAlc est recommandée

Q5. Une insuffisance rénale chronique peut être secondaire à la prise au long cours de :
- A. Paracétamol
- B. Ciclosporine
- C. Digitaline
- D. Lithium
- E. Antiviraux contenant du ténofovir

Q6. Un homme de 55 ans est pris en charge pour une insuffisance rénale chronique au stade 4. Il présente depuis 5 ans une hypertension artérielle traitée, une hématurie microscopique et une protéinurie dont le taux est de 2 g/g de créatinine urinaire faite principalement d'albumine. Quelle (s) est (sont) la (les) cause(s) possible(s) de la maladie rénale ?
- A. Une néphropathie à dépôts mésangiaux d'IgA
- B. Une néphroangiosclérose bénigne
- C. Une glomérulonéphrite extramembraneuse
- D. Une polykystose hépatorénale
- E. Une néphropathie interstitielle chronique

RÉPONSES DES QRM

▸ **Chap 1.** Éléments de physiologie rénale

C1-QRM1 : A, B, D
C1-QRM2 : A, C, E
C1-QRM3 : A, C, D, E
C1-QRM4 : B, C, D
C1-QRM5 : A, D

▸ **Chap 2.** Hyponatremie - hypernatrémie – Item 267

C2-QRM1 : A, B, D
C2-QRM2 : A, B, C
C2-QRM3 : B, D, E
C2-QRM4 : C, D
C2-QRM5 : C, D, E

▸ **Chap 3.** Anomalies du bilan du potassium – Item 267

C3-QRM 1 : D, E
C3-QRM2 : A, C, E
C3-QRM2 : B
C3-QRM4 : B, C, D, E
C3-QRM5 : A, B, C, D

▸ **Chap 4.** Les diurétiques – Item 330

C4-QRM1 : A, C, E
C4-QRM2 : B, C, D
C4-QRM3 : A, C, E
C4-QRM4 : A, B, C, D
C4-QRM5 : A

▸ **Chap 5.** Désordres de l'équilibre acide-base – Item 267

C5-QRM1 : B, C
C5-QRM2 : B, C
C5-QRM3 : A, B, D
C5-QRM4 : A, B
C5-QRM5 : C, D

▸ **Chap 6.** Hypercalcémie - hypocalcémie – Items 268 et 267

C6-QRM1 : A, B, D
C6-QRM2 : A, B, D
C6- QRM3 : B
C6-QRM4 : C, D
C6-QRM5 : B, E

▸ **Chap 7.** Hématurie – Item 260

C7-QRM1 : A, C
C7-QRM2 : A, B, C, D, E
C7-QRM3 : A, D, E
C7-QRM4 : A, B, C
C7-QRM5 : A, D

▸ **Chap 8.** Protéinurie et syndromes néphrotiques – Item 259

C8-QRM1 : A, E
C8-QRM2 : C, D
C8-QRM3 : A, C, D, E
C8-QRM4 : C, D
C8-QRM5 : A, C, D

▸ **Chap 9.** Syndromes œdémateux – Item 257

C9-QRM1 : A, B, D
C9-QRM2 : B, C, E
C9-QRM3 : A, C, E
C9-QRM4 : A, C, D

▸ **Chap 10.** Néphropathies glomérulaires – Item 261

C10-QRM1 : C, E
C10-QRM2 : B, E
C10-QRM3 : B, D
C10-QRM4 : B, D
C10-QRM5 : A, C, E
C10-QRM6 : B, C, D

▸ **Chap 11.** Néphropathies diabétiques – Item 247

C11-QRM1 : A, B, D
C11-QRM2 : B, E
C11-QRM3 : B, D

▸ **Chap 12.** Lupus systémique – Item 194

C12-QRM1 : A, B
C12-QRM2 : A, D, E
C12-QRM3 : B, C, E
C12-QRM4 : C
C12-QRM5 : A, B, C, D
C12-QRM6 : A, B, D
C12-QRM7 : B, C, E

Chap 13. Élévation de la créatininémie – Item 258

C13-QRM1 : B, C, E
C13-QRM2 : A, B, D
C13-QRM3 : A, B, C, E
C13-QRM4 : D, E
C13-QRM5 : B, C

Chap 14. Insuffisance rénale aiguë – Item 348

C14-QRM1 : D
C14-QRM2 : D
C14-QRM3 : B, C, E
C14-QRM4 : B, C, D
C14-QRM5 : A, B

Chap 15. Insuffisance rénale chronique chez l'adulte et chez l'enfant – Item 264

C15-QRM1 : C, E
C15-QRM2 : C, D, E
C15-QRM3 : C
C15-QRM4 : A, C , E
C15-QRM5 : A
C15-QRM6 : A, B, C, E

Chap 16. Atteintes rénales du myélome – Item 320

C16-QRM1 : A, D
C16-QRM2 : A, D, E
C16-QRM3 : A, C, D, E
C16-QRM4 : A, C, D

Chap 17. Polykystose rénale – Item 266

C17-QRM1 : B, C
C17-QRM2 : A, C, E
C17-QRM3 : A, B, D, E
C17-QRM4 : B, C, D

Chap 18. Néphropathies vasculaires – Item 263

C18-QRM1 : A, B, C
C18-QRM2 : A, D, E
C18-QRM3 : A, B, D, E
C18-QRM4 : B, C, D
C18-QRM5 : B, D, E

Chap 19. HTA de l'adulte et de l'enfant – Item 224

C19-QRM1 : D, E
C19- QRM2 : A, B, D, E
C19-QRM3 : B, C
C19-QRM4 : D

Chap 20. Complications vasculo-rénales de la grossesse – Items 23, 24 et 344

C20-QRM1 : A, B, C, D, E
C20-QRM2 : B, C, E
C20-QRM3 : B, D
C20-QRM4 : A, D, E
C20-QRM5 : B, C, D

Chap 21. Infections urinaires de l'adulte et de l'enfant – Item 161

C21-QRM1 : C, D
C21-QRM2 : A, D
C21-QRM3 : B, C
C21-QRM4 : A, C, E
C21-QRM5 : B

Chap 22. Lithiase urinaire – Item 265

C22-QRM1 : B
C22-QRM2 : A, D, E
C22-QRM3 : A, B, C, D
C22-QRM4 : B, C, E
C22-QRM5 : B, C, D

Chap 23. Néphropathies interstitielles chroniques – Item 262

C23-QRM1 : C, E
C23-QRM2 : B, C, E
C23-QRM3 : B,E
C23-QRM4 : A, C, D
C23-QRM5 : B, E

Chap 24. Transplantation d'organes – Item 201

C24-QRM1 : A, B, C
C24-QRM2 : B, D, E
C24-QRM3 : A, C, D
C24-QRM4 : A, B, C

QRM supplémentaires. Chapitre 13 (Élévation de la créatininémie)

C13-QRM1 : B, D
C13-QRM2 : B, D
C13-QRM3 : B, C
C13-QRM4 : B, D
C13-QRM5 : B, D, E

Imprimé en Italie par «La Tipografica Varese Srl» Varese